U0294819

心因性运动障碍
和其他转换障碍

（第2版）

【美】马克·哈乐特（Mark Hallett）
【加】安托尼·朗（Anthony E. Lang） 　等著
【美】约瑟夫·坚克威克（Joseph Jankovic）

王　刚 主译

Psychogenic
Movement Disorders
and Other Convesion Disorders

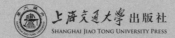
上海交通大学出版社
SHANGHAI JIAO TONG UNIVERSITY PRESS

CAMBRIDGE

内容提要

本书原著是 2011 年牛津大学出版的专著 *Psychogenic Movement Disorders and other Conversion Disorders*，本书涵盖了各种心因(功能)性运动障碍及功能性神经系统疾病，是迄今该领域得到国际公认的最权威和经典的专著，了解和掌握这一领域的疾病诊治知识和进展有助于全面提升临床医师的诊疗水平。本书在内容上明显有别于以往专著仅有文字和图表介绍，不仅新颖、全面、实用，而且附有大量临床典型的和少见、疑难的运动障碍患者症状学的视频录像，可以非常有效地帮助读者理解和掌握这些疾病地诊断技能，从而更有效地治疗这些疾病；同时本书又充满了人文社会学色彩的案例和描述，引人入胜，增加了阅读的乐趣。本书适合广大神经内科、内科、精神科、心理科及康复科以及脑科学研究方向的科研人员和医学生阅读。

This is a simplified Chinese edition of the following title published by Cambridge University Press:

Psychogenic Movement Disorders and Other Conversion Disorders ISBN 9781107007345
Edited by Mark Hallett, Anthony E. Lang, Joseph Jankovic, Stanley Fahn, Peter W. Halligan, Valerie Voon, C. Robert Cloninger 2011

This simplified Chinese edition for the People's Republic of China (excluding Hong Kong, Macau and Taiwan) is published by arrangement with the Press Syndicate of the University of Cambridge, Cambridge, United Kingdom.

© Cambridge University Press and Shanghai Jiao Tong University Press 2020
This simplified Chinese edition is authorized for sale in the People's Republic of China (excluding Hong Kong, Macau and Taiwan) only. Unauthorised export of this simplified Chinese edition is a violation of the Copyright Act. No part of this publication may be reproduced or distributed by any means, or stored in a database or retrieval system, without the prior written permission of Cambridge University Press and Shanghai Jiao Tong University Press.

Copies of this book sold without a Cambridge University Press sticker on the cover are unauthorized and illegal.

本书封面贴有 Cambridge University Press 防伪标签，无标签者不得销售。
上海市版权局著作权合同登记号：图字：09－2017－513

图书在版编目(CIP)数据

心因性运动障碍和其他转换障碍/(美)马克·哈乐特(Mark Hallett)等著；王刚
主译. —上海：上海交通大学出版社，2020
ISBN 978－7－313－23069－0

Ⅰ.①心…　Ⅱ.①马…②王…　Ⅲ.①运动障碍—诊疗　Ⅳ.①R745.1

中国版本图书馆 CIP 数据核字(2020)第 100601 号

心因性运动障碍和其他转换障碍

XINYINXING YUNDONG ZHANG'AI HE QITA ZHUANHUAN ZHANG'AI

著　　者：[美]马克·哈乐特(Mark Hallett)　　　　　主　　译：王　刚
　　　　　[加]安托尼·朗(Anthony E. Lang)
　　　　　[美]约瑟夫·坚克威克(Joseph Jankovic)

出版发行：上海交通大学出版社　　　　　　地　　址：上海市番禺路 951 号
邮政编码：200030　　　　　　　　　　　　电　　话：021－64071208
印　　制：苏州市越洋印刷有限公司　　　　经　　销：全国新华书店
开　　本：787mm×1092mm　1/16　　　　　印　　张：21.5
字　　数：534 千字
版　　次：2020 年 6 月第 1 版　　　　　　　印　　次：2020 年 6 月第 1 次印刷
书　　号：ISBN 978－7－313－23069－0
定　　价：298.00 元

版权所有　侵权必究
告读者：如发现本书有印装质量问题请与印刷厂质量科联系
联系电话：0512－68180638

译审委员会名单

主译

 王 刚 上海交通大学医学院附属瑞金医院神经内科

主审 （按姓氏拼音字母为序）

 陈生弟 上海交通大学医学院附属瑞金医院神经内科

 倪 臻 美国国立卫生院老化研究所

参译

 邹 扬 上海市徐汇区中心医院临床试验研究室

 胡勇博 上海交通大学医学院附属瑞金医院神经内科

 高 颖 上海交通大学医学院附属瑞金医院神经内科

 张月琪 香港大学深圳医院神经内科

 乔 园 上海交通大学医学院附属第九人民医院神经内科

 张 贝 同济大学医学院附属东方医院神经内科

 崔诗爽 上海交通大学医学院附属瑞金医院老年科

 尹 豆 上海交通大学医学院附属瑞金医院神经内科

 崔海伦 上海交通大学医学院附属瑞金医院神经内科

学术秘书

 崔海伦 上海交通大学医学院附属瑞金医院神经内科

译 者 序

手足颤掉,不能持物,食则令人代哺,口目张唇舌嚼烂,抖擞之状,如线引傀儡。

——张子和·儒门事亲

从受业于陈生弟教授从事帕金森病及相关运动障碍的临床实践和研究,到远赴加拿大多伦多求学于当代运动障碍大家 Tony Lang 教授,再到结识并受教于运动障碍电生理专家 Robert Chen 教授,10 多年来,倍感幸运。在老师们的精心教诲和指导下,使得我遨游在运动障碍疾病领域,成长为一名具有临床研究视角和愿意用研究来解决临床问题的专科医师,并不断向新的未知一步步靠近。

近 20 年来,心因性运动障碍已越来越成为运动障碍疾病的重要分支和众多疑难杂症的注释,这一议题也常常成为国际运动障碍疾病学术会议的热点和相关学术杂志的专辑,而我本人则有幸在自己的职业生涯中相对较早地接触并认识这一大类疾病:从 Robert 在诊室里告诉我什么是"失稳综合征(astasia-abasia syndrome)",到我在云南怒江支边时指导当地医师报道了 1 例心因性震颤的患儿,再到尝试浏览中医古籍分析疑似运动障碍的医案后提出"新寨马叟"可能是"心因性帕金森病",直到近年来在导师陈生弟教授和 Robert Chen 教授的支持下建立起用于鉴别诊断心因性运动障碍的震颤电图及 TMS‐MEP 电生理平台,我已深深地为心因性运动障碍的复杂多变性和挑战性所吸引,同时也深感自己相关知识和阅历的浅薄无知,无论是我本人,还是国内的同道,都迫切需要一本密切贴近临床、深入浅出阐释解读"心因性运动障碍"的专著来指导临床。但遗憾的是,国内至今限于种种原因还少见对此种类型运动障碍的关注和研究,更无从谈及相关专著的出版。

译者有幸拜读了国际运动障碍疾病电生理权威 Mark Hallett 教授、导师 Tony Lang 教授、运动障碍大家 Jankovic,堪称现代运动障碍之父的 Fahn 等专家联合主编的 *Psychogenic movement disorders and other conversion disorders*,并深为其内容的实用性和权威性所折服,为了更好地与国内同道分享,在上海交通大学出版社的鼎力支持下,在我的学生邹扬硕士、胡勇博博士、崔诗爽博士、高颖硕士、张月琪硕士、崔海伦硕士以及乔园博士、张贝博士、尹豆博士的积极参与下,期间几易其稿,历时近 2 年完成了这本专著的翻译和修订,尤其是乔园、张贝、尹豆三位青年医师在极其繁忙的临床工作中抽出时间,参与此书的编译,更显弥足珍贵,令人欣慰。此外,作者还有幸得到了同窗郭克泰博士在荷兰语翻译、徐刚博士在统计方法翻译上的指点,在此一并致谢。本书还有幸得到了导师——上海瑞金医院神经内科陈生弟教授和学长——美国 NIH 老化研究所运动障碍电生理中心倪臻博士(现也是本书主编 Mark Hallett 教授的重要助手之一)的大力支持,感谢他们百忙中予以审阅指正,助我朝"信、达、雅"方向迈进;这里我还要感谢本书主编 Mark Hallett 教授,在得知我将其撰写的专著翻译修订成中文版本介绍给中国的同行时,给我以热情的鼓励和支持,并欣然执笔为本书中文版作序;最后我要感谢我的家人对我的支持和理解,当我局促于一室之内,夜以继日、伏案笔耕时,所得所失,了然于心,没有她(他)们的支持和理解,我将一事无成。

　　本书在翻译风格上注意简洁规范,条理清晰,风格统一,在忠实原著的基础上,根据国情进行了适当修订和注释,尤其是在每个章节的最后对前文中某些特殊的名词和概念进行了注释和解读,以便于读者理解;然而,由于各章节作者翻译习惯和风格难免有所差异,加上受本人学识所限,错误和可商榷之处在所难免,恳请各位前辈及同道批评指正,以期今后再版时修订完善。

上海交通大学医学院附属瑞金医院神经内科　王　刚

2020 年 1 月 21 日

中 文 版 序

心因性运动障碍,现在更倾向于称为功能性运动障碍,是十分常见的。属于功能性神经疾病的一个亚类,而后者又是"躯体症状和相关障碍"(《DSM-5》)的一个子类,涉及医学领域的所有学科。神经科医生可能每天都会碰到此类患者,尽管发病概率很高,但患者却往往受到忽视。通常情况下,诊断也很棘手,既难于将其与器质性障碍区分开,也时刻要警惕诈病的存在;而患者通常又对诊断存在抵触心理。精神科医师往往因为没有认识到这类诊断而缺乏与神经科医师的协作,这使得治疗更加难以开展;即使精神科医师意识到该病存在,诊治过程也会遇到神经科医师所遇到的类似情况,导致过程也并不顺利。

为了推动这一领域的发展,几位志同道合的神经科医师和精神科医师专门针对该类疾病组织召开了数次会议,并把每次会议的相关内容都编纂成书。本书的主要内容则来自2009年4月在华盛顿特区举行的会议,涵盖了功能性运动障碍的所有方面,尤其是关于如何进行诊断的信息。运动障碍的诊断必须借助于关键性的望诊(观察)成分,即该病的运动形式究竟是什么样的。本书亦附录了许多视频,以帮助进行鉴别诊断。也正是基于上述原因,本书将长期保持其临床教学价值。

这些会议和书籍激发了人们对功能性神经系统疾病整个领域的研究兴趣,而今一个新的学会已经建立,这就是"功能性神经疾病学会"。希望该学会的成立将促进继续教育的开展,并提高人们对这些疾病的认识。

在此,我们诚挚感谢王刚教授将这本书译成中文的努力和贡献。这些信息的广泛传播是至关重要的。正确识别和治疗这些患者可望改善人群的总体健康状况。

马克·哈乐特 医学博士,管理学荣誉博士
国际功能性神经疾病学会主席
美国国立卫生研究院神经病与卒中研究所人体运动控制部主任
贝塞斯达,马里兰
10-05-2019

原 版 前 言

心因性运动障碍和其他转换障碍在临床上屡见不鲜。很多临床医师都遇见过有转换障碍症状的患者。其中,神经科医师则经常遇到心因性运动障碍、心因性癫痫以及许多其他难以解释的伴有神经系统症状且最终被认为具有心理疾病基础的患者。一般认为,此类患者都有心理上的诱因,然而他们却很少求助于精神科医师。一部分原因在于他们未能意识到其潜在的心理问题;另一部分原因则在于因各种原因得不到适当和有效的心理支持照护。现行医疗体制常常忽视此部分患者,然而他们却占用着相当一大部分医疗保健资源。虽然这些患者的临床症状对其工作和生活质量造成了影响,但此类运动障碍的发生机制及其治疗的研究和循证医学报告却极为少见。

本书是对 2009 年在美国首都华盛顿特区召开的第二届心因性运动障碍及转换障碍国际会议的总结。此次会议由美国国家神经病与卒中研究所及精神卫生研究所主办。我们希望本书能对不同亚专业的神经科医师和卫生人员提供有用的继续教育与科学信息,增加他们对这些疾病的了解和认识,以使他们对这些病症的诊断更加明确,并能对不同患者的个体需求制订出有针对性的治疗方案。

由于缺少明确的生物医学诊断依据,医学界对心因性运动障碍认识不足,概念模糊,一提到心因性这个标题就足以引起较多的争议。误解起始于用于描述障碍的疾病名称,心因性运动障碍最初被定义为可能源于心理/精神的不自主运动障碍。转换一词的基本概念由弗洛伊德提出,是指将心理症状转换成躯体症状从而用来处理心理症状的方法。许多心因性运动障碍患者的确经常诉说其过去和现在曾受到的巨大压力、焦虑和抑郁,有些患者则对此否认,原因是他们未能或不愿把运动障碍的发生与生活压力相联系,或者还有其他原因。即使如此,压力/焦虑导致躯体运动障碍的可能性还是存在的。难道心因性的原因不存在吗? 还是医师和患者都没有充分认识到心因性的基础? 当描述心因性时,许多神经科医师不理解用于描述此类患者的术语。许多患者对将其症状归咎于心理原因而本能地产生抵触则使问题更加复杂,如果告知此类患者他们存在心理或精神问题时,他们就会直接求助于其他科医师,并导致对其治疗以及所采取的总体方案草草结束。

传统观点认为心因性表现与心理病理学表现之间的关系已经改变,许多临床医师用"功能性"来描述出现的症状。这种描述不否认,也不降低存在症状的真实性,又提出了"功能失调"而不是"结构问题"的合理解释,正如这是"软件问题"而不是"硬件问题"一样。有些临床医师使用"功能性"可能出于其他原因。他们相信患者确有心理病因,但不愿使用心因性来面对患者及其家庭。"功能性"一词的含义在于它指"功能正常",而非"功能异常",但使用"功能性"这一概念与医师想要告知患者的心因障碍的原因相矛盾。一些医师发现:无论这些压力是否被感知,都将有助于对患者解释其机体对不同压力的反应。如升高的血压、类似震颤的不自主运动,以及其他称之为"心因性运动障碍"的运动异常。患者或医师并不总是从一开始就能查明急性或慢性压力因素,虽然不能说这些压力因素对全部患者都有影响,但显然对大多数患者都有着明显影响。应该让患者认识到，至少一次以上神经科或精神科就诊经历对弄清其可能的压力因素是有帮助的，这或许对了解其过去所经历的压力以及这些压力对运动障碍的发生与症状的持续作用十分重要。

做出心因性运动障碍诊断的是神经科医师，而非精神科医师。因为前者擅长运动障碍及其鉴别诊断；后者则在进一步弄清可能存在的精神动力学以及与压力相关的因素方面有重要作用，并可与前者联手制订治疗策略。当然，神经科医师和精神科医师需共同努力了解并诊治患者。除此之外，由于精神科医师并不总能查明心因性病因，神经科医师及其他科医师需要拓宽心因性运动障碍病因学的思路。

本书旨在以一种平衡的多学科角度对心因性运动障碍的科学基础进行回顾，以探讨其心理、社会和生物学因素，并对此类具有挑战性的运动障碍的诊治给出操作指南。本书的不同之处还在于它提供了许多此类障碍不同视角的视频资料。这些图像本身就具有重要价值，因为对心因性运动障碍的诊断，不仅需要翔实的病例支持，还需要对其表现进行认真的观察和评估。医师对许多突发性或周期性发作的运动障碍病例只能依赖于患者或目击者对发病情景的描述，而清晰度越来越高的视频技术，如手机的视频功能，则能将相关的运动症状记录下来，帮助医师在诊断时使用。

本书作者除了讨论心因性运动障碍的神经病学和运动障碍问题外，也尝试对可能存在的躯体转换的心因性发病机制予以回顾。转换如何被提出？焦虑、抑郁、人格分裂、疑病症各扮演什么角色？这些是所谓的生物-心理-社会模式吗？如同精神障碍患者一样，心因性运动障碍的患者可能存在潜在的生物学基础？遗传因素、童年创伤、压力及其与社会文化背景的相互作用对出现症状的患者的影响？

本书对转换障碍的生理学问题同样进行了详细的研究。临床神经生理学十分重要，大量神经影像学研究显示了心因性运动障碍发作时，患者的大脑所呈现的功能异常的状况。这是大脑边缘系统功能紊乱吗？生理学或许能够终究取代弗洛伊德的精神分析法，他的很多理论不断受到精神分析学者的质疑。虽然存在许多尚未明了的问题，但有两点对我们的理解极为重要：不自主运动由哪一个系统产生？为什么这些运动障碍是不自主的？本书有几章专门阐述这些问题。

本书对治疗与临床管理问题也做了认真的思考。在这一领域还有很长的路要走，临床试验也势在必行。然而，现在就有必要提出一些实际的忠告：安慰剂的使用无论在诊断还是治疗方面依然是个令人困惑的问题。它能够应用于类似疾病的诊疗吗？如果可以的话，使用的时机是什么？此外，此类患者常具有高度的暗示性；这在疾病生物学方面对我们有着什么提示？是否能够说明安慰剂或催眠疗法应适当应用于此类疾病的诊治？

本书是系列专著的第二本，不是第二版。所有章节都是崭新的，着重讨论生物学和病因学，现象学方面所涉及的内容较少。本书对儿童心因性运动障碍也进行了相关论述。自第一本专著问世以来，许多读者来信索要视频资料，我们已予以回应。我们希望神经科医师、精神科医师及其他对运动障碍疾病有兴趣的读者能阅读此书，因为它能惠及成千上万的运动障碍患者并最终为他们带来福音。

马克·哈乐特，安托尼·朗
约瑟夫·坚克威克，斯坦尼·方，彼得·哈里甘特
瓦乐瑞·沃翁，罗伯特·克洛宁格

目　　录

第一部分　临　　床

第二部分　生　理　学

第三部分 评　　估

第四部分 治　　疗

第一部分

临床

第1章

转换障碍的精神病学背景

以下是临床文献中对一例心因性运动障碍患者的描述。

> **病例导读1**：A女士，34岁，2周前从楼梯上摔倒。就诊查体后未见明显外伤，但其后出现左下肢肌张力改变，肢体僵硬，无法自主活动，被动活动亦受限，下肢呈伸直状，且踝关节跖屈，其左下肢呈内旋位，髌骨及足朝向内侧，形似"木杆"样，伴左半身麻木。该患者既往有癫痫病史，每周夜间发作一次，伴有咬舌和二便失禁，月经量多。此外，患者还有心因性非痫样发作史，但已完全缓解5年余。常在非痫样发作后遗留有数周的右下肢肌张力障碍及右半身麻木。病程中，未见患者在社区外的精神及社会状态记录的报告。

我们应如何命名此类运动障碍？上述病例中，相关心理因素而非神经系统器质性因素导致了这些神经系统症状的出现。而对这类运动障碍的命名，许多新名词被提出，随即又被更新取代。但似乎提出些新名词只是使之更加深奥且难于理解的"徒劳之举"（Porter，1993[1]，p.230）。伦敦精神病学研究所Aubery Lewis博士审核了本文中广泛使用的"心因性"一词，他认为该词华而不实，其基本原理令人费解，应该让其"寿终正寝"（Lewis，1972[2]，p.214）。目前所使用的转换障碍（conversion disorders，CD）一词衍生于早已弃用的Freud（弗洛伊德）早期理论中"影响到躯体形式的'转换'一词"。《精神障碍与统计手册（第三版）》（《DSM‐Ⅲ》）的编者则更愿使用比它更古老和宽泛的"歇斯底里（hysteria）"[3]一词。在《DSM‐Ⅲ》中，"歇斯底里"被分成两类。一类躯体症状被划入[4]躯体形式障碍范畴，而另一类精神因素则被看作是人格障碍（表演型人格障碍）的范畴。近期，上述这些患者的症状已被重新描述为"功能性症状"或"医学上不能解释的症状（medically unexplained symptoms，MUS）"。

无论使用什么名称描述，即使存在相左的观点，上述患者却是始终存在的。这类患者很难处理，诊疗上存在困难，需要尽力探索其病理心理学和临床症状的发病基础。而转换障碍之所以难处理，原因在于需要将转换障碍与表现类似的器质性症状予以明确区分。幸运的是，就像Stone及其团队以及本书在其他相关章节中所论述的那样，鉴别诊断在目前还是可行的。

这类患者之所以诊断困难也与他们常伴有其他心理病理学症状有关。Lieb及其团队指出（见表1.1[6]），患有转换障碍的青少年罹患各种类型心因性障碍的可能性远大于健康同龄人。相对而言，转移障碍患者比对照组表现出的分离症状（dissociative symptoms）要更多，或者说前者更符合分离障碍（dissociative disorder）的标准[7]。如此显著的差异，让我们不得不思考将癔症范畴截然分开是否合理；或许只有将其他心理病理因素考虑在内，才能更好地对患者进行诊断。

表 1.1 青春期及青年转换障碍患者的附加诊断比值比（odds ratios, OR）

疾　病	比值比（均为显著）
物质依赖	8.19
抑郁症	11.69
焦虑症	11.81
任何进食障碍	29.44
任何精神障碍	5.23
两种及以上障碍	6.48

来源：改编自 Lieb 等，2000[6]。

患有转换障碍的患者可能还有其他非器质性躯体症状。长期随访会发现，该类患者多个器官系统均存在 MUS[8]。临床医师应特别注意，当对此类患者进行问诊时，他们所提供病史的准确率是极低的。Schrag 等将患有非器质性躯体症状患者的主诉与首诊医师的记录对比后发现，只有 22%的自我诊断被证实[9]。Simond 等发现有 61%的 MUS 和 43%的初诊报告症状在 1 年后的第二次随访中未被列入"终身（lifetime）"症状目录[10]。其结果是，随着时间推移和医学病史记录的不断完善，转换障碍患者的躯体化症状较其初始时涵盖的范围更为广泛。

鉴别诊断转换障碍患者时，还需注意两种非器质性情况：做作性障碍（factitious disorder, FD, 又称为 Münchhausen 综合征）和诈病（malingering）。与转换障碍出现明确的不自主运动障碍症状形成鲜明对比的是，这两组诊断包含了那些自主出现的非器质性症状。根据定义，做作性障碍患病的角色是被假想出来的。诈病则是为获取钱财而主动对外展示出其罹患某种疾病。这 3 种疾病的核心特征是：转换障碍不产生自主症状，做作性障碍以假想患病为目的而产生自主症状，诈病为了金钱及其他目的而故意表现出症状；表现形式不尽相同。它们之间的

分界线是否明确还无法做出定论，同样对临床医师准确判定患者的真实状况也提出了挑战。就 3 种疾病共有的"自我欺骗（self-deception）"所涉及的程度与性质而言，欺骗的多样性可呈连续表现，其在诈病和做作性障碍中的体现也不尽相同[11]；转换障碍的自我欺骗尤其令人困惑：我们或许会好奇，他们怎么可能不知道自己在做什么？对此，Symonds[12]（P. 408）引用了伦敦精神科医师 Birley 的一句话对此进行了解释："癔症的自我欺骗是精神缺陷的特殊类型。"

Kanaan 和 Wessley 等回顾了做作性障碍的神经系统症状[13]，提出精神科医师对做作性障碍和患者刻意表现的某种症状的诊断易受转换障碍诊断标准过于宽泛的影响。患者或许试图回避其症状来源的真实神经系统疾病病因并企图获得在场人员的同情和关照，并尽量避免出现歇斯底里样的发作而遭到围观者的鄙视。经过权衡利弊，由于担心因医患冲突而遭受不必要的法律诉讼，临床医师在没有观察到证据（如看到患者故意加热体温表来造成发热假象）的情况下，通常不愿意诊断这种精心造作的症状（FD 和诈病），而多倾向于把转换障碍的诊断作为备选项。

对无意识模拟的诈病或有意识模拟但并非为了实际收益的诈病，其鉴别诊断一直存在问题。律师往往能获得神经系统损害的诈病证据（如监控视频记录的行为与其所声称的损伤不相符），而临床医师却很少能得到类似证据[14]。Kanaan 等认为，在英国，神经科医师即使知道诈病与转换障碍不同，也不愿在自己的权限内将两者区分开来[15]。大量的神经心理学文献报道了关于如何辨别夸大损伤，检查发现与脑部疾病及外在动机表现不符是临床常见的症状，但有些神经心理学家对如何客观地将夸大损伤归咎于难以评估的内心状态持怀疑态度[16]。正如"最佳

实践（best practices）"准则指出的那样（p. 136），"虽然症状验证测试一般指诈病测试，但诈病是确实有可能具有潜在病因基础"[17]。与此同时，一些内科临床医师认为，应该是由精神科医师去弄清楚患者的内在意图和私密目的，但很遗憾，他们却没有心灵感应的能力。

在日常社会交往中，我们自信能够靠自己或他人来辨别非自主与自主动作，并相信能从其展示的言谈举止中推测其动机。但是，我们又能在多大程度上从病理学角度来区分出现的症状到底是蓄意而为，还是自主产生的，还是别有他图？蓄意、非自主、有目的的，这些在普通情况下使用的语言概念又是如何在病理学范围和潜意识精神活动中获得验证的呢？

根据《DSM-Ⅳ》的标准，诊断转换障碍需要明确导致症状的心因性压力因素[18]。该标准规定，心因性因素能被短期连续性症状及伴随紧张性刺激症状所证实。某些神经科医师坚持认为对转换障碍的诊断只能通过"确定的心因性发现（positive psychiatric findings）"，如以漠不关心或泰然处之的态度（la belle indifference），或具有象征意义的症状表现为依据[19]。这些推论模式真能证实转换障碍的症状是由某种心因性压力所导致的吗？临床医师又如何能切实有效地证实患者符合该诊断标准呢？

遗憾的是，这些问题的答案几乎没有确切的数据支持[20,21]。仔细研究转换障碍的误诊报告案例发现，依赖于假设的心理应激所做出的不恰当诊断是误诊的主要原因[22]。像其含义一样，压力若不考虑临床诊断是不易被发现的。下面就是一例解释心理动力学（psychodynamic）的案例。

病例导读 2： N 太太，40 岁，配偶在婚后不久死于脑卒中，她独自抚养两个

女儿，生活中不断有亲属过世，13 名亲属中现仅存 4 名在世。在她的记忆中，从 7 岁到 9 岁，先是目睹自己的姐姐，而后是婶婶，她们相继静静地躺在棺木中。她有焦虑和抑郁的症状，并时常具有恐惧症（phobia）和生动的假性幻觉（vivid pseudohallucination）。这些症状可追溯至其既往的经历。她同时具有运动障碍，包括痉挛性言语障碍，不停地搓动手指，脸部和颈部肌肉频繁惊厥样剧烈抽动，右胸锁乳突肌尤为明显，并且口中还频繁发出一种奇怪的噼啪声打断自己的讲话。

至此，多数临床医师会认为 N 太太罹患了抽动-秽语综合征（Gilles de la Tourette syndrome）。显然，做出该诊断的医师了解抽动-秽语综合征，并熟知其症状表现[23]。在这里的关键点不是说 Sigmund Freud 把抽动-秽语综合征误诊为癔症［是他描述了 Frau Emmyvon N 的症状（[24]引自 p.49）］，而是两者之间的界限长期以来就漂移不定，Freud 的诊断思维与其所处的时代是一致的[23]。关键是对心理动力学的解释（即根据患者的人生经历对症状的含义进行解释），在无视诊断结果如何的情况下仍具有磁石般的吸引力[25]。如果诊断的症状确实是心因机制所导致，那么认识这些症状的含义就构成了心理治疗的核心。心理动力学思维应该为我所用而非被动受其驱使。

患者本身会因心因性解释来否认其自身病患[26]。我清楚地记得一位患者因吞咽困难入院时，向我解释其出现的症状是源于其受到的生活压力。但不幸的是，他患有运动神经元病。

非生理性神经系统症状，如乏力（give way weakness）、不对称胸骨震动感，也可能被误诊[27,28]。如胡佛征（Hoover sign）阳性

患者自述下肢近端无力，表明其症状是非生理性的。即便如此，由于疼痛导致的力量受限，或器质/非器质性无力等因素的叠加，也有出现假阳性的可能[29]。但是，当患者主诉其运动异常，而查体发现属非生理性感觉异常时，说明患者具有暗示性（suggestibility）。但自我暗示广泛存在于普通人群中，作为转换障碍的标志，其诊断准确性受到质疑。

在本章开始的案例报告中，作者使用了"癔症"一词。由于该记录处于当代癔症研究的拓荒阶段，因此作者对癔症也知之甚少。事实上，该作者也可声称自己是这一研究领域的开拓者。Jean-Martin Charcot 提供了对病例的描述[30]（p.35）并沿用了经仔细编撰的诊断条目，但没有满意的病理生理学解释。Charcot 认为做作性障碍是由神经系统功能状态的一种遗传失调所引起的，并称之为"动力损伤（dynamic lesion）"。如历史学家 Toby Gelfand 所指出的："Charcot 认为已经抓住了癔症的神经病学特征"[31]（Charcot 如知道其所著《神经系统疾病的临床课程》被再版于精神病史丛书《Tavistock 经典系列》时，他该多么沮丧啊[30]）。虽然 Charcot 坚持认为"心因性因素在大多数癔症中起着重要作用"，但阅读这些病例的描述会让人感觉他除了对自己感兴趣之外，很少对他的癔症患者的情感和精神状态感兴趣。他似乎很少与患者交谈。从以下对 Charcot 临床查体的记录中即可以看出[32]：

他在一张空桌前坐下，立即传唤患者，听实习医师读完病史后便是长时间的沉默。他边注视着患者边用手指敲击着桌子，整个过程，Charcot 始终无语。最后他嘱患者做特殊运动，让其说话，检查其反射和感觉系统，接着又是不可思议的沉默。

Freud，作为 1885 年 Charcot 访问 Salpetriere 医院时的随从，他迈出了关键的一步：他倾听患者自诉，而不是寻找其脑部损害的体征，再也没有医师和癔症患者之间那令人费解的沉默了。尽管有争议，但这些关键步骤对精神病专业后来的形成和发展起到了重要作用[33]。我们对癔症的认识以及与之对应的脑功能状态使我们走上了一条基于与创伤有关的躯体化症状、分离及自我意识的心理学研究道路[34~38]。这些进展证明，Freud 在对非器质性症状患者进行研究时的谨慎态度是非常必要的[24]（p.160-161）：

"像其他的神经病理学医师一样，我擅长定位诊断和预后评估，但我还是对我所记录的病史感到陌生，我写的病例读起来像短篇故事，正如某些人说的那样，这些病史叙述缺少科学印迹……事实是定位诊断和大脑反应对研究癔症并无意义，而精神过程的详细描述……才能使我……至少对该病病程获得某种顿悟。"（译者注：神经病学大师 Charcot 与其弟子精神病学大师 Freud 对于癔症患者的不同诊疗方式和思路构成了心因性运动障碍研究的发轫之作，对后世学者具有重要的借鉴和启迪）。

（崔海伦　王　刚　译）

名词注释

1. 转换障碍（conversion disorders，CD）：又称分离性障碍、分离（转换）障碍，曾称癔症或歇斯底里症（hysteria），一类由明显精神因素如重大生活事件内心冲突、情绪激动、暗示或自我暗示和作用于易感个体所导致的以解离和转换症状为主的精神疾病。一部分患者表现为分离性症状，另一部分患者表现为各种形式的躯体症状，其症状和体征不符合神经系统生理解剖特点，缺乏相应的器质性损害的病理基础。这些症状被认为是患者无法解决的内心冲突和愿望的象征性转换。

2. 歇斯底里（hysteria）：分离（转换）障碍旧称。

3. 分离症状（dissociative symptom）：由法国心理学家 Janet 于 1889 年首先提出，临床上发现在一些精神障碍患者中一些观念和认知过程可从意识的主流中分离出去，转变为神经症性症状，如肢体瘫痪等。

4. 比值比（odds ratio，OR）：又称机会比、优

势比,是量化在统计学群体中属性 A 与属性 B 之间关系强弱的主要方法之一。

5. 做作性障碍(factitious disorder,FD):又称 Münchhausen 综合征,也译"造作性障碍"。患此障碍的个体的行为具有欺骗性,并在他人面前表现出自己患病,但不受任何外部犒赏的驱动。反而,患者所追求的犒赏全部来自内部,即当获得医生诊疗时情感上的满足。患者既不是为了取得赔偿、照顾或摆脱窘境,也不是为了诈病,患者表现出持久而反复地故意伪装躯体和(或)精神症状,乃至不惜自残自伤以求产生精神症状、谋求患者身份。

6. 诈病(malingering):为了逃避外界某种不利于个人的情境,摆脱某种责任或获得某种个人利益,故意模拟或夸大躯体或精神障碍或伤残的行为。

7. 胡佛征(Hoover sign):1908 年,美国内科医师查理斯·富兰克林·胡佛(Charles Franklin Hoover)首次发现并报道了一种特异性体征。该体征依据对侧协同运动原理,在心因性乏力的鉴别诊断实践中,其以 63% 的灵敏度及 100% 的特异度得到了神经科医师的广泛认同。具体检查方法:坐位检查时,患侧髋部伸展无力,而当健侧大腿做抗阻力屈曲运动时,患侧全部伸展变为正常;卧位检查时,嘱患者健侧下肢做抗阻力屈曲,阳性反应患侧下肢出现无意识的伸展。目前胡佛征是诊断下肢心因性乏力的经典体征。

8. 心理动力学(psychodynamics):称精神动力学或精神分析学,是由奥地利精神科医生弗洛伊德在 19 世纪末和 20 世纪初提出并发展起来。根据心理动力学的观点,行为是由强大的内部力量驱使或激发的,而且试图解决个人需要和社会要求之间的冲突。当机体的需要得到了满足、驱动力降低时,它就停止反应。行为的主要目的是降低紧张度。

参考文献

［1］Porter R. The body and the mind, the doctor and the patient: Negotiating hysteria [J]. Hysteria Beyond Freud, 1993. 225 - 285.

［2］Lewis A. "Psychogenic": a word and its mutations [J]. Psychol Med, 1972, 2(3): 209 - 215.

［3］American Psychiatric Association. Diagnostic and Statistical Manual of Mental Disorders [M]. 3 ed. Washington, DC: American Psychiatric Press, 1980.

［4］Hyler S E, Spitzer R L. Hysteria split asunder [J]. Am J Psychiatry, 1978, 135: 1500 - 1504.

［5］Stone J, Carson A, Duncan R, et al. Symptoms "unexplained by organic disease" in 1 144 new neurology out-patients: how often does the diagnosis change at follow-up? [J] Brain, 2009, 132 (10): 2878 - 2888.

［6］Lieb R, Pfister H, Mastaler M, et al. Somatoform syndromes and disordersin a representative population sample of adolescents and young adults: prevalence, comorbidity and impairments [J]. Acta Psychiatr Scand, 2000, 101(3): 194 - 208.

［7］Brown R J, Cardeña E, Nijenhuis E, et al. Should conversion disorder be reclassified as a dissociative disorder in DSM‑Ⅴ? [J]. Psychosomatics, 2007, 48(5): 369 - 378.

［8］Mace C J, Trimble M R. Ten-year prognosis of conversion disorder [J]. Br J Psychiatry, 1996, 169(3): 282 - 288.

［9］Schrag A, Brown R J, Trimble M R. Reliability of self-reported diagnoses in patients with neurologically unexplained symptoms [J]. J Neurol Neurosurg Psychiatry, 2004, 75(4): 608 - 611.

［10］Simon G E, Gureje O. Stability of somatization disorder and somatization symptoms among primary care patients [J]. Arch Gen Psychiatry, 1999, 56(1): 90 - 95.

［11］Ekman P, O'Sullivan M. From flawed self-assessment to blatant whoppers: The utility of voluntary and involuntary behavior in detecting deception [J]. Behav Sci Law, 2006, 24(5): 673 - 686.

［12］Merskey H. The analysis of hysteria: Understanding conversion and dissociation [M]. Springer Science & Business, 1995:

407 - 413.

[13] Kanaan R A A, Wessely S C. Factitious disorders in neurology: an analysis of reported cases [J]. Psychosomatics, 2010, 51(1): 47 - 54.

[14] Ochoa J L, Verdugo R J. Neuropathic pain syndrome displayed by malingerers [J]. J Neuropsychiatry Clin Neurosci, 2010, 22 (3): 278 - 286.

[15] Kanaan R, Armstrong D, Barnes P, et al. In the psychiatrist's chair: how neurologists understand conversion disorder [J]. Brain, 2009,132(10): 2889 - 2896.

[16] Delis D C, Wetter S R. Cogniform disorder and cogniform condition: Proposed diagnoses for excessive cognitive symptoms [J]. Arch Clin Neuropsychol, 2007,22(5): 589 - 604.

[17] Ruff R. Best practice guidelines for forensic neuropsychological examinations of patients with traumatic brain injury [J]. J Head Trauma Rehabil, 2009,24(2): 131 - 140.

[18] American Psychiatric Association. Diagnostic and Statistical Manual of Mental Disorders [M]. 4th ed. Washington, DC: American Psychiatric Press, 1994.

[19] Fishbain D A, Goldberg M. The misdiagnosis of conversion disorder in a psychiatric emergency service [J]. Gen Hosp Psychiatry, 1991,13(3): 177 - 181.

[20] Ford C V, Folks D G. Conversion disorders: an overview [J]. Psychosomatics, 1985, 26 (5): 371 - 383.

[21] Cloninger C R. Diagnosis of somatoform disorders: a critique of DSM - Ⅲ [M]// Tischler G L. Diagnosis and Classification in Psychiatry: A Critical Appraisal of DSM - Ⅲ. Cambridge, UK: Cambridge University Press, 1987: 243 - 259.

[22] Fishbain D A, Goldberg M. The misdiagnosis of conversion disorder in a psychiatric emergency service [J]. Gen Hosp Psychiatry, 1991,13(3): 177 - 181.

[23] Kushner H I. Freud and the diagnosis of Gilles de la Tourette's illness [J]. Hist Psychiatry, 1998,9(33): 001 - 25.

[24] Freud S. Studies on hysteria [M]// Strachey J. Standard Edition of the Complete Psychological Works of Sigmund Freud. London: Hogarth Press, 1893 - 1895: 1 - 305.

[25] Pappenheim E. Freud and Gilles De La Tourette. Diagnostic Speculations on'Frau Emmy Von N [J]. Int Rev Psychoanalysis, 1980,7: 265 - 277.

[26] Weddington Jr W W. Psychogenic explanation of symptoms as a denial of physical illness [J]. Psychosomatics, 1980,21(10): 805 - 813.

[27] Fishbain D A, Cole B, Cutler R B, et al. A structured evidence-based review on the meaning of nonorganic physical signs: Waddell signs [J]. Pain Med, 2003,4(2): 141 - 181.

[28] Gould R, Miller B L, Goldberg M A, et al. The validity of hysterical signs and symptoms [J]. J Nerv Ment Dis, 1986,174: 593 - 59.

[29] Stone J, Zeman A, Sharpe M. Functional weakness and sensory disturbance [J]. J Neurol Neurosurg Psychiatry, 2002,73(3): 241 - 245.

[30] Charcot J M, Harris R. Clinical lectures on diseases of the nervous system [M]. London: Tavistock/Routledge, 1991.

[31] Gelfand T. Neurologist or psychiatrist? The public and private domains of Jean-Martin Charcot [J]. J Hist Behav Sci, 2000,36(3): 215 - 229.

[32] Goetz C G, Bonduelle M, Gelfand T. Charcot: Constructing Neurology [M]. New York: Oxford, 1995: 1137// Souques A, Meige H. Jean-Martin Charcot. Les Biographies M é dicales 1939: 321 - 336, 337 - 352.

[33] Nowak D A, Fink G R. Psychogenic movement disorders: aetiology, phenomenology, neuroanatomical correlates and therapeutic

approaches [J]. Neuroimage, 2009, 47(3): 1015 – 1025.

[34] Lyons-Ruth K. Contributions of the mother-infant relationship to dissociative, borderline, and conduct symptoms in young adulthood [J]. Infant Ment Health J, 2008, 29(3): 203 – 218.

[35] Ovsiew F. An overview of the psychiatric approach to conversion disorder [M]// Hallett M, Fahn S, Jankovic J, et al. Psychogenic Movement Disorders: Neurology and Neuropsychiatry. Philadelphia, PA: Lippincott Williams & Wilkins, 2006: 115 – 121.

[36] Subic-Wrana C, Beutel M E, Knebel A, et al. Theory of mind and emotional awareness deficits in patients with somatoform disorders [J]. Psychosom Med, 2010, 72(4): 404 – 411.

[37] Craig T K J, Bialas I, Hodson S, et al. Intergenerational transmission of somatization behaviour: 2. Observations of joint attention and bids for attention [J]. Psychol Med, 2004, 34(2): 199 – 209.

[38] Craig T K J, Cox A D, Klein K. Intergenerational transmission of somatization behaviour: a study of chronic somatizers and their children [J]. Psychol Med, 2002, 32(5): 805 – 816.

第2章

心因性运动障碍的症状学

本章将简要论述心因性运动障碍（psychogenic movement disorders，PMD）的现象学（phenomenology）（随书附带的DVD也将提供复习的平台）。现有大量的文献已对其所呈现的现象学特征进行描述（如参考文献[1~5]）。虽然PMD大多与转换障碍的症状重叠（诊断标准见第1章），但两者是有区别的，包括不太常见的诈病（malingering）和做作性障碍（FD）引起的PMD。在神经科特别是专科门诊中常见PMD。Fator等是最早进行相关研究的学者，他们在一项为期71个月的研究中发现：这些患者在持续性运动障碍患者中占到约3.3%的比例[6]。许多在三级医院门诊工作的运动障碍病专家都有这样体会，最近几年这些疾病看似增多了，但也许只是对该病的认识有所提高。

心因性问题可在各种类型运动障碍中出现，表2.1提供了不同类型PMD的出现频率。震颤与肌张力障碍是所有类型中最常见者，而最少见的类型之一是典型舞蹈症，过去25年中，作者也确实仅见到1~2例这样的患者。一例具有亨廷顿病（Huntingdon disease，HD）和心因性舞蹈症家族史的患者直到最近才被报告[8]。运动障碍门诊的调查显示不同类型PMD出现的频率不一，部分原因是检查方法不同（有些只着重主要的运动障碍表现模式，其他则囊括患者出现的所有运动障碍类型）或者转诊偏倚[有些门诊只看肌张力障碍或帕金森病（Parkinson disease，PD）]。

表2.1 心因性运动障碍各种类型的相对频率

心因性运动障碍	百分比（范围）[a]
震颤	40（14~56）
肌张力障碍	31（24~54）
肌阵挛	13（0~19）
步态障碍	10（0~50）
帕金森症	5（0~12）
抽搐	2（0~7）
其他	5（0.4~30）

注：[a]分类与设计方法随不同中心提供的数据而异（如上述列举的仅为主要的运动障碍表现模式）。某些中心的分类也存在转诊偏倚的因素（来源：Lang，2006[7]）。

Fahn和Williams最早对心因性肌张力障碍进行了描述并制定了心因性运动障碍的分类[9]。其他学者也进行了一系列尝试并提出新的诊断标准，如Shill与Gerber提出了涉及主要和次要标准的方案[10]，然而这些方案在实际应用中还存在问题[11]。新近提出的Fahn/Williams诊断标准（修订版）强调建立基于确定的临床特征（排除其他特征的临床确诊）和增加"实验室检查所能支持"的诊断能力[12]。表2.2列举了Fahn/Williams诊断标准的最初版本以及Gupta与Lang提出的修订版[12]。

表 2.2　PMD 诊断分类

	诊断信度的传统分类方法[a]	诊断信度的修订分类方法[b]
1. 疑诊（documented）	建议类、物理疗法、心理疗法、安慰剂、"未观察"	同左
2. 临床确认（clinically established）	时间上不连贯/与临床状况不一致并伴随其他表现：其他"假性体征"，各种躯体化表现，明显的精神障碍	(a) 临床确认＋其他特征，同左 (b) 临床确认，除去其他特征：与器质性疾病相矛盾的明确临床特征表现，无精神障碍问题
3. 临床确诊（clinically definite）	记录并如上述临床确诊[13]	已记录并如上述成立(2a＋2b)
4. 实验室检查结果支持的确诊（laboratory-supported definite）	—	电生理证据支持 PMD（主要指心因性震颤和心因性肌阵挛）
5. 很可能（probable）	(a) 不连贯/不一致：无其他特征 (b) 连贯/一致＋"假性"神经体征[c] (c) 连贯/一致＋各种躯体化症状[c]	
6. 可能（possible）[d]	连贯/一致＋显著情感障碍	

注：[a]来自 Fahn 与 Williams[9]。[b]来自 Gupta 与 Lang[12]。[c]在"可能"情况下予以重新分类[12]。[d]"可能"范畴受到质疑，因为"可能"一般来说指的是伴有精神问题的器质性运动障碍患者，而不是真正"可能的心因性运动障碍"[12]。

有多种线索可帮助诊断 PMD，这些线索可在患者病史的获取和临床检查中再次分类。表 2.3 和表 2.4 分别列出了这些更为重要的病史和临床检查线索。需强调的是，所列举的仅是线索，患有器质性疾病的患者通常罕见。详细的病史包括既往的评估、住院治疗情况等。患者可能不愿提供过去评估的详细情况，也可能陈述不准确、不完整[14,15]。对临床诊断不明确或有问题的患者进行反复数次评估是必要的。视频监控可记录运动障碍存在与否[16]，但这种方法应谨慎使用。电生理检查对疑似诊断极为有用[17,18]，虽然偶尔会提供误导信息[19]。

本章不对 PMD 类型做详细描述（详见 Hallett, et al.[20]）。表 2.5～表 2.9 总结了常见的心因性运动障碍最重要的临床特征，可能的话需与具有器质性障碍的患者相区别。不连贯和不一致可能是用于 PMD 最为重要的两个描述。异常的运动症状在不同时间表现有差异（在同次体检过程中，或不同时段重复评估时表现前后不一）。同样重要的是，PMD 的表现同器质性障碍是不一致的。应当强调，后者的诊断标准中要求做出诊断的临床医师应在评估与照护各类器质性运动障碍患者上具有丰富的临床经验和专业知识。本章列表详列了各种 PMD 的特征并有助于与非心因性运动障碍进行鉴别诊断。

表 2.3　提示运动障碍可能是心因性的病史线索

常见的病史线索	例外/警告
轻微损伤引起突然发作	缓慢发作偶有发生，"器质性"运动障碍偶尔起病急骤
静止病程，早期进展为严重或接近严重状况	进展性病程，更多见于心因性帕金森综合征
自发缓解（时间上不连贯）	在诸如颈部肌张力障碍的"器质性"运动障碍患者中可见到自发缓解
明显的精神障碍	注意：显著的精神障碍可能不明显，精神问题常见于"器质性"运动障碍
各种躯体化症状 从事医疗行业	明显不能排除"器质性"运动障碍的可能性

(续表)

常见的病史线索	例外/警告
赔偿或诉讼过程中	同上,用一切办法均不能排除器质性障碍
存在额外收益	可能不明显
年轻女性	心因性运动障碍可见于男女的各个年龄段

表2.4　提示运动障碍可能是心因性的一般临床线索

1. 运动的不连贯特征(幅度、频率、分布)
2. 注意力集中而运动增加或注意力分散而运动减少
3. 在检查时的表现(此时运动症状明显)与非检查状态(如患者口述病史或医师暗中观察患者的表现)之间不连贯
4. 选择性障碍,无典型"器质性"任务特异性运动障碍
5. 具有通过非常规的,或非生理性干预等隐含心理暗示的手段引发或减轻异常运动症状的能力

(续表)

[例如躯体上的触发点、音叉;限制最初受影响区域的异常运动(例如,人为固定该部位静止不动)导致症状向非受影响区域扩散]

6. 阵发性运动障碍[a]
7. 故意减慢运动,做指定运动时需要竭尽全力(常伴过分叹气或过度换气),通常在检查时的运动表现与其他未正式检查运动时之间存在较大不一致
8. 痛苦或面部表情紧张(特别是在体检要求做不同任务时)
9. 对被动运动积极抵抗(特别是肌张力障碍姿势、也可用于解释心因性帕金森病的"假性僵直")
10. 怪异、种类各异、难以分类的异常运动
11. 与体检所见不相称的功能失调
12. 假性虚弱
13. 假性感觉异常主诉
14. 自伤[b]
15. 对安慰剂、心理疗法、单独的理疗起作用

注:[a]必须考虑器质性阵发性运动障碍。[b]可在某些"器质性"运动障碍中见到,包括抽动障碍和神经棘红细胞增多症。

表2.5　心因性与"器质性"震颤的临床特征

心因性震颤	器质性震颤
常见静止性震颤＝体位(姿势)性震颤＝动作性震颤,有时体位性震颤＝动作性震颤,而无静止性震颤	随不同原因变化,帕金森病静止震颤随运动而减少或减轻(新体位下再出现) 在其他典型运动障碍时动作性震颤＜体位性震颤＜静止性震颤
方向、关节和肌肉呈显著变化	通常一致,也可随体位和动作而变化
频率变化,不规则	频率一致并规则,肌张力障碍不规则
手指通常不涉及,特别在孤立性震颤时	手指不常涉及
常减弱或因工作压力(计算)变得更不规则	幅度常随压力而增大,而频率不变
复杂体力工作常使震颤消退(注意力分散)或更不规则(频率改变),重复的节律性工作(如使用节拍器固定频率)可使震颤变成新的频率或完全改变原有频率	频率相对恒定而幅度常增加
舌缓慢从一侧向另一侧运动伴随两种结果:注意力分散使震颤频率改变;或在无构音障碍或其他口舌功能失调的情况时舌运动明显受限而震颤持续	
震颤常见特征:无孤立性手指震颤,不同方向手指的振动,震颤为生理性阵挛频率(在这种情况下,注意力分散和调节可能减少)	
下肢震颤:足跟提升,足跖屈,膝关节微屈,下肢近端震颤引起膝关节屈伸运动	
评价肌张力时可使用"共同收缩征"	

表 2.6　心因性与"器质性"肌张力障碍的临床特征

心因性肌张力障碍	器质性肌张力障碍
不一致/变化	一致和固定,可能是特定的动作或引发大幅度动作时
固定的肌张力障碍体征见于早期病程	除外某些类型,肌张力障碍常见"运动"的且是特定动作或初期引发的动作
很少对"感觉把戏"有反应	对"感觉把戏"有反应常见,尤其是病程早期(在特发性肌张力障碍中较症状性肌张力障碍更常见)
类型与器质性障碍不一致	不同年龄组肌张力障碍类型不同(儿童多见于全身性和节段性,成人则见于头颈部及上肢)
疼痛明显并常并有深触痛	常无痛(颈部肌力障碍除外)
对被动活动明显抵抗,给检查者主动抵抗的感觉	肌张力可正常或增强,在体位性肌张力障碍尤其明显
肌张力障碍典型特点:发作时肌张力固定;下肢受累症状始于成人期(无神经系统缺损证据,例如帕金森症);无论牵扯单侧或双侧口腔,肌张力都会下降;即使尝试分散注意力,肌张力障碍体位仍持续(注意力分散在心因性肌张力障碍中较"易变的"心因性运动障碍更为少见,例如心因性震颤或肌阵挛)	

表 2.7　心因性与"器质性"肌阵挛的临床特征

心因性肌阵挛	器质性肌阵挛
受累部位分布上变化多端 注意力分散、暗示性 如果运动是刺激诱发(包括对惊吓的过分反应) 潜伏期可以很长或变化无常(需电生理检测证实); 由刺激威胁诱发发射(用叩诊锤敲击患者数次后,举起叩诊锤就可引出患者痉挛) 肌阵挛特征:双臂从两侧或胸前同时大幅度摆动;躯体屈曲明显(注意:器质性脊髓固有性肌阵挛);骨盆抽搐(pelvic thrusts) 电生理学特征:随意运动反应时间延迟,突发持续时间多变(通常大于 300 ms);受累肌群模式多变;运动发作可能紧随跟踪中的准备电位(bereitschaftspotential)	除了多灶性肌阵挛,分布部位一般不变 无注意力分散及暗示性

表 2.8　步态障碍的分类:"器质性"和心因性步态障碍的临床特征

类　　型	特　　征
较低程度步态障碍	外周骨骼肌问题:减痛/关节炎步态, 肌病步态(鸭步),周围运动神经病步态(跨阈步态)
中等程度步态障碍	偏瘫、双侧瘫 小脑性共济失调 痉挛性共济失调 帕金森病 运动亢进[舞蹈症、肌张力障碍、肌阵挛、抽搐(包括强迫行为)];有时表现"怪异",易与"心因性"混淆(最好列入较高程度步态障碍)

（续表）

类　型	特　征
较高程度步态障碍	额叶步态障碍：短促步态，"下半身帕金森病" 皮质-皮质下步态障碍：起步不能，磁性步态，滑动步态 皮质下失衡：蹒跚步态、站立行走不能，倾斜综合征、 丘脑性站立不能
心因性步态障碍	谨慎步态/年迈步态(害怕摔跤)：可伴随其他运动障碍，如直立震颤 各种不同类型步态，包括轻偏瘫(单腿拖行)，双下肢轻瘫(双足拖行)，共济失调，震颤(包括直立震颤)，肌张力障碍(包括躯干前屈症)，肌阵挛 其他症状(也参见表2.4)：僵肢步态(机器人)，拍打步态(脊髓痨)，冰上行走步态，迟疑步态，耗力姿势；突然晃动(摔倒或不倒，有时呈表演性摔倒)，直立不能，走钢丝步态(一前一后)，蹒跚步态以及怪异的手脚失用步态

表2.9　心因性与"器质性"帕金森病的临床特征

	心因性帕金森病	器质性帕金森病
运动迟缓	进行快速重复性动作时极为缓慢，速度/幅度无明显疲劳特征，可不规则；动作进行时突然停止不常见，伴明显的费力状如叹气；非体检时可有正常速度；如有面部表情掩饰，常有潜在抑郁状态可以解释	运动减缓多伴疲劳感，运动幅度减小；进行的动作突然停止
震颤(见表2.5)	分散注意力能够减少或改变，当被注视或检查时常保持或明显加重；典型情况：静止性震颤=体位性震颤=动作性震颤	通过分散注意力明显加重，朝目标方向运动时减少
僵硬	有故意抵抗感觉；可随注意力分散而减轻；无真正齿轮转动感	随缓慢被动运动增加，随运动激活加重，常有在其上施加的齿轮感
姿势和步态	倾向于紧张，但屈曲不大；步态常缓慢且费力，如果与疼痛相关则需要止痛；当肢体受累是单侧(或非常不对称)时，手臂可以保持伸展，并且跑步时该位置无变化；直线行走非常困难；持续性的手臂震颤通常是在手腕弯曲/伸展或旋转运动时伸展手指的情况下发生	在病程早期，迈步和转身往往是正常的；受影响的上肢通常在肘部弯曲较多，手臂摆动减少或不消失，但跑步通常导致手臂在前方弯曲并且摆动更为正常；典型的静止性震颤(经常累及手指)在行走时通常很明显
姿势稳定性(对"牵拉测试"的反应)	经常对很小的姿势位移产生夸大和奇怪的回应，手臂受累可能从两侧开始(这可能在其他动作非常缓慢的患者中迅速且对称地发生，这些患者具有显著的上肢受累不对称性)	PD早期正常(非典型PD可能异常)，中晚期受损；最初患者可能表现出后倾，但后期可以无保护性姿势反射；为了应对后部姿势干扰，手臂运动常很少
语言	异常的口吃，重复多个音节；奇异的构音障碍	发音减弱，有时口吃；语速过快

（崔海伦　王　刚　译）

名词注释

1. 共同收缩征(co-contraction)：又称协同收缩、共同活化(coactivity)，是主动肌(agonist)和拮抗剂(antagonist)在特定时间段内同时活动(firing)。不同肌群的功能特性和相互间的协调性在运动中具有重要意义，异常情况下，关节将可能超过其正常的移动极限而加大软骨的负荷，导致损伤发生。

2. 短促步态(march-a-petit pas)：又称为"gait with little steps"，指的是躯体直立位步幅减小的一种步态障碍，同帕金森病中见到的躯体屈曲位步幅减小的症状表现相区别，见于额叶(皮质或白质)病变。

参考文献

[1] Sa D S, Galvez-Jimenez N, Lang A E. Psychogenic movement disorders [M]// Watts R, Obeso J A, Standaert D.

Movement Disorders. New York：McGraw-Hill，2010：in press.

[2] Hinson V K，Haren W B. Psychogenic movement disorders [J]. Lancet Neurol，2006,5(8)：695 – 700.

[3] Peckham E L，Hallett M. Psychogenic movement disorders [J]. Neurol Clin，2009,27(3)：801.

[4] Thomas M，Jankovic J. Psychogenic movement disorders [J]. CNS drugs，2004,18(7)：437 – 452.

[5] Schrag A，Lang A E. Psychogenic movement disorders [J]. Curr Opin Neurol，2005,18(4)：399 – 404.

[6] Factor S A，Podskalny G D，Molho E S. Psychogenic movement disorders：frequency，clinical profile，and characteristics [J]. J Neurol Neurosurg Psychiatry，1995,59(4)：406 – 412.

[7] Lang A E. General overview of psychogenic movement disorders：epidemiology，diagnosis and prognosis [M]// Hallet M，Fahn S，Jankovic J，et al. Psychogenic Movement Disorders：Neurology and Neuropsychiatry. Philadelphia，PA：Lippincott Williams & Wilkins，2006：35 – 41.

[8] Fekete R，Jankovic J. Psychogenic chorea associated with family history of Huntington disease [J]. Mov Disord，2010,25(4)：503 – 504.

[9] Fahn S，Williams D T. Psychogenic dystonia [J]. Adv Neurol，1988,50：431 – 455.

[10] Shill H，Gerber P. Evaluation of clinical diagnostic criteria for psychogenic movement disorders [J]. Mov Disord，2006,21(8)：1163 – 1168.

[11] Voon V，Lang A E，Hallett M. Diagnosing psychogenic movement disorders—which criteria should be used in clinical practice? [J]. Nat Clin Pract Neurol，2007,3(3)：134 – 135.

[12] Gupta A，Lang A E. Psychogenic movement disorders [J]. Curr Opin Neurol，2009,22(4)：430 – 436.

[13] Williams D T，Ford B，Fahn S. Phenomenology and psychopathology related to psychogenic movement disorders [M]// Weiner W J，Lang A E. Behavioural Neurology in Movement Disorders. New York：Raven Press，1994：231 – 257.

[14] Schrag A，Brown R J，Trimble M R. Reliability of self-reported diagnoses in patients with neurologically unexplained symptoms [J]. J Neurol Neurosurg Psychiatry，2004,75(4)：608 – 611.

[15] Schrag A，Trimble M，Quinn N，et al. The syndrome of fixed dystonia：an evaluation of 103 patients [J]. Brain，2004,127(10)：2360 – 2372.

[16] Kurlan R，Brin M F，Fahn S. Movement disorder in reflex sympathetic dystrophy：a case proven to be psychogenic by surveillance video monitoring [J]. Mov Disord，1997,12(2)：243 – 245.

[17] Brown P，Thompson P D. Electrophysiological aids to the diagnosis of psychogenic jerks，spasms，and tremor [J]. Mov Disord，2001,16(4)：595 – 599.

[18] Deuschl G，Raethjen J，Kopper F，et al. The diagnosis and physiology of psychogenic tremor [M]// Hallet M，Fahn，Jankovic J，et al. Psychogenic Movement Disorders：Neurology and Neuropsychiatry. Philadelphia，PA：Lippincott Williams & Wilkins，2006：265 – 273.

[19] Hung SW-S，Molnar GF，Ashby P，et al. Electrophysiologic testing in psychogenic tremor：does it always help? [M]// Hallet M，Fahn S，Jankovic J，et al. Psychogenic Movement Disorders：Neurology and Neuropsychiatry. Philadelphia，PA：Lippincott Williams & Wilkins，2010：334 – 335.

[20] Hallett M，Fahn S，Jankovic J，et al. Psychogenic Movement Disorders：Neurology and Neuropsychiatry [M]. Philadelphia，PA：Lippincott Williams & Wilkins，2006.

第3章

心因性帕金森综合征

PMD 是一组尚不能用器质性疾病解释的运动障碍综合征,常伴随精神疾病[1]。虽然临床上已提出各类可能的精神病性诊断,但大多数有此类障碍的患者被归类于躯体形式障碍。心因性帕金森综合征(psychogenic parkinsonism,PP)的真实患病率尚不知晓,但相对少见,仅占所有各类 PMD 的 10% 左右(范围 1.7%~25%)[2~6]。由于缺乏可信的诊断标志物,帕金森病(Parkinson disease,PD)与 PP 的鉴别有赖于对运动障碍病有经验的医师通过 PP 自身的病史和临床表现特征来判断。在某些病例中使用影像学技术手段,如 PET 显像示[18]F-多巴(dopa)摄取减少或单光子发射断层摄像术(SPECT)显像示多巴胺转运蛋白(DAT)密度下降有助于区分两者[7~12]。最近报道以 3.0T MRI 和弥散张量成像(diffusion tensor imaging,DTI)区别早期 PD 与健康对照组的技术[13],是否也有助于鉴别 PD 和 PP 还有待商榷。在我们最近的一项研究中,描述了 PP 的临床特征,并探讨了将安慰剂治疗有效作为辅助手段诊断 PP 的价值。

为了描述人群中该病患者的特点,我们收集了贝勒医学院临床确诊 PP 患者的有关信息[14],这些数据来源于该院帕金森病与运动障碍门诊 1978—2009 年间的资料。在下列临床特征中至少存在 5 项(其中一项必须是 1 或 2)就可诊断为 PP[5]。

① 缓慢而费力的快幅运动(伴随鬼脸或叹气),无运动幅度降低;但当分散注意力时,可恢复至正常运动速度。

② 测试其姿势稳定性时反应异常,对导致姿势不稳定的轻微干扰,患者可表现夸大的怪异反应,可表现为连枷臂,向后趔趄而无摔倒。

③ 突发震颤,主要涉及其(工作)利手。

④ 不同频率、方向的震颤,随分散注意力而出现幅度、速度的减弱。

⑤ 患侧肢体被固定时,震颤波及身体其他部位。

⑥ 对被动运动表现出明显的主动对抗,一般不表现真正的"齿轮状"强直,若出现则会随分散注意力而减弱。

⑦ 口吃、耳语、胡言乱语。

⑧ 其他心因性特征,如"撤退"型乏力(give-way weakness),非器质性感觉丧失,以及其他 PMD。

在大多数病例中,可通过临床病史和查体来诊断 PP。但诊断有疑问或无法用传统方法评估时,可通过安慰剂进行进一步的确认(卡比多巴、盐水注射、音叉测试可使某些症状随音叉振动频率改变而改变)[15]。为了能更好地了解受安慰剂影响的患者的病情,我们希望评估这些患者对"主动"的,或"被动"的治疗如何反应,建议对适用于患者特定症状的安慰剂进行量身定制(如卡比多巴或音叉测试)。例如,如患者右手震颤,我们将音叉放置该侧肢体并暗示振动能停止震颤。此外,如果患者的病史提示下肢足部震颤,而在体检时震颤未发生,此时将音叉置于所谓的"患足"上,并暗示振动会诱发震颤,用该方法诱发震颤的发作。安慰剂测试之后,可告诉所有受试患者他们接受了一种被动治疗药物，他们的反应有助于临床医师证实 PP 的诊断。在签署了知情同意书后（贝勒医学院伦理审查委员会批准），测试前后对受试者进行视频录像。视频被随机剪辑后，提供给运动障碍专家用下列标准进行"盲评"：①显著改善；②中度改善；③轻度改善；④无改善；⑤症状恶化。

受试患者共 32 例，17 例（53%）为女性，诊断时平均年龄（48±8.6）岁，症状平均持续时间（5.24±1.2）年。所有受试者中 56% 有突发应激事件，与工作压力相关的有 11 例（34%），个人生活压力相关的占 4 例（13%）；还有 13 例（41%）为复合压力。大多数患者有精神障碍共病情况，以抑郁症最为常见（56%）。平均受教育年限（14±2.5）年，13% 的患者为医务工作者。21 例（66%）为已婚，20 例（63%）有伤残，7 例（22%）正面临法律诉讼。9 例（28%）有震颤或 PD 家族史。

在所有 PP 受试者中，16 例接受了安慰剂检测：12 例用卡比多巴，2 例用音叉，2 例用盐水注射。有 10 例在使用安慰剂前后进行了视频录像，视频中症状改善通过"盲评"评估，评估得分为 1 或 2（显著改善或者中度改善）的有 4 例（40%），评估为 3（轻度改善）的有 6 例（60%），未见患者对安慰剂无反应或负面反应。

在对 32 例患者进行神经系统和心因性动力学的详细评估并结合安慰剂的影响选择对应治疗后，虽有不同程度的怀疑，但所有患者都接受了 PP 的可能诊断。在诊断后的

3~6 个月随访中，视频录像的 10 例中有 6 例的症状完全符合 PP 诊断标准。

这项研究囊括了之前报道过的最多的 PP 病例，详述了该病的典型特征，包括了 PP 多见于女性（与男性中多见器质性 PD 不同）、PP 以频繁的突发事件起病、与精神疾病共病、早年残障以及查体时同典型器质性 PD 表现不同为临床特点。比较 PP 的震颤与器质性 PD 的震颤，前者不会因肢体活动而症状消失（再现性震颤，RMT）。此外，同无 PP 的心因性震颤相似的是[15]，除了显著的注意力分散，PP 的震颤在节律与方向上也有变化。若存在强直，则常对被动运动形成主动抵抗，但通常不表现为齿轮样强直。尽管运动迟缓存在于几乎所有 PP 患者中，通常情况下快速连续运动中动作幅度无减小，而后者在器质性 PD 患者中是非常典型的。当要求 PP 患者做某一规定动作时，运动多是缓慢的、审慎的，当分散其注意力或让其以为独处时，常能正常运动；他们在穿衣等日常活动中看不出迟缓。让他们写字时则出现费力且字迹不整，但无典型小写征。在牵拉测试中，患者无后退或前冲的动作，仅会有轻微位移。当要求患者快走或跑步时，可出现姿势僵硬并出现小碎步，但不会出现步态停滞。PP 患者说话时经常口吃，出现"婴儿样"或"外乡"口音。如果患者有"左旋多巴相关异动症（levodopa-related dyskinesia）"，运动过度则常表现出怪异的，与典型左旋多巴诱导的刻板症、舞蹈病或肌张力障碍不一致的表现。

表 3.1　视频患者的临床特征总结

患者编号	年龄/性别	Fahn 分级	持续时间/月	疾病预后	突发事件	评价
1[b]	40 岁/女性	疑诊	24	失能	被女儿虐待、妻弟被杀、工作压力	1
2[b]	46 岁/女性	可能有	72	失能	失业、二次车祸史	3
3[b]	44 岁/男性	可能有	24	提前退休	强制退休、心脏病、抑郁	3
4	57 岁/女性	可能有	24	失能	家暴、分居两次	2

（续表）

患者编号	年龄/性别	Fahn 分级	持续时间/月	疾病预后	突发事件	评价
5	60 岁/女性	可能有	36	失能	工伤、被迫失能	3
6	22 岁/女性	可能有	60	失能	被养父母虐待，转换障碍病史	3
7	32 岁/男性	可能有	60	失能	家庭压力，几近从阁楼坠落	3
8	50 岁/女性	疑诊	30	失能	英国度假时肺栓塞住院，无人陪伴 1 月余	1
9	42 岁/女性	可能有	18	失能 配偶照料	父母接触过"橙剂"，严重膝关节病变	3
10	55 岁/男性	可能有	48	失能	配偶出轨、自身失业	3

注：a. 视频录像评价：①显著改善；②中度改善；③轻度改善；④无改善；⑤症状恶化。

　　b. 包括视频录像。

表 3.2　PP 的文献回顾

参　考	病例数	平均年龄/岁	平均持续时间/年	突发运动障碍/%	性别比（女：男）
Lang 等,1995[2]	14	48	5.3	79	7：7
Factor 等,1998[3]	2	53.5	6.0	100	1：1
Booij 等,2001[8]	4	51	NA[a]	NA[a]	NA[a]
Gaig 等,2006[9]	8	53.7	6.1	55	5：4
Benaderette 等,2006[10]	9	49.9	4.7	44	4：5
Felicio 等,2010[12]	15	37.4	3.9	NA	9：6
当前研究	32	48	5.2	84	17：15

注[a]NA：数据未能获取。

　　随着神经科医师逐渐对运动障碍疾病诊断建立信心，越来越多的非典型运动障碍就诊于专科门诊，这部分解释了运动障碍中心诊疗的 PMD 发病率上升的原因[16]。这些障碍的评估及治疗常具有挑战性，且通常预后较差[17,18]。心因性运动障碍（包括 PP）对患者生活质量和日常功能的负面影响与原发性 PD 类似。此外，PMD 患者占用了数量可观的卫生资源，包括医学咨询，要求复杂的临床检测，甚至不必要的外科干预。有些学者把这类障碍看作是"神经病学危机"[20]。虽然 PP 确诊困难，但有经验的医师通过详细的查体和临床病史问询，不仅能排除器质性 PD，而且还能够发现支持心因性诊断的病因特征[2,4,6,16,21,22]。

　　我们的研究提示对安慰剂反应有助于鉴别器质性 PD 与 PP。既往我们选择部分患者进行生理盐水肌注作为安慰剂，现已逐渐转到使用其他方法，如使用音叉前暗示振动将改变观察到的症状[15]。对 PD，我们使用小剂量卡比多巴作为安慰剂，因为患者熟悉卡比多巴是 PD 的治疗药物，但医师相信小剂量卡比多巴更像惰性物质（起到安慰剂作用）。我们认为卡比多巴使用后患者病情的改善（卡比多巴不能通过血脑屏障，且对特发性 PD 无单独疗效）支持 PP 的诊断。

　　我们承认该研究尚存一定局限性，如未对患者进行多巴胺能系统的神经功能成像，因此并不能排除患者中有存在轻度器质性 PD 的可能性；我们也没有进行正规的神经心理学测试，故患者抑郁的频率及其他心理性疾病只能根据临床表现判断。我们意识到应用音叉及暗示能诱发震颤，提示患者具有暗示性，且其诱发的震颤属心因性，但并非证明所有存在的震颤都是心因性的。正如许多其他 PMD 的研究一样,对这些患者进行长期随访是非常困难的,但我们的所有患者在首次评估后 3～6 个月都至少进行过 1 次评估。虽然存在上述种种局限,但本研究对 PP 的评价及临床表现提供了新的思路。

安慰剂对运动功能影响的生化机制至今尚未明了。然而日益增多的安慰剂相关神经生物学研究及其行为反应机制的探索对诊治各类心因性、神经性以及医源性障碍提供了新的思路[23,24]。一些研究已经提出证据证明安慰剂和其他假手术在生理学上并非没有作用[7,25~27]。例如,PET 研究显示在使用安慰剂后可引起多巴胺释放,多巴胺的作用类似奖赏机制,现已证明这种机制部分是受黑质-纹状体系统控制[28,29]。自发性帕金森病患者中安慰剂诱发的多巴胺 D_2 受体正电子示踪剂[11C]雷氯必利(raclopride)结合改变与那些使用左旋多巴和阿扑吗啡治疗量后的改变相似[29]。此外,在那些意识到安慰剂作用的患者中释放的多巴胺量要比那些没有意识到安慰剂作用的患者要大得多。因此,作者推测安慰剂于 PD 患者所出现的作用是由某种奖赏期待所引起。对临床疗效的认知必定是具有奖赏性的,因而提示患者丘脑腹侧纹状体内释放的多巴胺与其说源于奖赏本身,不如说是与期待奖赏更为相关。

由于安慰剂的应用可帮助诊断、决定达到预期疗效的治疗量,或排除对潜在危险药品的需求而在临床实践和研究中已应用多年,因此双盲随机安慰剂对照试验作为循证医学的标准方法,安慰剂已成为不可缺少的研究工具[30~32]。对安慰剂干预的临床反应受多种因素影响,包括患者的心理状态和研究人员的态度或看法。据我们所知,尚无已发表数据及研究者明确的书面报告描述特发性 PD 患者对安慰剂的急性反应。在本中心进行的一项静注氟马西尼的研究中,该药降低了统一帕金森病评定量表(UPDRS)总分

值达(3.44±5.82)分,而静注安慰剂仅降低(1.25±5.11)分[33]。虽然该研究并不能证明 PD 患者对安慰剂的反应不如心因性明显,但它提示应用安慰剂不大可能改善 PD 患者的症状。我们还未对 PP 患者进行过 UPDRS 评价,因为难以对这些患者的不典型特征,以及伴随的生理和心理状况进行评估。

虽然在临床研究中使用安慰剂是一种被认可且标准化的手段,但使用安慰剂作为治疗方法还存在伦理学争议[23,24]。由 Tilburt 等所做的一项最新调查显示在 679 名大内科医师和风湿科医师中一半的人常规开安慰剂处方。"安慰剂"的类型有生理盐水(3%)、糖丸(2%)、非处方类的止痛药(41%)以及维生素(38%)。小部分临床医师使用抗生素(13%)和镇静药(13%)作为安慰剂治疗。在这一组中临床医师很少向患者解释将安慰剂作为治疗手段(5%),大多数医师则将安慰剂描述为有益的药物,以及非典型治疗的方法。我们得出的结论是,临床医师们对安慰剂的使用说明并不完全公开透明,其对安慰剂的推荐存在复杂的动机。有些临床医师认为应当使用安慰剂来改善情绪,有效的安慰剂治疗能引发与抗抑郁治疗截然不同的脑功能变化。使用定量脑电图技术发现使用安慰剂患者的前额叶出现了神经生理学变化,这些脑内变化可对随后抗抑郁治疗的反应具有预测价值[36]。

当患者的症状和体征满足了 PMD 的标准且诊断确切,适当的治疗即可开展[37]。然而,当诊断不明确时,对安慰剂治疗是否有反应性这样的信息就对诊断显得尤为重要了。在 PP 的病例中,如使用诸如卡比多巴类的无药效安慰剂能够使帕金森病和其他症状产生明显改善,将观察结果向患者公开将有助于讨论如何设定诊断框架,也可避免潜在有害药物的使用。因此,我们认为,只要安慰剂的使用足够公开透明,不仅对 PP,对其他

PMD 也有潜在益处。这个观点也逐渐被神经科学界所接受。在最近的一篇关于安慰剂作用的综述中，作者得出结论认为"暗示"在伦理学上是具有"正当性"的，当从照护伦理学的视角看待选择、知情同意、欺瞒、公开和决定时，我们意识到暗示可提高患者自主性，而且也未伤害到临床医师和患者之间的信任[38]。

（崔海伦 王 刚 译）

名词注释

1. "撤退"型乏力（give-way weakness）：是指患者的手臂、腿部最初具有抵抗检查者施力的抵抗力，但随后突然"撤退"并且不再具有肌肉抵抗力的症状表现。

2. 左旋多巴相关运动障碍（levodopa-related dyskinesia）：又称左旋多巴诱发的异动症（levodopa-induced dyskinesia），仅发生在 PD 治疗背景下，多发生在左旋多巴用药 2～3 年后。可以是非常轻微的运动症状，对患者日常生活功能无明显影响；也可以表现为舞蹈症或肌张力障碍，影响日常生活。

3. 橙剂、橘剂（agent orange）：一种剧毒除草剂喷液，能够摧毁庄稼，使植物落叶，在越战中曾被美国用作化学武器。

4. 再现性震颤（re-emergent tremor，RET）：被认为是一种静止性震颤（RT）的变异型，部分上肢出现 RT 的 PD 患者手臂保持向外伸展姿势数秒后，震颤再次出现，潜伏期平均（9.20±6.8）s；RET 出现在 20% 的 PD 患者中，出现 RET 的 PD 患者通常病情较轻，进展较慢，属于良性 PD 的标志。

参考文献

[1] Thomas M, Jankovic J. Psychogenic movement disorders [M]// Fahn S, Lang A, Schapira A. Movement Disorders 4. Edinburgh: Elsevier, 2010: 630 - 650.

[2] Lang A E, Koller W C, Fahn S. Psychogenic parkinsonism [J]. Arch Neurol, 1995, 52(8): 802 - 810.

[3] Factor S A, Podskalny G D, Molho E S. Psychogenic movement disorders: frequency, clinical profile, and characteristics [J]. J Neurol Neurosurg Psychiatry, 1995, 59(4): 406 - 412.

[4] Hinson V K, Haren W B. Psychogenic movement disorders [J]. Lancet Neurol, 2006, 5(8): 695 - 700.

[5] Jankovic J. Dignosis and treatment of Psychogenic parkinsonism [J]. J Neurol Neurosurg Psychiatry. 2011, 82 (12): 1300 - 1303.

[6] Ferrara J, Jankovic J. Psychogenic movement disorders in children [J]. Mov Disord, 2008, 23(13): 1875 - 1881.

[7] De la Fuente-Fernández R, Ruth T J, Sossi V, et al. Expectation and dopamine release: mechanism of the placebo effect in Parkinson's disease [J]. Science, 2001, 293(5532): 1164 - 1166.

[8] Booij J, Speelman J D, Horstink M W I M, et al. The clinical benefit of imaging striatal dopamine transporters with ^{123}I FP-CIT SPET in differentiating patients with presynaptic parkinsonism from those with other forms of parkinsonism [J]. Eur J Nucl Med, 2001, 28(3): 266 - 272.

[9] Gaig C, Martí M J, Tolosa E, et al. ^{123}I Ioflupane SPECT in the diagnosis of suspected psychogenic Parkinsonism [J]. Mov Disord, 2006, 21(11): 1994 - 1998.

[10] Benaderette S, Zanotti Fregonara P, Apartis E, et al. Psychogenic parkinsonism: a combination of clinical, electrophysiological and ^{123}I FP-CIT SPECT scan explorations improves diagnostic accuracy [J]. Mov Disord, 2006, 21: 310 - 317.

[11] Scherfler C, Schwarz J, Antonini A, et al. Role of DATSPECT in the diagnostic work up of parkinsonism [J]. Mov Disord, 2007, 22: 1229 - 1238.

[12] Felicio A C, Godeiro-Junior C, Moriyama T S, et al. Degenerative parkinsonism in patients with psychogenic parkinsonism: a

dopamine transporter imaging study ［J］. Clin Neurol Neurosurg, 2010, 112（4）: 282 - 285.

［13］ Vaillancourt D E, Spraker M B, Prodoehl J, et al. High-resolution diffusion tensor imaging in the substantia nigra of de novo Parkinson disease ［J］. Neurology, 2009, 72 (16): 1378 - 1384.

［14］ Williams D T, Ford B, Fahn S. Phenomenology and psychopathology related to psychogenic movement disorders ［J］. Adv Neurol, 1995, 65: 231 - 257.

［15］ Kenney C, Diamond A, Mejia N, et al. Distinguishing psychogenic and essential tremor ［J］. J Neurol Sci, 2007, 263(1 - 2): 94 - 99.

［16］ Thomas M, Jankovic J. Psychogenic movement disorders ［J］. CNS drugs, 2004, 18(7): 437 - 452.

［17］ Jankovic J, Vuong K D, Thomas M. Psychogenic tremor: long-term outcome ［J］. CNS spectrums, 2006, 11（7）: 501 - 508.

［18］ McKeon A, Ahlskog J E, Bower J H, et al. Psychogenic tremor: Long term prognosis in patients with electrophysiologically-confirmed disease ［J］. Mov Disord, 2009, 24（1）: 72 - 76.

［19］ Anderson K E, Gruber-Baldini A L, Vaughan C G, et al. Impact of psychogenic movement disorders versus Parkinson's on disability, quality of life, and psychopathology ［J］. Mov Disord, 2007, 22(15): 2204 - 2209.

［20］ Hallett M. Psychogenic movement disorders: a crisis for neurology ［J］. Curr Neurol Neurosci Rep, 2006, 6（4）: 269 - 271.

［21］ Miyasaki J M, Sa D S, Galvez-Jimenez N, et al. Psychogenic movement disorders ［J］. Can J Neurol Sci, 2003, 30(S1): S94 - S100.

［22］ Shill H, Gerber P. Evaluation of clinical diagnostic criteria for psychogenic movement disorders ［J］. Mov Disord, 2006, 21(8): 1163 - 1168.

［23］ Biller-Andorno N. The use of the placebo effect in clinical medicine—ethical blunder or ethical imperative? ［J］. Sci Eng Ethics, 2004, 10(1): 43 - 50.

［24］ Pollo A, Benedetti F. Placebo response: relevance to the rheumatic diseases ［J］. Rheum Dis Clin North Am, 2008, 34(2): 331 - 349.

［25］ Benedetti F, Mayberg H S, Wager T D, et al. Neurobiological mechanisms of the placebo effect ［J］. J Neurosci, 2005, 25 (45): 10390 - 10402.

［26］ Lim ECH, Ong BKC, Seet RCS. Is there a place for placebo in management of psychogenic movement disorders? ［J］. Ann Acad Med Singapore, 2007, 36 (3): 208.

［27］ Zaghloul K A, Blanco J A, Weidemann C T, et al. Human substantia nigra neurons encode unexpected financial rewards ［J］. Science, 2009, 323(5920): 1496 - 1499.

［28］ de la Fuentefernández R, Stoessl A J. The biochemical bases for reward: Implications for the placebo effect ［J］. Eval Health Prof, 2002, 25(4): 387 - 398.

［29］ Lidstone S C, Schulzer M, Dinelle K, et al. Effects of expectation on placebo-induced dopamine release in Parkinson disease ［J］. Arch Gen Psychiatry, 2010, 67 (8): 857 - 865.

［30］ Shapiro A, Shapiro E. The powerful placebo ［M］. Baltimore, MD: Johns Hopkins Press, 1997.

［31］ Frenkel O. A phenomenology of the "placebo effect": taking meaning from the mind to the body ［J］. J Med Phil, 2008, 33 (1): 58 - 79.

［32］ Goetz C G, Wuu J, McDermott M P, et al. Placebo response in Parkinson's disease: comparisons among 11 trials covering medical and surgical interventions [J]. Mov Disord, 2008,23(5): 690 - 699.

[33] Ondo W G, Silay Y S. Intravenous flumazenil for Parkinson's disease: A single dose, double blind, placebo controlled, cross-over trial [J]. Mov Disord, 2006,21(10): 1614 - 1617.

[34] Finniss D G, Kaptchuk T J, Miller F, et al. Biological, clinical, and ethical advances of placebo effects [J]. Lancet, 2010,375(9715): 686 - 695.

[35] Tilburt J C, Emanuel E J, Kaptchuk T J, et al. Prescribing "placebo treatments": results of national survey of US internists and rheumatologists [J]. BMJ, 2008, 337: a1938.

[36] Hunter A M, Ravikumar S, Cook I A, et al. Brain functional changes during placebo lead-in and changes in specific symptoms during pharmacotherapy for major depression [J]. Acta Psychiatr Scand, 2009,119(4): 266 - 273.

[37] Jankovic J, Cloninger C R, Fahn S, et al. Therapeutic approaches to psychogenic movement disorders [M]// Hallett M, Fahn S, Jankovic J, et al. Psychogenic Movement Disorders: Neurology and Neuropsychiatry. Philadelphia, PA: Lippincott Williams & Wilkins, 2006: 323 - 328.

[38] Shamy MC. The treatment of psychogenic movement disorders with suggestion is ethically justified [J]. Mov Disord 2010, 25: 260 - 264.

第4章

心因性运动障碍的流行病学与临床影响

对 PMD 和转换障碍的定义与诊断是困扰对其进行流行病学研究的双重问题。

1. 流行病学瓶颈

Miyasaki 等[1]认为"对 PMD 最贴切的描述者应为 Henry Head 爵士,他于 1922 年对心因性肌张力障碍做了如下描述:'……任何尝试中断抽搐,松开紧握的手,或伸直屈曲的膝关节,都会遇到强烈的阻力……阻力不仅使头部被推向健侧肩部,而且还能进一步朝向罹患的一侧'"[2]。对这类患者查体后使 Head 得出这样的结论:"癔症患者有时可模仿器质性改变完全是误导之说,模仿只能蒙骗那些对癔症症状一无所知的观察者,以及草率的检查者。"

Head 对此描述是贴切的,且自信作出这种区分更多依靠的是自己在临床中的敏锐观察,而非对他人临床经验的认可;对于众多临床医师来说,这个领域充满了挑战。做诊断通常取决于临床评估,没有神经病学知识的人常感到十分无助。即使是神经科医师,有时也对做出这类疾病的诊断缺乏信心。只有那些专长于运动障碍的医师才有把握诊断 PMD,并与 Head 的描述相近。其结果是任何有意义的流行病学研究均受到是否有足够的具备诊断和评估能力的临床医师的限制。然而,具有这些临床诊断技能就能区分是否患有神经系统疾病吗?还有些更为困惑的问题就不在此赘述,有时辨别真正的 PMD 与诈病就连 Head 本人也都感到束手无策。

由于需要专科临床医师进行临床诊断评估,因此,不大可能进行真正来自社区人群的发生率和流行病学研究。大多数流行病学的评估实际上都来自医院人群的样本,而提供这些资料的医院门诊常是三级诊疗中心,并由此带来样本偏倚的问题。虽然尚无数据证实存在该问题,但某些 PMD 的形式更多见于医院的假设还是比较合理的。也有人推测对 PP 和步态障碍那些夸张的描述越过度,则"每天"所见的震颤等症状表现就越会被低估。

由于涉及伦理问题以及大规模调查的经费问题,到底有多少 PMD 的患者是真正患病还是其他原因,我们也只能靠推测。神经影像学检查正开始被用于这种区分,但在临床上应用还有很长的路要走[3]。

在做出神经疾病诊断之后,还有涉及 PMD 定义的问题。有些患者已归类为 PMD,另一些患者则被归为转换障碍,甚至还有些患者被归类为躯体障碍(DSM-Ⅳ转换障碍)。使用广泛的 PMD 定义是由 Williams 等[4]提出,更注重心理因素。《DSM-Ⅳ》[5]规定如下:"心理因素应结合临床症状与缺陷一起评估,因为临床症状与缺陷的出现乃至恶化都是发生在某种冲突和紧张性刺激之后。"通过比较运动障碍协会[6]对 519 名神经科医师所做的调查显示,仅有 18% 的人认为情感问题与诊断有关。在 PMD 患者中寻找那些躯体形式障碍患者的研究一般只在小部分患者中发现这种情况的存在(例如,在 67 例固定肌张力障碍患者中只有 7 例具有转换障碍的明确证据[7])。如果计划在《DSM-Ⅴ》修订时删除转换障碍的心理紧张性刺激,流行病学调查会变得稍微容易一些[8,9]。

尽管如此,该病的定义以及主要症状是什么仍是难题。我们如何对一名具有明确的PMD背景的Ⅰ型复杂性局部疼痛综合征(complex regional pain syndrome type Ⅰ,CRPS-Ⅰ)患者进行归类(详见第13章)?

2. 发病率

我们尚不知道PMD的发病率。对转换障碍发病率的高质量研究亦未见报道,对该病的确诊与定义依然是影响对其进行深入研究的主要瓶颈。然而,采用不同方法和针对不同环境的一系列研究结果有一些一致性发现,转换障碍的年发病率为(4~12)/10万人[10~13]。作者在苏格兰[12]和瑞典[11]进行的类似研究认为运动性转换障碍症状的最低年发病率为(4~5)/10万人。通过比较,保守估计其发生率与多发性硬化(multiple sclerosis,MS)大体相当。

对心因性非痛性发作(psychogenic non-epileptic seizures,PNES)的研究估计其年发病率为(1.5~3)/10万人,均为EEG所证实[14,15],但更多的病例未能获得彻底的检查,因而数据可能被低估。

3. 流行性

对PMD在社区的流行病学数字尚缺乏可靠的统计,根据注册人口抽样约为50/10万人,但估计该值偏低[16]。PNES的发病率在(2~33)/10万人[17]。数字上升与其研究所采用的定义有关,尤其是当与其他躯体形式症状重叠时以及考虑到时间框架抽样时,这一数字会升高,年发病率约为现在的两倍。

4. 神经病学症状的发生率

PMD流行病学报告多来源于神经科普通门诊,反映了对本病确诊的容易程度。然而,临床抽样会存在潜在偏差的可能。

虽然将有头痛和"功能性重叠"的患者排除[21]后只剩1/6是纯粹的心因性/功能性诊断,但在神经科门诊中依然有1/3患者的症状无法解释[18~20]。在神经科门诊中唯一可用的资料来自我们所进行的苏格兰神经疾病症状学研究(Scottish neurological symptoms study,SNSS),该项目从连续入组的3 781例初诊者中确诊了11例PMD患者(包括2例功能性步态障碍患者),占0.3%。所有伴有非痛性发作的转换障碍的发生率为5.6%,感觉障碍和肌无力要比PMD更为常见(见第5章)。

在运动障碍门诊,报告PMD发生率为3%~6%,而作出该诊断时运动障碍类型尚存在疑问[22~24]。我们推测在普通神经科门诊该病发生率低于1%,而在运动障碍专病门诊则为5%。应特别注意美国休斯敦的一项研究,它发现从1982年至2002年新就诊者的PMD发生率从0上升至6%,该数据说明临床医师对确诊该病的信心得到逐步提升[23]。来自多伦多的另一项分析也说明在运动障碍门诊中发现的某些症状,如肌张力障碍,更有可能被诊断为心因性,而不是肌阵挛[24]。

在所有PMD的症状中,震颤是最常见的症状,约占所有症状中的一半,继之是肌张力障碍和肌阵挛,帕金森病、抽搐、步态障碍少见(见表4.1)。西班牙的一项研究显示心因性抽搐为最常见表现,这表明不同国家对某些症状的诊断门槛有着显著差别。

表4.1 PMD各种症状的百分比,显示量表中每个症状的相对频率

症状	相对频率								
	爱尔巴尼(美国纽约州)门诊	多伦多	纽约	佛罗里达	巴黎	西班牙[a]	休斯敦贝勒医院[a]	芝加哥[a]	土耳其[25]
震颤	47	45	14	32	29	48	56	48	44

（续表）

	相对频率								
症状	爱尔巴尼（美国纽约州）门诊	多伦多	纽约	佛罗里达	巴黎	西班牙[a]	休斯敦贝勒医院[a]	芝加哥[a]	土耳其[25]
肌张力障碍	24	27	54	25	27	29	39	28	24
肌阵挛	13	19	7	7	0	17	13	12	6
帕金森病	9	5	2	0	12	6	3	14	8
抽搐	2	0	1	4	1	50	7	7	4
步态障碍	0	2	9	2	25	47	3	47	12

注：[a]西班牙、贝勒医学院和芝加哥的研究中，有些患者的症状不止一种。

来源：自 Lang 于 2006 年改编并扩版[24]（获 Lippincott，Williams 和 Wilkins 的许可）。

5. 年龄和性别

在被引用的研究中一致发现，PMD 和转换障碍患者中女性更为常见，占 60%～75%[4,25～30]。年龄也有同样的一致性，起病年龄在 35～50 岁[28,30,31]，但临床医师应注意所有报告病例中的信息包括了所有年龄段。

6. 流行病学的地理与历史因素

转换障碍的流行病学研究大多在工业化国家进行。教科书中普遍认为非工业化国家中的发病率显著高于工业化国家，且 20 世纪以来工业化国家的发病率显著下降。大量的人类学研究也如此认为。但是理论毕竟先于数据，而后者还需时日呈现。不过已有一些针对躯体形式障碍的高水平国际研究获得了相似的结果[32]。虽然历史资料较难获得，但已获取到的数据与今天的数据却显著一致。Sydenham 提出他所见到的 1/3 患者的神经症状是"自诉的"（相当于功能性症状）[33]，这一数据与现今的数据相当一致。Charcot 的助手 Guinon 报告的 3 168 例会诊病例中癔症的发生率为 8%[34]，这一数字又与今天的统计一致。虽然对这些历史数据的解释充满困难，但它至少提示我们应对那些声称癔症"曾经频发而如今罕见"的观点持怀疑态度[35]。

7. 发病

目前公认仅用既往因素来鉴别 PMD 与器质性运动障碍既困难亦不可靠。然而突然发病在 PMD 患者中常见，频率为 54%～92%[22,25,26,28,31]。在突发的病例中，机体损伤或疼痛尤为典型，而在Ⅰ型复杂性局部疼痛综合征（CRPS-Ⅰ）患者中损伤却常常轻微。在 Schrag 报道的 103 例固定性肌张力障碍的病例中[7]，躯体损伤占 63%。在对 132 项（$n=869$）感觉与运动转换障碍研究的系统回顾中，我们发现 357 例 PMD 患者中 121 例有躯体损伤（占 34%；所有症状的总发生率为 37%）[36]。这项分析的方法有其局限性，但躯体损伤的发生率引人注目。

因卷入官司和诉讼所致 PMD 占 15%～30%[7,22,26,28,37]，多项研究已就此作出评论。尽管在某些案例中必须考虑诈病的可能，但这也反映出机体损伤与 PMD 存在密切的关联。

8. 躯体症状与疾病共病性

PMD 通常不会仅表现为孤立的躯体损伤。该障碍常伴随着疼痛、劳累、心因性乏力、感觉异常等[28,30,38]。患 PMD 同时伴有神经系统疾病并非少见[37]，如一组 70 例心因性震颤的患者中就有 12 例同时患有器质性运动障碍[28]。

9. 伤残

对 PMD 和转换障碍所致伤残的描述虽然较少，但结果却相当一致。通常对躯体伤残程度的评定倾向于等同与其类似的"器质性"神经性障碍的严重程度,但实际上增加了总体症状负担和精神困扰的参与度[39,40]。然而,由检查者测评所获得的伤残评分似乎不大可能会导致与患者的自评分数不同的结论;如患者存在实质上的运动转换障碍,如"拖曳腿",该患者可因上楼困难而通过 SF36 量表自评,使用 Rankin 或 Barthel 检查者量表在门诊或家访也会得出相同的评分和结论。有理由推定卒中或其他结构损伤以此种方式评分具有结构和功能的一致性,但却不能对伴随转换障碍的其他结构损伤与对应的功能障碍给出同样的推定。转换障碍的伤残具有波动性是这一领域的重点。

10. 心因共病性

心因共病性也与抑郁发生率一致,范围在 20%～40%[26,37],焦虑的共病性可能略高。在 Feinstein 等的研究中[26],当前焦虑障碍的发生率为 38%,我们的经验表明在有震颤和多动型运动障碍的患者中,焦虑十分常见但可能被忽视。这可能与诊断医师和患者进行的常规诊断性问话有关,如医师问:"你感到焦虑吗?"这样的问话将会得到与"你的症状使你感到焦虑吗?"截然不同的回答。总的来说,2/3～3/4 的 PMD 患者都有某种轴Ⅰ型(DSM 的五轴诊断系统)情感障碍。通过比较发现,因神经系统疾病所致伤残的患者只是转换障碍所致伤残的一半[12]。

通过标准方法诊断心因性障碍患者的方式存在明显问题,特别是问卷调查。PMD 和转换障碍患者常试图说服查体医师相信(这一过程中也存在说服自己的情况)他们不存在焦虑或情绪低落[12]。

PMD 的人格研究目前较为少见。虽然有一项研究发现人格障碍的发生率很高(42%),但须注意这组患者是在三级专科门诊中就诊。根据我们的经验(从神经科医师和精神科医师的角度),从神经科转诊于精神心理科的患者中,人格障碍患病率往往上升。此外,虽然大多数临床医师也认为 PMD 与人格障碍有关联,从流行病学的角度诊断人格障碍还存在可行性与可靠性的问题。

11. 预后
1) 误诊

误诊一直困扰着临床实践,许多权威学者都表达出对高误诊率的担忧并作过评论[25]。但新近的证据并不支持对误诊率的担忧。在 27 项转换障碍($n=1\,466$)研究的系统性回顾中,我们发现从 1970 年以来误诊率一直在 4% 左右[41]。这一误诊率并未因广泛引进临床影像诊断技术而改变,因此认为早期研究报告的高误诊率大多反映了对该病的模糊定义以及所使用的研究方法差异,而非近来改进的诊断技术(见图 4-1)。

我们在 SNSS 项目中发现有神经系统症状的 3 781 例患者当中,1 144 例在基线时完全没有或仅有少量可由神经系统疾病解释的神经症状。在 12 个月的随访中,1 144 例患者中 1 030 例(90%)有诊断结果数据,其中 9 例死亡。我们发现对误诊的分析并不直接,特别是对导致误诊的临床错误仅在一项研究结果中做了少许解释。根据表 4.2,我们修订了描述诊断的标准。

共有 45 例诊断作出了修改,仅 4 例属于Ⅰ类误诊,其他的修改包括鉴别诊断的改变(12 例),诊断细化(22 例),自身疾病进展(1 例),以及临床医师间诊断不一致(6 例)[18]。

我们不应该自满于上述数据,经验表明非神经科医师依然不能很好地作出鉴别心因性与"器质性"疾病的诊断,他们常受一些因素的影响和制约,而这些因素与导致误诊有关:存在明显的心因性因素、人格因素或明显怪异的症状,特别是步态或运动障碍的因素。随着对这类疾病诊断的日趋增多,误诊的分析研究还要继续,我们要意识到逐渐出现的诊断修改将有助于此类研究的进展。

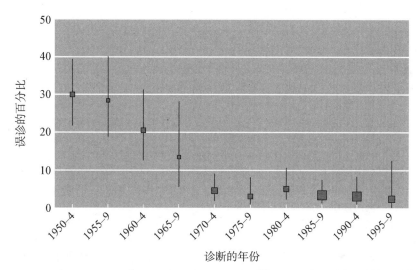

图 4.1 转换性症状和癔症误诊(如图所示 95％置信区间;随机效应模型)的划分是根据患者确诊后 5 年的中点进行的。每一点大小与该点样本含量的比例相关(样本总量为 1 466 例)。(2005[41])

2) 临床结果

在 PMD 的研究中,尽管症状是否完全消失或有所改善的预后报告不一[4,22,26,27,29,31,37,38,42,43](见表 4.2),不良预后率引用的资料也不同。随访中症状未改变或症状恶化的比例为 30％～77％。固定性肌张力障碍预后特别差,在 Ibrahim 及其同事[42]的报告中,只有 6％的患者症状改善,23％会出现一些减轻迹象。

导致患者就诊的因素相当程度上影响着上述数据。

转换障碍[46～48]与瘫痪[49]有完全不同的症状及人口学发生率,在半数至 2/3 的患者中缺少其康复的报告[50]。在 SNSS 的报告中,

一项针对受症状影响较少的门诊患者的广泛功能性症状研究中,1 144 例患者中有 716 例完成了 12 个月的随访,其中 67％的患者报告预后不佳(国际临床改善标准"未改变""恶化"或"严重恶化")[51]。

3) 预后因素

表 4.3 给出了 PMD 研究中发现的预后因素,经比较与转换障碍的良好预后因素类似,包括较短病程、发病年龄轻以及婚姻状态变化。相反,人格障碍、对诊断为非"器质性"障碍的愤怒、诊断延误、其他多发躯体症状/躯体化障碍、当前存在的器质性疾病、性虐待、失业(被救济)、卷入官司或诉讼等均为不良预后因素。

表 4.2 SNSS 新版诊断修订分类

诊断修订种类	病　　例	临床错误程度
诊断错误	患者出现可能由多发性硬化引起的症状,但该诊断未被纳入考虑,且随访时亦未预料到	轻微～严重
鉴别诊断改变	患者出现可能与许多疾病有关的症状;临床医师认为最有可能是慢性疲劳综合征,但不排除多发性硬化[a];经过调查及随访确诊为多发性硬化	无～轻微
诊断细化	医师诊断为癫痫,后在随访中改进为青少年肌阵挛性癫痫(juvenile myoclonic epilepsy, JME)	轻微

（续表）

诊断修订种类	病　　例	临床错误程度
共病诊断改变	医师明确在同一患者身上存在癫痫和非痫样发作两种癫痫；随访中其中一种症状减轻	无
前驱症状诊断改变	患者存在焦虑，在随访中其进展为痴呆；事后发现，焦虑其实是痴呆的前驱症状，但因痴呆症状（或检查/调查发现）出现较晚，不能在患者初诊时就诊断为痴呆	无
新发疾病	诊断为慢性疲劳综合征；随访期间该患者出现蛛网膜下腔出血的新情况	无
医师间存在不同意见，随访中未发现新症状	基线时患者被诊断为慢性疲劳综合征，在随访中虽未有新信息但被其他医师诊断慢性莱姆病；然而，如果两位医师都以基线为准，依旧做出与之前相同的诊断，此例反映了同行间的分歧	无
医师间存在不同意见，随访中发现新症状	基线时患者被诊断为慢性疲劳综合征，随访中新信息出现使得其他医师认为其疲劳是由 Chiari 畸形引起（该例中是 MRI 扫描结果）；然而，首诊医师继续随访该患者并维持原诊断，认为 Chiari 畸形是偶发因素，本例亦反映同行间的分歧	无

注：ᵃ多发性硬化（multiple sclerosis，MS）；来源：Stone 等，2009[18]。

SNSS 当中，尽管单变量分析得出许多预期变量与结果有关（例如，年龄、躯体伤残、忧郁以及其他多种症状），但在多变量分析中只得出 3 个独立的预后不良预期因素[51]：患者的信念（对恢复不抱期望）[比值比 2.0；95%置信区间（1.4～3.0）]，否认症状为心因性[比值比 2.2；95%置信区间（1.5～3.3）]；初诊时享受医疗有关的补贴[比值比 2.3；95%置信区间（1.4～3.9）]。从上述数据可见，对疾病的信念是预后的关键因素，也理所当然是治疗的关键靶点。

4）风险因素

流行病学研究强调了一系列 PMD 与转换障碍发生的风险因素。这些风险因素与在神经系统疾病中描述的相似，包括易感因素、诱发因素和持续因素。

表 4.3　PMD 的预后研究

参考	样本大小	人群种类	平均随访时间[年（%随访比例）]	临床结果	预后因素
Thomas 等，2006；Jankovic 等，2006[27,44]	2 282	不同 PMD（56% 震颤、39%肌张力障碍）患者	3.4(54%)	57%改善，21%未变，22%恶化	有利因素：病程短，医师给予有效治疗，压力解除，年龄较轻
McKeon 等，2009[45]	333	震颤患者	5.1(53%)	27%改善，8%未变（轻度），64%中度或严重	
Ibrahim 等，2009[42]	41	肌张力障碍患者	7.6(85%)	6%症状消除，17%改善，46%未变，31%恶化	不利因素：复杂局部疼痛综合征诊断
Crimlisk 等，1998[37]	64	肌无力(50%)、各种PMD(50%)患者	6	50%因病退休，7%死亡(1人死于药物过量，1人死于卧床继发的肺炎，1人死于心脏病，2人死于恶性肿瘤)	有利因素：病程＜1年，轴Ⅰ精神障碍存在、婚姻状态改变不利因素：失业（接受救济）、卷入官司或诉讼

（续表）

参考	样本大小	人群种类	平均随访时间[年（%随访比例）]	临床结果	预后因素
Koller 等,1989[38]	24	震颤患者	—	25%症状消除,61%症状波动,4%恶化	
Monday 和 Jankovic,1993[29]	18	肌阵挛患者	—	58%症状改善,25%恶化	
Deuschl 等,1998[31]	25	震颤患者	—（76%）	24%症状消除,60%未变/波动,16%恶化,85%因病退休	有利因素：年龄较轻
Ehrbar 和 Waespe,1992[43]	47	步态障碍患者	—（89%）	60%症状消除,30%未变/波动	
Factor 等,1995[22]	28	不同 PMD 患者	—（71%）	50%症状消除,50%未变/恶化	
Feinstein 等,2001[26]	88	不同 PMD 患者（62%震颤、24 肌张力障碍）	3.2（53%）	9.5%消除（其中半数有不同类型躯体化障碍）33%改善,24%未变,33%恶化	预后不良：病程长、逐渐发病,轴I障碍诊断次数无影响：年龄,婚姻,教育,工作时间,官司,运功障碍类型
William 等,1995[4]	21	不同 PMD 患者	1.8（95%）	30%症状消除,35%改善,35%未变/恶化	无影响：年龄,性别,教育,慢性病,运动障碍类型

（1）易感因素。女性,社会地位低、负面童年经历（身体与性虐待）、成人后受虐待、人际交往困难、某些病例存在的其他症状、可觉察的压力。无论是 PMD 还是其他转换障碍均无低智商者易患病的证据[52]。

（2）诱发因素。特别突出的是生活应激事件作为转换性障碍的诱发因素,《DSM-VI》中已对此给予了界定。但 PMD 的相关研究较少。其他研究提示生活应激事件可发生于首次发病前[53],但事件发生次数及其程度未见显著差别[54],尽管许多患者生活应激事件并不明确。

（3）固定因素。对坚信自己有病、不愿活动、卷入官司或诉讼、失业（被救济）、确诊后愤怒或诊断不明确。迄今未对 PMD 的患者坚信自己有病的因素做过相关研究。功能性肌无力[12]和非痫样发作患者[55]与其他患者一样具有坚信自己有病的特点,而矛盾的是,这类患者并不像其他患者一样将其出现的症状归咎于压力。

我们已讨论了 PMD 的机体损伤因素。其他研究发现非痫样发作患者极易出现惊恐症状[56]。与 19 世纪对惊恐的认识一致,我们认为在 PMD 的发病中探索更为"近期"的事件是非常有价值的。对于该问题我们的经验是急性惊恐发作[19 世纪的用语是惊愕（shock）]、孤立性事件、睡眠瘫痪或全麻更有可能是 PMD 发病的原因,这比彻底调查各类生活应激事件和童年负面因素要更为有效。

我们并不认为生活应激事件和其他压力因素不存在相互关联或不重要,只不过在推测它们的致病作用前需要更多的数据和对疾病更全面的认识,我们对于将这些因素从精神病性定义中的删除持开放态度。

12. 结论

PMD 及转换障碍的流行病学研究提出了许多问题。转换障碍要比许多人认为的更为常见,患者约占神经科就诊人群的 1/20。尽管 PMD 是所有运动障碍中较罕见类型,在神经科就诊人群中不到 1%,然而其构成的巨大的疾病负担却很少受到关注,甚至比其他更低发病率的疾病还少。

(崔海伦　王　刚　译)

名词注释

青少年肌阵挛性癫痫(juvenile myoclonic epilepsy, JME):是一种特发性全身性癫痫综合征,多在儿童和青春期发病,以肌阵挛发作为突出表现,一般无意识障碍。约 40%的患者有癫痫家族史。抗癫痫药物治疗效果好,长期合理用药可有效控制发作。

参考文献

[1] Miyasaki J M, Sa D S, Galvez-Jimenez N, et al. Psychogenic movement disorders [J]. Can J Neurol Sci, 2003,30(S1): S94 - S100.

[2] Head H. Th e diagnosis of hysteria [J]. BMJ, 1922, i: 827 - 829.

[3] Cojan Y, Waber L, Carruzzo A, et al. Motor inhibition in hysterical conversion paralysis [J]. Neuroimage, 2009, 47: 1026 - 1037.

[4] Williams D T, Ford B, Fahn S. Phenomenology and psychopathology related to psychogenic movement disorders [J]. Adv Neurol, 1995,65: 231 - 257.

[5] American Psychiatric Association. Diagnostic and Statistical Manual of Diseases [M]. 4th ed, text revision. Washington DC: American Psychiatric Press, 2000.

[6] Espay A J, Goldenhar L M, Voon V, et al. Opinions and clinical practices related to diagnosing and managing patients with psychogenic movement disorders: an international survey of movement disorder society members [J]. Mov Disord, 2009, 24(9): 1366 - 1374.

[7] Schrag A, Trimble M, Quinn N, et al. The syndrome of fixed dystonia: an evaluation of 103 patients [J]. Brain, 2004,127: 2360 - 2372.

[8] Stone J, LaFrance W C, Levenson J L, et al. Issues for DSM - 5: conversion disorder [J]. Am J Psychiatry, 2010,167: 626 - 627.

[9] Kanaan R A, Carson A, Wessely S C, et al. What's so special about conversion disorder? A problem and a proposal for diagnostic classification [J]. Br J Psychiatry, 2010,196(6): 427 - 428.

[10] Stefansson J G, Messina J A, Meyerowitz S. Hysterical neurosis, conversion type: clinical and epidemiological considerations [J]. Acta Psychiatr Scand, 1976,53(2): 119 - 138.

[11] Binzer M, Andersen P M, Kullgren G. Clinical characteristics of patients with motor disability due to conversion disorder: a prospective control group study [J]. J Neurol Neurosurg Psychiatry, 1997, 63(1): 83 - 88.

[12] Stone J, Warlow C, Sharpe M. The symptom of functional weakness: a controlled study of 107 patients [J]. Brainm, 2010,133: 1537 - 1551.

[13] Stevens D L. Neurology in Gloucestershire: the clinical workload of an English neurologist [J]. J Neurol Neurosurg Psychiatry, 1989,52: 439 - 446.

[14] Szaflarski J P, Ficker D M, Cahill W T, et al. Four-year incidence of psychogenic nonepileptic seizures in adults in Hamilton County, OH [J]. Neurology, 2000, 55 (10): 1561 - 1563.

[15] Sigurdardottir K R, Olafsson E. Incidence of psychogenic seizures in adults: a population-based study in Iceland [J]. Epilepsia, 1998,39(7): 749 - 752.

[16] Akagi H，House A. The epidemiology of hysterical conversion [M]// Halligan P W，Bass C，Marshall JC. Contemporary Approaches to the Study of Hysteria：Clinical and Theoretical Perspectives. Oxford：Oxford University Press，2001：73 – 87.

[17] Benbadis S R，Allen H W. An estimate of the prevalence of psychogenic non-epileptic seizures [J]. Seizure，2000，9：280 – 281.

[18] Stone J，Carson A，Duncan R，et al. Symptoms 'unexplained by organic disease' in 1 144 new neurology out-patients：how often does the diagnosis change at follow-up？[J]. Brain，2009，132（10）：2878 – 2888.

[19] Fink P，Hansen M S，Søndergaard L. Somatoform disorders among first-time referrals to a neurology service [J]. Psychosomatics，2005，46(6)：540 – 548.

[20] Snijders T J，de Leeuw F E，Klumpers U M H，et al. Prevalence and predictors of unexplained neurological symptoms in an academic neurology outpatient clinic [J]. J Neurol，2004，251(1)：66 – 71.

[21] Stone J，Carson A，Duncan R，et al. Who is referred to neurology clinics？—the diagnoses made in 3781 new patients [J]. Clin Neurol Neurosurg，2010，112（9）：747 – 751.

[22] Factor S A，Podskalny G D，Molho E S. Psychogenic movement disorders：frequency，clinical profile，and characteristics [J]. J Neurol Neurosurg Psychiatry，1995，59（4）：406 – 412.

[23] Thomas M，Jankovic J. Psychogenic movement disorders [J]. CNS drugs，2004，18(7)：437 – 452.

[24] Lang A E. General overview of psychogenic movement disorders：epidemiology，diagnosis and prognosis [M]// Hallett M，Fahn S，Jankovic J，et al. Psychogenic Movement

Disorders：Neurology and Neuropsychiatry. Philadelphia，PA：Lippincott Williams & Wilkins，2006：35 – 41.

[25] Ertan S，Uluduz D，Özekmekçi S，et al. Clinical characteristics of 49 patients with psychogenic movement disorders in a tertiary clinic in Turkey [J]. Mov Disord，2009，24(5)：759 – 762.

[26] Feinstein A，Stergiopoulos V，Fine J，et al. Psychiatric outcome in patients with a psychogenic movement disorder：a prospective study [J]. Neuropsychiatry Neuropsychol Behav Neurol，2001，14(3)：169 – 176.

[27] Thomas M，Vuong K D，Jankovic J. Long-term prognosis of patients with psychogenic movement disorders [J]. Parkinsonism Relat Disord，2006，12(6)：382 – 387.

[28] Kim Y J，Pakiam A S I，Lang A E. Historical and clinical features of psychogenic tremor：a review of 70 cases [J]. Can J Neurol Sci，1999，26（3）：190 – 195.

[29] Monday K，Jankovic J. Psychogenic myoclonus [J]. Neurology，1993，43（2）：349 – 349.

[30] Lang A E. Psychogenic dystonia：a review of 18 cases [J]. Can J Neurol Sci，1995，22（2）：136 – 143.

[31] Deuschl G，Köster B，Lücking C H，et al. Diagnostic and pathophysiological aspects of psychogenic tremors [J]. Mov Disord，1998，13(2)：294 – 302.

[32] Simon G，Gater R，Kisely S，et al. Somatic symptoms of distress：an international primary care study [J]. Psychosom Med，1996，58(5)：481 – 488.

[33] Sydenham T. The Works of Thomas Sydenham [M]. [trans. RG Latham]. London：The Sydenham Society，1848.

[34] Guinon G. Les Agents Provocateurs de l'Hysterie [M]. Paris：Delahaye & Lecrosnier，1889.

［35］Stone J，Hewett R，Carson A，et al. The 'disappearance' of hysteria：historical mystery or illusion？［J］. J R Soc Med，2008，101（1）：12－18.

［36］Stone J，Carson A，Aditya H，et al. The role of physical injury in motor and sensory conversion symptoms：a systematic and narrative review［J］. J Psychosom Res，2009，66（5）：383－390.

［37］Crimlisk H L，Bhatia K，Cope H，et al. Slater revisited：6 year follow up study of patients with medically unexplained motor symptoms［J］. BMJ，1998，316（7131）：582－586.

［38］Koller W，Lang A，Vetere-Overfield B，et al. Psychogenic tremors［J］. Neurology，1989，39（8）：1094－1094.

［39］Carson A，Stone J，Hibberd C，et al. Disability, distress and unemployment in neurology outpatients with symptoms "unexplained by organic disease"［J］. J Neurol Neurosurg Psychiatry，2011，82（7）：810－813.

［40］Anderson K E，Gruber-Baldini A L，Vaughan C G，et al. Impact of psychogenic movement disorders versus Parkinson's on disability, quality of life, and psychopathology［J］. Mov Disord，2007，22（15）：2204－2209.

［41］Stone J，Smyth R，Carson A，et al. Systematic review of misdiagnosis of conversion symptoms and "hysteria"［J］. BMJ，2005，331：989.

［42］Ibrahim N M，Martino D，Van De Warrenburg B P C，et al. The prognosis of fixed dystonia：a follow-up study［J］. Parkinsonism Relat Disord，2009，15（8）：592－597.

［43］Ehrbar R，Waespe W. Funktionelle Gangstörungen［J］. Schweiz Med Wochenschr，1992，122：833－841.

［44］Jankovic J，Vuong KD，Thomas M. Psychogenic tremor：long-term outcome ［J］. CNS Spectr，2006，11：501－508.

［45］McKeon A，Ahlskog J E，Bower J H，et al. Psychogenic tremor：Long term prognosis in patients with electrophysiologically-confirmed disease［J］. Mov Disord，2009，24（1）：72－76.

［46］Couprie W，Wijdicks E F，Rooijmans H G，et al. Outcome in conversion disorder：a follow up study［J］. J Neurol Neurosurg Psychiatry，1995，58（6）：750－752.

［47］Mace C J，Trimble M R. Ten-year prognosis of conversion disorder［J］. Br J Psychiatry，1996，169（3）：282－288.

［48］Stone J，Sharpe M，Rothwell P M，et al. The 12 year prognosis of unilateral functional weakness and sensory disturbance［J］. J Neurol Neurosurg Psychiatry，2003，74（5）：591－596.

［49］Stone J，Sharpe M. Functional paralysis and sensory disturbance［M］// Hallett M，Fahn S，Jankovic J，et al. Psychogenic Movement Disorders：Neurology and Neuropsychiatry. Philadelphia，PA：Lippincott Williams & Wilkins，2006：88－111.

［50］Ron M. Th e prognosis of hysteria/somatization disorder［M］// Halligan P，Bass C，Marshall J C. Contemporary Approaches to the Study of Hysteria：Clinical and Theoretical Perspectives. Oxford：Oxford University Press，2001：271－281.

［51］Sharpe M，Stone J，Hibberd C，et al. Neurology out-patients with symptoms unexplained by disease：illness beliefs and financial benefits predict 1-year outcome ［J］. Psychol Med，2010，40（4）：689－698.

［52］Van Beilen M，Griffioen B T，Leenders K L. Coping strategies and IQ in psychogenic movement disorders and paralysis［J］. Mov Disord，2009，24（6）：922－925.

［53］Stone J，Sharpe M，Binzer M. Motor conversion symptoms and pseudoseizures：a

comparison of clinical characteristics [J].
Psychosomatics，2004,45(6)：492－499.

[54] Roelofs K，Spinhoven P，Sandijck P，et
al. The impact of early trauma and recent
life-events on symptom severity in patients
with conversion disorder [J]. J Nerv Ment
Dis，2005,193(8)：508－514.

[55] Stone J，Binzer M，Sharpe M. Illness
beliefs and locus of control：a comparison
of patients with pseudoseizures and
epilepsy [J]. J Psychosom Res，2004,57
(6)：541－547.

[56] Goldstein L H，Mellers J D C. Ictal
symptoms of anxiety，avoidance behaviour,
and dissociation in patients with dissociative
seizures [J]. J Neurol Neurosurg Psychiatry,
2006,77(5)：616－621.

第5章

苏格兰神经疾病症状学研究：1144 例无法用现有疾病解释症状的初诊神经科门诊患者的诊断、特征及预后

苏格兰神经疾病症状学研究（Scottish neurological symptoms Study，SNSS）是对苏格兰各地所有就诊于神经科门诊患者的一项大型临床研究项目，为期 1 年，有来自爱丁堡、格拉斯哥、敦提和阿伯丁 4 个区域中心的神经科医师参与其中。本课题旨在对先前所发现约 1/3 有症状而完全或部分无法用现有疾病解释的门诊患者进行再次研究[1,2]，并更加缜密地审核这组患者的初步诊断、前 18 个月诊断的变化、结果、预后等因素。本章是对该研究首批资料的总结[3~7]，在以后章节中将做进一步的分析。

1. 方法

对苏格兰各地神经科门诊初诊者进行为期 18 个月的研究（36 位神经科医师参与），参与该项目的所有患者均符合入组条件，但下列原因者除外：年龄 16 岁以下，无法用英语交流，认知受损严重/痛苦或不愿签署知情同意书者。本课题要求所有神经科医师作出初步诊断并解释患者症状与评估。入组患者在第 12 个月与基线期分别填写问卷调查表，该表格包括以下数据：症状、痛苦程度［医院焦虑与抑郁量表（《HADS》）］、疾病认知类型、患者忧虑度、雇佣/社会福利状况、躯体伤残、临床总体印象评分。在 18 个月随访中，如果通过全国数据库发现患者诊断出现变更及死亡，社区医师将会被问询详情，同时也将联系神经科医师并要求提供这类病例的相关信息。

2. 结果

神经科门诊初诊患者中，有 4 161 例患者符合条件，其中 3 781 例患者参与该项目（招募率 91%）的调查。

3. 神经病学诊断

参与研究的病例中，1 144 例（30%）有症状的患者中完全不能用现有疾病解释的占 12%，勉强能解释的占 18%，多为年龄较轻患者及女性患者。

1 144 例患者的诊断如下[3]：

有神经系统疾病但其症状被列为不能解释的：293 例（26%）；

头痛：292 例（26%）；

转换障碍：209 例（18%）（眩晕 85 例，感觉异常 68 例，乏力 45 例，运动/步态障碍 11 例）；

功能性/非器质性：107 例（9%）；无特别症状但患者被诊断为"非器质"或"不能用疾病解释"；

焦虑/抑郁：77 例（6.7%）；

疼痛症状：63 例（5.5%）；

眩晕：32 例（2.8%）；

疲劳：29 例（2.5%）；

认知症状：22 例（1.9%）。

209 例转换障碍占 3 781 例新增神经科门诊患者的 5%[5]。其他神经系统疾病的比率依次是头痛（19%）、癫痫（14%）、周围神经病（11%）、混合性疾病（10%）、多发性硬化/脱髓鞘病变（7%）、脊髓病变（6%）、运动障碍（6%），以及晕厥（4%）。

4. 随访中诊断改变

1 144 例有症状但其症状难以用现有疾

病解释的患者中,只有 4 例存在初步诊断错误[3]。有 19 例无误诊但被注明诊断发生改变的患者。一名神经科医师对 12 例"器质性""心因性诊断"患者作出了鉴别诊断并在其后的随访中证实了器质性诊断。这些"鉴别诊断改变类"病例已经被归为前期研究的误诊病例[6]。此外,5 例非痫样发作的患者已死亡,其诊断改变/死亡原因不明。

5. 共病性疾病诊断与不能用现有疾病解释的症状

本研究中有 293 例患者为神经系统疾病的诊断,如多发性硬化,但其症状被评估为"勉强可解释"或"完全不能被解释"(头痛除外),占神经系统疾病诊断的 12%。这提示像多发性硬化之类的中枢神经系统疾病可能比其他的神经系统疾病更易于伴随"功能性叠加症状"。本研究中,我们未发现有任何的特殊疾病被过度描述,只有癫痫似乎描述欠缺。293 例患者所报告的躯体和心因性症状比那些能用现有神经系统疾病解释的患者要多[6]。

6. 基线状态下困境、伤残以及雇佣状态

我们把 1 144 例不能用现有疾病解释的患者与 2 637 例能用现有疾病解释的患者(对照组)做比较,发现前者健康状况欠佳(SF - 12 评分 42∶44)且精神状况不良(SF12 评分 43∶47)。失业状况类似(50%∶50%),但研究组的患者大多因健康原因而不能正常工作(54%∶37%),且多愿意接受与伤残有关的国家福利(27%∶22%,比值比 1.3;置信区间,1.1～1.6)。上述资料证实了前期的研究:那些不能用现有疾病解释的患者比能用现有疾病解释的患者具有更多的伤残、困境以及倾向获取更多的伤残相关国家福利[7]。

7. 患者的预后和预后因素

1 144 例难以解释症状的患者中,716 例(63%)在 12 个月时完成了随访问卷调查[4]。其中,229 例(32%)恢复较好或很好,344 例

(38%)无变化,136 例(19%)恶化或持续恶化。对结果预测因素的单变量分析发现老龄、躯体伤残、HADS 量表得分高,对愈后悲观,"非心因性"者,依赖福利金生活者预后较差(比值比为 2.0),只有 16% 的决定系数(coefficient of determination,R^2)提示一定存在其他重要的预测因素。

8. 讨论

本研究重复了既往所作的小样本研究,后者表明在普通神经科门诊中普遍存在不能由现有疾病解释症状的情况。此外,也详细调查了这些"不能解释"的患者的临床特征。与本章节所讨论的题目十分相关的发现是转换障碍占所有门诊初诊患者的 5%,这是一个可与许多其他神经系统疾病相"媲美"的数字。非痫样发作是最常见的症状,而运动障碍则最少见。

在 18 个月的随访中,1 144 例难以用现有疾病解释症状的患者的误诊率罕见,但我们对最初诊断为非痫样发作的患者中出现死亡的原因不能予以充分解释。一项长达 40 余年、汇总了 27 项研究的系统回顾发现,自 1970 年以后误诊率浮动在 4% 或以下,与其他神经性和心因性障碍相似[8](见图 4.1)。本研究发现的误诊率更低,或许与用更严格方法处理的诊断改变有关。如果用更长时间随访并使用更详细的随访调查方法,诊断错误可能会提高。诊断随访类的研究对于转换障碍依然是重要的,因为在神经病学之外的领域广泛存在对其诊断可能不正确的忧虑[9]。这项研究也表明对诊断改变进行严格分类的重要性。

在 12 个月的随访中,同进入研究项目伊始相比,2/3 不能用现有疾病解释症状的患者的病情未发生变化或出现恶化。令人意外的是,在多因素变量分析中,患者自评结果不能通过症状数量、躯体伤残、情绪困扰甚至年龄因素来预测。相反,相信不会恢复、"非心因性"以及依赖福利金生活这些因素可进行

一定程度的预测,虽然它们是否容易被修改,以及修改它们是否会影响结果还有待观察。研究数据提示临床医师不能因患者年迈、残障、症状多,或严重抑郁而对其预后悲观,而应认真探索并尝试改变患者认为症状不可逆的观念以提高患者自我影响康复过程的程度。

(崔海伦 王 刚 译)

名词注释

医院焦虑与抑郁量表(HADS):由 Zigmond 与 Snaith 于 1983 年制订,主要应用于综合医院患者中焦虑和抑郁情绪的筛查。由 14 个条目组成,其中 7 个条目评定抑郁,7 个条目评定焦虑。量表主要针对焦虑、抑郁进行筛选检查,各研究中所采用的临界值不一,是目前综合医院筛查存在焦虑或抑郁症状的可疑患者的常用工具。

参考文献

[1] Carson A J, Ringbauer B, Stone J, et al. Do medically unexplained symptoms matter? A prospective cohort study of 300 new referrals to neurology outpatient clinics [J]. J Neurol Neurosurg Psychiatry, 2000,68(2): 207 - 210.

[2] Fink P, Hansen M S, Søndergaard L. Somatoform disorders among first-time referrals to a neurology service [J]. Psychosomatics, 2005,46(6): 540 - 548.

[3] Stone J, Carson A, Duncan R, et al. Symptoms 'unexplained by organic disease' in 1 144 new neurology out-patients: how often does the diagnosis change at follow-up? [J]. Brain, 2009,132 (10): 2878 - 2888.

[4] Sharpe M, Stone J, Hibberd C, et al. Neurology out-patients with symptoms unexplained by disease: illness beliefs and financial benefits predict 1-year outcome [J]. Psychol Med, 2010,40(4): 689 - 698.

[5] Stone J, Carson A, Duncan R, et al. Who is referred to neurology clinics? —the diagnoses made in 3781 new patients [J]. Clin Neurol Neurosurg, 2010, 112 (9): 747 - 751.

[6] Carson A, Stone J, Hibberd C, et al. Disability, distress and unemployment in neurology outpatients with symptoms 'unexplained by organic disease' [J]. J Neurol Neurosurg Psychiatry, 2011,82(7): 810 - 813.

[7] Stone J, Carson A, Duncan R, et al. Which neurological diseases are most likely to be associated with "symptoms unexplained by organic disease"[J]. J Neurol, 2012,259(1): 33 - 38.

[8] Stone J, Smyth R, Carson A, et al. Systematic review of misdiagnosis of conversion symptoms and "hysteria"[J]. BMJ, 2005,331(7523): 989.

[9] Espay A J, Goldenhar L M, Voon V, et al. Opinions and clinical practices related to diagnosing and managing patients with psychogenic movement disorders: an international survey of movement disorder society members [J]. Mov Disord, 2009, 24(9): 1366 - 1374.

第6章

心因性运动障碍的易感性及其复合病因

"心因性"一词在《新牛津美语辞典》里的定义是"具有心理方面的渊源或起因,而非躯体性的"[1]。心因性障碍是神经科的常见病。据统计,目前在神经内科入院患者中有1%～9%的病例存在心因性障碍[2]。而在神经内科门诊患者中有PMD的患者占2%～25%[3]。在神经内科医师接诊的患者中,有10%～13%的患者存在用医学常识无法解释的运动症状,也就是目前无法以病理生理学解释的症状[4]。

PMD是心因性神经系统疾病中最为常见的一大类疾病,包括震颤(55%)、肌张力障碍(39%)、肌阵挛(13%)、抽动症(6%)、步态障碍(3%)以及心因性帕金森综合征(2%)[5]。在另一组不能被医学常识所解释的运动症状中,48%的患者缺少运动症状(少动性障碍,如偏瘫);其余患者则有运动症状(多动性障碍,如震颤、肌张力障碍及共济失调)[6]。

考虑到心理变化的重要性,70%的患者同时存在PMD和精神障碍的共病现象则是不足为奇的,尤其是那些患有躯体形式障碍(35%)、抑郁(4%)以及涉及经济赔偿或法律诉讼(21%)的患者[7]。躯体形式障碍包括转换障碍、躯体障碍及疼痛。

许多MUS近来被认为是由多种心理社会学因素所致。这类症状包括自我暗示、意志力和注意力障碍及感觉-运动功能与个人目标价值整合不良,后者以应对机制不成熟和存在情感障碍为特点[4]。然而,只强调存在心理学因素,而不考虑生理学因素可能会

导致争议,这是因为心理学和生理学障碍常同时发生。PMD患者中,近10%～15%被认为除心因学征象和症状外还存在着潜在的器质性运动障碍[8]。其次,约有4%之前被确诊为心因性障碍的患者,经过接下来几年全面的神经系统检查和评估随访后被发现存在神经系统器质性损害的证据[9]。如此一来,PMD这一称谓可能确实是由神经生理和社会心理等多种原因混杂的"神经心因性"障碍,而不是简单一分为二的心因性和器质性障碍。

然而,医学常识能解释和不能解释的症状同时发生并不意味着我们就不能有效区分以心因性为主的症状和用神经生理可解释的症状。如癫痫患者也可能利用他们对发作的了解而表现为假性癫痫发作以缓解压力或获取额外利益;具有假性癫痫发作的患者并不意味着其没有癫痫,反之亦然。因此,专科医师用以区分心因性和神经生理病因所致症状的实际检测方法,其可行性和准确性要通过对比PMD和其他运动障碍的人口学和临床特征得出,必要时需进行随访观察和家庭研究[10]。

1. PMD的人口学特征

PMD在社会经济地位较低的女性中最常见,但在任何群体中都可能发生[7]。女性PMD患者中,躯体形式障碍发病率较高,如转换障碍与躯体化障碍[10,11]。躯体形式障碍与执行功能受损有关,PMD患者尤为典型[4,11,12]。社会经济地位低下同频繁暴露于生活早期压力、社会存在感低、缺乏教育和神

经心理量表表现不佳有关[13]。社会经济地位低下导致患躯体形式障碍风险上升的原因在孤儿领养问题研究中亦有过相关描述[14~17]。当然，PMD 和躯体形式障碍也见于普通人群。

1) 临床特征

PMD 的诊断通常需排除躯体原因或神经生理变化过程[7]，诊断的作出或需要展示其具有重要作用的社会心理学和情感的变化过程[8]。约 70% 的 PMD 病例是与并存的精神障碍相关联的，尽管患者本身总是否认其发病具有心理学因素[6,7,19]。几乎所有的 PMD 都与情感压力及想摆脱焦虑的困扰有关[20]。心因性发作的预后在受过良好教育、较少伴有躯体疼痛/孤独感/焦虑和感情稳定的患者中较好[12]。PMD 和躯体形式障碍都经常与对情感不确定或感情破裂有关，这些关系反过来又与幼年承受的生活压力、受虐待及受到忽视的经历相关[21]。然而，人格、情感、恋情及压力之间的联系是因人而异的，通常自我调控良好的个体也会因突发压力或在受伤后发作 PMD。

2) 随访研究

在早期的研究中发现，临床医师因为担心高误诊率，一般不愿意轻易作出 PMD 的诊断。同样，对转换障碍的早期随访研究显示出很高的结果变异性，有些患者在后续的诊疗随访过程中被发现同时罹患有神经系统器质性障碍[10]。但是，最新的研究证明 PMD 和转换障碍诊断的可靠性及精准性都有所提高。被诊断罹患转换障碍和 PMD 的患者，很少会在后续的随访中被发现有神经系统器质性疾病[6,9,22,23]。对转换障碍的系统回顾揭示了自 1970 年后转换障碍的误诊率开始降低[9]。20 世纪 50 年代心因性障碍的误诊率为 29%，而 1970 年后其误诊率仅为 4%。诊断准确率的提高归功于研究质量的提高及心因性因素评估的全面性，而不是因为使用了新型的神经影像学技术[9]。

在随访中发现，患者除了不存在可确诊的神经系统疾病外，预后也在很大程度上取决于社会心理学的变化。此种变化至少也应归属于其存在的易感性，与症状的严重程度及症状的持续性相关。人格障碍是 PMD 发作和持续的常见危险因素[4]，这或许是由于人格障碍是以不完善的执行功能为特征；而症状的改善则与压力缓解、积极的社会生活态度、医患沟通融洽及针对性药物治疗相关[23]。因此，当前的随访研究明确强调了社会心理变化在 PMD 病因及病程中的重要作用，并证明了神经精神评估对探查上述疾病的可靠性。

3) 双胞胎和领养研究

双胞胎和领养研究一般只对躯体化、焦虑及人格特征有意义，对 PMD 无特殊作用。遗传条件、共有的生活环境及特有的个体因素等对双胞胎及领养的躯体压力研究均十分重要[24,25]。家庭环境以及伤害和性虐待都是最为重要的因素[26]。最近的全基因组关联研究显示，多数复杂的心理特征，如人格、情感等，无法持续检测到其共有的基因变异，这些研究认为基因变异跟 PMD 关系不大，或影响很小[27]。对复杂心理特征而言，基因-基因与基因-环境的相互作用才至关重要的[28]。基因表达也受到童年经历及人为选择的调控[29]。其结果是，我们无法人为地将先天因素和后天培育相分离；也就是说，在复杂心理学现象的演化中，不可能将神经生物功能与心因性社会功能完全区分开来[30]。尽管如此，心因性社会功能和神经生物功能的相互依存并不等于无法将社会心理过程占主导地位的人群同其他人群有效地区分开来，类似结论在后续研究中也得到了证明。

躯体形式障碍的遗传流行病学研究对我们理解有时发生在 PMD 中的混合病因是有帮助的。极有可能演化成转换障碍的精神障碍，在女性身上呈现的是躯体障碍，表现在男性身上则是反社会型人格障碍[31]。这两种障碍频繁发生在同一个体或家庭中[32,33]。这种家族性联系甚至在那些出生时已人为分开的生物学亲属中依旧存在[15]。虽然躯体障碍和反社会型人格障碍的临床特征明显不同，但两者都与以轻微自控能力低下和严重猎奇倾向为特征的 B 型人格障碍紧密相关[34]。因此，转换障碍，躯体形式障碍和PMD 的易感性与执行功能缺陷和社会经济地位低下有关；这些因素反过来也增加了患多种疾病的风险[13]。正如作者在家庭及领养研究中指出的那样，在 PMD 中观察到的混合致病因素既可能是同执行功能低下有关的神经生理缺陷，也可能是同社会经济地位低下有关的执行功能不全。

2. PMD 诊断的复杂病因启示

综上所述，在 PMD 的发展过程中，神经生物和社会心理学的易感性经常是相互交织的。多种病因混合的实质对不同的个体和处于不同阶段的同一个体是千差万别的。因此，多数人正努力寻找将运动障碍分为心因性和非心因性两类的可能证据。虽然神经生物和社会心理过程不可能被完全分开，但随访研究的确证明，心因性病例可从神经生理学异常占主导的病例中被准确地鉴别出来。区分心因性病例的可靠性意味着临床医师可以把注意力集中到提高预后及生活质量的因素上。换句话说，当社会心理因素异常重要时，临床医师可用适当的药物疗法和心理疗法予以干预，而不是让患者做不必要而昂贵的额外检查或转诊[19]。

作者认为正确的做法是去了解神经生物和社会心理影响的潜在重要性和相互作用。此外，更有帮助的是，把现有疾病描述成MUS 即可，而不用始终强调遭到患者排斥和拒绝的心因性因素。如果患者认同治疗的有效性，他们往往会更愿意接受并服从诊疗计划，这对改善压抑、焦虑及增强个人应对压力和情感问题的能力尤为有效。

我们可由此得出结论，即无论生物学，还

是心理学过程都不能在复杂形式的运动障碍发展过程中被完全地分离开来。同时，偏重心因性变异的症状也可有效被区分于非偏重心因性变异的症状。显然，运动障碍的形式多种多样，如亨廷顿舞蹈病，尽管表型不同，其病因相对单一。在缺乏明确病因的情况下，将一系列神经生物和社会心理的风险变异因素进行量化是较为有效的方式。这种风险评估有助于对因治疗，以避免对某些确有心因症状患者起到反作用。同时，一名临床医师是无法医治他或她未能察觉的神经生理症状的。运动障碍疾病专家时常可识别出已证明无异常的神经生理学表现的患者。这种医学常识不能解释的运动症状通常与明显的、可治疗的精神障碍有关。当神经生理和社会心理改变均被识别后，患者可从针对所有致病因素的多模式诊疗手段中获益。

3. 结论

PMD 是常见的涉及神经生物和社会心理功能异常的混合性心因性障碍。PMD 的易感者通常是那些神经生理状态差和社会经济地位低下的年轻女性，普通人群也有发生。其发生与那些具有潜在的人格和情感调节障碍的精神疾病有关，但有时自我调节良好的个体在压力下和受伤后也会发作。幼年期的压抑和受虐及与家人分离可能是诱发因素，但此类情况也因人而异。突发的社会心理压力和身体损伤也与 PMD 有关，而且也在神经性或器质性障碍中发生。遗传因素和共同生活环境的影响对某些 PMD 至关重要，但个体差异所致的变异情况亦同样重要。总之，神经生物和社会心理的易感性对了解PMD 十分重要，且该重要性因个体差异或同一个体所处的时期不同而有所区别。因此，对疑似患 PMD 的患者应实行全面的神经精神评估。

对神经或精神功能的全面评估可有效区分哪些患者的易感性、症状严重程度及其持续性是由社会心理异常所致，而哪些患者又与神经生理异常有关。不同致病因素的混杂性确实存在，但大多数 PMD 患者的神经生理学病因尚难于查明，因此对其社会心理问题的治疗和检查应适当减少，治疗应着眼于改善远期效果。

（崔海伦　王　刚　译）

名词注释

双胞胎和领养研究（twin and adoption research）：该类研究主要为了阐明基因和环境的相互影响。双胞胎研究一般比较同卵双胞胎和异卵双胞胎间的行为特征模式。收养研究比较被收养的孩子是否与孩子的养父母或与孩子的亲生父母的行为更相似。双胞胎和收养研究已被用来证明几乎所有行为都受到某种程度的遗传因素影响，是一项经典的行为遗传学研究。

参考文献

[1] Stevenson A, Lindberg C A. The New Oxford American Dictionary [M]. 3rd ed. New York: Oxford University Press, 2010.

[2] Factor S A, Podskalny G D, Molho E S. Psychogenic movement disorders: frequency, clinical profile, and characteristics [J]. J Neurol Neurosurg Psychiatry, 1995, 59(4): 406-412.

[3] Miyasaki J M, Sa D S, Galvez-Jimenez N, et al. Psychogenic movement disorders [J]. Can J Neurol Sci, 2003, 30(S1): S94-S100.

[4] Reuber M, Mitchell A J, Howlett S J, et al. Functional symptoms in neurology: questions and answers [J]. J Neurol Neurosurg Psychiatry, 2005, 76(3): 307-314.

[5] Jankovic J J, Thomas M. Psychogenic tremor and shaking [M]// Hallett M, Fahn S, Jankovic J, et al. Psychogenic Movement Disorders: Neurology and Neuropsychiatry. Philadelphia, PA: Lippincott Williams & Wilkins, 2006: 42-47.

[6] Crimlisk H L, Bhatia K, Cope H, et al. Slater revisited: 6 year follow up study of patients with medically unexplained motor symptoms [J]. BMJ, 1998, 316(7131): 582-586.

[7] Bhatia K P, Schneider S A. Psychogenic tremor and related disorders [J]. J Neurol, 2007, 254(5): 569.

[8] Anderson K E, Lang A E, Weiner W J. Behavioral Neurology of Movement Disorders [M]. 2nd ed. Philadelphia, PA: Lippincott Williams & Wilkins, 2005.

[9] Stone J, Smyth R, Carson A, et al. Systematic review of misdiagnosis of conversion symptoms and "hysteria" [J]. BMJ, 2005, 331(7523): 989.

[10] Boffeli T J, Guze S B. The simulation of neurologic disease [J]. Psychiatr Clin North Am, 1992, 15(2): 301-310.

[11] Cloninger C R (1994). Somatoform and dissociative disorders [M]// Winokur G, Clayton PJ. The Medical Basis of Psychiatry. Baltimore, MD: WB Saunders, 1994: 169-192.

[12] Reuber M, Pukrop R, Bauer J, et al. Outcome in psychogenic nonepileptic seizures: 1 to 10-year follow-up in 164 patients [J]. Ann Neurol, 2003, 53(3): 305-311.

[13] Wilkinson R G. The impact of inequality [M]. New York: New Press, 2005.

[14] Sigvardsson S, von Knorring A L, Bohman M, et al. An adoption study of somatoform disorders: I. The relationship of somatization to psychiatric disability [J]. Arch Gen Psychiatry, 1984, 41(9): 853-859.

[15] Sigvardsson S, Bohman M, von Knorring A L, et al. Symptom patterns and causes of somatization in men: I. Differentiation of two discrete disorders [J]. Genet Epidemiol, 1986, 3(3): 153-169.

[16] Cloninger C R, von Knorring A L, Sigvardsson S, et al. Symptom patterns and causes of somatization in men: II. Genetic

and environmental independence from somatization in women [J]. Genet Epidemiol, 1986,3(3): 171-185.

[17] Zoccolillo M, Cloninger C R. Somatization disorder: psychologic symptoms, social disability, and diagnosis [J]. Compr Psychiatry, 1986,27(1): 65-73.

[18] Fahn S, Williams D T. Psychogenic dystonia [J]. Adv Neurol, 1988, 50: 431-455.

[19] Crimlisk H L; Bhatia K P, Cope H, et al. Patterns of referral in patients with medically unexplained motor symptoms [J]. J Psychosom Res, 2000, 49 (3): 217-219.

[20] Lawton G, Mayor R J, Howlett S, et al. Psychogenic nonepileptic seizures and health-related quality of life: the relationship with psychological distress and other physical symptoms [J]. Epilepsy Behav, 2009,14(1): 167-171.

[21] Gervai J. Environmental and genetic influences on early attachment [J]. Child Adolesc Psychiatry Ment Health, 2009, 3 (1): 25.

[22] Feinstein A, Stergiopoulos V, Fine J, et al. Psychiatric outcome in patients with a psychogenic movement disorder: a prospective study [J]. Neuropsychiatry Neuropsychol Behav Neurol, 2001,14(3): 169-176.

[23] Thomas M, Vuong K D, Jankovic J. Long-term prognosis of patients with psychogenic movement disorders [J]. Parkinsonism Relat Disord, 2006, 12 (6): 382-387.

[24] Cloninger C R, Sigvardsson S, von Knorring A L, et al. An adoption study of somatoform disorders: II. Identification of two discrete somatoform disorders [J]. Arch Gen Psychiatry, 1984, 41 (9): 863-871.

[25] Gillespie N A, Zhu G, Heath A C, et al. The genetic aetiology of somatic distress [J]. Psychol Med, 2000, 30 (5): 1051-1061.

[26] Dinwiddie S, Heath A C, Dunne M P, et al. Early sexual abuse and lifetime psychopathology: a co-twin-control study [J]. Psychol Med, 2000,30(1): 41-52.

[27] Verweij K J H, Zietsch B P, Medland S E, et al. A genome-wide association study of Cloninger's temperament scales: implications for the evolutionary genetics of personality [J]. Biol Psychol, 2010,85(2): 306-317.

[28] Keltikangas-Järvinen L, Jokela M. Nature and nurture in personality [J]. Focus, 2010,8(2): 180-186.

[29] Champagne F A. Epigenetic influence of social experiences across the lifespan [J]. Dev Psychobiol, 2010,52(4): 299-311.

[30] Cloninger C R. Feeling Good: The Science of Well-being [M]. New York: Oxford University Press, 2004.

[31] Guze S B, Cloninger C R, Martin R L, et al. A follow-up and family study of Briquet's syndrome [J]. Br J Psychiatry, 1986,149(1): 17-23.

[32] Cloninger C R, Reich T, Guze S B. The multifactorial model of disease transmission: III. Familial relationship between sociopathy and hysteria (Briquet's syndrome) [J]. Br J Psychiatry, 1975,127(1): 23-32.

[33] Cloninger C R, Martin R L, Guze S B, et al. A prospective follow-up and family study of somatization in men and women [J]. Am J Psychiatry, 1986, 143: 873-878.

[34] Cloninger C R. A unified biosocial theory of personality and its role in the development of anxiety states [J]. Psychiatr Dev, 1986,3(2): 167-226.

第7章

儿童心因性运动障碍

大多数 PMD 都属于躯体形式障碍（somatoform disorder），此类障碍的躯体症状不能用现有疾病解释，而应归为心因性范畴。躯体形式障碍与诈病的不同之处在于，虽然前者在表现上看起来类似自主运动，但躯体形式障碍患者的症状并非其故意所为。躯体形式障碍同 PMD 最为相关的两种亚类分别是转换障碍（conversion disorder）和躯体化障碍（somatization disorder）。这两类障碍在《DSM-Ⅳ》标准表 7.1 中[1]作出了界定。有 80%～90%的儿童 PMD 符合转换障碍标准，其余 10%主要是躯体形式障碍，做作性障碍（FD）则更为罕见[2]，这种分布比例与报道的成人比例相似[3]。

长期以来都公认在儿童中存在 PMD 的现象。19 世纪法国心理学家 Pierre. Briquet 是最早从事儿童心因性障碍研究的临床医师之一，他认为 1/5 的躯体形式障碍始于儿童时期，但大部分则是在 20 岁时才有明确表现[4,5]。尽管对这一疾病的认识和相关数据提示童年期生活中的创伤可能预示成年后易罹患躯体形式障碍[6~11]，但罕见对儿童 PMD 的研究报告。直至数年前，才由本研究团队（得克萨斯州休斯敦市贝勒医学院）及英国、澳大利亚及西班牙的研究团队联合报道了 97 例患有 PMD 儿童的临床特征[2,12~14]。上述研究与病例报告是本章内容的基础。其他来自加拿大安大略和美国辛辛那提中心的数据见本书第 8、9 章。该讨论分为流行病学、临床表现、鉴别诊断、心理病理学、治疗和预后几个部分。

1. 流行病学

鉴于在临床实践中，PMD 常被误诊并缺乏有效的筛查量表，以及基于社区的流行病学研究极不可靠，因此无论是儿童还是成人的 PMD 在人群中的发病率/患病率均不明确。据估计每 100 000 名儿童中，有 2～5 名[15,16]具有转换障碍症状表现，占儿童神经科门诊的 2%～15%[17~20]。有些研究报告显示患儿在 17 岁时转换障碍的发生率最高，达到 1/1 000[21]。然而，这些数据均来源于对父母的病史询问及程序性谈话，因此存在不少方法学问题。潜在性的不确定因素包括回忆偏倚、父母陈述其症状的偏倚、所提问题是否适用于儿童以及在缺乏完整医学检查的情况下做出躯体形式障碍诊断结论是否有效等。

目前，还不知道儿童 PMD 就诊的比率。但根据我们运动障碍门诊的资料估计略高于 3%，与本中心[22]及其他运动障碍门诊统计的成人 PMD 的流行比例相似[23,24]。在两个不同的儿童神经科门诊中，PMD 占所有已诊断患者的 2.4%和 2.7%[12]（见第 8 章）。而在另一家运动障碍门诊中，儿童中患 PMD 的比例达到惊人的 1/3，尽管诊断明确程度各异（12% 确诊，15% 很可能，6% 可能，见表 7.2 定义）[25]。在住院部和急诊室处理的运动障碍急性发作的患者中，心因性疾病占较大比例[14]。我们诊所的纵向研究结果显示，PMD 的整体就诊人数增加，包括成人与儿童（见图 7.1）。

表 7.1　转换障碍和躯体化障碍诊断标准

诊断	标　准
转换障碍	必须符合下列各项标准： ● 一项或多项症状或缺陷累及自主运动或感觉功能，提示有神经性或全身性身体状况 ● 冲突或紧张性刺激之后症状始发或恶化 ● 症状表现不是故意或假装的 ● 适当查体后，表现的症状不能用医学、药物/物质滥用的直接影响或一种文化习俗的行为所解释 ● 表现的症状带来极大痛苦并需医学评估，或导致社会功能损伤（社会、职业或其他方面） ● 症状不局限于疼痛和性功能异常，也不会只发生在躯体化障碍中，且不能用另一类精神障碍所解释
躯体化障碍	必须符合下列各项标准： ● 出现于 30 岁前、持续多年的多种躯体不适，带来极大痛苦并需医学评估，或导致社会功能的损伤（社会，职业或其他方面） ● 适当查体后，表现的症状不能用医学常识解释；或确实存在某种疾病，但其表现的症状与该病可能表现的临床查体信息不符 ● 症状表现不是故意或假装的 ● 病程中患者必须经历： 　— 至少累及 4 个不同区域或功能的疼痛感 　— 2 种胃肠道症状 　— 1 种性功能或生殖功能障碍症状 　— 1 种假性神经系统症状

来源：美国精神病学会，2000[1]。

表 7.2　PMD 的诊断标准[a]

诊断可靠性	临 床 标 准
疑诊	运动障碍在时间上不一致、与器质性运动障碍不相符，它们可因：①心理治疗或暗示后症状减轻；②当不知道被观察时，其症状停止
临床诊断成立	运动障碍在时间上不一致、与器质性运动障碍不相符，它们伴随：①被明确诊断为心因性；②多种躯体化障碍；③明显精神问题
很可能	运动障碍在时间上不一致、与器质性运动障碍不相符，但并无明显的心因性证据
可能	运动障碍与器质性运动障碍的表型相符，但伴有明显的心因性原因

注：[a]PMD 疑诊和临床上成立有时合成单一范畴即临床确定的 PMD，可能 PMD 的诊断由于其低特异性，可选择放弃。

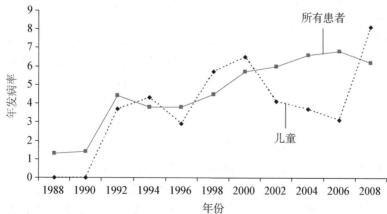

图 7.1　美国休斯敦贝勒医学院运动障碍门诊的 PMD 年发病率。从 1988 年到 2008 年，被诊断患有 PMD 的总患者和儿科新患者的百分比

本门诊儿童(定义为 18 岁以下患者)的平均发病年龄为 14 岁,不到 1/5 的儿童是在 13 岁前发病,无年龄小于 7 岁发病的病例。其他研究团队的数据与此相似,报道的最小发病年龄为小于 5 岁[2,3,12,26]。其他转换障碍表型有 3 岁患病的报告[16],但是躯体形式障碍在 10 岁前发病不多见。因此,幼年期患 PMD 的诊断值得怀疑。

患 PMD 的儿童多为女孩,这与大多数患 PMD 以及其他躯体形式障碍的成人患者多为女性类似[3,23,26~29]。来自 4 组大样本病例的合并数据表明儿童 PMD 患者中女孩多于男孩,比例为 3.9:1[2,12~14]。只有一项前瞻性研究(由英国乔治国王医院儿科门诊提供)提供了不同数据[25]。该组 9 例符合确诊或很可能是 PMD 标准的患者中有 5 例男孩,其中的 4 例罹患心因性抽搐。所有 5 例男孩均为 11 岁及以下。而在参与本研究的 4 例女孩中,有 3 例年龄大于等于 14 岁。在我们的 PMD 组,女孩在 13 岁以下儿童患者中并不占多数,而 13 岁及以上年龄的患儿中,女孩和男孩的比例是 5.3:1。前期研究还注意到青春期后女性罹患转换障碍病例明显增多[16,30,31]。Bennett 及其团队提供了支持这一结论的数据(参见第 9 章),而辛辛那提儿童医院的数据却并不支持(参见第 8 章)。

在躯体形式障碍患者中所观察到的性别差异,其基础机制是什么目前尚不明晰。对此提出的解释包括以下几点:患者就诊类型、承认身体不适的意愿、寻求医师关注的倾向、躯体感觉的敏感性、心因共病性、社会心理的创伤以及性虐待[32]。在我们的诊疗资料中,性虐待的记录只占 6%(3 例女孩),而在其他病例报告中,尚无儿童性虐史或躯体损害的记录[2,14]。不幸的是,目前这些资料主要是回顾性数据,其中大多数报告未包括儿科心理医师的正式评估,因此低估性虐的比率是完全有可能的。在第 9 章中,Bennett 及其同事报告儿童 PMD 以及就诊精神科的

患儿中 40% 受到了性虐待或被遗弃。

2. 临床表现

1)症状学

讨论运动障碍时,神经科医师会习惯性地根据其表现来分类。对于器质性运动障碍来说,临床表现提供了鉴别诊断的空间,而且也为潜在的治疗提供了指南。PMD 因其本质特点与已知的器质性运动障碍完全不同,经常难以分类。如心因性"震颤"可能失去其振荡性质,"肌张力障碍"会非模式化,"肌阵挛"会比器质性肌阵挛更慢或更复杂。PMD 难以分类的另一个原因是患者经常表现多种形式的运动异常,其临床特征即使是在一次的临床就诊过程中也会变化极大。为避免混淆,使用非医学专业术语或许是变通可取的。如我们在运动障碍的名称中使用心因性"发抖""痉挛""抖动"这些非专业术语,受到了很多患者(尤其是成年人)的认可,特别是那些就诊专科医师之前未检出异常的患者。由于使用传统运动障碍词汇使得专科医师间更容易交流,因此,在涉及 PMD 时,我们通常保留使用标准的症状学术语。

PMD 患者基本上可以模仿任何一种器质性运动障碍表现,包括不常见的"残肢舞蹈症"[33]、躯干前屈症[34]、克雅氏病[35]、脊髓固有性肌阵挛[36,37] 及软腭震颤[38]。PMD 在儿童中的多样性表现与成人同类障碍类似[3,23,27,28,39,40]。多动性运动障碍占儿童运动障碍的近 2/3。不同类型 PMD 症状在各研究中的变化频率不同,其中震颤、肌张力障碍、肌阵挛发生率最高(见表 7.3)[2,12~14,26,41]。另一项研究发现,心因性抽动在 PMD 中占一半以上(55%),其次是心因性震颤,尽管该队列某些方面并不典型:46% 有抽动表现的儿童被发现患有一种 PMD,且患 PMD 男孩人数超过女孩,比例接近 2:1[25]。哥伦比亚大学运动障碍研究小组的一项最新摘要得出如下结论:始于儿童期的成人 PMD 中,抽动症发生率较高

（19 例患者中有 4 例）[26]。在辛辛那提儿童医院（见第 8 章），抽动症是一种常见的 PMD 的表现形式（参见第 8 章）。确诊心因性抽动所面临的挑战讨论如下。

比分类更重要的是，关注运动障碍症状表现如何才能被证明是心因性的。在笔者门诊中，约 1/3 患肌阵挛或震颤的儿童都有 PMD，尽管过去误认为肌张力障碍属于心理性病因所致，但其实只有 10% 的肌张力障碍是心因性的。与固定型肌张力障碍进行比较，运动型肌张力障碍[42,43]是一种罕见的 PMD 形式[44]。除抽动-秽语综合征外，只有 1% 的患者有"器质性"发作性运动障碍，然而超过 60% 的儿童 PMD 有发作性症状。与 19 世纪 Charcot 等的文献进行比较，当今所有 PMD 类型中，舞蹈症极为罕见。不过这种悬殊可能反映出在专业术语使用上的差别，因为 Charcot 将那些重复的节奏性舞蹈动作都归属于舞蹈症[45]。

表 7.3 儿童 PMD 不同表现的相对频率

特 征	频率/%
震颤	25～65
肌张力障碍（包括固定型肌张力障碍）	0～35
肌阵挛	5～40
起立不能-行走不能，及其他步态障碍	15～30
语言障碍，抽动，眼球会聚痉挛，其他	0～10

2）临床检查

诊断成人 PMD 所用的临床要点对诊断儿童期该类疾病同样适用[40,46]。PMD 的临床检查要点包括以下。

① 运动障碍的类型不连续（如震颤演变成肌阵挛或肌张力障碍）。

② 运动障碍的特点不连续（如震颤幅度、频率及部位可随意变化波动）。

③ 发作性症状（如震颤的发作打断了正常的神经系统检查，或持续数分钟至数天的不能解释的症状缓解）。

④ 运动障碍因非生理性因素触发而扩散或加剧（如触及某一脊椎棘突诱发肌张力障碍，或当罹患肢体受到制动时，未罹患的肢体出现运动障碍）。

⑤ 对暗示的反应（如使用安慰剂后症状缓解）。

⑥ PMD 患者被关注时运动障碍加剧，分散注意力时减轻（如当患者舌头左右活动或进行计算时，手部震颤减轻）。

⑦ 过度但迟缓的惊吓反应，或对不典型刺激的敏感性。

⑧ 意向性运动执行迟缓。

⑨ 震颤频率夹带使对侧出现自主的重复性运动。

⑩ 屏气[47]。

⑪ 出现诸如"撤退"型乏力和对被动运动的主动抵抗等心因性因素。

痉挛和抖动发作时紧闭双眼一般提示心因性病因[48]。所谓的"泰然漠视（la belle indifference）"[49]一度曾被普遍认为是转换障碍可靠的临床特征，但目前却受到质疑并认为其实是心因性特征的情况。

临床医师对转换症状出现在一侧肢体的兴趣始于法国医师 Briqut，他注意到心因性麻木多出现在身体左侧[4,5]。其后所做的研究发现成人心因性无力和麻木在身体左侧尤为明显，而儿童则主要是右侧症状显著[2,13,14,41,50]。当与心因性感觉障碍和无力对比时，运动过度型 PMD 的右侧症状更为普遍[50]。但转换障碍更倾向于影响身体一侧的原因至今未明。有些研究者推测，左侧症状的发生是因非优势半球功能失调所致的一种偏身忽略现象。有趣的是，新近使用功能磁共振成像（fMRI）技术发现有心因性症状的成人右侧大脑颞顶叶功能低下[51]。此外，所报告的不对称也可能反映了观察偏倚[50]。在作者的资料中，只有 59% 的患者在评估时心因性症状不对称。然而，PMD 明显位于一侧的患者其优势侧受影响的达 88%，包括 6 例左利手儿童。偏身分布的症状（同侧手臂和腿,包括或不包括面部)占 19%。在一项儿童 PMD 的研究中,症状发作时,单肢受影响的占 2/3,而这些受到影响的肢体 90%都是优势侧[2]。显而易见,还无法对 PMD 进行解剖定位,亦不应将其用于预测是否为心因性。不过,从 PMD 的神经生物学角度来讲,症状的偏身性具有意义并值得继续关注。

3) 病史特征

病史及运动障碍发作的周围环境有助于诊断 PMD。超过 90%的儿童 PMD 都是突然发作的。至少 20%甚至达 70%的患者被发现遭遇了突发事件[2,13,26]。各种社会心理压力可能是 PMD 发作的诱因,如家庭成员或朋友的过世、与父母的分离、兄弟姐妹的出生或领养等。奇怪的是,社会压力原因只占 PMD 突发因素的 1/5,而因身体伤害或疾病则是发病的主要原因。有时来自躯体的突发因素轻微,患者并不把此种损伤看作是压力因素。在出现运动障碍时常有数小时的潜伏期,大多数儿童在症状出现前并不会想到会发展成运动障碍和其他症状。

随着症状的出现,PMD 的病程常持续进展,然后进入稳定期。本文作者发现,80%的 PMD 在评估时就已经稳定。评估前 PMD 症状的平均持续时间是 11 个月,儿童的症状稳定与进展时间与成人类似(分别是 11 个月和 13 个月)。作者的儿科资料注意到 13%的 PMD 有自发缓解史,由于这是既往追溯,该数据可能被低估了。

在某些 PMD 患者中,额外获益(无意识追逐个体的关注或从责任中解脱)可能起重要作用。但已有证据证明额外获益对查明成人心因性疾病不起作用[40],而且评估儿童的额外获益也可能特别困难。选择性伤残的表现可作为一种更客观的方法用于判断是否与 PMD 有关。在我们的资料中,约 40%的儿童与之相关。在评估患者时,临床医师必须注意不能像以前一样,将特定任务型运动障碍与选择伤残型相混淆[44,52]。多数任务特异性运动障碍是在成年发病的[53]。任务特异性运动障碍的患者经常在这一类群体中出现,他们的特定工作与其从事的执业或日常的其他活动有关。如专业表演人员、竞技运动员等[54]。与此类似,一些有"过度学习"任务的人员,如写作或演奏乐器更容易受影响,其出现症状则常被误诊为"过度使用"综合征。我们也见过许多选择性伤残的儿童,其运动障碍的出现是随机的,在一些享受性的事件或任务如驾车或度假中他们的症状得到缓解。异常姿势拮抗(gestes antagoniste)的存在支持器质性任务特异性肌张力障碍的诊断,尽管该现象在心因性肌张力障碍中亦有报道[50]。

部分 PMD 患者的症状类似于其亲友所出现的症状[30,31,56~59],这种无意识模仿已成为 PMD 的几个诊断标准之一[29]。在我们的资料中,35%的儿童 PMD 患者其家庭成员或亲友罹患运动障碍,通常是祖父母患轻微震颤,但只有 6 例(11%)PMD 的患者涉及这种联系(见表 7.4)。一名有肌张力障碍的儿童,其症状跟一名同样患了 PMD(肌张力障碍)的同学相似。虽然 PMD 可流行[60],但无其他同学累及。群体发生的心因性疾病("集体歇斯底里")特别容易在儿童中发生,约有半数病例发生在学校[61~64]。过去,运动障碍与惊厥占群体流行的大多数,但感觉异常、呼吸系统及腹部症状出现率已呈大幅度上升的趋势[61]。目前尚不清楚心因性疾病与更常见的转换障碍的个体变异存在多大的不同,但病程多呈良性。随着关怀性帮助作为治疗手段,多数爆发的病例会在 2 周内缓解[61]。目前尚无资料证明儿童 PMD 也存在更为自限性的病程。

大多数儿童 PMD 都有躯体共病性症状、其他不能解释的疾病史或一些站不住脚的"医学诊断"。在我们的资料中,90%的 PMD 患者患有一种或多种躯体和神经性症状,最常见为头痛、易疲劳、腹部不适、肢体疼痛及眩晕。这对辨认某个患者的非运动症状（如果确实存在的话）是否为心因性是一个挑战，特别当该患者已经求诊于多名医学专家并得到了相左意见的时候。我们已经发现即使患者（以及其父母）接受了 PMD 的诊断，他们依然不愿意承认伴随的躯体症状也是心因性的诊断。结果是患者将其 PMD 的发作归咎于一种来自"慢性病毒感染""不明原因的风湿疾病"或"多种化学制品过敏"的压力。

虽然大多数 PMD 儿童的躯体症状频发，但他们通常是健康的。作者资料中的共病性神经性障碍在 50 例儿童中有 2 例（4%）有癫痫发作史；1 例儿童患不宁腿综合征（RLS）。此外，PMD 与器质性运动障碍无关。其他的报告指出 PMD 与神经性器质疾病共存的流行率高达 40%，接近 20% 的 PMD 儿童有器质性运动障碍，其中大多数是抽动症[2]。这与之前成人的研究结果一致，有 10%～25% 的成人 PMD 与器质性运动障碍共存[3,13,28,65]。

表 7.4　很可能是 PMD 的患病模型

表型	发病前的直接接触
震颤	母亲患震颤的新男友搬进家里
肌张力障碍	在有神经系统疾病患儿的夏令营中担任志愿者
肌张力障碍	患普通型肌张力障碍的继兄（弟）搬进家里
肌张力障碍	母亲因慢性神经系统疾病需要坐轮椅
肌张力障碍	来访的姊姊由于患有多发性硬化而肢体挛缩
肌张力障碍	学校里的密友患肌张力障碍（也是心因性）

3. 心理病理学

成人 PMD 患者中，受焦虑和抑郁影响的分别占 10%～16% 和 30%～70%[3,13,27,28]。少数成人 PMD 有其他轴Ⅰ精神障碍，如精神分裂症[13]，40%～50% 符合人格障碍标准[3,27]。目前，还不清楚情感

障碍和焦虑症是怎样改变 PMD 的表现和病程，有研究显示共存的人格障碍或许就是这类患者病情恶化的预兆[66]。

现有的数据提示，与成人相比，有转换障碍的儿童（包括 PMD）更易出现焦虑而非抑郁[3,13,16,67,68]。共病型精神问题的范围和严重程度因不同研究而变化极大，根据急诊室资料所作的调查显示精神健康问题的发病率较低，而根据门诊资料包括对那些存在持续症状儿童所作的研究表明发病率则较高[56,69]。在一项小规模的关于青少年固定性肌张力障碍的研究中（多数人符合 PMD 诊断标准），研究者发现心理障碍占大多数，每 4 例患者中有 2 例患者患神经性厌食症[70]。在 Schwingenschuh 及其同事的儿童 PMD 病例研究中，仅有不足 15% 的精神障碍得以确诊，这一结果明显低于上述的成人发病率[2]。同时，半数患儿被发现有明显的抑郁或焦虑，有自杀构想的占 6%。这些儿童中，许多以前从未被心理健康从业者评估过，亦未确诊过精神疾病。辨别 PMD 中的精神疾病是一种挑战，因为躯体形式障碍的常见特征是其躯体感觉的失真，该失真可能导致对所影响的症状缺乏反应[71]。其他潜在的问题包括针对儿童情感和行为障碍诊断标准的争议，特别是青春期前的情感和行为障碍[72]。最终，情感改变是否先于 PMD 症状发作之前出现，还是情感改变的发生是对运动障碍所致伤残的反应，这些问题有时还是模糊的。

我们观察到，PMD 儿童中，48% 的女孩有近乎完美的在校或校外成绩。像前面提到的具有转换障碍的年轻女性一样，这些女孩有着很高的自主性并是完美主义者[56]。与之相反，在我们评估的 12 例男孩中，没有一个展示有完美人格特征，其中两人先前还被诊断为学习缺陷。我们在 5 例儿童（9%）中发现了注意力缺陷多动障碍（attention-deficit hyperactivity disorder，ADHD），其中 3 例是

男孩。尽管因年龄和性别差异无法直接比较[73]，但所占百分比与前面疾控中心的人群流行报告相似。由于还没有出现对包括神经精神病学测试的前瞻性研究，因此对儿童PMD的心理病理学的范围进行界定将是必要的。一项对 4 例 PMD 儿童的前期研究中包含了一套正式的心理测量学评估。该研究发现了一种存在于所有儿童中的学习缺陷；2 例儿童有适应障碍（adjustment disorder）；1 例儿童有对立性反抗障碍（oppositional defiant disorder），还有 1 例有严重抑郁症[73]。

4. 诊断

1）检查

虽然在某些 PMD 儿童需要进行实验室、神经影像及电生理的检查，但对 PMD 的诊断主要还是依靠查体发现。这对某些临床医师、患者或家长来说是不确定的，特别是当凭直觉感到患者的检查结果似乎与 PMD 的表现不相符时，例如睡眠期间的抽搐现象或持续的异常运动[57,70,74]。在临床实践中，患者在得到正确诊断之前常受到过度的、不必要的检查[13,26]（或许震颤的患者除外[2]）。临床医师对患者进行过度检查的主要原因是被一项普遍接受的错误观念所误导。该错误观念认为 PMD 的诊断是通过排除法来确定的。事实上，该病的诊断是以临床检查结果为依据的，与我们诊断大多数器质性运动障碍并无区别，如抽动-秽语综合征、肌张力障碍和原发性震颤。也正是因为这个原因，我们绝不能把患者交给精神科或心理科医师去诊断 PMD。该诊断应由在对运动障碍的认识和管理方面有经验的神经科医师做出。

神经生理学检查可用于区分 PMD 与器质性运动障碍，但是电生理的诊断结果并非绝对正确，也不易进行（见表 7.5）[75~82]。总的说来，电生理诊断检查对患震颤和肌张力障碍的患者更有效。大多数研究工作集中在成人患者，但一项最新研究发现，肌电图检查也有助于对儿童 PMD 的临床诊断。

表 7.5　支持或否定 PMD 的电生理检查发现

检查发现
不支持
肌阵挛　肌电爆发持续时间＜50 ms 反射性肌阵挛肌电反应潜伏期＜70 ms 高度刻板型肌肉募集（肌电活化） 先于时序锁定的皮质脑电相互联系 对外周刺激出现巨大动作电位 未出现准备电位（Bereitschafts potential，BP）
震颤　　不同肢体的震颤频率不同（低同步性/多重振荡） 肢端施加重力后震颤幅度减小
支持
肌阵挛　先于自发肌阵挛的长时程准备电位＞800 ms 反射性肌阵挛肌电反应潜伏期＞70 ms［不包括过度惊吓反应症（hyperekplexia）和脊髓固有肌阵挛］ 高度变异型肌肉募集（肌电活化）
震颤　　单手自主投掷运动引起对侧手震颤的瞬时干扰（振荡肌电活动） 震颤频率变化＞1.5 Hz ①不同肢体的震颤频率相同（高同步性/单振荡）或②不同肢体的震颤频率不同，当肢端施加重力后导致拮抗肌持续收缩，震颤幅度增加

来源：Derschl 等，1998，2006[75,79]；Raethjen 等，2004[76]；McAuley 和 Rothwell，2004[77]；Brown，2006[78]；Kumru 等，2007[80]；Kenney 等，2007[81]；Mckeon，2009[176]。

2）诊断指南与缺陷

心因性肌张力障碍的诊断指南最早由 Fahn 和 Williams 于 20 多年前提出，并被延续应用于 PMD 的诊断中（见表 7.2）[3,57]。虽然这些标准已被广泛采用，但还缺少正式的信度检测。由 Fahn 和 Williams 改编的标准版本在一项研究中被证明具有合理的诊断敏感性和特异性（运动障碍专家将其作为"金标准"使用）[29]。

PMD 诊断中的一些缺陷应当引起注意。尽管前面谈到的临床表现和病史特征中提供了诊断指导，但它们没有一项可用于确诊。遗憾的是一些共有特征更容易将一些童年期发作的器质性运动障碍误导为 PMD。

例如,发作性运动障碍,一组以异质性病因为特征的运动障碍病,通常在童年发作,以肌张力障碍和舞蹈样手足徐动症为特征,由于发作是由特定行为和环境因素所诱发,故可能被误诊为是一种 PMD[84]。此外,发作阈值可因焦虑和抑郁而降低。由于同样的原因,发作性共济失调也可能被误诊为是 PMD。各种先天性代谢缺陷会以一种周期性运动障碍的形式出现,并可由较小的生理压力如发热而诱发。除此之外的例子还包括:非酮性高甘氨酸血症(non-ketotic hyperglycinemia)、丙酮酸脱氧酶缺乏症(pyruvate dehydrogenase deficiency,PDHD)、葡萄糖转运蛋白 1 型突变(mutations of glucose transporter type 1)[85~88]。遗传性代谢障碍常被认为是婴儿期或幼年期疾病,但也可在青春期或成年发病。此外,有几种针对代谢性障碍的特异性治疗方法可缓解病情,因此作出及时的诊断,对这些治疗必不可少[85]。

多巴反应型肌张力障碍(dopa-responsive dystonia,DRD)是一种遗传性多巴胺合成障碍。典型临床表现是其童年期的下肢肌张力障碍,在其后的成长期症状更为明显。由于其昼夜波动起伏的特点会被误解为时间上的不一致性,或被认为是一种选择性残障的形式。综上,患 DRD 的患者也会被误诊为是一种 PMD[89]。肌张力障碍的其他特征可能会错误地暗示为 PMD 的诊断。例如,特定任务、异常姿势拮抗(gestes antagonistes)以及肌张力障碍步态患者所保留的倒行能力[52,90~92]。

研究发现,PMD 患者的症状严重程度与周期性波动性缓解在抽动-秽语综合征(tourette syndrome,TD)中十分典型,其在 TD 儿童中的发生率要比在 PMD 中高。此外,抽动的其他特征也会对缺少经验的临床医师做诊断时带来错误暗示(误诊为心因性疾病),如 TD 的暗示性、隐瞒性、与自主行为

的相似性、复杂性(过分的情绪反应)、反社会性(如秽语现象),以及并存精神症状,如强迫症、易冲动和自残行为等[93,94]。抽动的表现范围从来就是不确定的,甚至在被诊断为心因性震颤的病例中都被质疑包括了未被确认的 TD[95]。我们现行的针对所有 PMD 的诊断标准(见表 7.2),似乎对抽动极不适用,并且,所谓的心因性抽动方面的文献总是存在疑问或争论[96~104]。有些临床医师试图使用暗示和安慰剂来作为确诊该类患者心因性病因的方法[105]。不过,安慰剂在 PMD 中的使用依然颇具争议(虽然近期有证据支持)[106]。注意力分散(distractibility)与夹带效应(entrainability)这两个与 PMD 有关联的特征在 TD 未被系统研究,它们之间的相互关系仍不确定。习惯反向训练(habit-reversal training,HRT)是让患者学习用拮抗运动来抑制抽动的发生,该疗法对某些 TD 患者的治疗是成功的,并在患者、家庭、治疗师中有很高的需求[107,108],但不幸的是,这一有效的行为疗法却被有些人误认为是诊断心因性 TD 的依据。除了 TD 外,精神共病性在儿童运动障碍中也很常见(如青少年型亨廷顿病、小舞蹈病及肌阵挛-肌张力障碍等),并可能导致诊断混乱,在诊断有多样性疾病表型的患者时尤为明显[109~111]。

对器质性运动障碍来说,突发症状是不寻常的。但有些发作,如快速起病性肌张力障碍-帕金森综合征(rapid-onset dystonia-parkinsonism),通常会在青春期突然发作。同时,由于快速起病性肌张力障碍-帕金森综合征有一个相对的静止过程,并常因某一生理性压力刺激诱发[112],会被误认为是一种 PMD。可能有急性发作表现的其他童年期发作性器质性运动障碍包括:肝豆状核变性[113]、毒素诱发的运动障碍[114]以及药物性肌张力障碍[115,116]。由于急性药物性肌张力障碍以男性多发,有其自限性及缓解过程,因此也可被误诊为 PMD。虽然神经阻滞剂诱

发的肌张力障碍的复发-缓解形式最近已有报道（停用多巴胺受体阻滞药物后仍有发作），但其病理生理学基础依然不清楚[117]。小舞蹈病、眼肌阵挛-肌阵挛、发作性运动障碍及其他儿科运动障碍也可能自发缓解[118~120]。

另一个易犯的诊断错误是把所有与器质性运动障碍不相符的异常运动均看作是PMD。儿童偶尔会表现出既非神经性，也非心因性的异常运动，如源于Sandifer综合征的假性肌张力障碍[121]、源于寰枢椎关节旋转性固定（不能复位的寰枢椎旋转性半脱位）的斜颈[122]及刻板性自慰行为[123]。这些行为及运动障碍不应与PMD混淆。

以上实例详述的只是诊断PMD潜在困难的一小部分。向在儿科运动障碍方面有经验的神经科医师请教是关键性的第一步，但确诊某些儿童患者需要多学科合作。过去，器质性运动障碍经常被误诊为PMD。例如，接近40%的成人器质性肌张力障碍患者被误诊为PMD[124,125]。一般认为现今的转换障碍误诊率比较低，只约5%[126]。根据我们的经验，患PMD的儿童比患转换障碍的儿童更容易被误诊为器质性运动障碍。

3）神经生物学

1876年，美国神经科医师S. Weir Mitchell发表评论说："歇斯底里（hysteria）就像其名称告诉我们的一样，模糊的界限充斥着迷（mysteria）一样的病态[127]。"虽然医师们仍不能充分理解躯体形式障碍的病理生理学原理，但是最新的电生理和功能性神经成像技术唤起了人们对这一领域的研究兴趣，并促使我们对躯体形式障碍的研究发生转变，从精神分析转移至神经生理学[128]。

最近有两项系列病例研究采用经颅磁刺激（TMS）研究阵发性与固定性心因性肌张力障碍的发病机制[129,130]，但均未涉及儿童。2例成年固定型肌张力障碍患者（不符合临床定义的心因性肌张力障碍标准）都报告在童年期有过症状性发作[130]。该研究发现，

与对照组相比，患心因性肌张力障碍和器质性肌张力障碍的患者有着相似的生理学异常，特别是皮质内抑制的损害（降低的短间隔皮质内抑制和对侧静息期）。目前还不清楚这些生理学异常究竟是长期肌张力障碍姿势异常的结果，还是存在于心因性和器质性肌张力障碍中所共有的易感性特征。但一项研究发现皮质异常很普遍，甚至出现在那些仅有局限性症状的患者[130]。同理，皮质抑制损害或许是肌张力障碍的病因，而不是结果。异常的运动兴奋性也是心因性麻痹的特征[131~134]。

目前对躯体形式障碍的功能性神经成像研究不多，研究对象主要是针对成人的各种慢性病、精神共病症、异质性神经系统缺损（多数是心因性无力和麻木）[135~149]。研究方法的差异影响了不同研究间的比较。例如，有些研究使用fMRI，而另一些却用正电子发射计算机断层成像术（PET）或单光子发射计算机断层成像术（SPECT）。当前的数据自然不支持心因性障碍的单纯持续性脑激活（或失活）。不过情况又有了变化，例如心因性无力与眶额叶皮质活动的增加[137]、前额叶背外侧皮质活动的减少[135]、右颞顶叶皮质联合[51]、丘脑及纹状体[136]的活动有联系。在对5例站立不能-行走不能（astasia-absia，又称失稳综合征）患者的研究中，SPECT成像显示左颞叶和顶叶皮质的灌注减少[149]。另外，虽然目前的成像技术还不适合特异性诊断[138]，但日益增多的研究表明，功能性神经成像技术可用作区分躯体形式障碍与诈病。

目前，尚未进行与儿童PMD有关的神经解剖学研究。然而，儿童复杂性局部疼痛综合征（complex regional pain syndrome，CRPS）的功能性成像可能与之有关，因为某些病例跟运动障碍相关联（常为固定性肌张力障碍），其运动障碍从表型来说与PMD是完全相同的[70,150,151]。用fMRI所作的一项

研究评估了发作期间及临床缓解后再发CRPS 的儿童中枢神经系统活化情况[152]。该研究发现,在 CRPS 儿童中枢神经系统存在对患侧身体部位和健侧部位的机械或热刺激的不同反应模式。虽然临床上其异常疼痛已经缓解,但 fMRI 所看到的异常,包括基底节内的异常仍持续存在。由此提示 CRPS 可能导致了长期神经可塑性的改变。这些改变是否能解释与 CRPS 相关的运动障碍症状还不得而知,因为参加该项研究的儿童中,无一人患有与 CRPS 相关的运动障碍。该领域的深入研究可能会对阐明神经系统在固定型肌张力障碍和普通 PMD 中的作用有所帮助。

5. 治疗和预后

1) 医学咨询的角色

治疗 PMD 最初或最关键的步骤是做诊断并给出合理的初步意见[153,154]。这经常不易做到且耗费时间。无论对医师、患者还是对家属来讲,走捷径都是不可取的,因为如果患者不接受诊断意见,必将导致预后不良[82]。讨论 PMD 时,有几点需要记住。

PMD 常导致严重的残疾和痛苦[13,155,156]。临床医师应清晰地说明该事实并表明他们已经认识到了病情的严重性。临床医师还应注意用非冒犯性的、缓和的语言解释病情。这样就能够促进和谐的医患关系,提高获取关键社会心理信息的概率。尤其要避免对患者及家属使用描述虚假或诈病的精神疾病专业词汇[157,158]。遗憾的是,许多神经科医师仍然认为心因性障碍患者具有欺骗性[159],所以必须预料到,某些患者有可能会因此对再次就诊失去希望以及医师需面对愤怒的患者家属。

临床医师应不断地探索患者及其家属的想法、是什么原因导致了他们的症状,以便更好地了解其潜在的心理动力学因素,并尽可能及时纠正患者错误的观念,打消莫须有的恐惧心理。用过度复杂的术语掩盖诊断只会起到反作用[例如,发作性心因性非运动诱发

性节段性肌张力障碍(paroxysmal psychogenic non-kinesiogenic segmental dystonia)]。

临床医师应当承认,虽然 PMD 相对常见,但对其认识还很有限,所以最好适时地就诊断进行交流。当在诊断心因性和器质性两者之间犹豫不决时,临床医师所能做的应是确保患者及家属可以转诊到其他专科医师。向患者解释我们作出的诊断时要注意强调PMD 不是结构性损伤,其出现的运动障碍是由应激所致,正像应激能升高血压一样,应激也能引起震颤和其他异常运动。我们总是在试图让患者及他们的家属明白,接受诊断本身就有助于康复。我们还应强调患者不应在等待运动障碍症状缓解的同时使自己的生活停滞。我们的目标是对他们进行治疗的同时,激发他们的活力并赋予他们幸福生活的力量。

2) 治疗策略

目前还没有对儿童 PMD 或其他类型的转换障碍的前瞻性研究。因为治疗器质性运动障碍的常规疗法对 PMD 并不起作用,所以我们一般不推荐在治疗震颤、肌张力障碍以及其他器质性运动障碍中应用传统疗法[160]。一项最新来源于运动障碍专科医师的调查指出,避免医源性伤害是最重要的管理模式,其次是对患者的教育[82]。我们已经发现这对儿童患者特别适合,因为不必要的医学与外科疗法将使疾病复杂化[13]。我们的患者群有 22% 的儿童因为存在与 PMD 有关的症状或相关症状(经随访确认无器质性疾病基础),而做过一次或多次手术。对肌张力障碍患者和那些有严重疼痛的患者实施的外科手术(主要是骨科手术)极为普通,其他医学中心也有 PMD 儿童接受过脑深部电刺激(deep brain stimulation, DBS)治疗的报告[26]。

在对照试验的附加数据中,我们建议针对不同儿童的需要,采用心理、生理、药理的多学科联合的方法进行个体化治疗。因为对

转换症状的有效治疗能促使患者家庭更有信心地接受治疗,所有这些治疗方法会同时对患者和家庭实施[161]。

两项小样本单盲试验支持心理动力学心理疗法和中低强度体育锻炼对成年 PMD 的疗效[162,163]。认知行为疗法(cognitive behavioral therapy,CBT)则对那些患 MUS 的成人有用,但针对 PMD 的效果没有专门研究过[164,165]。对于儿童 PMD,特别是已经查明了导致其发生的特殊社会心理压力因素,家庭疗法可以说更周到贴切。一项关于儿童躯体形式障碍的研究发现,儿童躯体形式障碍与家族性慢性疾病功能障碍有关[59],而另一项研究则发现父母罹患精神障碍预示儿童心因性患者的预后会更差[166]。有些医学中心提倡实施物理疗法与心理疗法相结合的治疗方法[167~169]。催眠术可能有助于治疗儿童的转换障碍[170],但尚不明确与其他心理疗法联合使用时是否会更有帮助[167]。

一项研究表明,对具有共病性情绪及焦虑障碍的成人 PMD 患者,使用选择性 5-羟色胺再摄取抑制剂(selective serotonin reuptake inhibitors,SSRIs)可降低疾病的严重程度[171],然而还需进一步试验确认其疗效并能更好地确认何种临床特征可预测药物的反应性。此前一项对用于治疗 MUS 的抗抑郁药的 Meta 分析发现,躯体形式症状的改善同情绪症状的改善不具相关性[172]。对包括发生于不同身体系统的 MUS 的研究中,Meta-回归分析发现不同类别的抗抑郁药效果无显著区别。然而,三环类抗抑郁药的效果却比 SSRIs 的效果要好得多。怎样使这些数据应用于儿童患者迄今还不明确,因为三环抗抑郁药在治疗儿童,特别是青春期前儿童抑郁症等方面还不成熟[173]。

3) 预后

PMD 的预后研究,由于很多原因而难以实施。患者经常因不愿意接受诊断、没有特效疗法或因为要去的运动障碍专科诊所太远而拒绝再就诊。随访研究旷日持久,而 PMD 的自然病程会因病情起伏和自行缓解而中断。理想的研究还应该包括极具挑战性的内容:监控其他躯体形式症状和共病性精神疾病的状态。因为运动症状并不总是能反应患者的整体健康状况(例如,震颤的改善可与骨盆疼痛的恶化和抑郁同步)。其次,直到现在,经过验证的 PMD 临床评定量表尚未问世。有一种量表,即 PMD 评定量表(PMDRS),现可用于不同类型的 PMD 表型的评估,该量表还可用于量化与 PMD 有关的能力丧失[174](参见第 32 章)。但是 PMDRS 尚待完善;是否适用于儿童患者目前还没有定论。

对成人 PMD 预后的前期研究提示,病程短的成年患者[23,27,28,66,175,176],对自身社会地位和对临床医师持正面感知的患者[28],以及那些处于 DSM 中共病性轴Ⅰ精神障碍的患者[175]预后较好。发病年龄会影响 PMD 的预后,一般认为年轻患者预后更好,然而这些数据还存在争论[3]。对那些有人格障碍[66]和具有额外获益想法的患者[175],其预后较差。一项对动作转换障碍患者的研究中发现,其中正在等待诉讼结果的患者其预后较差[175],但另一项研究结果与之相悖。诉讼与疾病预后的关联可能因地区和文化的不同而大相径庭,至少从表面上看,美国的临床医师们比他们的欧洲同行更关注相关的法律信息对疾病预后的影响[82]。在那些被怀疑有做作性障碍或诈病,而不是躯体形式病因的患者中,其预后较差[3,171]。在最新的一项调查研究中,运动障碍专家认为,对预测疾病预后极其重要的唯一变量是患者是否真的接受了对他们的诊断。这当然不容易辨别,对不同患者预测其预后也极具挑战。总之,成人 PMD 的长期预后通常是不容乐观的,缓解率在 5%~35%[3,23,27,34,73,176]。有很大比例的患者报告了仅能部分缓解,一项研究中显示更是高达 57%[28]。儿童 PMD 的预后较成人好。在一项有15例儿童的患者群体中,完全康复的约占50%,80%的患者随时间推移获得了明显改善[2]。来自哥伦比亚研究团队的一项最新摘要(包括童年期发病的成人PMD)以及12例急性PMD儿童的系列病例报告[14]中,有超过3/4的患者得到了明显改善。在另一项由Schwingenschun及同事对50例病例的回顾分析中发现,74%的儿童完全康复;14%部分改善;8%转为慢性病程,4%预后不明[2]。这些预后与所报告的有其他形式转换障碍和心因性发作儿童的预后相同[20,166,177~179],本书第9章中来自Rosebush及其同事的最新报告也与上述数据相似。

儿童与成人一样,诊断前症状的持续期越短,预后越好。以震颤为主的PMD也预示较有利的预后[2],而固定性肌张力障碍病程更长[70]。与慢性儿童躯体形式障碍相关的其他因素包括发病年龄大、抑郁、父母患精神障碍、多种负面生活事件以及疼痛[166,177]。转换障碍的多种症状表现可能是躯体形式障碍发作的先兆,预示着不良的预后[59]。尚需进一步确定已康复的PMD儿童,在成人期是否具有心因性或神经性疾病的高危风险。

虽然大多数PMD儿童的症状会改善,但也有很多儿童会出现严重的残疾,特别是那些病程迁延不愈的儿童,这些儿童需要被推荐转诊到三级运动障碍门诊接受治疗。在患者中,几乎一半的儿童病情恶化到了不能上学的程度[2]。在我们的资料中,1/4的患儿因其病证只能在家接受教育[13],高出自然均值的10倍[180]。希望进一步的研究能帮助我们更好地了解PMD的发病机制,改进药物治疗的模式。

(崔海伦　王　刚　译)

名词注释

1. 准备电位(bereitschafts potential,BP):德国科学家Hans Helmut Kornhuber(汉斯·赫尔穆特·科恩休伯)和Lüder Deecke(吕德尔·德克)于20世纪60年代在脑电图中发现了一种发生在随意运动之前的内源性事件相关电位,其产生被认为源于大脑的运动辅助区(SMA)/前运动辅助区(pre-SMA)和前扣带运动区,这些区域可使人将注意力集中到自发行动并执行自主运动。

2. 习惯反向训练(habit-reversal training,HRT):是一种多组分行为治疗方案,一般分为5个步骤:意识、竞争性响应训练、应急管理、放松和一般化。最初是为解决各种重复行为障碍(包括抽搐、拔毛癖、咬指甲、拇指吸吮和抓皮肤)而制定。

3. 会聚痉挛(convergence spasm):两眼可因辐辏过强而突然呈过度集合状态。

4. 异常姿势拮抗(gestes antagoniste):又称感觉诡计(sensory trick),指可以短暂减轻异常姿势和不自主运动严重程度的主动性动作,包括对患侧身体的邻近部位施加包括触觉在内的刺激以改善症状。

参考文献

[1] American Psychiatric Association. Diagnostic and Statistical Manual of Diseases [M]. 4th ed, text revision. Washington DC: American Psychiatric Press, 2000.

[2] Schwingenschuh P, Pont-Sunyer C, Surtees R, et al. Psychogenic movement disorders in children: a report of 15 cases and a review of the literature [J]. Mov Disord, 2008,23(13): 1882-1888.

[3] Williams D T, Ford B, Fahn S. Phenomenology and psychopathology related to psychogenic movement disorders [J]. Adv Neurol 1995;65: 231-257.

[4] Briquet P. Traité de l'hystérie [M]. Paris: JB Baillière, 1859.

[5] Mai F M, Merskey H. Briquet's treatise on hysteria: a synopsis and commentary [J]. Arch Gen Psychiatry, 1980,37(12): 1401-1405.

[6] Nijenhuis E R S, Spinhoven P, Van Dyck R, et al. Degree of somatoform and

psychological dissociation in dissociative disorder is correlated with reported trauma [J]. J Traum Stress, 1998, 11（4）: 711 - 730.

[7] Roelofs K, Keijsers G P J, Hoogduin K A L, et al. Childhood abuse in patients with conversion disorder [J]. Am J Psychiatry, 2002,159(11): 1908 - 1913.

[8] Brown R J, Schrag A, Trimble M R. Dissociation, childhood interpersonal trauma, and family functioning in patients with somatization disorder [J]. Am J Psychiatry, 2005,162(5): 899 - 905.

[9] Waldinger R J, Schulz M S, Barsky A J, et al. Mapping the road from childhood trauma to adult somatization: the role of attachment [J]. Psychosom Med, 2006,68 (1): 129 - 135.

[10] Spitzer C, Barnow S, Gau K, et al. Childhood maltreatment in patients with somatization disorder [J]. Aust N Z J Psychiatry, 2008,42(4): 335 - 341.

[11] Sar V, Akyüz G, Dogan O, et al. The prevalence of conversion symptoms in women from a general Turkish population [J]. Psychosomatics, 2009,50(1): 50 - 58.

[12] Fernandez-Alvarez E. Movement disorders of functional origin（psychogenic）in children [J]. Rev Neurol, 2005,40: S75 - 77.

[13] Ferrara J, Jankovic J. Psychogenic movement disorders in children [J]. Mov Disord, 2008,23(13): 1875 - 1881.

[14] Dale R C, Singh H, Troedson C, et al. A prospective study of acute movement disorders in children [J]. Dev Med Child Neurol, 2010,52(8): 739 - 748.

[15] Tomasson K, Kent D, Coryell W. Somatization and conversion disorders: comorbidity and demographics at presentation [J]. Acta Psychiatr Scand, 1991, 84（3）: 288 - 293.

[16] Kozlowska K, Nunn K P, Rose D, et al. Conversion disorder in Australian pediatric practice [J]. J Am Acad Child Adolesc Psychiatry, 2007,46(1): 68 - 75.

[17] Srinath S, Bharat S, Girimaji S, et al. Characteristics of a child inpatient population with hysteria in India [J]. J Am Acad Child Adolesc Psychiatry, 1993, 32 (4): 822 - 825.

[18] Ron M A. Somatisation in neurological practice [J]. J Neurol Neurosurg Psychiatry 1994,57: 1161 - 1164.

[19] Th omas NH. Somatic presentation of psychogenic disease in child neurologic practice [J]. Neurology, 2002, 58（Suppl 3）: A28.

[20] Leary P. M. Conversion disorder in childhood: diagnosed too late, investigated too much? [J] J R Soc Med, 2003, 96: 436 - 438.

[21] Lieb R, Pfi ster H, Mastaler M, et al. Somatoform syndromes and disorders in a representative population sample of adolescents and young adults: prevalence, comorbidity and impairments [J]. Acta Psychiatr Scand, 2000,101: 194 - 208.

[22] Thomas M, Jankovic J. Psychogenic movement disorders: diagnosis and management [J]. CNS Drugs, 2004, 18: 437 - 452.

[23] Factor S A, Podskalny G D, Molho E S. Psychogenic movement disorders: frequency, clinical profile, and characteristics [J]. J Neurol Neurosurg Psychiatry, 1995, 59: 406 - 412.

[24] Portera-Cailliau C, Victor D, Frucht S, et al. Movement disorders fellowship training program at Columbia University Medical Center in 2001 - 2002 [J]. Mov Disord, 2006,21: 479 - 485.

[25] Ahmed M A, Martinez A, Yee A, et al. Psychogenic and organic movement disorders in children [J]. Dev Med Child Neurol, 2008,50: 300 - 304.

[26] Rotstein M, Pearson T, Williams DT, et

al. Psychogenic movement disorders in children and adolescents [J]. Mov Disord, 2009,24 (Suppl 1): S130.

[27] Feinstein A, Stergiopoulos V, Fine J, et al. Psychiatric outcome in patients with a psychogenic movement disorder: a prospective study [J]. Neuropsychiatry Neuropsychol Behav Neurol, 2001, 14: 169 – 176.

[28] Thomas M, Vuong K D, Jankovic J. Long-term prognosis of patients with psychogenic movement disorders [J]. Parkinsonism Relat Disord, 2006,12: 382 – 387.

[29] Shill H, Gerber P. Evaluation of clinical diagnostic criteria for psychogenic movement disorders [J]. Mov Disord, 2006,21: 1163 – 1168.

[30] Spierings C, Poels PJ, Sijben N, et al. Conversion disorders in childhood: a retrospective follow-up study of 84 inpatients [J]. Dev Med Child Neurol, 1990,32: 865 – 871.

[31] Ghosh J K, Majumder P, Pant P, et al. Clinical profile and outcome of conversion disorder in children in a tertiary hospital of north India [J]. J Trop Pediatr, 2007,53: 213 – 214.

[32] Wool C A, Barsky A J. Do women somatize more than men? Gender differences in somatization [J]. Psychosomatics, 1994,35: 445 – 452.

[33] Zadikoff C, Mailis-Gagnon A, Lang AE. A case of a psychogenic "jumpy stump." [J] J Neurol Neurosurg Psychiatry, 2006, 77: 1101.

[34] Skidmore F, Anderson K, Fram D, et al. Psychogenic camptocormia [J]. Mov Disord 2007,22: 1974 – 1975.

[35] Valadi N, Morgan J C, Sethi K D. Psychogenic movement disorder masquerading as CJD [J]. J Neuropsychiatry Clin Neurosci, 2006,18: 562 – 563.

[36] Williams D R, Cowey M, Tuck K, et al. Psychogenic propriospinal myoclonus [J]. Mov Disord, 2008,23: 1312 – 1313.

[37] van der Salm S M, Koelman J H, Henneke S, et al. Axial jerks: a clinical spectrum ranging from propriospinal to psychogenic myoclonus [J]. J Neurol, 2010,257: 1349 – 1355.

[38] Pirio Richardson S, Mari Z, Matsuhashi M, et al. Psychogenic palatal tremor [J]. Mov Disord, 2006,21: 274 – 276.

[39] Cubo E, Hinson V K, Goetz C G, et al. Transcultural comparison of psychogenic movement disorders [J]. Mov Disord, 2005,20: 1343 – 1345.

[40] Lang A E. General overview of psychogenic movement disorders: epidemiology, diagnosis, and prognosis [M]// Hallett M, Fahn S, Jankovic J, et al. Psychogenic Movement Disorders Neurology and Neuropsychiatry. Philadelphia, PA: Lippincott Williams & Wilkins, 2006: 35 – 41.

[41] Kirsch D B, Mink J W. Psychogenic movement disorders in children [J]. Pediatr Neurol, 2004,30: 1 – 6.

[42] Schrag A, Trimble M, Quinn N, et al. The syndrome of fixed dystonia: an evaluation of 103 patients [J]. Brain, 2004,127: 2360 – 2372.

[43] Ibrahim N M, Martino D, van de Warrenburg B P, et al. The prognosis of fixed dystonia: a follow-up study [J]. Parkinsonism Relat Disord, 2009,15: 592 – 597.

[44] Munts A G, Koehler P J. How psychogenic is dystonia? Views from past to present [J]. Brain 2010,133: 1552 – 1564.

[45] Goetz C. Charcot and psychogenic movement disorders [M]// Hallett M, Fahn S, Jankovic J, et al. Psychogenic Movement Disorders Neurology and Neuropsychiatry. Philadelphia, PA:

Lippincott Williams & Wilkins, 2006：3 - 13.

[46] Marjama J，Troster A L，Koller W C. Psychogenic movement disorders ［J］. Neurol Clin，1995,13：283 - 297.

[47] Reich S G. Psychogenic movement disorders ［J］. Semin Neurol，2006,26：289 - 296.

[48] Chung S S，Gerber P，Kirlin K A. Ictal eye closure is a reliable indicator for psychogenic nonepileptic seizures ［J］. Neurology，2006,66：1730 - 1731.

[49] Stone J，Smyth R，Carson A，et al. La belle indifference in conversion symptoms and hysteria：systematic review ［J］. Br J Psychiatry，2006,188：204 - 209.

[50] Stone J，Sharpe M，Carson A，et al. Are functional motor and sensory symptoms really more frequent on the left? A systematic review ［J］. J Neurol Neurosurg Psychiatry，2002,73：578 - 581.

[51] Voon V，Gallea C，Hattori N，et al. The involuntary nature of conversion disorder ［J］. Neurology，2010,74：223 - 228.

[52] Sheehy M P，Marsden C D. Writers' cramp：a focal dystonia ［J］. Brain，1982, 105：461 - 480.

[53] Torres-Russotto D，Perlmutter J S. Task specific dystonias：a review ［J］. Ann N Y Acad Sci，2008,1142：179 - 199.

[54] Roze E，Soumaré A，Pironneau I，et al. Case-control study of writer'scramp ［J］. Brain，2009,132：756 - 764.

[55] Munhoz R P，Lang A E. Gestes antagonistes in psychogenic dystonia ［J］. Mov Disord，2004,19：331 - 332.

[56] Grattan-Smith P，Fairley M，Procopis P. Clinical features of conversion disorder ［J］. Arch Dis Child，1988,63：408 - 414.

[57] Fahn S，Williams D T. Psychogenic dystonia ［J］. Adv Neurol，1988；50：431 - 455.

[58] Lancman M E，Asconape J J，Graves S. Psychogenic seizures in children. Long term analysis of 43 cases ［J］. J Child Neurol，1994,9：404 - 407.

[59] Murase S，Sugiyama T，Ishii T，et al. Polysymptomatic conversion disorder in childhood and adolescence in Japan. Early manifestation or incomplete form of somatization disorder? ［J］ Psychother Psychosom，2000,69：132 - 136.

[60] Balaratnasingam S，Janca A. Mass hysteria revisited ［J］. Curr Opin Psychiatry，2006, 19：171 - 174.

[61] Boss L P. Epidemic hysteria：a review of the published literature ［J］. Epidemiol Rev，1997,19：233 - 243.

[62] Cassady J D，Kirschke D L，Jones T F，et al. Case series：outbreak of conversion disorder among amish adolescent girls ［J］. J Am Acad Child Adolesc Psychiatry， 2005,44：291 - 297.

[63] Powell S A，Nguyen C T，Gaziano J，et al. Mass psychogenic illness presenting as acute stridor in an adolescent female cohort ［J］. Ann Otol Rhinol Laryngol， 2007,116：525 - 531.

[64] Buttery J P，Madin S，Crawford N W，et al. Mass psychogenic response to human papillomavirus vaccination ［J］. Med J Aust，2008,189：261 - 262.

[65] Ranawaya R，Riley D，Lang A. Psychogenic dyskinesias in patients with organic movement disorders ［J］. Mov Disord，1990,5：127 - 133.

[66] Binzer M，Kullgren G. Motor conversion disorder. A prospective 2- to 5-year follow-up study ［J］. Psychosomatics，1998,39：519 - 527.

[67] Pehlivantürk B，Unal F. Conversion disorder in children and adolescents：clinical features and comorbidity with depressive and anxiety disorders ［J］. Turk J Pediatr，2000,42：132 - 137.

[68] Ercan E S，Varan A，Veznedaroglu B. Associated features of conversion disorder

in Turkish adolescents [J]. Pediatr Int, 2003,45：150－155.

[69] Zeharia A, Mukamel M, Carel C, et al. Conversion reaction：management by the paediatrician [J]. Eur J Pediatr, 1999, 158：160－164.

[70] Majumdar A, López-Casas J, Poo P, et al. Syndrome of fixed dystonia in adolescents：short term outcome in 4 cases [J]. Eur J Paediatr Neurol, 2009,13：466－472.

[71] Brown R J, Carde ñ a E, Nijenhuis E, et al. Should conversion disorder be reclassified as a dissociative disorder in DSM－Ⅴ? [J] Psychosomatics, 2007,48：369－378.

[72] Egger H L, Angold A. Common emotional and behavioral disorders in preschool children：presentation, nosology, and epidemiology [J]. J Child Psychol Psychiatry, 2006,47：313－337.

[73] Centers for Disease Control and Prevention. Mental health in the United States：prevalence of diagnosis and medication treatment for attention-deficit/hyperactivity disorder-United States, 2003 [J]. MMWR, 2005,54：842－847.

[74] Ziegler J S, von Stauff enberg M, Vlaho S, et al. Dystonia with secondary contractures：a psychogenic movement disorder mimicking its neurological counterpart [J]. J Child Neurol, 2008,23：1316－1318.

[75] Deuschl G, Köster B, Lücking C H, et al. Diagnostic and pathophysiological aspects of psychogenic tremors [J]. Mov Disord, 1998,13：294－302.

[76] Raethjen J, Kopper F, Govindan RB, et al. Two different pathogenetic mechanisms in psychogenic tremor [J]. Neurology, 2004, 63：812－815.

[77] McAuley J, Rothwell J. Identification of psychogenic, dystonic, and other organic tremors by a coherence entrainment test [J]. Mov Disord, 2004,19：253－267.

[78] Brown P. Clinical neurophysiology of myoclonus [M]// Hallett M, Fahn S, Jankovic J, et al. Psychogenic Movement Disorders Neurology and Neuropsychiatry. Philadelphia, PA：Lippincott Williams & Wilkins, 2006：131－143.

[79] Deuschl G, Raethjen J, Kopper F, et al. The diagnosis and physiology of psychogenic tremor [M]// Hallett M, Fahn S, Jankovic J, et al. Psychogenic Movement Disorders Neurology and Neuropsychiatry. Philadelphia, PA：Lippincott Williams & Wilkins, 2006,265－273.

[80] Kumru H, Begeman M, Tolosa E, et al. Dual task interference in psychogenic tremor [J]. Mov Disord, 2007, 22：2077－2082.

[81] Kenney C, Diamond A, Mejia N, et al. Distinguishing psychogenic and essential tremor [J]. J Neurol Sci, 2007, 263：94－99.

[82] Espay A J, Goldenhar L M, Voon V, et al. Opinions and clinical practices related to diagnosing and managing patients with psychogenic movement disorders：an international survey of Movement Disorder Society members [J]. Mov Disord, 2009, 24：1366－1374.

[83] Canavese C, Ciano C, Zorzi G, et al. Polymyography in the diagnosis of childhood onset movement disorders [J]. Eur J Paediatr Neurol, 2008,12：480－483.

[84] Bruno M K, Hallett M, Gwinn-Hardy K, et al. Clinical evaluation of idiopathic paroxysmal kinesigenic dyskinesia：new diagnostic criteria [J] Neurology, 2004, 63：2280－2287.

[85] Sedel F, Saudubray J M, Roze E, et al. Movement disorders and inborn errors of metabolism in adults：a diagnostic approach [J]. J Inherit Metab Dis, 2008, 31：308－318.

[86] Suls A, Dedeken P, Goffin K, et al.

Paroxysmal exercise-induced dyskinesia and epilepsy is due to mutations in SLC2A1, encoding the glucose transporter GLUT1 [J]. Brain, 2008, 131: 1831 - 1844.

[87] Leen W G, Klepper J, Verbeek M M, et al. Glucose transporter-1 deficiency syndrome: the expanding clinical and genetic spectrum of a treatable disorder [J]. Brain, 2010, 133: 655 - 670.

[88] Pons R, Collins A, Rotstein M, et al. The spectrum of movement disorders in Glut-1 deficiency [J]. Mov Disord, 2010, (25) 275 - 281.

[89] Bandmann O, Marsden C D, Wood N W. Atypical presentations of dopa-responsive dystonia [J]. Adv Neurol, 1998, 78: 283 - 290.

[90] Wu L J, Jankovic J. Runner's dystonia [J]. J Neurol Sci, 2006, 251: 73 - 76.

[91] Ochudło S, Drzyzga K, Drzyzga L R, et al. Various patterns of gestes antagonistes in cervical dystonia [J]. Parkinsonism Relat Disord, 2007, 13: 417 - 420.

[92] Jankovic J, Ashoori A. Movement disorders in musicians [J]. Mov Disord, 2008, 23: 1957 - 1965.

[93] Jankovic J. Tourette's syndrome [J]. N Engl J Med, 2001, 345. 1184 - 1192.

[94] Freeman R D, Zinner S H, Müller-Vahl KR, et al. Coprophenomena in Tourette syndrome [J]. Dev Med Child Neurol, 2009, 51: 218 - 227.

[95] Kulisevsky J, Berthier M L, Avila A, et al. Unrecognized Tourette syndrome in adult patients referred for psychogenic tremor [J]. Arch Neurol, 1998, 55: 409 - 414.

[96] Kurlan R, Deeley C, Como P. Psychogenic movement disorder (pseudo-tics) in a patient with Tourette's syndrome [J]. J Neuropsychiatry Clin Neurosci, 1992, 4: 347 - 348.

[97] Dooley J M, Stokes A, Gordon K E.

Pseudo-tics in Tourette syndrome [J]. J Child Neurol, 1994, 9: 50 - 51.

[98] Ojoo J C, Kastelik J A, Morice A H. A boy with a disabling cough [J]. Lancet, 2003, 361: 674.

[99] Bryon M, Jaffe A. Disabling cough: habit cough or tic syndrome? [J] Lancet, 2003, 361: 1991 - 1992.

[100] Weinberger M. Disabling cough: habit cough or tic syndrome? [J] Lancet, 2003, 361: 1001.

[101] Mejia NI, Jankovic J. Secondary tics and tourettism [J]. Rev Bras Psiquiatr, 2005, 27: 11 - 17.

[102] Sampaio A, Hounie A G. Organic vs. psychogenic tics [J]. Rev Bras Psiquiatr, 2005, (27) 163.

[103] Irwin R S, Glomb W B, Chang A B. Habit cough, tic cough, and psychogenic cough in adult and pediatric populations: ACCP evidence-based clinical practice guidelines [J]. Chest, 2006, 129 (Suppl1): 174S - 179S.

[104] Squintani G, Tinazzi M, Gambarin M, et al. Poststreptococcal "complex" movement disorders: unusual concurrence of psychogenic and organic symptoms [J]. J Neurol Sci, 2010, 288: 68 - 71.

[105] Tan E K. Psychogenic tics: diagnostic value of the placebo test [J]. J Child Neurol, 2004, 19: 976 - 977.

[106] Shamy M C. The treatment of psychogenic movement disorders with suggestion is ethically justified [J]. Mov Disord, 2010, 25: 260 - 264.

[107] Deckersbach T, Rauch S, Buhlmann U, et al. Habit reversal versus supportive psychotherapy in Tourette's disorder: a randomized controlled trial and predictors of treatment response [J]. Behav Res Ther, 2006, 44: 1079 - 1090.

[108] Piacentini J, Woods D W, Scahill L, et al. Behavior therapy for children with

Tourette disorder: randomized controlled trial [J]. JAMA, 2010,303: 1929 - 1937.

[109] Walker A R, Tani L Y, Th ompson J A, et al. Rheumatic chorea: relationship to systemic manifestations and response to corticosteroids [J]. J Pediatr, 2007,151: 679 - 683.

[110] Ribaï P, Nguyen K, Hahn-Barma V, et al. Psychiatric and cognitive difficulties as indicators of juvenile huntington disease onset in 29 patients [J]. Arch Neurol, 2007,64: 813 - 819.

[111] Kinugawa K, Vidailhet M, Clot F, et al. Myoclonusdystonia: an update [J]. Mov Disord, 2009,24: 479 - 489.

[112] Brashear A, Dobyns W B, de Carvalho Aguiar P, et al. The phenotypic spectrum of rapid-onset dystonia parkinsonism (RDP) and mutations in the ATP1A3 gene [J]. Brain, 2007,130: 828 - 835.

[113] Pendlebury S T, Rothwell P M, Dalton A, et al. Strokelike presentation of Wilson disease with homozygosity for a novel T766R mutation [J]. Neurology, 2004,63: 1982 - 1983.

[114] Pappert E J. Toxin-induced movement disorders [J]. Neurol Clin, 2005, 23: 429 - 459.

[115] Dressler D, Benecke R. Diagnosis and management of acute movement disorders [J]. J Neurol, 2005,252: 1299 - 1306.

[116] Gilbert D L. Drug-induced movement disorders in children [J]. Ann N Y Acad Sci, 2008,1142: 72 - 84.

[117] Schneider SA, Udani V, Sankhla C S, et al. Recurrent acute dystonic reaction and oculogyric crisis despite withdrawal of dopamine receptor blocking drugs [J]. Mov Disord, 2009,24: 1226 - 1229.

[118] Bataller L, Graus F, Saiz A, et al. Clinical outcome in adult onset idiopathic or paraneoplastic opsoclonus-myoclonus [J]. Brain, 2001,124: 437 - 443.

[119] Pranzatelli M R, Tate E D, Kinsbourne M, et al. Fortyone year follow-up of childhood-onset opsoclonus-myoclonus-ataxia: cerebellar atrophy, multiphasic relapses, and response to IVIG [J]. Mov Disord, 2002,17: 1387 - 1390.

[120] Lotze T, Jankovic J. Paroxysmal kinesigenic dyskinesias [J]. Semin Pediatr Neurol, 2003,10: 68 - 79.

[121] Kabaku Ş N, Kurt A. Sandifer syndrome: a continuing problem of misdiagnosis [J]. Pediatr Int, 2006,48: 622 - 625.

[122] Kato Y, Ito S, Kubota M, et al. Chronic atraumatic atlantoaxial rotatory fixation with anterolisthesis [J]. J Orthop Sci, 2007,12: 97 - 100.

[123] Yang M L, Fullwood E, Goldstein J, et al. Masturbation in infancy and early childhood presenting as a movement disorder: 12 cases and a review of the literature [J]. Pediatrics, 2005,116: 1427 - 1432.

[124] Marsden C D, Harrison M J. Idiopathic torsion dystonia (dystonia musculorum deformans). A review of fortytwo patients [J]. Brain, 1974,97: 793 - 810.

[125] Lesser R P, Fahn S. Dystonia: a disorder often misdiagnosed as a conversion reaction [J]. Am J Psychiatry, 1978,135: 349 - 352.

[126] Stone J, Smyth R, Carson A, et al. Systematic review of misdiagnosis of conversion symptoms and "hysteria"[J]. BMJ, 2005,331: 989 - 991.

[127] Mitchell S W. Rest in nervous disease: Its use and abuse. [M]// Seguin EC. A Series of American Clinical Lectures, Vol. I, January-December 1875. New York: JP Putnan, 1876.

[128] Sharpe M, Carson A. "Unexplained" somatic symptoms, functional syndromes, and somatization: do we need a paradigm shift? [J] Ann Intern Med, 2001, 134: 926 - 930.

［129］ Espay A J, Morgante F, Purzner J, et al. Cortical and spinal abnormalities in psychogenic dystonia ［J］. Ann Neurol, 2006,59: 825 - 834.

［130］ Avanzino L, Martino D, van de Warrenburg B P, et al. Cortical excitability is abnormal in patients with the "fixed dystonia" syndrome ［J］. Mov Disord, 2008,23: 646 - 652.

［131］ Yazici K M, Demirci M, Demir B, et al. Abnormal somatosensory evoked potentials in two patients with conversion disorder ［J］. Psychiatry Clin Neurosci, 2004, 58: 222 - 225.

［132］ Geraldes R, Coelho M, Rosa M M, et al. Abnormal transcranial magnetic stimulation in a patient with presumed psychogenic paralysis ［J］. J Neurol Neurosurg Psychiatry, 2008,79: 1412 - 1413.

［133］ Liepert J, Hassa T, T üscher O, et al. Electrophysiological correlates of motor conversion disorder ［J］. Mov Disord, 2008,23: 2171 - 2176.

［134］ Liepert J, Hassa T, T üscher O, et al. Abnormal motor excitability in patients with psychogenic paresis. A TMS study ［J］. J Neurol, 2009,256: 121 - 126.

［135］ Spence S A, Crimlisk H L, Cope H, et al. Discrete neurophysiological correlates in prefrontal cortex during hysterical and feigned disorder of movement ［J］. Lancet, 2000,355: 1243 - 1124.

［136］ Vuilleumier P, Chicherio C, Assal F, et al. Functional neuroanatomical correlates of hysterical sensorimotor loss ［J］. Brain, 2001,124: 1077 - 1090.

［137］ Marshall J C, Halligan P W, Fink G R, et al. The functional neuroanatomy of a hysterical paralysis ［J］. Cognition, 1997, 64: B1 - B8.

［138］ Stone J, Zeman A, Simonotto E, et al. FMRI in patients with motor conversion symptoms and controls with simulated weakness ［J］. Psychosom Med, 2007,69: 961 - 969.

［139］ Burgmer M, Konrad C, Jansen A, et al. Abnormal brain activation during movement observation in patients with conversion paralysis ［J］. Neuroimage, 2006,29: 1336 - 1343.

［140］ Mailis-Gagnon A, Giannoylis I, Downar J, et al. Altered central somatosensory processing in chronic pain patients with "hysterical" anesthesia ［J］. Neurology, 2003,60: 1501 - 1507.

［141］ de Lange F P, Roelofs K, Toni I. Increased self-monitoring during imagined movements in conversion paralysis ［J］. Neuropsychologia, 2007,45: 2051 - 2058.

［142］ Ghaff ar O, Staines R, Feinstein A. Unexplained neurologic symptoms: a fMRI study of sensory conversion disorder ［J］. Neurology, 2006,67: 2036 - 2038.

［143］ Montoya A, Price B H, Lepage M. Neural correlates of "functional" symptoms in neurology ［J］. Funct Neurol, 2006,21: 193 - 197.

［144］ Vuilleumier P. Hysterical conversion and brain function ［J］. Prog Brain Res, 2005,150: 309 - 329.

［145］ Ballmaier M, Schmidt R. Conversion disorder revisited ［J］. Funct Neurol, 2005,20: 105 - 113.

［146］ Aybek S, Kanaan R A, David A S. The neuropsychiatry of conversion disorder ［J］. Curr Opin Psychiatry, 2008, 21: 275 - 280.

［147］ Tiihonen J, Kuikka J, Viinamaki H, et al. Altered cerebral blood fl ow during hysterical paresthesia ［J］. Biol Psychiatry, 1995,37: 134 - 135.

［148］ Spence S A. All in the mind? The neural correlates of unexplained physical symptoms ［J］. Advan Psychiatr Treat, 2006,12: 349 - 358.

［149］ Yazici K M, Kostakoglu L. Cerebral

blood flow changes in patients with conversion disorder [J]. Psychiatry Res, 1998,83: 163 - 168.

[150] Birklein F, Riedl B, Sieweke N, et al. Neurological findings in complex regional pain syndromes: analysis of 145 cases [J]. Acta Neurol Scand, 2000,101: 262 - 269.

[151] Agrawal S K, Rittey C D, Harrower N A, et al. Movement disorders associated with complex regional pain syndrome in children [J]. Dev Med Child Neurol, 2009,51: 557 - 562.

[152] Lebel A, Becerra L, Wallin D, et al. fMRI reveals distinct CNS processing during symptomatic and recovered complex regional pain syndrome in children [J]. Brain, 2008, 131: 1854 - 1879.

[153] Silver F W. Management of conversion disorder [J]. Am J Phys Med Rehabil, 1996,75: 134 - 140.

[154] Stone J, Carson A, Sharpe M. Functional symptoms in neurology: management [J]. J Neurol Neurosurg Psychiatry, 2005, 76 (Suppl 1): i13 - i21.

[155] Carson A J, Ringbauer B, Stone J, et al. Do medically unexplained symptoms matter? A prospective cohort study of 300 new referrals to neurology outpatient clinics [J]. J Neurol Neurosurg Psychiatry, 2000,68: 207 - 210.

[156] Anderson K E, Gruber-Baldini A L, Vaughan C G, et al. Impact of psychogenic movement disorders versus Parkinson's on disability, quality of life, and psychopathology [J]. Mov Disord, 2007,22: 2204 - 2209.

[157] Salmon P, Peters S, Stanley I. Patients' perceptions of medical explanations for somatisation disorders: qualitative analysis [J]. BMJ 1999,318: 372 - 376.

[158] Stone J, Wojcik W, Durrance D, et al. What should we say to patients with symptoms unexplained by disease? The "number needed to offend." [J] BMJ, 2002,325: 1449 - 1450.

[159] Kanaan R, Armstrong D, Barnes P, et al. In the psychiatrist's chair: how neurologists understand conversion disorder [J]. Brain, 2009,132: 2889 - 2896.

[160] Jankovic J. Treatment of hyperkinetic movement disorders [J]. Lancet Neurol, 2009,8: 844 - 856.

[161] Malhi P, Singhi P. Clinical characteristics and outcome of children and adolescents with conversion disorder [J]. Indian Pediatr, 2002,39: 747 - 752.

[162] Hinson V K, Weinstein S, Bernard B, et al. Single-blind clinical trial of psychotherapy for treatment of psychogenic movement disorders [J]. Parkinsonism Relat Disord, 2006,12: 177 - 180.

[163] Dallocchio C, Arbasino C, Klersy C, et al. The effects of physical activity on psychogenic movement disorders [J]. Mov Disord, 2010,25: 421 - 425.

[164] Sumathipala A. What is the evidence for the efficacy of treatments for somatoform disorders? A critical review of previous intervention studies [J]. Psychosom Med, 2007,69: 889 - 900.

[165] Kroenke K. Efficacy of treatment for somatoform disorders: a review of randomized controlled trials [J]. Psychosom Med, 2007,69: 881 - 888.

[166] Essau C A. Course and outcome of somatoform disorders in non-referred adolescents [J]. Psychosomatics, 2007, 48: 502 - 509.

[167] Moene F C, Spinhoven P, Hoogduin K A, et al. A randomised controlled clinical trial on the additional effect of hypnosis in a comprehensive treatment programme for in-patients with conversion disorder of the motor type [J]. Psychother Psychosom, 2002,71: 66 - 76.

[168] Bragier D K, Venning H E. Conversion

disorders in adolescents: a practical approach to rehabilitation [J]. Br J Rheumatol, 1997,36: 594 – 598.

[169] Ness D. Physical therapy management for conversion disorder: case series [J]. J Neurol Phys Ther, 2007,31: 30 – 39.

[170] Bloom P B. Treating adolescent conversion disorders: are hypnotic techniques reusable? [J] Int J Clin Exp Hypnosis, 2001,49: 243 – 256.

[171] Voon V, Lang A E. Antidepressant treatment outcomes of psychogenic movement disorder [J]. J Clin Psychiatry, 2005,66: 1529 – 1534.

[172] O'Malley P G, Jackson J L, Santoro J, et al. Antidepressant therapy for unexplained symptoms and symptom syndromes [J]. J Fam Pract, 1999, 48: 980 – 990.

[173] Hazell P, O'Connell D, Heathcote D, et al. Tricyclic drugs for depression in children and adolescents [J]. Cochrane Database Syst Rev, 2002,(2): CD002317.

[174] Hinson V K, Cubo E, Comella C L, et al. Rating scale for psychogenic movement disorders: scale development and clinimetric testing [J]. Mov Disord, 2005,20: 1592 – 1597.

[175] Crimlisk H L, Bhatia K, Cope H, et al. Slater revisited: 6 year follow up study of patients with medically unexplained motor symptoms [J]. BMJ, 1998, 316: 582 – 586.

[176] McKeon A, Ahlskog J E, Bower J H, et al. Psychogenic tremor: long-term prognosis in patients with electrophysiologically confirmed disease [J]. Mov Disord, 2009,24: 72 – 76.

[177] Gudmundsson O, Prendergast M, Foreman D, et al. Outcome of pseudoseizures in children and adolescents: a 6-year symptom survival analysis [J]. Develop Med Child Neurol, 2001,43: 547 – 551.

[178] Pehlivant ürk B, Unal F. Conversion disorder in children and adolescents: a four-year follow-up study [J]. J Psychosom Res, 2002,52: 187 – 191.

[179] Bhatia M S, Sapra S. Pseudoseizures in children: a profile of 50 cases [J]. Clin Pediatr, 2005,44: 617 – 621.

[180] Princiotta D, Bielick S. Homeschooling in the United States: 2003. [NCES 2006 – 042] Washington, DC: US Department of Education. National Center for Education Statistics, 2006[EB/OL] http://nces.ed. gov/pubs2006/2006042. pdf (accessed 12 May; 2011).

第**8**章

从另一个视角看儿童运动障碍

PMD 可导致成人严重残疾[1],但却少有研究聚焦于儿童 PMD 的特征[2,3]。对儿童正确的诊断所面临的挑战包括识别 PMD 复杂表现和识别儿童正常与异常运动的技能,以及缺乏可作为"金标准"的诊断试验。本章描述的研究旨在厘清儿童和成人 PMD 的特征,从而帮助临床医师做出准确的诊断。

1. 方法

本项回顾性研究经辛辛那提儿童医院医疗中心伦理委员会授权批准。我们在临床中心通过从电子病历中对 PMD 和转换性障碍进行关键词检索,对 2003—2007 年在运动障碍门诊就诊的患者进行识别和筛选。与近来的临床实践推荐[4]相一致,多数病例的诊断基于 PMD 的阳性症状。它们包括:①发病呈忽来忽止;②可观察到的注意力分散;③不可调节性;④不一致的、多变的强度、频率、运动方向;⑤静止、姿势、运动状态对于运动产生不一致的影响。病例被分为"确诊的"或"临床诊断成立的"[5]。存在可识别的、暂时的精神应激不是诊断的必要条件。

2. 数据

通过我们的新版运动障碍咨询调查问卷采集,患者被归为两类,当其 PMD 是依托于既往已存在的类似已确诊的运动障碍时,归为"自我模型";当他们曾接触有类似的、并已确诊的运动障碍的家庭成员时,归为"家庭模型"。精神症状的存在(如过度的担心)和诊断通过问卷被直接问询。父母评价其目前学习状况为不及格、低于平均水平、处于平均水平或高于平均水平。对于可获取的视频录像检查,会被反复查看。明显的临床表现被分为抽动、震颤、舞蹈/手足徐动、肌张力障碍、共济失调或混合型,如表 8.1 所述。

表 8.1　儿童心因性运动障碍:诊断要点

典型临床表现	典型临床表现的特征	心因性运动障碍的阳性特征
震颤	以关节为中心振动	方向、振幅和(或)频率多变;可训练的
抽动	阵发性的,模式化的	不被冲动调节,不可自行抑制,查体发现身体固定部位自主活动时持续出现,节律性且可训练的,半模式化的
舞蹈症/手足徐动症	持续的,随机的	可训练的,半模式化的
共济失调	平衡障碍	立行不能,戏剧性步态和肢体运动,缺乏其他小脑体征
肌张力障碍	扭曲	不能维持姿势,不能维持某位置或进行某运动

3. 结果

从 2003 年至 2007 年总计 1 915 例门诊患者,52 例(2.7%)符合 PMD 的诊断标准,其中 49 例采集的数据完整。年龄范围是 6~20 岁。13 岁以下患者中女性占 64.5%,13 岁以上患者中女性占比为 70%(无统计学差异）。主要特征如表 8.2 所示。

表 8.2　辛辛那提列队研究的人口学资料、临床特征和精神应激因素

特征	
总例数	49
女性/男性（例数/%女性）	33/16（68）
平均发病年龄［岁（SD）］	13（3.0）
种族（例数/%）	
白种人	43（88）
非裔美国人	2（4）
拉丁裔/其他	4（8）
神经疾病模型（例数/%）	
自我模型	7（14）
家庭模型（近亲）	10（20）
典型临床表现（例数/%）	
震颤	17（35）
抽动	17（35）
舞蹈症/手足徐动症	2（4）
共济失调步态	2（4）
混合型	11（22）
社会心理因素（例数/%）	
近期病前刺激	41（84）
病前诊断精神疾病	20（41）
已婚父母（家庭关系稳定）	27（55）
学习状况高于平均水平	24（49）
医疗史：住院史	12（25）

依从性好、配合进行随访的患者约占 60%。13 例（28%）儿童接受了处方药治疗，主要是用于治疗焦虑或情绪障碍的选择性 5-羟色胺再摄取抑制剂。12 例（25%）儿童被收住院以明确诊断。主要的应激事件来源于学业、家庭和其他个人/社会方面[6]。

4. 讨论

PMD 的发病可导致童年生活笼罩在巨大痛苦的阴影下，PMD 常被理解为儿童被某种形式的压力打击而产生的异常病态的行为。大多数但并非所有 PMD 儿童曾经历过可识别的应激事件，但多数对压力等刺激缺乏良好的认识，这可能只是一个诱因。女性和高学历似乎是重要的危险因素[4,7]。

我们研究中发现心因性抽动症的高患病率并未在既往其他样本中报道过[2,4,8]。该诊断可能存在疑问[9,10]（在所有 PMD 中，抽动是最难与器质性运动障碍相鉴别的）。儿童通常描述这些症状是非自主的，常否认冲动预兆或半自主的成分。起病通常是戏剧性的，而不像真正的抽动。在检查中，这些症状在集中精神的任务中并不减弱，但可被分散。视频录像的重复查看有时有助于从一种模式中识别出偏差（如在猛然一拉的方向上有微小的改变）。部分病例被诊断为 Tourette 综合征或发现患者家中有被诊断为该病的其他家庭成员。虽然很难证实，临床医师对该病的印象与诈病并不一致。在我们的样本中，心因性抽动症的患病率很可能反映了转诊偏倚，我们仍认为心因性抽动存在漏诊情况。我们建议在突发的或突然加重的抽动患者中考虑进行心因性抽动症鉴别诊断。

（乔　园　王　刚　译）

名词注释

1. 心因性运动障碍（psychogenic movement disorders，PMD）：又称功能性运动障碍（functional movement disorders，FMD），临床表现为一个或数个肢体运动障碍，可表现为乏力、肌张力障碍、抽动等，且排除器质性疾病导致，有心理社会因素作为诱因，症状和体征多可以通过暗示疗法或安慰剂治疗缓解。

2. Tourette 综合征（Tourette syndrome，TS）：又称抽动-秽语综合征，是一种儿童期发病的运动障碍，以慢性进行性发展的多部位运动抽动和发声抽动为主要表现，其发病可能由多种遗传和环境因素引起，大多共患其他精神类疾病，如注意力缺陷多动障碍、强迫症等。

参考文献

[1] Anderson K E，Gruber-Baldini A L，Vaughan C G，et al. Impact of psychogenic movement disorders versus Parkinson's on disability, quality of life, and psychopathology［J］. Mov Disord,

2007,22：2204 - 2209.

[2] Schwingenschuh P，Pont-Sunyer C，Surtees R，et al. Psychogenic movement disorders in children：a report of 15 cases and a review of the literature [J]. Mov Disord，2008,23：1882 - 1888.

[3] Ferrara J，Jankovic J. Psychogenic movement disorders in children [J]. Mov Disord，2008,23：1875 - 1881.

[4] Lang A E. General overview of psychogenic movement disorders：epidemiology，diagnosis，and prognosis [M]// Hallet M，Fahn S，Jankovic J，et al. Psychogenic Movement Disorders：Neurology and Neuropsychiatry. Philadelphia PA：Lippincott Williams & Wilkins，2006：35 - 41.

[5] Williams D T，Ford B，Fahn S. Phenomenology and psychopathology related to psychogenic movement disorders [J]. Adv Neurol，1995,65：231 - 257.

[6] Isaacs K M，Kao E，Johnson M D，et al. Precipitating events and significant life stressors of pediatric patients diagnosed with a psychogenic movement disorder [C]// 37th Annual Meeting of the International Neuropsychological Society，Atlanta，GA，February，2009.

[7] Grattan-Smith P，Fairley M，Procopis P. Clinical features of conversion disorder [J]. Arch Dis Child，1988,63：408 - 414.

[8] Ahmed M A，Martinez A，Yee A，et al. Psychogenic and organic movement disorders in children [J]. Dev Med Child Neurol，2008,50：300 - 304.

[9] Dooley J M，Stokes A，Gordon K E. Pseudo-tics in Tourette syndrome [J]. J Child Neurol，1994,9：50 - 51.

[10] Kurlan R，Deeley C，Como P G. Psychogenic movement disorder (pseudo-tics) in a patient with Tourette's syndrome [J]. J Neuropsychiatry Clin Neurosci，1992,4：347 - 348.

第9章

儿童和青少年转换障碍的临床特征和治疗转归

针对儿童和青少年的转换障碍的研究相对较多，并且几乎所有报道都关注急性、发作持续时间小于一周的转换障碍[1,2]。本文所描述的前瞻性研究评估了23例18岁以下的转换障碍患者，在转诊时，他们的病程中位数为12个月。

1. 方法

20例患者由神经科医师介绍转诊，另有3例由精神科医师介绍。在转诊前，所有患者均已求诊过至少一名神经科医师，且绝大多数看过两名以上医师。所有患者都做过系统检查（见表9.1）。患者接受精神病学和神经病学的全面评估，从而进行原发病及并发症的诊断。评估结束后，有3例患者拒绝任何形式的精神治疗，其余20例患者接受了作者的治疗。本研究收集了人口学特征、转换障碍类型、疾病诱发因素、损伤程度、药物和精神并发症、治疗效果和长期预后等相关的数据。

表9.1 20例转换障碍青年患者的并发/诱发病症

症　状	例数/%[a]	转换障碍类型
脑震荡	7(35)	混合型
非震荡性物理损伤	7(35)	混合型
痉挛发作	4(20)	假性癫痫
重症流感/病毒性疾病	3(15)	瘫痪
非典型偏头痛	2(10)	共济失调

注：[a]3例受试者有一种以上并发症。

2. 结果

受试者包括15例女生和8例男生，平均年龄为14.6岁（标准误2.5，范围10～18）。在10～13岁的患者中，有大体相同比例的男生（4例）和女生（3例），而青春期患者则以女生占绝大多数（4例男生：12例女生）。

原发性躯体障碍的主诉特点如下：11例患者表现为单肢或多个肢体的自主运动丧失，8例患者表现为心因性假性癫痫发作，3例患者表现为共济失调或步态障碍，1例患者表现为心因性失明。其中，有9例患者表现出一种以上类型的转换障碍。

对于儿童，转换障碍都曾伴发严重的功能损伤。23例儿童中有17例（74%）失学，其中有5例彻底卧床不起，5例需借助轮椅活动。6例可以上学的儿童只能上业余基础班。10例（43%）儿童在诊断前，已经住院接受医疗机构的检查。

有较长社会心理应激史的9例（40%）患者涉及性虐待、躯体虐待或精神虐待，并且（或）被严重忽视。突发事件，也就是那些被患者或父母亲/监护人确定为高度紧张的人生事件，会一过性地引起转换障碍的发病。这在几乎每例患者（22/23）身上都有发生，且一些患者曾有不止一种诱发因素。18例患者曾经历社会心理性的突发事件，包括父母离异或失去亲人（8例）、学习/活动能力的丧失（4例）、目击极端暴力（2例）、被欺凌（2例）以及家人罹患严重疾病（2例）。有4例儿童因辍学而患病。考虑到患者本人及家人提供完整相关信息的困难性，因此我们未将性虐待确定为转换障碍疾病进展的诱发因素，尽管这也许被低估了。

关于并发症，3例儿童有已知的癫痫病

史。转诊到作者所在的诊所,我们诊断 3 例儿童患有脑震荡综合征、1 例儿童有非典型偏头痛。总体而言,19 例患者(82%)有一种并发症或诱发疾病(见表 9.1)。13 例患者(56%)符合 DSM-I[3] 的诊断标准;4 例患者在治愈转换障碍后患上另一类疾病,其中焦虑症最为普遍(7 例),其次是抑郁症(4 例)、人格障碍(4 例)、饮食失调(2 例)、转换障碍(2 例)和药物滥用(1 例)。

表 9.2 儿童和青少年心因性假性癫痫与其他类型转换障碍的特征比较

	假性癫痫	其他 CD
女性(例数%)	6(75)	8(54)
平均年龄(岁 SD)	15.13(2.8)	14.53(2.4)
儿童(小于 13 岁)(例数%)	2(25)	4(27)
诊断前 CD 持续时间(月 SD)	41.25(41.5)	11.87(17.3)
GAF 评分(SD)	46.25(16.2)	41.43(14.6)
完全或部分康复(例数%)[a]	5(63)	13(87)
物理创伤史(例数%)	4(50)	12(80)
精神伴发疾病(例数%)	7(88)	9(60)
完全辍学(例数%)	5(63)	12(80)
滥用史(例数%)[b]	2(25)	7(47)

注:CD,转换性障碍;GAF,国际功能学评估;
[a]"完全康复"指所有转换障碍症状消失并且功能完全恢复。如果有一些遗留症状但是功能得到显著改善、能够正常活动的则定义为"部分康复";[b] 术语"滥用"指任何躯体、性、情感虐待或被忽略的病史。

当把 8 例心因性假性癫痫患者与 15 例其他类型的转换障碍患者做比较时,关于人口学特征、病程、精神和神经并发症、社会心理应激史以及可识别的诱发因素,两组间无显著差异(见表 9.2)。心因性假性癫痫的症状学,不管痉挛性还是非痉挛性的,年轻患者均与成年患者无明显差别[4]。心因性假性癫痫的重要特征包括晕倒、扭动、一侧到另一侧的头部摆动、腰部扭动、明显的情感表达,如呻吟或哭泣以及对事件的记忆。

表 9.3 儿童和青少年转换障碍完全或部分康复者与未康复者的特征比较

	完全或部分康复(n=18)[a]	未康复(n=5)[b]
平均年龄(岁 SD)	14.28(2.3)	16.40(2.6)
儿童(小于 13 岁)(例数%)	5(28)	1(20)
诊断前 CD 持续时间(月 SD)	15.89(26)	44.40(38)
GAF 评分(SD)	41.76(13)	48.00(22)
伴假性癫痫(例数%)	5(28)	3(60)
精神伴发病(例数%)	12(68)	4(80)
完全辍学(例数%)[*]	15(83)	2(40)
滥用史(例数%)[c]	6(33)	3(60)

注:CD,转换性障碍;GAF,国际功能学评估;
[a]"完全康复"指所有转换障碍症状消失并且功能完全恢复(n=14);"部分康复"指仍有一些遗留症状但是功能得到显著改善(n=4);[b]"未康复"指转换症状有轻微改善或无改善,功能异常显著且有进展;[c] 术语"滥用"指任何身体、性、情感虐待或忽略、联合的病史;[*] $P<0.05$。

3. 治疗和预后

3 例患者拒绝接受任何形式的精神治疗,其余 20 例患者,有 14 例接受门诊治疗,6 例患者接受精神科病房治疗的平均留院时间为 6.3 周(标准差 7.5,范围 1~24)。在这 23 例儿童病例中,14 例(61%)完全康复,4 例(17%)部分康复,且在 6 个月内功能显著改善并恢复到正常活动。表 9.3 总结了康复患者和未康复患者的临床表现。采用卡方和 Fisher 检验来确定表 9.3 描述的儿童特征或情况是否与康复水平有显著的相关性(显著性 $P<0.05$)。有趣的是,在诊断时还处于学前期的儿童似乎更容易康复(部分康复或完全康复)(Fisher 检验,$P=0.02$)。这也许反映了一个事实,越严重的功能障碍会引发越积极的干预。诊断和治疗之前的平均病程时间在康复组和未康复组之间也毫无疑问地出现了差别(分别为 15.89 个月和 44.

40 个月），并有显著性差异（$P=0.07$）。未发现其他统计学的显著相关性，也许是因为样本量太小和受相关效力的限制。治疗包括物理疗法、并发症和潜在疾病的教育、关于精神紧张对疾病影响和身-心相互影响的心理教育、关于识别诱发因素的精神疗法以及必要时针对并发症的药物治疗。随访的时间中位数为 3.3 年（范围 1～12 年）。在随访期间，2 例几乎康复的患者病情复发，但最终获得彻底康复。4 例患者随后罹患抑郁症和焦虑症，另外 2 例出现药物滥用，但因为他们之前出现的转换障碍史而妨碍了快速诊断。1 例有创伤后应激障碍史的转换障碍女性患者在 16 岁时成功治愈，但在 22 岁时自杀死亡。值得注意的是，许多接受治疗并完全康复的转换障碍患者，随后可以应对新的和严重的社会心理应激，包括朋友的过世、兄弟姐妹的致命疾病以及交通事故等而不会复发。拒绝接受任何形式精神治疗的 3 例患者中，有 1 例最终在一家医疗机构中死亡。

4. 讨论

从这个研究样本中可以引出许多结论。青少年转换障碍患者中女性比男性多，儿童中则不然。在这些儿童和青少年的群体中，转换障碍一般在治疗前已经持续很久，它会引起巨大的痛苦和损伤等疾病负担，这与之前的文献报道一致[1,5]。

无论疾病严重程度和病程如何，这些儿童和青少年的转换障碍对治疗都非常敏感。

如上面一系列的数字所述，诱发或并发其他疾病或神经疾病的概率非常高，提示在心理压力的背景下，相关症状也许可以刺激躯体疾病的进展。另有文献报道，青年转换障碍患者的精神疾病发生率高，尤其是焦虑症和抑郁症[1,6]。

儿童和青少年转换障碍的发生亟须快速诊断和治疗，因为若不及时诊治将带来严重后果。这方面的研究和治疗最好在精神病学和神经病学有着紧密合作关系的环境下开展。

（尹 豆 王 刚 译）

参考文献

［1］ Ferrara J, Jankovic J. Psychogenic movement disorders in children ［J］. Mov Disord，2008，23：1875 - 1881.

［2］ Schwingenschuh P, Pont-Sunyer C, Surtees R，et al. Psychogenic movement disorders in children：a report of 15 cases and a review of the literature ［J］. Mov Disord，2008，23：1882 - 1888.

［3］ American Psychiatric Association. Diagnostic and Statistical Manual of Diseases ［M］. 4th ed. Washington DC：American Psychiatric Press，1994.

［4］ Boon P, Williamson P. The diagnosis of pseudoseizures ［J］. Clin Neurol Neurosurg，1993，95：1 - 8.

［5］ Kozlowska K, Nunn K., Rose D，et al. Conversion disorder in Australian pediatric practice ［J］. J Am Acad Child Adolesc Psychiatry，2007，46：68 - 75.

［6］ Wyllie E, Glazer J P, Benbadis S，et al. Psychiatric features of children and adolescents with pseudoseizures ［J］. Arch Pediatr Adolesc Med，1999，153：224 - 228.

第10章

躯体形式障碍和心因性运动障碍

患者出现的许多体征是无法用我们目前对躯体疾病的认知来解释的。忽视这一点将导致医务人员面对棘手的难题[1]。目前,在对这些症状的命名、定义以及诊治等关键问题上尚未达成共识。

本章将讨论这些症状的命名和定义,以及这些症状的影响,特别是器质性病变无法解释的运动障碍,即所谓的PMD。

我们将首先讨论常规医学和神经科学疾病都不能解释的症状的普遍性和重要性;随后将讨论用相关概念化描述对这些症状进行命名;第三将描述躯体形式障碍的精神病学概念以及将其应用于PMD患者的优缺点;最后,我们会提出关于PMD的最佳概念及实用建议,并简要讨论该领域未来的发展前景。

1. 临床医学无法解释的症状

1) 医学中的问题

医学生可能被教导,甚至相信,患者存在的大部分体征都是基于明确的器质性疾病。可以预期,如果一种器质性疾病在最初并不明显,那么坚持寻找相关体征最终总是会找到的。这肯定是诊治患者的最佳方式。

但临床经验和积累的研究证据告诉我们,这种想法是不切实际的。至少在我们目前的知识状态下,即使经过广泛和反复的调查,患者对临床医师呈现出的某些症状仍然无法归因于器质性疾病[1]。在基层医疗机构中,这样的患者,即使不是大多数,也占很大的数量[2,3]。在专科医疗中,患者表现出的症状至少有1/3不能由器质性疾病解释[4,5]。

就专科而言,神经病学是拥有最多MUS的学科之一[5],也许部分原因是因为神经科医师比许多其他专科医师排除器质性疾病的能力更强。

这些MUS真的很重要吗?如果人们认为临床医师的角色纯粹是用于诊断和治疗器质性疾病,那么也许它们并不重要。然而,如果拓宽视角去认为医师是以缓解痛苦为目的,那么它们当然重要。具有这些症状的患者通常感到痛苦,并常伴有残疾[6],因此他们应得到相应的医疗照护[7]。

2) 神经病学中器质性疾病无法解释的症状

近年来,我们已经在神经科学实践中了解到了许多器质性疾病无法解释的症状。我们知道,大约10%转诊到普通神经科门诊的患者具有由器质性疾病完全无法解释的症状,并且另外20%的患者具有只能部分由器质性疾病解释的症状[8]。和其他医学领域一样,这些患者的痛苦和残障通常比有器质性疾病的患者更严重[9]。尽管对其进行安慰,这些症状和相关的残障也常会持续相伴[10~12],甚至会持续相伴很长时间[13,14]。

因此,在面对近1/3被无法用器质性疾病所解释的烦恼和致残的症状所困扰且寻求专科医师帮助的患者时,那些只对疾病感兴趣的神经病学家很可能会沮丧万分。事实上,患者的症状越无法用医学常识解释,神经科医师在帮助他们时感受的困难就越大[15]。

不足为奇的是,在运动障碍疾病临床实践中,也可以发现采用器质性病理变化进行常规解释行不通的时候。这些患者通常被认为患有 PMD。PMD 通常是指震颤、步态障碍和其他异常运动。然而，PMD 的现象常与虚弱和非癫痫发作等常见神经系统症状重叠，并且常伴有一些常见的症状，如疼痛和疲劳。

3）我们如何描述和理解器质性疾病无法解释的症状

医学实践要求我们通过诊断来命名疾病。诊断对于临床医师之间，医师和患者之间的交流以及治疗和预后证据的产生和应用都是必要的。在具有特征性病理学（如癌症）的医学领域中，诊断相对简单。但是，当我们未发现器质性病理学改变时该怎么办？当前的 3 个主要策略均无法解决这一问题：我们说我们不知道是什么原因导致了疾病？我们说它们是由尚未表现的器质性疾病导致的症状？或我们说它们是心理疾病的生理表现？

（1）我们不知道是什么原因导致了疾病。一种方法是承认我们对导致这些症状成因的理解有限。虽然采取这种立场的人可能觉得其在科学上是理直气壮，但对临床没有帮助。患者只能被告知他们的症状是"不明原因的"，仍然不清楚问题出在哪里，谁能治疗，以及如何治疗？

（2）尚未表现的器质性疾病所导致的症状。另一个策略是假设这样的患者确实患有器质性神经疾病（尽管这无法证明）。假定它最终在研究中或随访期间会发现病理学改变。这种观点曾被广泛接受[16]，但已被现代证据所驳倒；长期随访研究表明，这类患者极少发生可解释其症状的器质性疾病[8,17,18]，但这种建议也冒着心理及生理性医源性损害的风险[19]。

（3）心理疾病的生理表现。第三个策略是假设如果症状不是生理性的，它们必须是"心理性的"。也就是说，如果没有发现器质性病理学改变，那它必然是精神病理学的。

精神病理学的诊断是基于存在明显的心理症状。例如，抑郁或焦虑，或如果这些症状不明显，我们可以简单地推断出这些症状是一种躯体形式障碍。我们将在下面的部分讨论其优缺点。

4）躯体形式障碍

躯体形式障碍是美国精神病协会（APA）的 DSM-IV 中列出的一类诊断，被许多国家用于精神病诊断的主要分类[20]。目前，世界卫生组织（WHO）在其国际疾病分类（ICD）第 10 版中也包括了躯体形式障碍[21]。

《DSM-IV》中躯体形式障碍的定义特征是："存在提示具有一般医学疾病但又不能完全由一般医学疾病或其他精神障碍解释的体征"。

《DSM-I》和《DSM-II》并不包括躯体形式这一类别。这些分类[包括神经症（Neurosis）的概念]都受到当时美国精神病学研究中占主导地位的精神分析理论的强烈影响。神经症的概念相对模糊，但仍包含了心理和生理症状（包括转换反应）。其他躯体性症状如疼痛或胃肠道症状被归类于心理生理学障碍下。作为精神病诊断更可靠的一部分，《DSM-III》对精神障碍采用了较少的理论性而具有更多操作性的描述，并明确每一项诊断标准。它放弃了神经症的概念，因为其太模糊，且与心理动力学理论过于关联。然而，那些被精神病专家认定为主要表现为躯体症状的原发性精神疾病则无从归类[22]。因此，为了纳入这些患者又设立了躯体形式类别。在躯体形式障碍的类别下创建一组疾病是基于将精神疾病的躯体症状归纳合集的实用性，而不是基于一些超越整体的理论或病因学证据。表 10.1 为《DSM-IV》中躯体形式障碍组下所包含的特定障碍。

表 10.1　DSM-Ⅳ躯体形式障碍

诊断	解　释
躯体化障碍	指患者具有长期(以年计)累及多个系统,表现形式多变的医学上不可解释的躯体症状。包括假性神经性转化和分离症状。这类疾病的阈值高,因此罕见。有些人认为它是一种人格障碍,而非一种疾病
转换障碍	尽管术语"转换"源于心理动力学,但其仍被保留以描述神经系统(包括运动症状,感觉症状和癫痫发作)中的无法解释的症状。它与心理因素相关联
未分化躯体形式障碍	适用于症状尚不足以被诊断为躯体化障碍且持续时间短(仅 1 年)的患者。它是一个含糊不清、偏向异质性的分类
痛觉障碍	该诊断适用于主要症状为疼痛且假定至少部分是心理原因的患者
疑病症	一个古老的术语,它被保留用以描述一种基于对躯体症状的误解,对可能罹患严重疾病(如运动神经元病)的恐惧或想法的偏执
身体畸形恐惧症	该疾病的躯体表现有别于其他分组。它描述了一种对身体缺陷感受的想象或夸张性的关注。这些患者通常由整形外科医师发现,在神经科门诊中罕见
其他躯体形式障碍	这是一个无所不有的类别,以对无法满足任何上述疾病的标准而患有不能解释的躯体症状的患者进行诊断

对这些类别的检查可以发现,与 PMD 的诊断最相关的是躯体化障碍、转化障碍,可能还有未分化的躯体形式障碍。

应当强调的是,躯体形式障碍仅在患者体征无法通过医学疾病或其他精神疾病充分解释时才可诊断。许多 PMD 患者可能患有抑郁或焦虑症。然而,这些精神疾病是无法直接解释 PMD 的程度的。

虽然在概念上很重要,但在实践中却难以实施,要区分躯体形式障碍(其症状被认为是无意识产生)、做作性障碍(其症状可有意识地被激发以获得医疗照护)和诈病行为(并不是一种精神障碍)非常不易[23]。

5) PMD 诊断的优点对于躯体形式障碍的价值

这个问题在于如果一个患者患有 PMD,将其精神病学诊断定义为躯体形式障碍有什么优势可言吗? 一些潜在的优点在表 10.2 中列出。

表 10.2　躯体形式障碍诊断潜在的优点

优点	解　释
跨越了学科界限	许多患有 PMD 的患者可能具有与其他医学专科相关的症状。如非心源性胸痛。躯体形式诊断可提供一个统一的总结性意见作为多个医学诊断的替代

(续表)

优点	解　释
指出仅有医疗护理是不够的	该诊断的应用可以停止过度的医疗检查和不适当的医学治疗,从而降低医源性损害的风险
指出精神和心理治疗的重要性	精神病学诊断指向精神病学治疗。我们的证据表明,患有这些疾病的患者可能受益于心理治疗,如认知行为治疗(参见第 39 章)
将患者合理转诊到精神科或心理科	如无精神病学诊断,可能很难转诊,并且精神科医师很难证明收治患者的合理性(以及对这种治疗的计费)

正如我们所看到的,这些诊断可添加重要的附加信息。他们可以改变管理模式。他们还可以传达附加的具体信息。特别是对于诊断疑病症(即患者对患病具有严重的恐惧症状)和躯体化障碍(即患者将当前症状置于许多其他身体系统中长期病症的背景中)适用。

6) PMD 诊断的缺点对躯体形式障碍的价值

不幸的是,这种对神经系统疾病所不能解释的神经系统症状问题的解决方案也面临许多困难,包括理论和实践方面[24]。这些困难列在表 10.3 中。

表 10.3 躯体形式障碍诊断潜在的缺点

问 题	解 释
这意味着这些状况属于精神疾病	尽管 DSM 没有明确地说明这一点,但是在《精神障碍》一书中列出了诊断的含义。然而,缺乏医学解释的症状可能并不是给患者做出精神病诊断的充分理由
需要有关心理病因的可疑临床判断	对于转换障碍,需要对相关心理因素的存在进行判断。此外,症状产生的任何动机(根据转换假说)必须被判断为无意识;有意识产生的症状被诊断为做作症或诈病
与其他精神疾病无明显界限	躯体形式障碍与抑郁和焦虑的躯体症状可能难以区分。区分分离性症状和做作性症状的边界在临床尚难界定
贬义的和过时的词语	尽管试图清除 DSM 的古老和心理动力的学术用语,"转换,躯体化和疑病"这些词仍然存在。这些词大多未被患者接受,并带有大量的理论包袱
缺少一个共同的神经病和精神病学术语	这些诊断通常只由精神科医师使用,而患者主要求诊的是非精神科医师
与"功能性"医学诊断关系不明确	一般医学特别是神经病学有用于这样的患者的多种术语,如"功能性"和"心因性"(如在 PMD 中)。这是一种平行命名系统;如何将躯体形态诊断精确映射到诸如 PMD 的诊断上还不清楚
患者接受度	很多(也许不是绝大多数)因躯体症状就诊神经科的患者人为被诊断为精神病既不适当也不被患者所认可

2. 总结

总之,在这里我们遇到的是现代医学的主要问题之一——精神病学的平行世界和其他的医学,包括神经病学。看到 PMD 患者的神经病学专家可以自信地说患者没有神经系统疾病的存在,并因此认为该病证是心因性的,且超出他或她的专业知识范围。然后可以基于 PMD 是精神疾病的假设将患者转诊给精神科医师。而接受转诊的精神科医师可能会或不会确认提示精神疾病诊断的心理症状,如抑郁或焦虑,但也可能认为该患者的问题是躯体性的,因此也在他或她的专业之外[25]。正如我们已看到的,解决这个谜题的唯一方法是假设的精神病理的隐藏性存在,并且患者的问题归根结底是精神疾病。虽然这种方法有一些优势,但无论从科学性,还是临床性,也并非完全令人满意[24,26]。那么我们应该如何进行临床实践呢?

3. PMD 的临床实践建议

一个现实的问题就是我们应该如何最好地描述 PMD 患者?神经科医师目前使用的系统是基于采用"心因性"的附加描述症状(如震颤或步态障碍)。这些方式具有描述性

强的优点,但缺点是对治疗的提示作用有限。此外,对"心因性"症状的描述也是存在问题的;对患者而言,术语"心因性"已假定了病因可能是不合理和不可接受的。一个替代的描述词汇,如术语"功能性"(反映神经系统功能的变化,而不是其结构)[27]可能更好,更易被患者接受[28]。然而,有人也认为,该术语也含未经证实的假设(参见第 37 章)。

精神科医师使用《DSM-Ⅳ》精神病学诊断系统可对任何相关的心因性症状提供(如抑郁症或恐慌)充分的描述。PMD 患者可受益于对这些诊断的认知。然而,对于其他患者,精神病学分类可能只是用精神病标签重新标记症状。这种重新标记可能被患者堂而皇之地抵制。

可能最好的方式是超越这种"或"的思维方式,而是采用"和"的方法。也就是说,虽然我们有两个诊断系统,但应该最好地利用它们:同时做一个描述临床现象的神经学诊断和一个有帮助的精神病诊断。简单地将术语"PMD"替换为"躯体形式障碍"或"未分化躯体形式障碍"甚至是"转化障碍"是有问题的。然而,做出"PMD"加"惊恐障碍"或"躯体形

式障碍"的诊断丰富了信息并潜在地提供了最佳的两个系统供诊断。

总之,我们建议如下。

(1) 使用 PMD 或类似的神经病学描述性诊断诊断疾病并描述症状。

(2) 考虑使用除了"心因性"之外的术语来限定描述,理想的词汇应对患者存在较少潜在的贬义,并且在理论上更中性。一个候选词汇是"功能性"运动障碍。这个术语是患者可以接受的,可以促进心理和生理病因的讨论[29,30]。

(3) 添加精神病学诊断,这是有益和合理的,并对疾病管理有积极影响。这很像进行重性抑郁障碍或焦虑障碍的诊断情况;躯体化障碍,疑病症或其他躯体形式障碍的诊断有时可能有用,特别是无法进一步明确诊断和进行后续治疗时,若能够应用心理治疗(如认知行为治疗)作为替代治疗应用将更加合理。

4. 展望

我们可以对 PMD 的命名和概念化的发展有怎样的预期?理想状态下,我们可能期望一个统一的精神/神经学诊断系统来描述 PMD,它不会对病因做出强烈的假设,这是患者可以接受的,并且在临床实践中是有用的。我们能做到吗?

负责定义新版《DSM》——《DSM－Ⅴ》诊断的工作小组,其中包括一个躯体形式障碍的小组。这个工作组旨在实现对有限的科学文献进行有效的诊断学分类,对精神科医师有用,对于患者也是可接受的,并且尽可能地被非精神科医师包括神经科医师所使用。满足这些要求将是一个重大挑战。有人认为最好的解决方案可能是彻底废除躯体形式障碍[32,33]。然而,反对观点认为,这只会导致对这些患者更多的忽视,并使精神科医师更难参与到患者的疾病管理中[34]。新的躯体形式障碍分类尚未最终确定,但在以下几个方面,2011 年初的建议与《DSM－Ⅴ》中的建议完全不同。

1) 总体变化

(1) 优化了术语,使其更可接受:该部分目前被称为"躯体症状障碍",而不是躯体形式障碍,术语疑病症(hypochondriasis)和躯体化障碍将被废除。

(2) 已经废除"医学无法解释的症状"作为进行诊断的核心标准。这是因为精神疾病的定义远不限于 MUS,即存在潜在的精神病理(缺乏躯体原因不等于缺乏心理原因)。因此,对新诊断引入了积极的心理标准,如过度关注症状。

(3) 已经尝试将先前的多个类别简化为 3 种主要疾病:复杂躯体症状障碍、简单躯体症状障碍和转化障碍。

2) 提出的三个主要新类别的暂定标准

(1) 复杂躯体症状障碍。指患者表现为一种或多种躯体症状(无论是否是器质性疾病所不能解释的),上述症状令人痛苦或显著影响日常生活,并伴有心理症状,如过度关注自己的症状。症状必须持续至少 6 个月。这将包括以前的躯体化障碍和疑病的诊断。

(2) 简单躯体症状障碍。指患者的心理关联较少或持续时间较短。

(3) 转化障碍。转化障碍概念的有许多具体的改变,可能这是最常用于 PMD 的诊断。它描述了一种或多种由神经病学或其他精神病学无法解释的自主运动或感觉功能异常或明显意识受损的症状。已经证明无法将转化障碍与复杂躯体症状障碍合并,因为疾病功能变化的解释对于诊断是重要的。因此,目前转化障碍与复杂躯体症状障碍要分开来;然而,转换障碍标准已经得到简化,以排除对相关心理因素的要求,这些要求通常是不可靠的。转换和其他躯体症状障碍与故意和有意识的诈病症状的区分仍然是一个有疑问的领域。目前,很可能将诈病从特殊的转换障碍标准中去除,而将保留其作为所有精神障碍的一种鉴别诊断。对于转化障碍使用的名称有人支持"转换障碍",另一些人支持术语"功能性神经系统症状"[35],这些争论还没有得到解决。还有对标准提出了建议,包括在分类中需纳入内部不一致性或与疾病不一致性的阳性证据,以明确这些疾病被诊断的方式[35,36]。最后,讨论了该分类目录是否应保留在躯体症状障碍或转到分离性障碍中[37]。

5. 结论

虽然我们不知道最终版本的《DSM-Ⅴ》将带来什么[译者注:DSM-Ⅴ将躯体形式障碍(somatoform disorders)改为躯体症状障碍及相关障碍(somatic symptoms and related disorders)],它的轮廓开始变得清晰。新版本的《ICD》仍处于早期发展阶段,其形式仍不清楚。希望这些新的分类将带来较少的贬义术语(如躯体症状障碍)以及简化诊断类别。在转换障碍中,改善是可能的(如排除心理因素的识别),并且特定神经学评估如果不在标准中,其重要性应在附录的文本中明确。

然而,仍然存在一个根本问题。我们仍然有各自独立的神经病学和精神病学分类。这意味着我们仍然必须做出关于运动障碍是躯体还是精神疾病的决定。许多人,包括本章的作者,认为我们需要对这些疾病的性质持有更开放的态度,且对于他们的管理,不需要做出二元决策,而是需要采用综合的精神/心理和神经学视角。

因此,试图简单地通过改变精神病学诊断系统来解决命名和理解 PMD 的问题可能注定是要失败的。像老笑话讲的那样,对旅行者提出问题"我怎么到达都柏林"的回答可能是"如果我是你,我不会从这里开始"。因此,我们仍然期待着有一天我们可以解决这个问题,不是从纯粹的神经或精神的起点,而是从一个统一的立场,这将得益于对神经、心理和精神诊疗技术的联合应用并使患者受益。

(张月琪　王　刚　译)

名词注释

MUS:即医学无法解释的症状(medically unexplained physical symptoms,MUS),相对于MES[医学可解释的症状(medically explained physical symptoms,MES)]。患者往往行多种检查而无阳性发现,但确实有难以忍受的痛苦,且多种治疗方法无效,目前认为,MUS 主要与精神、神经系统有关。

参考文献

[1] Sharpe M. Medically unexplained symptoms and syndromes [J]. Clin Med, 2002,2:501-504.

[2] Khan A A, Khan A, Harezlak J, et al. Somatic symptoms in primary care: etiology and outcome [J]. Psychosom, 2003,44:471-478.

[3] Fink P, Sorensen L, Engberg M, et al. Somatization in primary care: prevalence, health care utilization, and general practitioner recognition [J]. Psychosom, 1999,40:330-338.

[4] Hamilton J, Campos R, Creed F. Anxiety, depression and the management of medically unexplained symptoms in medical clinics [J]. J R Coll Physicians Lond, 1996,30:18-20.

[5] Nimnuan C, Hotopf M, Wessely S. Medically unexplained symptoms: an epidemiological study in seven specialities [J]. J Psychosom Res, 2001,51:361-367.

[6] Lowe B, Spitzer RL, Williams J B, et al. Depression, anxiety and somatization in primary care: syndrome overlap and functional impairment [J]. Gen Hosp Psychiatry, 2008,30:191-199.

[7] Kroenke K. Somatization in primary care: it's time for parity [J]. Gen Hosp Psychiatry, 2000,22:141-143.

[8] Stone J, Carson A, Duncan R, et al. Symptoms "unexplained by organic disease" in 1 144 new neurology out-

patients: how often does the diagnosis change at follow-up? [J] Brain, 2009,132: 2878 - 2888.

[9] Carson A J, Ringbauer B, Stone J, et al. Do medically unexplained symptoms matter? A prospective cohort study of 300 new referrals to neurology outpatient clinics [J]. J Neurol Neurosurg Psychiatry, 2000,68: 207 - 210.

[10] Carson A J, Best S, Postma K, et al. The outcome of neurology outpatients with medically unexplained symptoms: a prospective cohort study [J]. J Neurol Neurosurg Psychiatry, 2003,74: 897 - 900.

[11] McKenzie P, Oto M, Russell A, et al. Early outcomes and predictors in 260 patients with psychogenic nonepileptic attacks [J]. Neurol, 2010,74: 64 - 69.

[12] Ibrahim N M, Martino D, van de Warrenburg B P, et al. The prognosis of fixed dystonia: a follow-up study [J]. Parkinsonism Relat Disord, 2009,15: 592 - 597.

[13] Stone J, Sharpe M, Rothwell P M, et al. The 12 year prognosis of unilateral functional weakness and sensory disturbance [J]. J Neurol Neurosurg Psychiatry, 2003,74: 591 - 596.

[14] Reuber M, Pukrop R, Bauer J, et al. Outcome in psychogenic nonepileptic seizures: 1 to 10-year follow-up in 164 patients [J]. Ann Neurol, 2003, 53: 305 - 311.

[15] Carson A J, Stone J, Warlow C, et al. Patients whom neurologists find difficult to help [J]. J Neurol Neurosurg Psychiatry, 2004,75: 1776 - 1778.

[16] Slater E O. Diagnosis of hysteria [J]. BMJ, 1965, i: 1395 - 1399.

[17] Crimlisk H L, Bhatia K, Cope H, et al. Slater revisited: 6 year follow up study of patients with medically unexplained motor symptoms [J]. BMJ, 1998,316: 582 - 586.

[18] Stone J, Smyth R, Carson A, et al. Systematic review of misdiagnosis of conversion symptoms and "hysteria" [J]. BMJ, 2005,331: 989.

[19] Kouyanou K, Pither CE, Wessely S. Iatrogenic factors and chronic pain [J]. Psychosom Med, 1997,59: 597 - 604.

[20] American Psychiatric Association. Diagnostic and Statistical Manual of Diseases [M]. 4th ed. Washington DC: American Psychiatric Press, 1994.

[21] World Health Organization. The ICD - 10 Classification of Mental and Behavioural Disorders [S]. 10th ed. Geneva: World Health Organization, 1992.

[22] Bayer R, Spitzer R L. Neurosis, psychodynamics, and DSM - Ⅲ. A history of the controversy [J]. Arch Gen Psychiatry, 1985,42: 187 - 196.

[23] Sharpe M. Distinguishing malingering from psychiatric disorders [M]// Halligan PW, Bass C, Oakley D A. Malingering and Illness Deception. Oxford: Oxford University Press, 2003,156 - 170.

[24] Sharpe M, Mayou R. Somatoform disorders: a help or hindrance to good patient care? [J] Br J Psych, 2004,184: 465 - 467.

[25] Espay A J, Goldenhar L M, Voon V, et al. Opinions and clinical practices related to diagnosing and managing patients with psychogenic movement disorders: an international survey of Movement Disorder Society members [J]. Mov Disord 2009, 24: 1366 - 1374.

[26] DeGucht V, Fischler B. Somatization: a critical review of conceptual and methodological issues [J]. Psychosom, 2002,43: 1 - 9.

[27] Sharpe M, Carson A J. "Unexplained" somatic symptoms, functional syndromes, and somatization: do we need a paradigm shift? [J] Ann Intern Med, 2001, 134

(9Suppl)：926-930.

[28] Stone J，Wojcik W，Durrance D，et al. What should we say to patients with symptoms unexplained by disease? The "number needed to offend" [J]. BMJ，2002，325：1449-1450.

[29] Stone J，Carson A，Sharpe M. Functional symptoms and signs in neurology：assessment and diagnosis [J]. J Neurol Neurosurg Psychiatry，2005，76 (Suppl 1)：i2-i12.

[30] Stone J，Carson A，Sharpe M. Functional symptoms in neurology：management [J]. J Neurol Neurosurg Psychiatry，2005，76 (Suppl)1：i13-i21.

[31] Kroenke K. Efficacy of treatment for somatoform disorders：a review of randomized controlled trials [J]. Psychosom Med，2007，69：881-888.

[32] Mayou R，Levenson J，Sharpe M. Somatoform disorders in DSM-V [J]. Psychosom Med，2003，44：449-451.

[33] Mayou R，Kirmayer L J，Simon G，et al. Somatoform disorders：time for a new approach in DSM-V [J]. Am J Psychiatry，2005，162：847-855.

[34] Rief W，Isaac M. Are somatoform disorders "mental disorders"? A contribution to the current debate [J]. Curr Opin Psychiatry，2007，20：143-146.

[35] Stone J，LaFrance W C，Levenson J L，et al. Issues for DSM-5：conversion disorder [J]. Am J Psychiatry，2010，167：626-627.

[36] Kanaan R A，Carson A，Wessely S C，et al. What's so special about conversion disorder? A problem and a proposal for diagnostic classification [J]. Br J Psychiatry，2010，196：427-428.

[37] Brown R J，Cardeña E，Nijenhuis E，et al. Should conversion disorder be reclassified as a dissociative disorder in DSM-V？ [J] Psychosom Med，2007，48：369-378.

第11章

心因性非痫性发作

心因性非痫性发作（psychogenic non-epileptic seizures, PNES）是一种时限性、发作性的运动、感觉、行为或意识的改变，呈癫痫样发作，但与癫痫活动无关。尽管临床探索和实验室进展可使 PNES 诊断平台的建立日益清晰，但在医疗实践中，PNES 患者依然是最具挑战性的人群之一。

在美国，约有 1% 的人群被诊断为可能是癫痫的阵挛发作，其中有 5% ～ 20% 是 PNES[1]。通常，从患者起病到确诊平均需要 7 年时间[2]。PNES 的误诊给患者、医疗系统和社会都带来了沉重的负担。在美国医疗系统中，每年由于 PNES 患者被误诊为癫痫而带来的重复检查和治疗估计花费在 1 亿至 9 亿美元间[3]。PNES 患者被采用抗癫痫药治疗，不但无效，还可能会加重病情。患者进行了多项实验室检查，但却没有接受可使其受益的心理治疗。采用 AED 治疗带来不良反应可延误诊断。尤其是对于持续性的 PNES（非痫性发作持续状态），由于侵入性操作导致的医源性并发症，不必要的住院、治疗和检查带来的医疗花费，延误了患者求助精神科治疗的适宜时机并导致了就业问题和残疾[4]。

PNES 诊疗的首要问题是正确的诊断。视频脑电图（EEG）是 PNES 诊断的"金标准"。某些特殊的癫痫类型和颞叶癫痫可具有 PNES 的症状；相反，PNES 的发作性特征也类似癫痫发作。新的诊断学技术可以帮助鉴别见于额叶癫痫而非 PNES 的刻板性症状。此外，对视频 EEG 的仔细观察也会有助于 PNES 诊断的建立。除了总结这些问

题，本章也考察了对 PNES 治疗的临床试验的方法学问题，总结了在进行临床试验中面对兼有神经和精神疾病患者的挑战。最后，必须认识到 PNES 与 PMD 一样是躯体化障碍谱系中的一类，本章对其他分离转换障碍的相关诊断性文献也作了综述。

非痫性发作可以是生理或心理起源的，很难与癫痫发作相区分，两种发作形式都伴有行为、意识、感觉、知觉的改变[5]。最近的研究表明，临床上使用床旁视频脑电图可有效区分两者的特征。正确的诊断可为后续可能的治疗提供指导。

1. 诊断/区分痫性和非痫性发作

PNES 患者的诊断和治疗一直以来困扰着神经科、精神科及急诊科医师。既往史、视频脑电图、发作性症状、神经电生理学检查、患者的临床特征和神经心理学检查可有助于 PNES 的诊断。由于 PNES 可呈现与痫性发作相似的特征，因此区分 PNES 和痫性发作是正确治疗的第一步[6]。为了区分这两种发作，脑电监测是必要的[7]。一项研究总结了 22 例患者，通过视频脑电图捕获癫痫发作，视频脑电图被证明对癫痫的诊断具有较好的一致性信度，对 PNES 的诊断也具有较好的信度[8]。当补充附加信息，包括病史、生理状态和发作状态部分时，一致性信度尤其好[9]。其他辅助技术的使用也可指导 PNES 的诊断[10]。因此，癫痫诊治中心不仅可为约 90% 的患者提供确诊，而且会修正之前错误的癫痫诊断，使 79% 的患者治疗方案发生改变[11]。在监控中心监控患者发作也会帮助

确诊,约占到同时具有 PNES 和癫痫的患者的 10%[12]。在以往的文献中,更多的患者具有复杂的病因,但由于此前区分癫痫和 PNES 的标准不严,这一数据似乎被高估了。一些区分 PNES 和癫痫的发作性症状如表 11.1 所示。[13]

表 11.1 区分心因性非癫痫发作和癫痫发作的症状

症状	PNES	癫痫发作
情境性发作	偶有	少见
渐进性发作	常见	少见
(声光)刺激诱发	偶有	少见
有目的的运动	偶有	极少
角弓反张	偶有	极少
舌尖咬伤	偶有	少见
舌一侧咬伤	少见	常见
延长的发作性失张力	偶有	极少
阵挛期发声	偶有	极少
无意识反应	偶有	极少
发作后迅速恢复定向力	常见	少见
波动性运动症状	常见	极少
非同步肢体运动	常见	少见
节律性骨盆运动	偶有	少见
头左右摆动	常见	少见
发作性哭泣	偶有	极少
发作性口吃	偶有	少见
发作后低语	偶有	无
阵挛期闭口	偶有	极少
发作起始时闭眼	非常常见	少见
痉挛发作>2 min	常见	极少
抗拒睁眼	常见	极少
瞳孔对光反射	常保留	常缺失
无发绀	常见	少见
发作性抓握	少见	可见于额颞叶癫痫
发作后摩擦鼻子	无	可见于颞叶癫痫
发作后打鼾样呼吸	无	常见
自伤	可有(特别是擦伤)	可有(特别是割裂伤)
失禁	可有	可有

来源:Benbadis and LaFrance, 2010[13]。

通过视频 EEG 的数据,研究发现 50/52 (96%)的 PNES 患者发作时闭眼。相比而言,152/156(97%)的癫痫患者在发作起始时睁眼。这一信息也许会帮助临床医师区分 PNES 和癫痫发作,特别是这两种发作在同一患者身上出现时。其他目击者如家庭成员也可以向临床医师报告患者在突然发作时是睁眼还是闭眼[14]。但是,这一发现也受到其他研究者的挑战,他们通过前瞻性研究评估目击者或自我报告的闭眼能否优于视频 EEG 来预测 PNES[15]。在癫痫监控中心,112 例患者符合研究标准,且都有 PNES(43 例,38%)或癫痫(84 例,75%)。研究者记录了闭眼在发作过程中的百分比,而非像以前那样分别记录有无闭眼的次数。自我报告的闭眼比目击者报告可更为准确地预测视频记录的闭眼状况。该研究证实视频记录的闭眼对 PNES 确诊的特异度为 92%,但如前期报道一样其灵敏度只有 64%。

PNES 患者也会表现向地性眼动,即头偏向一侧时,眼球下视[16]。与额叶或颞叶癫痫相比,通常眼睑闭合持续时间更长(20 s),流泪也是 PNES 的又一特征[17]。在 PNES 中可见发作性口吃与小声低语。但是,发作后的摩擦鼻子、咳嗽常见于颞叶癫痫而不是 PNES[18,19]。同样的,嘈杂或鼾症性的呼吸音也见于癫痫发作后而不是 PNES 发作后[20,21]。尽管这有助于区分痉挛性癫痫和痉挛性 PNES,但并不适用于颞叶癫痫[22]。

有报道骨盆抽动常见于额叶癫痫和 PNES[23]。其他与 PNES 相关的发作性症状,包括从一侧至另一侧摆动性动作或杂乱的抽打动作[5]。相反,通常额叶癫痫睡眠时发作,短暂而有发声,出现快速的强直动作[24,25],通常在 PNES 中可见全身颤抖,这些行为有波动,在几分钟内变化,而癫痫则不常见。

发作时身体受伤,过去认为仅见于癫痫患者。但研究表明,超过 50%的 PNES 患者也会在发作时受伤[26]。受伤的特点有助于区分癫痫发作和 PNES。与癫痫的受伤不同,长骨表面如手臂、腿、面颊的皮肤擦伤可见于 PNES[27];咬舌、自伤和失禁常见于癫痫发作,但据报道,也可见于高达 2/3 的 PNES 患者。这些症状比过去认为的特征性要低[28]。

2. 诊断手段

在《DSM-Ⅳ》中,一个普遍性问题就是精神科诊断需排除躯体相关的疾病。尽管大量数据表明,焦虑状态和抑郁与下丘脑-垂体-肾上腺轴改变有关[29,30],但这些发现并不适用于有主要抑郁障碍或创伤后应激障碍个体的诊断。PNES 对于这一标准来说是一个神经精神科的例外,它的确诊需要生理学检查,需要利用血清泌乳素的检查来区分癫痫。

1) 脑电图

PNES 的精确诊断主要建立在视频脑电图神经生理学检查上。在视频脑电图中可以直观观察到患者的发作,同时还有实时脑电图,这样的数据既有神经行为也有脑电节律。通过病史和体格检查,在发作前、发作时、发作后,均无癫痫发作的特定模式,即可指向PNES 的诊断,极少 EEG 阴性的癫痫可用头皮 EEG 检查发现。部分单纯性发作额叶癫痫或颞叶癫痫不会产生发作性癫痫样 EEG 模式。若无视频脑电图,仅凭病史,神经科医师鉴别癫痫发作和 PNES 的准确率仅为 50%[31]。

一项研究介绍了一种新方法,通过同步并列对比视频和脑电图来诊断额叶癫痫。研究发现,分屏同步显示是一种简单有效的方法以呈现和研究癫痫特殊的发作症状[32]。利用这种方法诊断 PNES 也具有价值。研究还发现,在诊断和定位额叶癫痫上,脑磁图(MEG)比 EEG 更有价值[33]。MEG 的研究正尝试发展出一套利用额叶癫痫的部位相关性方法来定位患者发作性癫痫放电的部位。

对于头皮脑电图阴性的患者,难以做出额叶癫痫和非癫痫发作的鉴别诊断,后续可以检测额叶癫痫的棘波,这种棘波未见于 PNES 中。

2) 神经体液检查

最近美国神经病学会治疗和技术评估分委会的一项报告指出,利用发作 30 min 内血清泌乳素的下降有助于鉴别诊断全面强直阵挛发作、部分复杂性发作和 PNES[34]。Trimble 等研究首先证明,全面强直阵挛发作而非 PNES 可升高血清泌乳素水平[35]。分委会的报告汇总了符合纳入标准的 10 项研究数据,这一指标对全面强直阵挛发作诊断灵敏度有 60%,对诊断复杂部分性发作的灵敏度为 46%,对于两者的特异度均为96%,他们发现阳性诊断率为 93%~99%。Cragar 等同样发现,缺乏泌乳素水平升高对PNES 诊断平均灵敏度为 89%[10]。临床上,当患者有全面强直阵挛发作或复杂部分性发作的事件,但怀疑是 PNES,血清泌乳素升高是诊断癫痫的强烈证据。作者总结指出,血清泌乳素升高可能是鉴别全面强直阵挛发作、复杂部分性发作与 PNES 有效的辅助手段。

3) 神经影像

神经影像的结构异常既不能确诊,也不能排除癫痫或 PNES。因为 PNES 可以出现局灶性损伤。PNES 的病例报道也证实一些患者有中枢神经系统的损伤[36]。一项研究表明,10% 的 PNES 患者在 MRI 影像上有结构异常表现[37]。

一次发作时 SPECT 检查阴性并不能提示 PNES 诊断,SPECT 检查结果异常也不意味着癫痫存在。PNES 患者在发作时和发作间期行连续 SPECT 检查发现存在一些单侧灌注异常。当对比发作时和发作间期影像,发现这些异常可固定不变[38]。相反,癫痫患者在功能神经影像上可发现发作时和发作间期有动态的改变。

4）PNES 患者特征：神经心理学检查

大量研究表明，在癫痫和 PNES 患者群体中认知、情绪、人格和精神运动方面存在差异。Cargar 等对诊断 PNES 的辅助检查作了文献综述并报道了不同检查的灵敏度和特异度[10]。他们的总结性研究发现，在神经心理检查上，癫痫和 PNES 患者表现大致相同，但比正常人群差。在某些神经心理检查上，PNES 患者比癫痫患者表现较好。PNES 的学习考试智能、精神运动功能，动机性检查和人格特征检测建议如下。

对于认知检查，癫痫和 PNES 患者在智力、学习和记忆检测上均无明显差异。但得分均低于健康对照人群[39]。在心理运动能力检查上，PNES 患者在运动速度和握紧的力度上比正常人下降[40]。动机性检查表明 PNES 患者在某些方面比癫痫患者得分低，表明患者缺乏必要的心理资源以维持具有挑战性的神经心理测验。一些研究表明，在症状效度检测上，PNES 组和癫痫患者组失败率相当。诈病被认为极少见于非癫痫[41~43]。明尼苏达多项人格测验（Minnesota multiphasic per-sonality inventory，MMPI）被用于评估 PNES 患者已超过 20 年。使用《MMPI‐2》工具的人格测验表明，PNES 患者疑病症、癔症和抑郁评分较高[9,44]。

5）家庭和患者特征

有研究比较癫痫和 PNES 患者的家庭功能表明，更倾向认为 PNES 患者存在家庭功能失调，特别是交流方面。PNES 患者家庭成员认为患者定义自身角色困难[45]。与癫痫患者相比，PNES 患者症状自评量表得分更高[46]。疼痛也常见于 PNES 患者。在癫痫门诊患者中，纤维肌痛或慢性疼痛对于诊断 PNES 有 85% 阳性预测价值[47]。PNES 的出现被认为是一种交流障碍，内在的压力通过躯体化表现出来而不是通过语言表达。

6）患者特征总结

与健康对照相比，癫痫和 PNES 患者在许多神经心理学测试上表现更差。但是，两组患者之间也有一些差异可以可靠地区分癫痫和 PNES。测试中体现的功能受损被认为源于至少 3 个方面：①癫痫和 PNES 患者都会服用 AEDs，从而影响认知；②癫痫和一些 PNES 患者可能存在结构性损伤；③PNES 中情绪因素导致认知功能受损。心理方面，PNES 患者似乎有焦虑、认知和躯体的障碍，难以向家人和他人表达和沟通这种压力[48]。

3. PNES 治疗

在 PNES 诊断的文献中，虽然新的研究不断加入，但在过去数年中有关 PNES 治疗的随机对照试验信息却很少。有两篇文献综述[49,50]和 Cochorane 综述[51]对 PNES 治疗的文献作了系统性的总结，包括对 PNES 的心理治疗试验作了系统性的评估。综述的主要目的是拓展研究领域，使其不再是大量的病例报道、众多的临床试验和极少的小样本随机对照试验（RCT）。从预防的角度，学科间协作可极大地解决已知的可控的药物滥用的风险因素，从而极大地降低 PNES 和其他精神障碍的发生率[50]。

1）治疗：处理病因

如前所述，一旦 PNES 通过视频 EEG 确诊，下一步治疗就涉及引出 PNES 的诊断。当临床医师用一种明确的、非贬义的、积极的方式来诊断患者，这种诊断的呈现便可作为神经诊断和精神心理治疗的桥梁。PNES 诊断后的精神治疗始于充分了解疾病的发展史，评估共病精神疾病、患者的人格和既往处事风格，已有治疗，社会心理环境，明确 PNES 发生、延缓和持续的因素。PNES 只是一个症状而非疾病，特定干预 PNES 的诱因可使部分患者反应良好。了解 PNES 病因可指导针对症状和潜在病因的治疗。Porter 等总结了 PNES 的心理病理学以及情境性/自发性的病理基础[52]，提出的机制认为，PNES 是一种涉及分离性机制的躯体交流形式障碍[53]，而癫痫发作是一种无意识的转换症状,由于非特异因素导致的非语言交流的易化而抑制了思想和情绪的语言表达[54]。

尽管各种文献都提到了 PNES 的异质性[55],但 PNES 主要病因有两个:创伤后病因和发育性病因[56]。出现的异质性可以统归为精神共病、PNES 患者常见的人格障碍症状、创伤史和神经症状。创伤后 PNES 被认为是对急慢性创伤经历所发展出的应对反应,如身体或心理创伤、遭受性虐。发育性 PNES 涉及在个体社会心理发展过程中对重大问题或标志性事件的处理困难。最近一项

研究在评估了 288 例 PNES 患者的可能病因后发现,先前创伤或学习障碍而导致的个体语言表达困难可以很好地预测随后发生发育性 PNES[57]。

一些临床医师或家属会怀疑患者装病。极少数人(<5%)会刻意制造出一些症状,如癫痫发作或运动症状。装病与 PNES 不同之处在于,伪装的癫痫发作是有意识发生的。装病不是一种精神科的诊断,相反,伪装症状常被用于逃避社会服务,逃避监禁,获取利益或得到药物(见图 11.1)[58]。

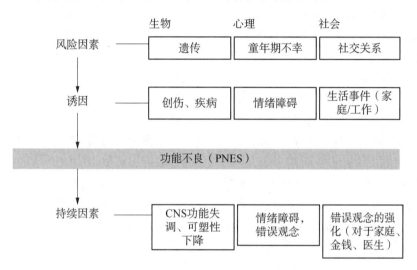

图 11.1 PNES 的成因

2) 临床试验的方法学

至于临床试验,最近一篇方法学文章探讨了 PNES 和其他神经精神疾病如创伤性脑损伤和多发性硬化临床试验中面临的挑战[59]。作者阐述了这一试验的流程和限制条件,以此希望未来 PNES 治疗试验能基于前瞻性的、开放标签的药物可行性试验。作者强调,与通常关注发作次数相比,检测其他结果和症状评分同样重要。在 PNES 治疗的 RCT 试验中,起始全面的神经心理评估和认知、情绪、行为及社会心理症状评估对于监测结果十分重要。

情绪和健康生活品质(HRQOL)评分与 PNES 相关。正如癫痫一样,发作次数、共病

和体质症状都与 PNES 生活质量密切相关[60,61]。Testa 等研究表明,在 PNES 人群中应加强处理生活质量受限的能力[62]。作者强调治疗旨在提高顽固性癫痫发作患者的 HRQOL 评分,同时也应处理慢性心理症状和高度的躯体化症状。

3) 抗癫痫药物的使用

最近一项研究阐述了一个用药问题,即单纯 PNES 患者使用 AEDs 后撤药带来的影响。鉴于大多数 PNES 患者都会使用 AEDs,Oto 等前瞻性评估了 PNES 患者撤除 AEDs 的安全性和效果[63]。排除共病或潜在的癫痫后,符合一系列纳入标准的 78 例 PNES 患者(64 例门诊患者,14 例住院患者)

进行了停药。在 6～12 个月的研究随访期间,入组患者 PNES 发生频率除 8 例有短暂上升,其他均有下降。14 例报告撤药后出现新的躯体症状,但未有严重不良反应事件报道。作者认为,在随访期间,通过适当的诊断学检查和检测,PNES 患者可以很安全地实现撤除 AEDs。

4)可能的药物干预

在 PNES 药物治疗的报道(包括病例报道、期刊综述、专著章节[64])中,静脉使用巴比妥类药物、三环类抗抑郁药、选择性 5-HT 再摄取抑制剂[SSRI]、多巴胺受体激动剂、β 受体阻滞剂、镇痛剂、苯二氮䓬类药物大多缺乏证据,仅有两项前瞻性开放试验和一项双盲设计的 RCT[59,65]。有人提出处理 PNES 要治疗与 PNES 相伴的共病,从而降低发作频率[59]。一项 SSRI 治疗 PNES 共病的焦虑和抑郁的试验支持了治疗共病的必要性。一项随机设计的安慰剂对照试验表明[66],在 38 例 PNES 患者中,SSRI 治疗组 PNES 发作减少 45%,而安慰剂组却增加 38%,但两组直接比较无显著性差异。对于 PNES 治疗的药物需要全面 RCT 试验来评估潜在的效果。

5)心理治疗

在 PNES 病例报道和开放标签试验中,已经使用了许多心理疗法,其中既有个体形式的,也有群体形式的。基于各种模式的疗法,包括精神动力学、人际关系、心理教育、家庭、认知、行为和认知行为学方法[51]。

认知行为疗法(CBT)

CBT 已经被初步证明对 PNES 有疗效。在一些试验中,一些 MUS 可通过 CBT 矫正[67,68]。行为疗法在 20 世纪 60 年代末被报道用于 PNES 病例的治疗,但迄今未有 RCT 试验的 I 级证据[69]。

3 项 CBT 治疗 PNES 的试验已经完成。在 Goldstein 的开放标签试验中,具有分离性癫痫发作(PNES)患者通过 12 疗程的 CBT 干预[70],然后 RCT 试验随访[71]。基于躯体形式障碍和癫痫发作的数据,LaFrance 提出一种认知行为模式,该假说认为,明确患者认知障碍和环境诱因可降低 PNES 发作[58]。首先,恐惧回避模型将诱因、认知和症状联系在了一起,然后使患者打破这一循环。在一项开放标签前瞻性 CBT 治疗 PNES 试验中,这一模型已被验证。试验中,采用 CBT 治疗癫痫工作手册的修订版,即《CBT 治疗 PNES 指南》对 21 例患者进行治疗[72,73]。根据指南治疗 12 个疗程后[74],主要关注对癫痫发作的控制,也包括健康交流方式训练、进行功能性行为分析,以及寻找内在和外在诱因。PNES 治疗涉及处理情绪-认知-环境的联系、自动思维、躯体的错误反应和目标事件。

干预的可行性:建立在 CBT 治疗 PNES 的开放标签试验

试验中招募了 21 例患者,17 例(81%)完成了每周一次连续超过 3 个月的 CBT 治疗[75]。其中,11 例报告在完成最终的 CBT 治疗后无癫痫再发。PNES 发作频率从招募时每周 4 次下降到治疗后每周 0 次。到最后疗程时,抑郁,焦虑,躯体化症状,生活质量量表的平均得分都比基线水平有所改善($P<$ 0.05)。因此,CBT 治疗 PNES 可以降低发作次数,改善精神症状,社会心理功能和生活质量[75]。尽管安慰剂效应在任何试验都可能存在,但是该研究中有平行的药物 RCT 设计,因此安慰剂效应不太可能是疗效改善的原因[66]。在药物 RCT 试验中,安慰剂组无发作次数改善,其他结果也无改善。研究表明,CBT 治疗 PNES 可以特异地改善认知扭曲,促进 PNES 和共病的行为改变。最近,Goldstein 等主持的独立 RCT 研究对比了 CBT 和在癫痫监控中心对 PNES 的标准化治疗[71],得到了与前期试验及我们的开放试验相似的结果[70,75]。

基于 PNES 治疗心因性运动障碍的治疗模式

像 PNES 一样,关于 PMD 治疗的随机对照试验数据也很有限。尽管患者教育在治疗中很重要,但有关 CBT 治疗 PMD 疗效的数据很少[76]。少量病例报道和临床试验研究也非 CBT。与 PNES 类似,PMD 治疗的开放标签试验混合了精神动力学疗法[77]或 5 - HT 再摄取抑制剂药物的使用[78]。

认知行为疗法应用

检索的文献表明,一篇病例报道使用了 CBT 治疗 PMD[79]。

> **病例导读 3**:C 女士,22 岁,被诊断为心因性肌张力障碍,病史 5 年。在就医时,表现出严重的肌张力障碍姿势:包括腹部、肘部固定性屈曲;近端趾节和脚踝跖屈;头前倾并偏向一侧,面部表情肌的交替收缩。肌力正常,无强直,反射正常。患者符合 Fahn 与 Williams 诊断标准中可能 PMD 的诊断[80]。在她就诊后,针对 PMD 进行了 12 周(每周一次)的 CBT 治疗。在 4 周时,其腹部和手臂肌张力障碍达到完全缓解。她的面部肌肉运动间断持续出现,但到 12 周这一症状也消失了。她已经摆脱了药物治疗并重新回到了工作中。

CBT 治疗 PMD 的模式是从前述的 CBT 治疗 PNES 手册中修正而来的。在 PMD 的 CBT 疗法中用视频检测运动发作。在治疗中,标准的治疗关注对运动的控制,并遵循 PNES 的治疗原则。随着慢性症状完全缓解,CBT 治疗 PMD 的其他获益还包括停止所有药物治疗,回归工作和避免不必要的评估。

4. 理解转换障碍和神经影像及神经生理的关系

在其他转换障碍中,神经生理学的进展有助于进一步了解 PNES。如 Voon 等用 fMRI 研究了应对情感刺激的杏仁核活动,并探究了转换障碍与情感的关系[81]。作者研究了 16 例 PMD 型转换障碍患者和 16 例年龄、性别匹配的健康志愿者。他们针对受试者使用一系列设计好的突然的表情刺激,如害怕、高兴和中性表情,并对比它们的效果。研究发现,处于情绪唤起状态时,影响运动准备的边缘区功能活跃,可能是导致运动转换症状的病理生理机制。功能神经影像学进一步表明,纹状体-下丘脑-皮质环路控制的感觉运动功能也会对 PNES 的神经联系带来新的思考。在本书中其他章节更详细的影像学内容有述及。

其他相关神经生理学的最近研究包括比较抑郁患者和转换障碍患者血清脑源性神经营养因子(BDNF)水平。正常健康人群血清 BDNF 水平显著高于抑郁障碍和转换障碍患者群体($P = 0.008$)[82]。转换障碍患者的水平与抑郁患者无显著差异。BNDF 是否在抑郁和转换障碍中发挥相似的病理生理作用依然未知。我们实验室研究了癫痫、PNES 和健康者血 BNDF 水平,发现癫痫组和 PNES 组与健康对照相比均有较低的 BNDF 水平,但 BDNF 无法鉴别癫痫和 PNES[83]。

还有一些研究探讨了转换障碍可能的神经生物学机制,这一领域尚需要更多的研究。正如转换障碍的其他生理学研究一样,下丘脑-垂体-肾上腺轴研究强调[30],在分离障碍中可见特定模式的下丘脑-垂体-肾上腺轴失调,因此强调了某些神经病理改变中深入研究应激-反应系统的重要性。

5. 总结

PNES 仅从病史很难诊断,临床体征、患者人格特质、神经心理学检查加上视频 EEG 均有助于疾病的确诊。治疗的第一步始于神经科医师,同时他(她)需要将视频 EEG 检查结果与其他临床医师共享。神经科医师、精神科医师、心理科医师必须同心协力才能对这一疾病进行有效的治疗。目前仍需要

RCT 试验证明什么样治疗对 PNES 有效。跨学科研究和讨论，以及资助神经病学和精神病学的研究机构并促进相互协作将有助于推动该领域发展，从而解决这一难治性疾病。了解 PMD 和 PNES 的相似性和差异性有助于对这些患者做出更有效的治疗。

（胡勇博　王　刚　译）

名词注释

明尼苏达多项人格测验（Minnesota multiphasic per-sonality inventory，MMPI）：是由明尼苏达大学教授 S. R. Hathaway(哈瑟韦)和 J. C. Mckinley(麦金力)于 20 世纪 40 年代制订，是迄今最常用的一种纸-笔式人格测验。该问卷的制定方法是分别对正常人和精神病人进行预测，以确定在哪些条目上不同人有显著不同的反应模式，因此该测验最常用于鉴别精神疾病。MMPI 于 20 世纪 80 年代被引进中国,中国科学院心理研究所组织了标准化修订工作,经过几十年的发展和修正完善,MMPI 在中国得到了广泛运用。该测验适用于年满 16 岁,具有小学以上文化水平,且无明显生理缺陷的人群。

参考文献

［1］ Gates J R, Luciano D, Devinsky O. The classification and treatment of nonepileptic events［M］// Devinsky O, Theodore W H. Epilepsy and Behavior. New York: Wiley-Liss, 1991, 251 - 263.

［2］ Reuber M, Fernandez G, Bauer J, et al. Diagnostic delay in psychogenic nonepileptic seizures［J］. Neurology, 2002, 58: 493 - 495.

［3］ Martin R C, Gilliam F G, Kilgore M, et al. Improved health care resource utilization following video-EEG-confirmed diagnosis of nonepileptic psychogenic seizures ［J］. Seizure, 1998, 7: 385 - 390.

［4］ LaFrance W C, Jr, Benbadis S R. Avoiding the costs of unrecognized psychological nonepileptic seizures［J］. Neurology, 2006, 66: 1620 - 1621.

［5］ Gates J R, Ramani V, Whalen S, et al. Ictal characteristics of pseudoseizures［J］. Arch Neurol, 1985, 42: 1183 - 1187.

［6］ LaFrance W C Jr., Devinsky O. Treatment of nonepileptic seizures［J］. Epilepsy Behav, 2002, 3 (Suppl 1): S19 - S23.

［7］ Alsaadi T M, Thieman C, Shatzel A, et al. Video-EEG telemetry can be a crucial tool for neurologists experienced in epilepsy when diagnosing seizure disorders［J］. Seizure, 2004, 13: 32 - 34.

［8］ Benbadis S R, LaFrance W C Jr., Papandonatos G D, et al. Interrater reliability of EEG-video monitoring ［J］. Neurology, 2009, 73: 843 - 846.

［9］ Syed Tu, LaFrance W C Jr., Kahriman E S, et al. Can semiology predict psychogenic nonepileptic seizures? A propective study［J］. Ann Neurol, 2011, 69: 997 - 1004.

［10］ Cragar D E, Berry D T, Fakhoury T A, et al. A review of diagnostic techniques in the differential diagnosis of epileptic and nonepileptic seizures ［J］. Neuropsychol Rev, 2002, 12: 31 - 64.

［11］ Smolowitz J L, Hopkins S C, Perrine T, et al. Diagnostic utility of an epilepsy monitoring unit ［J］. Am J Med Qual, 2007, 22: 117 - 122.

［12］ Benbadis S R, Agrawal V, Tatum IV WO. How many patients with psychogenic nonepileptic seizures also have epilepsy? ［J］ Neurology, 2001, 57: 915 - 917.

［13］ Benbadis S R, LaFrance Jr. W C. Clinical features and the role of video-EEG monitoring［M］// Schachter S C, LaFrance Jr. W C. Gates and Rowan's Nonepileptic Seizures 3rd ed. Cambridge, UK: Cambridge University Press, 2010: 38 - 50.

［14］ Chung S S, Gerber P, Kirlin K A. Ictal eye closure is a reliable indicator for psychogenic nonepileptic seizures ［J］. Neurology, 2006, 66: 1730 - 1731.

［15］ Syed T U, Arozullah A M, Suciu G P, et al. Do observer and self-reports of ictal eye closure predict psychogenic nonepileptic seizures? [J] Epilepsia, 2008,49: 898 - 904.

[16] Henry J A, Woodruff GHA. A diagnostic sign in states of apparent unconsciousness [J]. Lancet, 1978, ii: 920 - 921.

[17] Donati F, Kollar M, Pihan H, et al. Eyelids position: during epileptic versus psychogenic seizures [J]. J Neurol Sci, 2005,238 (Suppl 1): S82 - S83.

[18] Flügel D, Bauer J, Kaseborn U, et al. Closed eyes during a seizure indicate psychogenic etiology: a study with suggestive seizure provocation [J]. Journal of Epilepsy, 1996,9: 165 - 169.

[19] Bergen D, Ristanovic R. Weeping as a common element of pseudoseizures [J]. Arch Neurol, 1993,50: 1059 - 1060.

[20] Vossler D G, Haltiner A M, Schepp S K, et al. Ictal stuttering: a sign suggestive of psychogenic nonepileptic seizures [J]. Neurology, 2004,63: 516 - 519.

[21] Chabolla D R, Shih J J. Postictal behaviors associated with psychogenic nonepileptic seizures [J]. Epilepsy Behav, 2006, 9: 307 - 311.

[22] Wennberg R. Postictal coughing and nose rubbing coexist in temporal lobe epilepsy [J]. Neurology, 2001,56: 133 - 134.

[23] Sen A, Scott C, Sisodiya S M. Stertorous breathing is a reliably identified sign that helps in the differentiation of epileptic from psychogenic non-epileptic convulsions: an audit [J]. Epilepsy Res, 2007,77: 62 - 64.

[24] Kanner A M, Morris H H, Luders H, et al. Supplementary motor seizures mimicking pseudoseizures: some clinical differences [J]. Neurology, 1990,40: 1404 - 1407.

[25] Jobst B C, Williamson P D. Frontal lobe seizures [J]. Psychiatr Clin North Am, 2005,28: 635 - 651.

[26] Reuber M, Pukrop R, Bauer J, et al. Outcome in psychogenic nonepileptic seizures: 1 to 10-year follow-up in 164 patients [J]. Ann

Neurol, 2003,53: 305 - 311.

[27] Trimble M R. Non-epileptic seizures [M]// Halligan P W, Bass C M, Marshall J C. Contemporary Approaches to the Study of Hysteria: Clinical and Theoretical Perspectives. Oxford: Oxford University Press, 2001,143 - 154.

[28] de Timary P, Fouchet P, Sylin M, et al. Non-epileptic seizures: delayed diagnosis in patients presenting with electroencephalographic (EEG) or clinical signs of epileptic seizures [J]. Seizure, 2002,11: 193 - 197.

[29] Kunugi H, Ida I, Owashi T, et al. Assessment of the dexamethasone/CRH test as a state-dependent marker for hypothalamic-pituitary-adrenal (HPA) axis abnormalities in major depressive episode: a multicenter study [J]. Neuropsychopharmacology, 2006, 31: 212 - 220.

[30] Simeon D, Knutelska M, Yehuda R, et al. Hypothalamic-pituitary-adrenal axis function in dissociative disorders, post-traumatic stress disorder, and healthy volunteers [J]. Biol Psychiatry, 2007,61: 966 - 973.

[31] Deacon C, Wiebe S, Blume W T, et al. Seizure identification by clinical description in temporal lobe epilepsy: How accurate are we? [J] Neurology, 2003,61: 1686 - 1689.

[32] Tinuper P, Grassi C, Bisulli F, et al. Split-screen synchronized display. A useful video-EEG technique for studying paroxysmal phenomena [J]. Epileptic Disord, 2004,6: 27 - 30.

[33] Ossenblok P, de Munck J C, Colon A, et al. Magnetoencephalography is more successful for screening and localizing frontal lobe epilepsy than electroencephalography [J]. Epilepsia, 2007,48: 2139 - 2149.

[34] Chen D K, So Y T, Fisher R S. Use of serum prolactin in diagnosing epileptic seizures: report of the Therapeutics and Technology Assessment Subcommittee of

the American Academy of Neurology [J].
Neurology，2005，65：668－675.

[35] Trimble M R. Serum prolactin in epilepsy
and hysteria [J]. BMJ，1978，ii：1682.

[36] Lowe M R，De Toledo J C，Rabinstein A
A，et al. Correspondence：MRI evidence
of mesial temporal sclerosis in patients with
psychogenic nonepileptic seizures ［J］.
Neurology，2001，56：821－823.

[37] Reuber M，Fernandez G，Helmstaedter C，
et al. Evidence of brain abnormality in
patients with psychogenic nonepileptic
seizures [J]. Epilepsy Behav，2002，3：
249－254.

[38] Ettinger A B，Coyle P K，Jandorf L，et al.
Postictal SPECT in epileptic versus
nonepileptic seizures ［J］. J Epilepsy，
1998，11：67－73.

[39] Binder L M，Kindermann S S，Heaton R
K，et al. Neuropsychologic impairment in
patients with nonepileptic seizures ［J］.
Arch Clin Neuropsychol，1998，13：
513－522.

[40] Kalogjera-Sackellares D，Sackellares J C.
Impaired motor function in patients with
psychogenic pseudoseizures [J]. Epilepsia，
2001，42：1600－1606.

[41] Binder L M，Salinsky M C，Smith SP.
Psychological correlates of psychogenic
seizures ［J］. J Clin Exp Neuropsychol，
1994，16：524－530.

[42] Drane D L，Williamson D J，Stroup E S，
et al. Cognitive impairment is not equal in
patients with epileptic and psychogenic
nonepileptic seizures [J]. Epilepsia，2006，
47：1879－1886.

[43] Cragar D E，Berry D T，Fakhoury T A，et
al. Performance of patients with epilepsy
or psychogenic non-epileptic seizures on
four measures of effort ［J］. Clin
Neuropsychol，2006，20：552－566.

[44] Schramke C J，Valeri A，Valeriano J P，et
al. Using the Minnesota Multiphasic
Inventory 2，EEGs，and clinical data to
predict nonepileptic events [J]. Epilepsy
Behav，2007，11：343－346.

[45] Krawetz P，Fleisher W，Pillay N，et al.
Family functioning in subjects with
pseudoseizures and epilepsy ［J］. J Nerv
Ment Dis，2001，189：38－43.

[46] van Merode T，Twellaar M，Kotsopoulos I
A，et al. Psychological characteristics of
patients with newly developed psychogenic
seizures ［J］. J Neurol Neurosurg
Psychiatry，2004，75：1175－1177.

[47] Benbadis S R. A spell in the epilepsy clinic
and a history of "chronic pain" or
"fibromyalgia" independently predict a
diagnosis of psychogenic seizures ［J］.
Epilepsy Behav，2005，6：264－265.

[48] Swanson S J，Springer J A，Benbadis S R，et
al. Cognitive and psychological functioning in
patients with non-epileptic seizures ［M］//
Gates J R，Rowan A J. Non-Epileptic
Seizures，2nd ed. Boston，MA：Butterworth-
Heinemann，2000：123－137.

[49] LaFrance W C Jr.，Devinsky O. The
treatment of nonepileptic seizures：historical
perspectives and future directions ［J］.
Epilepsia，2004，45（Suppl 2）：15－21.

[50] LaFrance W C Jr.，Barry J J. Update on
treatments of psychological nonepileptic
seizures ［J］. Epilepsy Behav，2005，7：
364－374.

[51] Baker G A，Brooks J L，Goodfellow L，et
al. Treatments for non-epileptic disorder
［J］. Cochrane Database Syst Rev，2007，
（1）：CD006370.

[52] Porter R J. Diagnosis of psychogenic and
other nonepileptic seizures in adults. In
Devinsky O，Th eodore WH，eds. Epilepsy
and Behavior［M］. New York：Wiley-Liss，
1991，237－249.

[53] Bowman E S，Coons P M. The differential
diagnosis of epilepsy，pseudoseizures，
dissociative identity disorder，and

dissociative disorder not otherwise specified [J]. Bull Menninger Clin, 2000, 64: 164-180.

[54] Ford C V, Folks D G. Conversion disorders: an overview [J]. Psychosomatics, 1985, 26: 371-374, 380-383.

[55] Baslet G, Roiko A, Prensky E. Heterogeneity in psychogenic nonepileptic seizures: understanding the role of psychiatric and neurological factors [J]. Epilepsy Behav, 2010, 17: 236-241.

[56] Kalogjera-Sackellares D. Psychological disturbances in patients with pseudoseizures [M]// Sackellares J C, Berent S. Psychological Disturbances in Epilepsy. Oxford: Butterworth-Heinemann, 1996: 191-217.

[57] Duncan R, Oto M. Predictors of antecedent factors in psychogenic nonepileptic attacks: Multivariate analysis [J]. Neurology, 2008, 71: 1000-1005.

[58] LaFrance Jr. W C, Bjørnæs H. Designing treatment plans based on etiology of psychogenic nonepileptic seizures [M]// Schachter S C, LaFrance Jr. W C·Gates and Rowan's Nonepileptic Seizures, 3rd ed. Cambridge, UK: Cambridge University Press, 2010: 266-280.

[59] LaFrance W C Jr., Blum A S, Miller I W, et al. Methodological issues in conducting treatment trials for psychological nonepileptic seizures [J]. J Neuropsychiatry Clin Neurosci, 2007, 19: 391-398.

[60] LaFrance W C Jr., Syc S. Depression and symptoms affect quality of life in psychogenic nonepileptic seizures [J]. Neurology, 2009, 73: 366-371.

[61] Gilliam F. Optimizing health outcomes in active epilepsy [J]. Neurology, 2002, 58 (Suppl 5): S9-S20.

[62] Testa S M, Schefft B K, Szaflarski J P, et al. Mood, personality, and health-related quality of life in epileptic and psychogenic seizure disorders [J]. Epilepsia, 2007, 48: 973-982.

[63] Oto M, Espie C, Pelosi A, et al. The safety of antiepileptic drug withdrawal in patients with non-epileptic seizures [J]. J Neurol Neurosurg Psychiatry, 2005, 76: 1682-1685.

[64] LaFrance W C Jr., Blumer D. Pharmacological treatments for psychogenic nonepileptic seizures [M]// Schachter S C, LaFrance W C Jr. Gates and Rowan's Nonepileptic Seizures, 3rd ed. Cambridge, UK: Cambridge University Press, 2010: 307-316.

[65] Ataoglu A, Ozcetin A, Icmeli C, et al. Paradoxical therapy in conversion reaction [J]. J Korean Med Sci, 2003, 18: 581-584.

[66] LaFrance W C Jr., Keitner G I, Papandonatos G D, et al. Pilot pharmacologic randomized trial for psychogenic nonepileptic seizures [J]. Neurology, 2010, 75: 1166-1173.

[67] Kroenke K, Swindle R. Cognitive-behavioral therapy for somatization and symptom syndromes: a critical review of controlled clinical trials [J]. Psychother Psychosom, 2000, 69: 205-215.

[68] Sumathipala A, Hewege S, Hanwella R, et al. Randomized controlled trial of cognitive behavior therapy for repeated consultations for medically unexplained complaints: a feasibility study in Sri Lanka [J]. Psychol Med, 2000, 30: 747-757.

[69] Gardner J E. Behavior therapy treatment approach to a psychogenic seizure case [J]. J Consult Psychol, 1967, 31: 209-212.

[70] Goldstein L H, Deale AC, Mitchell-O' Malley SJ, et al. An evaluation of cognitive behavioral therapy as a treatment for dissociative seizures: a pilot study [J]. Cogn Behav Neurol, 2004, 17: 41-49.

[71] Goldstein L H, Chalder T, Chigwedere C, et al. Cognitive-behavioral therapy for psychogenic nonepileptic seizures: a pilot RCT [J]. Neurology, 2010, 74:

1986 - 1994.

[72] Reiter J, Andrews D, Janis C. Taking Control of Your Epilepsy. A Workbook for Patients and Professionals [J]. Santa Rosa, CA: The Basics, 1987.

[73] Reiter J M, Andrews D J. A neurobehavioral approach for treatment of complex partial epilepsy: efficacy [J]. Seizure, 2000, 9: 198 - 203.

[74] LaFrance W C Jr. CBT NES Treatment Manual [M]. Providence, RI: Brown Medical School, 2005.

[75] LaFrance W C Jr., Miller I W, Ryan C E, et al. Cognitive behavioral therapy for psychogenic nonepileptic seizures [J]. Epilepsy Behav, 2009, 14: 591 - 596.

[76] Espay A J, Goldenhar L M, Voon V, et al. Opinions and clinical practices related to diagnosing and managing patients with psychogenic movement disorders: an international survey of Movement Disorder Society members [J]. Mov Disord, 2009, 24: 1366 - 1374.

[77] Hinson V K, Weinstein S, Bernard B, et al. Single-blind clinical trial of psychotherapy for treatment of psychogenic movement disorders

[J]. Parkinsonism Relat Disord, 2006, 12: 177 - 180.

[78] Voon V, Lang A E. Antidepressant treatment outcomes of psychogenic movement disorder [J]. J Clin Psychiatry, 2005, 66: 1529 - 1534.

[79] LaFrance W C Jr., Friedman J H. Cognitive behavioral therapy for psychogenic movement disorder [J]. Mov Disord, 2009, 24: 1856 - 1857.

[80] Fahn S, Williams P J. Psychogenic dystonia [J]. Adv Neurol, 1988, 50: 431 - 455.

[81] Voon V, Brezing C, Gallea C, et al. Emotional stimuli and motor conversion disorder [J]. Brain, 2010, 133: 1526 - 1536.

[82] Deveci A, Aydemir O, Taskin O, et al. Serum brain-derived neurotrophic factor levels in conversion disorder: Comparative study with depression [J]. Psychiatry Clin Neurosci, 2007, 61: 571 - 573.

[83] LaFrance Jr W C, Leaver K E, Stopa E, et al. Decreased serum brain-derived neurotrophic factor in patients with epileptic and nonepileptic seizures [J]. Neurology, 2010, 75: 1285 - 1291.

第12章

疑病症及其与躯体化的关系

躯体化症状是一种显著的、不具有排他性的、呈现多种精神疾病特征的心理障碍。精神科的患者,特别是焦虑和抑郁症患者,常常关注躯体的不适,却没有意识到或用语言表达他们情绪和情感的压力。"躯体化(somatization)"一词最初是指患者选择性关注其躯体不适而忽视其情绪的不安。精神障碍被认为是由于躯体不适导致的,这一论证源于当躯体症状缓解会带来精神障碍的成功治愈。

随着时间的推移,当精神障碍不能作为躯体症状的原因时,躯体化一词泛指出现MUS的患者。除了精神障碍如生活应激事件、人格特质、习惯性行为模式等,现有医学常识不能解释其症状的来源,因此躯体化一词用以指不能用明确的医学疾病解释的躯体症状;认为患者患有基础疾病从而促使其寻求就医。

如上所述,许多MUS并非由精神疾病导致的。在日常生活中,健康人经常会出现一些短暂的自限性良性症状,如背痛、头昏、耳鸣、肌束震颤和眩晕等,已经成为生活经历特定的一部分。无严重医学后果症状的出现和消退几乎见于每个普通人。人群调查表明,在无严重疾病和精神障碍的个体身上经常出现令人不适的症状:80%～90%的个体至少每1～3周就会出现某一项症状[1],仅有极少部分人没有任何不适主诉[2,3];14%～15%的成人主诉头痛[1,4],19%～39%表现为疲乏[5,6],32%～50%背痛[1,7],5%～23%头晕[1]。最重要的是,我们发现,这些症状大多数常在1个月内自发缓解[8]。

这些症状构成了不适感的特定储备,虽然偶尔会促使我们去看医生,但并不会导致我们必然这样做。这些症状可以从不同角度理解。一些MUS作为一种非语言人际交流方式,可以被概念化,作为实际上躯体的表意动作。这些躯体化患者渴望寻求他人的认识和承认,他们处在压力和不安之中,从而希望寻求特殊的关注、支持和关心。在一些案例中,持续一生的MUS可以概念化为一种稳定的人格特质。这与其他持久的人格特质有关(包括述情障碍[9,10]、负性情绪[11~13]和严重的人格障碍[14,15])。躯体化也可以被理解成一种疾病形式和装病的行为,不是个体真有病,而是表现出有病[16~19]。从这个角度看,躯体化患者最突出的特点是适应不良,对医疗的无效利用,无尽的抱怨,活动受限,反复求医,过度寻求解决自身状况。

MUS表现也受社会文化影响。文化准则和价值观鼓励某些形式的压力表达,也会不鼓励一些其他形式的表达。这些文化影响力形成产生躯体症状的经历和表达方式,从而影响其确认、解释、描述和报告[20~22]。对于躯体化症状的神经机制,研究才刚开始,且单一病理机制不太可能解释多种症状和疾病。此前的研究已经证明,中枢神经内活化的炎症因子过度反应,中枢和外周5-HT能系统失调和下丘脑-垂体-肾上腺轴失调与躯体化症状密切相关[11,23]。脑功能影像研究表明,对传入躯体和内脏刺激的调节和中枢对这些刺激的处理主要在皮质和皮质下水平。前期研究发现,在躯体障碍患者中可能存在尾状核、壳核、中央前区激活不足[24,25],而在分离障碍中存在前额叶[26]、丘脑和基底核[27]的激活不足。

在绝大多数有 MUS 的人群中,并不存在特定的精神障碍。只有当躯体症状变得严重、剧烈、长期持续、极度行动受限时,他们才可能出现精神障碍。其中大多数是情感障碍、焦虑障碍或躯体化障碍。《DSM-Ⅳ》中是这样描述躯体化障碍:"躯体化障碍最常见的特征是出现躯体症状,存在躯体疾病但又不能完全被医学所认知的疾病所解释[28]"。换句话说,躯体障碍的患者似乎存在医学上的疾病,但进一步深入检查后,他们的症状似乎被认为是精神病性的现象。

1. 疑病症

疑病症是躯体化障碍的一种形式,其特征是患者把良性躯体症状归因于严重疾病,故坚信自己患有医学常识不能诊断的疾病。因此,疑病症患者既有令其困扰的躯体症状,也有对症状原因的认知偏颇,还有对其影响的焦虑。因此,疑病症的主要特征是与现有病理不符的体征,坚信自己患有不能被诊断的疾病,产生健康相关的焦虑,对疾病的恐惧,以及显著的疾病角色行为。这些行为通常包括反复自我检查,反复过度求医,大量的搜索症状的信息(主要在网上),过度使用医疗资源,但并不满足。

《DSM-Ⅳ》对疑病症的定义如下:

① 由于患者对躯体症状的错误认知,而预先产生自己罹患严重疾病的观念和恐惧心理。

② 尽管经过适当的医学评估和确诊后,先占观念仍然持续存在。

③ 对标准 A 的坚信虽未达到妄想的程度,但其想法不限于关注某个表象。

④ 临床上,先占观念带来了严重的不安,造成社交、工作或其他功能受损。

⑤ 症状持续至少 6 个月。

⑥ 先占观念不能用全面焦虑障碍、强迫症、惊恐障碍、抑郁发作、分离性焦虑或其他躯体障碍所解释。

在非卧床患者中,该病发生率为 4%~6%[29],在社区中,据报道发病率为 0.5%~4%[30~33]。很少有报道疑病症先证者的家族史。Noye 等的一项研究表明[34],疑病症先证者一级亲属发病率没有升高,但焦虑症的发病率增加,但趋势上无显著差异。疑病症发生的风险因素包括幼年逆境(如被忽视对待和虐待)[35],幼年自身或近亲罹患慢性疾病以及过度呵护的养育方式[36]。该病男女发生率类似。尽管疑病症自然史有很多未知,但常发生于成年早期或中期,呈慢性、缓解-复发病程,发病年龄中位数在 20~30 岁[37~39]。发作形式既可以是短暂的,也可以是慢性持续的。在一项纵向的自然史研究中,2/3 患者用《DSM-Ⅳ》诊断疑病症后,5 年依然符合标准[40],而另一项研究中,2/3 患者只在一年后符合诊断标准[41]。

2. 理解疑病症概念模式

已有多种疑病症的病理生理机制,但它们并不是相互排斥的,在患者中也都或多或少有所体现。它们也可能在其他形式的躯体化障碍中起着广泛的作用。认知-知觉模型认为,疑病症是躯体症状的放大,导致自我感知和自我确认的障碍。这一临床症状的产生是由于患者开始怀疑原先令其困扰的身体良性症状不再是良性而是一种严重的疾病症状。多种因素均可诱发这种错误的归因,包括身体健康的现实威胁、精神疾病如惊恐障碍和抑郁发作、生活应激事件。因此,一个短暂的自限性疾病(如耳鸣、腹泻),正常生理症状(如体位性眩晕、一次异常心动过速),或情绪唤起,或社会心理压力的躯体症状,现在常被错误理解成严重疾病的征兆。这种确信自己患有重病的错误观念通过各种机制维系并放大。首先,会引起过度的检查和对症状过分关注,反而让自己变得不安,深受困扰。如当把头疼归因于脑瘤而不是眼睛疲劳时,这种症状便更加严重了。其次,机体产生过度警觉的状态,结果以前存在的微小的身体不适现在又被当成了可能疾病的新证据。如一旦患者怀疑自己有贫血,那么爬一段楼梯后的呼吸急促便确认了他的诊断印象。在过去,同样的气促可能根本没被注意到,或只是当成平常事而归因于缺乏运动、睡眠不足、饮食不均、年老或日常生活的劳累。第三,排除自己患病的信息和感觉可通过验证偏见的程序被最终忽视和摒弃。一个因在有毒建筑中工作而怀疑自己患病的疑病症患者,刚开始进入该建筑后,只有当鼻子呼吸不通畅时,才会提醒自己,而当鼻子通畅时就不会提醒自己。最后,逐渐怀疑自己有病增加了警觉和焦虑,而焦虑又会产生一系列自主神经症状。这些加剧的新症状只会让疑病症者确信其疾病在发展,而且恐惧有了最确实的证据。最终的结果是,逐渐加剧的躯体不安确证了其自身有病的错误观念,由此构成了疑病症患者感觉和认知的恶性循环。

从人际关系的角度,疑病症被认为是一种非语言的人际交流方式。这一模式也广泛适用于其他形式的躯体化障碍。需要指出的是,躯体症状可以被当作身体的表意动作,或一种尝试与别人交流的非语言形式。疑病症患者希望从周围人中寻求特别的关心、呵护和支持。疑病症患者寻求别人认可他处于不安、遭受痛苦,希望以此获得平常不能得到的关注、照料和帮助。因此,疾病行为被用作解决应激环境、寻求他人支持和关注的手段。由于患者发现自己面临无法超越的挑战、困难和责任,必然会寻求他人"暂停"自己的工作而施以援手,他们有必要寻求别人的"暂停"。这不是装病,疑病症患者确实体验到了他们所描述的症状,没有撒谎或装病。只是这一行为模式被不经意地学会了,即疾病免除了一个人面对无法解决的困难,允许一个人逃避平常必须面对的义务和责任。

疑病症也被一种非常规的方式定义,即将其作为一个心理过程。这是基于这样一种理念:躯体的痛苦可具有无意识的意义,提供无意识的满足。已经有 3 种具体的模式被提出,以解释这种依赖性的需求、愤怒和不被满足的自我价值。童年经验告诉我们,痛苦会带来关爱:生病的孩子会获得特殊的关怀、感情投入、帮助和特权。因此,在成年期,当感受特别凄凉、无人照顾、符合这种概念模型时,成人会通过疑病而无意识地尝试发展出躯体症状以引起他人特殊的关怀。其次,必须强调的是,这个过程完全是无意识的,个体没有掩饰、说谎或装病。愤怒和怨恨也被认为是疑病症的无意识来源。根据这一模型,疑病症患者将儿童期的不满迁怒于成年期的他人。患者对其幼时照料者感到不满,因为他们感到自己的成长是失败的;成年后的他(她)可对现实中的照料者表达莫名的不满和愤怒。

疑病患者会生动地描绘他们的痛苦和迫切地请求帮助,但当一种治疗方式效果不佳或出现不良反应时,他们的症状会加剧,或出现新的症状取代之前的症状。并且随着临床医师试图安抚和减轻患者痛苦的尝试增加,症状反而会加重。因此,临床医师会感到沮丧、无能为力,并严重受挫。其他精神动力学研究者认为,疑病症是一种对抗难以忍受的低自尊和深刻的无价值感的防御方式。他们认为,感觉自己的身体从根本上有病,而不是作为个体感觉到自己身上有什么不适。疑病症患者因此认为他(她)是孤独的,因为他(她)病得很重,在他们身边没有乐趣,或他(她)的工作不顺利,是因患病所致,而不是因为缺乏能力。

3. 疑病症在躯体化的大背景下

疑病症位于两个极端的中间。一个极端是患者自感身体不适,但却不关心或不担忧不安的意义、重要性和原因;另一个极端是患者抱有对疾病的恐惧和疾病的信念,不伴有任何躯体症状。前者是由躯体化障碍和患者的特发性疼痛导致他们主要关注的是躯体痛苦本身,他们寻求缓解他们的头痛、肌肉骨骼疼痛、疲劳或头晕;但他们不相信他们患严重或不能诊断的疾病,不会病态地担心或专注于他们症状的病因。另一个极端是焦虑症患者,如强迫症和恐病症,他们寻求缓解对疾病的恐惧和健康相关的焦虑而不是躯体疾病或身体症状。事实上,他们的躯体症状可能是非常轻微的,甚至完全不存在。总之,这些患者深受自己患病想法而不是身体状况的困扰。

疑病患者位于两个极端的中间,因为他们既有痛苦的躯体症状,也有着对这些症状及其意义的担忧。事实上,他们最关心的是对躯体痛苦的诊断和解释。这表明可能有两种亚型的"疑病症",一种具有突出的躯体症状和相对固定而难以言喻的信念,认为存在严重的隐匿性疾病,并主要寻求躯体的缓解,这导致了过度的医疗资源使用及对精神治疗的高度抗拒;另一种疑病症的特点是相对轻微的躯体症状,过度的焦虑与对疾病的担忧和恐惧,以及某种程度上对不能洞察自身状况的恐惧,而罔顾自身并未患重病的事实,这类患者严重的焦虑会导致其逃避医疗,当他们发现自己的恐惧是毫无根据的,转而会寻求精神科治疗。

这两种疑病症类型的差异导致不同的临床处置方法。躯体亚型可以从 CBT 获益,从而纠正他们的误解和对症状的错误归因,提升他们应对躯体不适的能力。相反,焦虑亚型可用治疗焦虑症和强迫症的药物疗法获得更好的效果。

CBT 治疗的目标是改善和缓解躯体疾病的症状,而不是完全彻底地根除躯体症状。成功的治疗结果不是所有躯体症状的消失,而是让这些困扰患者、令其不安和致残的症状的程度降低(作者曾有一例患者在治疗结束时这样表白:"如果我停止想它,我仍然感到如鲠在喉,但是我不再想它了")。CBT 方法的目标是针对躯体症状的放大因素:纠正对症状原因的误解和错误的健康观念;识别并修正恶化症状的情形、环境和压力;改变可能放大症状的疾病角色和疾病行为;降低身体的过度警觉和过度的自我警戒。

相比而言,药物治疗的目标是减少患者焦虑、情绪激动和警戒阈值。选择性 5-羟色胺再摄取抑制剂和 5-羟色胺去甲肾上腺素再摄取抑制剂可能是对这种情况最有效的药物,但证实其疗效的实证证据相对较少。

因此,疑病症患者细致的症状学描述对治疗可能有重要的意义,而且对这一疾病,也迫切需要有效疗法。尽管在体检人群中患病率高,且严重影响生活质量,但疑病症的研究还远远不够。相反,它往往被轻视,被视为不重要的小事。这种轻视的态度会伤害到疑病患者,使其内心不安、身体受到严重影响,故应加以重视。

(胡勇博　王　刚　译)

名词注释

1. 述情障碍(alexithymia):又称"情感表达不能"或"情感难言症",是指患者不能适当地表达情绪、缺少幻想,普遍存在于各种心身疾病、神经症患者中。

2. 先占观念(preoccupations):是指个人所独有的在头脑中占优势的观念。

参考文献

[1] Kroenke K, Price R K. Symptoms in the community [J]. Arch Intern Med, 1993, 153:2474-2480.

[2] White K L, Williams T F, Greenberg B G. The ecology of medical care [J]. N Engl J Med, 1961,265:885-892.

[3] Hannay D. Symptom prevalence in the community [J]. J R Coll Gen Pract, 1978, 28:492-499.

[4] Hammond E C. Some preliminary findings on physical complaints from a prospective

study of 1 064 004 men and women [J]. Am J Pub Health, 1964,54: 11 - 23.

[5] Buchwald D, Umali J, Kith P, et al. Chronic fatigue and the chronic fatigue syndrome: prevalence in a Pacific Northwest health care system [J]. Ann Intern Med, 1995,123: 81 - 88.

[6] Fukuda K, Dobbins J G, Wilson L J, et al. An epidemiologic study of fatigue with relevance for the chronic fatigue syndrome [J]. J Psychiatric Res, 1997,31: 19 - 29.

[7] Loney P, Stratford P W. The prevalence of low back pain in adults: a methodological review of the literature [J]. Phys Ther, 1999;79: 384 - 396.

[8] Verbrugge L M, Ascione F J. Exploring the iceberg: common symptoms and how people care for them [J]. Med Care, 1987,25: 539 - 569.

[9] Taylor G J, Parker J D A, Bagby R M, et al. Alexithymia and somatic complaints in psychiatric outpatients [J]. J Psychosom Res, 1992,36: 417 - 424.

[10] De Gucht V, Heiser W. Alexithymia and somatisation: quantitative review of the literature [J]. J Psychosom Res, 2003,54: 425 - 434.

[11] Cohen S, Gwaltney J M, Jr., Doyle W J, et al. State and trait negative affect as predictors of objective and subjective symptoms of respiratory viral infections [J]. J Pers Soc Psychol, 1995, 68: 159 - 169.

[12] Watson D, Pennebaker J W. Health complaints, stress and distress: exploring the central role of negative affectivity [J]. Psychol Rev, 1989,96: 234 - 254.

[13] Vassend O. Dimensions of negative affectivity, self-reported somatic symptoms, and health-related behaviors [J]. Soc Sci Med, 1989,28: 29 - 36.

[14] Rost K M, Akins R N, Brown F W, et al. The comorbidity of DSM - Ⅲ - R

personality disorders in somatization disorder [J]. Gen Hosp Psychiat, 1992, 14: 322 - 326.

[15] Kirmayer L J, Robbins J M, Paris J. Somatoform disorders: personality and the social matrix of distress [J]. J Abnorm Psychol, 1994,103: 125 - 136.

[16] Kirmayer L J, Looper K J. Abnormal illness behaviour: physiological, psychological and social dimensions of coping with distress [J]. Curr Opin Psychiat, 2006,19: 54 - 60.

[17] Blackwell B. Sick-role susceptibility [J]. Psychother Psychosom, 1992,58: 79 - 90.

[18] Stoudemire A. Somatothymia (Part I) [J]. Psychosomatics, 1991,32: 365 - 370.

[19] Lipowski Z J. Somatization: the concept and its clinical application [J]. Am J Psychiat, 1988,145: 1358 - 1368.

[20] Kleinman A. Patients and Healers in the Context of Culture [M]. Berkeley, CA: University of California Press, 1980.

[21] Kirmayer L J. Culture and somatization: clinical, epidemiological, and ethnographic perspectives [J]. Psychosom Med, 1998,60: 420 - 430.

[22] Kirmayer L J. Culture, affect and somatization (Part Ⅱ) [J]. Transcult Psychiat Res Rev, 1984,21: 237 - 262.

[23] Rief W, Barsky A J. Psychobiological perspectives on somatoform disorders [J]. Psychoneuroendocrinology, 2005,30: 996 - 1002.

[24] Hakala M, Karlsson H, Ruotsalainen U, et al. Severe somatization in women is associated with altered glucose metabolism [J]. Psychol Med 2002,32: 1379 - 1385.

[25] Hakala M, Karlsson H, Kurki T, et al. Volumes of the caudate nuclei in women with somatization disorder and healthy women [J]. Psychiatry Res Neuroimaging, 2004,131: 71 - 78.

[26] Spence S A, Crimlisk H L, Cope H, et al. Discrete neurophysiological correlates in

prefrontal cortex during hysterical and feigned disorder of movement [J]. Lancet, 2000,355: 1243 – 1244.

[27] Vuilleumier P, Chicherio C, Assal F, et al. Functional neuroanatomical correlates of hysterical sensorimotor loss [J]. Brain, 2001,124: 1077 – 1090.

[28] American Psychiatric Association. Diagnostic and statistical manual of mental disorders [M]. 4th ed. Washington, DC: American Psychiatric Press, 1994.

[29] Barsky A J, Wyshak G, Klerman G L, et al. The prevalence of hypochondriasis in medical outpatients [J]. Soc Psychiat Psychiatr Epidemiol, 1990,25: 89 – 94.

[30] Looper K J, Kirmayer L J. Hypochondriacal concerns in a community population [J]. Psycholog Med, 2001,31: 577 – 584.

[31] Noyes R, Carney C P, Hillis S L, et al. Prevalence and correlates of illness worry in the general population [J]. Psychosomatics, 2005,46: 529 – 539.

[32] Bleichardt G, Hiller W. Hypochondriasis and health anxiety in the German population [J]. BrJ Health Psychol, 2007, 12: 511 – 523.

[33] Martin A, Jacobi F. Features of hypochondriasis and illness worry in the general population in Germany [J]. Psychosom Med, 2006,68: 770 – 777.

[34] Noyes R Jr., Holt C S, Happel R L, et al. A family study of hypochondriasis [J]. J Nerv Ment Dis, 1997,185: 223 – 232.

[35] Craig T K J, Boardman A P, Mills K, et al. The South London Somatization Study I: Longitudinal course and the influence of early life experiences [J]. Br J Psychiat, 1993,163: 579 – 588.

[36] Noyes R, Stuart S, Langbehn D R, et al. Childhood antecedents of hypochondriasis [J]. Psychosomatics, 2002,43: 282 – 289.

[37] Barsky A J, Wyshak G, Klerman G L. Hypochondriasis: an evaluation of the DSM – III criteria in medical outpatients [J]. Arch Gen Psychiat, 1986,43: 493 – 500.

[38] Fink P, Ornbol E, Toft T, et al. A new empirically established hypochondriasis diagnosis [J]. Am J Psychiatry, 2004,161: 1680 – 1691.

[39] Fallon B A, Petkova E, Skritskaya N, et al. A double-masked, placebo-controlled study of fluoxetine for hypochondriasis [J]. J Clin Pharmacol, 2008,28: 638 – 645.

[40] Barsky A J, Fama J M, Bailey E D, et al. A prospective 4 – 5 year study of DSM – III – R hypochondriasis [J]. Arch Gen Psychiat, 1998,55: 737 – 744.

[41] Noyes R, Kathol R G, Fisher M M, et al. One-year follow-up of medical outpatients with hypochondriasis [J]. Psychosomatics, 1994,35: 533 – 545.

第13章
从疼痛领域的角度看复杂性区域疼痛综合征中的运动障碍

复杂性区域疼痛综合征（complex regional pain syndrome，CRPS）的特征是不可控的疼痛、肿胀，并存在皮肤血流量改变和出汗，通常发生在四肢远端。该综合征通常发生于轻重度创伤或外科手术之后，女性常见（75%），可发生在各个年龄段[1]。强烈的证据表明，CRPS 患者可出现运动障碍（MDS），包括肌张力障碍、肌阵挛、震颤。研究表明，在排除了 MDS 选择偏倚后，9%～49% 的 CRPS 患者可发展出 MDS[2~5]。CRPS 女性患者出现 MDS 的概率甚至更高，达到约 85%[4]。此外，MDS 患病率随着病程延长而升高[5]。在这里，我们重点关注肌张力障碍，因为它在 CRPS 运动障碍最为常见。

1. 在复杂的运动障碍中是否有心理因素的作用？

有关 CRPS 运动障碍神经或精神的起源，有几个问题一直存在争论。首先，应用常规神经电生理技术未能在 CRPS Ⅰ型（CRPS-Ⅰ）和运动障碍患者中记录到异常[6]。然而，从所涉及的神经回路复杂性的角度来看，肌张力无异常并不令人诧异。其次，多年来，特别是肌张力障碍的概念演变成了基底节-丘脑皮质通路功能障碍相关的疾病。因此，在没有神经胶质细胞病理改变的前提下，由于肌肉持续收缩导致的姿势异常一直被认为是心理源性的。特别是从临床的角度来看，MDS 发生是外周损伤或 CRPS 的后果，其中基底节并不受累。

但伴或不伴 MDS 的 CRPS 与心理因素

的有关证据有多强？至少在心理危险因素的研究中，需要一个适当的对照组，以及可靠的发病前信息。只有少数 CRPS 研究使用这种方法，他们均未发现心理因素在患者手术后或骨折发生 CRPS 的差异性[7~9]。一项病例-对照研究中，将出现 CRPS 患者与年龄和性别匹配经过类似创伤未出现 CRPS 的个体相比，表明心理因素不会增加 CRPS 出现的概率[10]。最近进行的全面系统综述也显示，没有证据表明心理因素与成人 CRPS-Ⅰ 发病之间的关联[11]。也没有迹象表明，与其他疾病相比，儿童期受虐待会增加 CRPS 的风险，尽管这与应激性生活事件的作用是矛盾的[12~14]。对伴或不伴有肌张力障碍 CRPS 患者的横向研究表明，未发现明显的心理关联特征[15~17]。因此，这些研究不支持在 CRPS 患者中存在独特的心理风险因素。在 CRPS-Ⅰ型患者中，87% 存在早期的创伤性经历，并且被认为与躯体分离障碍相关，说明早期的创伤性经历可以是一个前置因素，但对 CRPS-Ⅰ型相关肌张力障碍的发生是不必要的。

2. 临床特点

在临床检查中，CRPS 患者随意运动受损少见，且通常是由于疼痛的存在出现随意运动的减少。对无肌张力障碍 CRPS 患者使用标准化抓-伸运动模式进行运动学分析[18]，可以发现在抓相（减速运行和目标相）而非伸相（加速度）出现特征性异常。与对照组相比，主要依赖于视觉和躯体感觉传入皮质的综合目标相对显著延长。这些结果可解释为,患者在后顶叶区,存在对视觉和本体感觉传入信息的汇合障碍[19]。另一项研究进行了 CRPS 患者优势手拉拔试验运动学分析,研究结果显示,与对照相比,患者出现较差的执行功能和时空编码受损(每段长度和移动时间出现更大的变异性)。

CRPS 伴肌张力障碍的患者常出现随意控制不能。通常这些患者报告说:"我的头脑想让我的手/脚移动,但它不会动"[4]。在其他原因所致的肌张力障碍中也会出现这种所谓的随意运动控制不能[20],这是由于注意障碍和对感觉运动处理的异常所致[20~22]。

肌张力障碍发生在大约 20% 的 CRPS 患者中,主要特征是出现不同程度的手、腕、脚固定性屈曲姿势[4,23]。较轻的患者在检查中可能不表现肌张力障碍,但在某些情况下重复任务可诱发。下肢肌张力障碍的特点通常是由反拗和(或)足跖屈,伴或不伴足趾紧扣或交叉[23]。肌张力障碍可能在相关肢体运动后、寒冷、潮湿环境中加重,较为严重的患者在触觉和听觉的刺激下也可加重[23]。诊断中的一个潜在陷阱:CRPS 肌张力障碍可能存在肌肉挛缩,事实上,这往往是屈曲的姿势导致的。然而,在 CRPS 肌张力障碍中,患趾被动拉伸引起被拉伸肌肉的收缩,提示牵张反射兴奋性增高[24]。虽然患者常报告睡眠期间出现肌张力障碍,但睡眠肌电图(EMG)监测在非 REM 和 REM 期均未发现异常连续的肌电活动[25]。这种明显的差异可解释为,异常肌电活动在觉醒过程中立即出现,脑电图也证明了这一点。

在大多数情况下,肌张力障碍不与 CRPS 同步进展,但出现在一定时间后,可能会有所不同,26% 的患者在 1 周内出现,25% 患者超过 1 年才出现。与无肌张力障碍者相比,CRPS 伴肌张力障碍患者发病年龄较早,肌张力障碍影响到其他肢体风险更高[26]。

3. 可能的疾病机制

基于与 CRPS 相关联生物途径的特点,将具有异质性的 CRPS 临床谱系分成几类,有助于理解该病的临床特征和病理生理学。近年来,涉及 CRPS 的炎症、血管、感觉和运动特点已逐渐被越来越多的研究所揭示。经典的炎症症状与 CRPS 临床特征的相似性使一些研究者认为这一疾病起源于炎症[27~29]。事实上,后续研究也表明,在 CRPS 中存在异常炎症反应。组织损伤导致 C-和 Aδ-感觉神经纤维的兴奋,导致炎症性神经肽 P 物质和降钙素基因相关肽从传入神经末梢释放,从而导致局部血管扩张和毛细血管通透性增加,引起水肿和皮肤血流量的增加——这一过程被称为神经源性炎症反应[30,31]。一些研究表明,在 CRPS 患者中有神经源性炎症的参与[32,33]。此外,也有皮肤免疫系统的参与,如一些患者出现肢体疱疹的疱液中肿瘤坏死因子-α 和白细胞介素-6 水平升高[34]。尽管随后患者的症状和体征得以改善,但细胞因子在 CRPS 发病后 2～3 年内依然升高[35]。因为神经源性炎症起源于感觉神经,故不能直接解释 MDS 发展,目前仍不清楚在 CRPS 中 MDS 如何演化。然而,脊髓后角神经元损伤可能缘于外周组织损伤或炎症,或神经病变持续敏化[中枢敏化(central sensitization)][36]。在中枢敏化中,尽管输入神经元不变,但脊髓神经元的敏感性增加。因此,疼痛作为慢性和非伤害性刺激也变得使患者感到痛苦。在分子水平上,中枢敏化与神经肽、神经递质、前列腺素 E_2 释放的改变以及 N-甲基-D-天冬氨酸(NMDA)受体的表达改变(尤其特别)有关。中枢敏化只涉及疼痛感觉途径而不涉及疼痛反应似乎不太可能。事实上,Ferguson 等发现与中枢敏化相关的脊髓可塑性也会导致脊髓环路介导的运动反应受损[37]。

与脊髓内神经环路相关的皮肤传入神经介导了伤害性撤退反射(NWR)[38]。神经源性炎症的动物模型显示,脊髓后角释放的 P 物质增强了这些撤退反射[36,39]。NWR 包含兴奋性和抑制性成分共同产生的适当而具体的运动反应。在抑制性和兴奋性成分的调节规律上有很大的差异[40]。例如,兴奋性反射是根据各自关节上每对肌肉的生理作用来调节的,而抑制性反射则是通过一个多节段的脊髓网络在更大的层面上被调节,从而使各种运动中近端和远端肌肉的作用在功能上交织在一起[40,41]。

在撤退反射中,屈肌起主要作用,有趣的是,在 CRPS 肌张力障碍中存在上肢屈肌优势,这可能暗示着脊髓运动编程参与介导了 NWR[23]。然而,在 CRPS 肌张力障碍中,手示指、拇指相对分开并不常见。与第Ⅲ～Ⅴ指屈肌运动神经元相比,第Ⅰ和Ⅱ指屈肌运动神经元接受更多皮质运动神经元直接投射[36,39]。有学说认为,在介导 NWR 手指运动的脊髓内神经环路中,第Ⅰ～Ⅴ屈肌运动神经元接收类似脊髓内神经-运动神经元的输入。在损害 NWRs 神经内环路情况下,相对于第Ⅰ和Ⅱ指神经元内-运动神经连接,更多的直接皮质运动神经元连接导致了第Ⅰ和Ⅱ指分开[42]。CRPS 病情较重的患者可能表现出典型的手指、手腕、肘关节的屈曲和肩内收模式。这种模式类似于侧弯反射(incurvation reflex)和 Leri 征(前臂反射征)。这是由于手指和手臂有力而痛苦的被动屈曲,并伴有肘关节屈曲和肩关节内旋引起的。

下肢的主导模式似乎也与 NWR 一致:当处于直立位置时下肢撤退反射的主要目的是保护性的,反映了从伤害性刺激部位撤离的最合适运动[43]。对于过于强烈的皮肤刺激反应,下肢刺激部位的变化带来的反射差异变得不那么明显,诱发的反射运动趋向固定模式的屈肌反射:足跖屈/扭转、膝关节屈曲、髋关节内旋—形成 CRPS 患者最显著的下肢姿势[44]。因此,屈肌优势模式暗示 NWR 的上调可能持续导致了 CPRS 的异常姿势。

中枢敏化一般与张力抑制的降低和抑制性中间神经元阶段性活动减少有关[45]。神经生理研究发现,在伴或不伴肌张力障碍的 CRPS 患者中,神经轴的去抑制是 CRPS 的重要特征[46～49]。在动物模型和 CRPS 肌张力障碍的人群中,由于 P 物质的产生,因而 NWR 对促进脊髓 GABA 能神经元抑制的 GABA_B 受体激动剂 - 巴氯芬出现反应[50～52]。巴氯芬能特异性地激动 GABA_B 受体,从而抑制脊髓神经元的感觉输入。

总之,基础和临床资料表明,外周损伤或神经损伤可诱导中枢敏化,从而显著影响脊髓的感觉传导和感觉运动处理。在肌张力障碍的新概念中,它表现为异常感觉网络参与控制和执行随意运动,是中枢敏化给感觉运动处理带来的后果[53～55]。这为 CRPS 患者肌张力障碍的发生在提供了一个可能的解释。

损伤后症状突然而快速的发作,特别是张力性的姿势,可多大程度用中枢敏化的机制解释,目前仍不清楚。然而,在动物模型中已证明,周围神经损伤后的几个小时内,在脊髓水平可以发生剧烈的化学和生理变化[56,57]。这些变化包括神经肽和神经递质的上调,诱导环氧化酶 2 表达,神经激肽 1(Neurokinin-I)和 N-甲基-D-天冬氨酸(NMDA)受体激活,以及基因转录变化。此外,在两项 CRPS 的动物研究中,神经损伤引起了异常缩爪反应[58,59]。在第一项研究中,姿势异常在 3 天后的发生率最高[58]。然而,到目前为止,仍不清楚的是,如果这些姿势反映肌张力障碍,在 Siegel 等的研究中,与人类的情况相反,这些肌张力障碍多在 2 周内消失[58]。

CRPS 患者中获得性肌张力障碍的风险与已经影响到的肢体数成正比[26]。显然,疾病一旦启动,CRPS 肌张力障碍的潜在机制就能够促进身体其他部位的肌张力障碍的发生。这一加速性的病程具有特征性,就像疼痛研究中报道的那样,可能指适应不良的神经可塑性[60]。

在 150 例 CRPS 肌张力障碍患者中发现,其发病与人白细胞抗原(HLA)-B62 和 HLA-DQ8 有显著相关[61]。这可能与 CRPS-MDS 的发病机制相关,因为最近研究表明 HLA Ⅰ类分子参与介导了神经可塑性[62,63]。

在以异常感觉运动网络为表现的肌张力障碍,问题仍然是 CRPS 的 MDS 的病理生理学变化是否仅限于脊髓? 两项研究采用 fMRI 来评估伴或不伴 CRPS 患者在随意运动执行中脑网络的功能[18,64]。一项研究中,伴或不伴 CRPS 患者的手指活动表明,随着主要运动皮质和辅助运动皮质的激活,可见显著的中枢运动环路的重组,以及同侧运动皮质的激活增加。值得注意的是,后顶叶、辅助运动皮质和初级运动皮质的激活与通过手指敲击频率所测的运动功能障碍程度相关。另一项研究评估了 CRPS 肌张力障碍患者随意及想象的手部运动[64]。该研究中,患者想象肌张力障碍手运动时,表现出同侧和对侧脑激活;在执行动作或想象健侧手活动时,患者和对照组之间没有差异。这些 fMRI 研究已经表明,CRPS 患者在随意和想象运动活动中,皮质环路显著改变。鉴于脊髓中感觉运动处理在执行运动中的重要作用,似乎在某种程度上,这些皮质的变化确实可导致 CRPS 运动障碍患者病理生理的改变。或者,皮质的变化只为了能适应脊髓中枢敏化。从 Maihofner 等的研究[18]可以看出,疼痛本身确实足以诱发这种皮质异常改变。

(胡勇博　王　刚　译)

名词注释

中枢敏化(central sensitization):原先定义指强烈的伤害性刺激所产生的引起痛觉过敏且依赖于伤害性感受器活动的一种功能性突触可塑性变化。它是中枢神经系统的一种过度兴奋状态,包括内源性疼痛控制系统功能异常引起的伤害性感觉神经元的反应性增强。2012 年,国际疼痛研究组织(IASP)对中枢敏化的重新定义为"中枢神经系统中伤害性感觉神经元对正常或阈下的初级传入信息的反应增强"。

参考文献

[1] Merskey H, Bogduk N. Complex regional pain syndrome, type I (reflex sympathetic dystrophy). Classification of Chronic Pain: Descriptions of Chronic Pain Syndromes and Definition of Pain Terms [M]. 2nd ed. Seattle, WA: IASP Press, 1994: 41-42.

[2] Birklein F, Riedl B, Sieweke N, et al. Neurological findings in complex regional pain syndromes [J]. Acta Neurol Scand, 2000,101: 262-269.

[3] Blumberg H, Jänig W. Clinical manifestations of reflex sympathetic dystrophy and sympathetically maintained pain [M]// Wall P, Melzack R. Textbook of Pain, 3rd ed. New York: Churchill Livingstone, 1993: 685-698.

[4] Schwartzman R J, Kerrigan J. The movement disorder of reflex sympathetic dystrophy [J]. Neurology, 1990,40: 57-61.

[5] Veldman P H, Reynen H M, Arntz I E, et al. Signs and symptoms of reflex sympathetic dystrophy: prospective study of 829 patients [J]. Lancet 1993,342: 1012-1016.

[6] Verdugo R J, Ochoa J L. Abnormal movements in complex regional pain syndrome: assessment of their nature [J]. Muscle Nerve, 2000,23: 198-205.

[7] Field J, Gardner F V. Psychological distress associated with algodystrophy [J]. J Hand Surg, 1997,22: 100-101.

[8] Harden R N, Bruehl S, Stanos S, et al. Prospective examination of pain-related and psychological predictors of CRPS-like phenomena following total knee arthroplasty: a preliminary study [J]. Pain, 2003, 106: 393-400.

[9] Puchalski P, Zyluk A. Complex regional pain syndrome type 1 after fractures of the

distal radius: a prospective study of the role of psychological factors [J]. J Hand Surg, 2005,30: 574 - 580.

[10] de Mos M, de Bruijn AGJ, Huygen FJPM, et al. The incidence of complex regional pain syndrome: a population-based study [J]. Pain, 2007,129: 12 - 20.

[11] Beerthuizen A, van't Spijker A, Huygen FJ, et al. Is there an association between psychological factors and the complex regional pain syndrome type 1 (CRPS1) in adults? A systematic review [J]. Pain, 2009,145: 52 - 59.

[12] Ciccone D S, Bandilla E B, Wu Wh. Psychological dysfunction in patients with reflex sympathetic dystrophy [J]. Pain, 1997,71: 323 - 333.

[13] Geertzen J H, Bruijn-Kofman A T, de Bruijn H P, et al. Stressful life events and psychological dysfunction in complex regional pain syndrome type I [J]. Clin J Pain, 1998,14: 143 - 147.

[14] Monti D A, Herring C L, Schwartzman R J, et al. Personality assessment of patients with complex regional pain syndrome type I [J]. Clin J Pain, 1998,14: 295 - 302.

[15] Reedijk W B, van Rijn M A, Roelofs K, et al. Psychological features of patients with complex regional pain syndrome type I related dystonia [J]. Mov Disord, 2008, 23: 1551 - 1559.

[16] van der Laan, van Spaendonck K, Horstink M W, et al. The Symptom Checklist-90 Revised questionnaire: no psychological profiles in complex regional pain syndrome-dystonia [J]. J Pain Symptom Manage, 1999,17: 357 - 362.

[17] DeGood D E, Cundiff G W, Adams L E, et al. A psychosocial and behavioral comparison of reflex sympathetic dystrophy, low back pain and headache patients [J]. Pain, 1993, 54: 317 - 322.

[18] Maihöfner C, Baron R, DeCol R, et al. The motor system shows adaptive changes in complex regional pain syndrome [J]. Brain, 2007,130: 2671 - 2687.

[19] Ribbers G M, Mulder T, Geurts A C, et al. Reflex sympathetic dystrophy of the left hand and motor impairments of the unaffected right hand: impaired central motor processing? [J] Arch Phys Med Rehabil, 2002,83: 81 - 85.

[20] Berardelli A, Rothwell J C, Hallett M, et al. The pathophysiology of primary dystonia [J]. Brain, 1998,121: 1195 - 1212.

[21] Apkarian A V, Thomas P S, Krauss B R, et al. Prefrontal cortical hyperactivity in patients with sympathetically mediated chronic pain [J]. Neurosci Lett, 2001, 311: 193 - 197.

[22] Galer B S, Jensen M. Neglect-like symptoms in complex regional pain syndrome: results of a self-administered survey [J]. J Pain Symptom Manage, 1999,18: 213 - 217.

[23] van Hilten J J, van de Beek W J, Vein A A, et al. Clinical aspects of multifocal or generalized tonic dystonia in reflex sympathetic dystrophy [J]. Neurology, 2001,56: 1762 - 1765.

[24] van Hilten J J, Blumberg H, Schwartzman R J. Movement disorders and dystrophy: pathophysiology and measurement [M]// Wilson P, Stanton-Hicks M, Harden N. CRPS: Current Diagnosis and Therapies, Progress in Pain Research and Management, Vol. 32, Seattle, WA: IASP Press, 2005: 119 - 137.

[25] van de Beek WJT, Vein A, Hilgevoord AAJ, et al. Neurophysiological aspects of patients with generalized or multifocal dystonia in reflex sympathetic dystrophy [J]. J Clin Neurophysiology, 2002, 19: 77 - 83.

[26] van Rijn M A, Marinus J, Putter H, et al. Onset and progression of dystonia in complex regional pain syndrome [J]. Pain,

2007,130：287 - 293.

[27] Oyen W J，Arntz I E，Claessens R M，et al. Reflex sympathetic dystrophy of the hand：an excessive inflammatory response？[J] Pain，1993,55：151 - 157.

[28] Südeck P. Die sogenannte akute Knochenatrophie als Entz ü ndungsvorgang [J]. Chirurg，1942,15：449 - 457.

[29] van der Laan L，Goris R J. Reflex sympathetic dystrophy. An exaggerated regional inflammatory response？[J] Hand Clin，1997,13：373 - 385.

[30] Brain S D，Moore P K. Pain and Neurogenic Inflammation [M]. Basel：Birkhauser，1999.

[31] Holzer P，Maggi C A. Dissociation of dorsal root ganglion neurons into afferent and efferent-like functions. Neuroscience，1998,86：389 - 398.

[32] Birklein F，Schmelz M，Schifter S，et al. The important role of neuropeptides in complex regional pain syndrome [J]. Neurology，2001,26：2179 - 2184.

[33] Leis S，Weber M，Isselmann A，et al. Substance-P-induced protein extravasation is bilaterally increased in complex regional pain syndrome [J]. Exp Neurol，2003,183：197 - 204.

[34] Huygen F J，de Bruijn A G，de Bruin M T，et al. Evidence for local inflammation in complex regional pain syndrome type 1[J]. Mediators Inflamm，2002,11：47 - 51.

[35] Munnikes R J，Muis C，Boersma M，et al. Intermediate stage complex regional pain syndrome type 1 is unrelated to proinflammatory cytokines [J]. Mediators Inflamm，2005,6：366 - 372.

[36] Woolf C，Wiesenfeld-Hallin Z. Substance P and calcitonin gene-related peptide synergistically modulate the gain of the nociceptive flexor withdrawal reflex in the rat [J]. Neurosci Lett，1986,66：226 - 230.

[37] Ferguson A R，Crown E D，Grau J W. Nociceptive plasticity inhibits adaptive learning in the spinal cord [J]. Neuroscience，2006,141：421 - 431.

[38] Floeter M K，Gerloff C，Kouri J，et al. Cutaneous withdrawal reflexes of the upper extremity [J]. Muscle Nerve，1998,21：591 - 598.

[39] Parsons A M，Honda C N，Jiay P，et al. Spinal NK1 receptors contribute to the increased excitability of the nociceptive flexor reflex during persistent peripheral inflammation [J]. Brain Res，1996,739：263 - 275.

[40] Don R，Pierelli F，Ranavolo A，et al. Modulation of spinal inhibitory reflex responses to cutaneous nociceptive stimuli during upper limb movement [J]. Eur J Neurosci，2008,28：559 - 568.

[41] Serrao M，Pierelli F，Don R，et al. Kinematic and electromyographic study of the nociceptive withdrawal reflex in the upper limbs during rest and movement [J]. J Neurosci，2006,26：3505 - 3513.

[42] Galea M P，Darian-Smith I. Manual dexterity and corticospinal connectivity following unilateral section of the cervical spinal cord in the macaque monkey [J]. J Comp Neurol，1997,381：307 - 319.

[43] Pierrot-Deseilligny E，Burke D. The Circuitry of the Human Spinal Cord：Its Role in Motor Control and Movement Disorders. New York：Cambridge University Press，2005.

[44] Grimby L. Normal plantar response：integration of flexor and extensor reflex components [J]. J Neurol Neurosurg Psychiatry，1963,26：39 - 50.

[45] Jones T L，Sorkin L S. Basic chemistry of central sensitisation [J]. Semin Pain Med，2003,1：184 - 194.

[46] Krause P，Foerderreuther S，Straube A. Bilateral motor cortex disinhibition in complex regional pain syndrome（CRPS）

type I of the hand [J]. Neurology, 2004, 62：1654.

[47] Schwenkreis P, Janssen F, Rommel O, et al. Bilateral motor cortex disinhibition in complex regional pain syndrome（CRPS）type I of the hand [J]. Neurology, 2003, 61：515 – 519.

[48] Eisenberg E, Chistyakov A V, Yudashkin M, et al. Evidence for cortical hyperexcitability of the affected limb representation area in CRPS：a psychophysical and transcranial magnetic stimulation study [J]. Pain, 2005, 113：99 – 105.

[49] Avanzino L, Martino D, van de Warrenburg B P, et al. Cortical excitability is abnormal in patients with the "fixed dystonia" syndrome [J]. Mov Disord, 2008,23：646 – 452.

[50] Saito K, Konishi S, Otsuka M. Antagonism between Lioresal and substance P in rat spinal cord [J]. Brain Res, 1975,97：177 – 180.

[51] van Hilten J J, van de Beek WJT, Hoff J I, et al. Intrathecal baclofen for the treatment of dystonia in patients with reflex sympathetic dystrophy [J]. N Engl J Med, 2000,343：625 – 630.

[52] van Rijn M A, Munts A G, Marinus J, et al. Intrathecal baclofen for dystonia of complex regional pain syndrome [J]. Pain 2009,143：41 – 47.

[53] Huang Y Z, Trender-Gerhard I, Edwards M J, et al. Motor system inhibition in dopa-responsive dystonia and its modulation by treatment [J]. Neurology, 2006；66：1088 – 1090.

[54] Mink J W. Abnormal circuit function in dystonia [J]. Neurology, 2006,66：959.

[55] Tisch S, Limousin P, Rothwell J C, et al. Changes in forearm reciprocal inhibition following pallidal stimulation for dystonia [J]. Neurology, 2006,66：1091 – 1093.

[56] Woolf C J, Mannion R J. Neuropathic pain aetiology, symptoms, mechanisms, and management [J]. Lancet, 1999,353：1959 – 1964.

[57] Samad T A, Moore K A, Sapirstein A, et al. Interleukin-1b-mediated induction of Cox-2 in the CNS contributes to inflammatory pain hypersensitivity [J]. Nature, 2001,410：471 – 475.

[58] Siegel S M, Lee J W, Oaklander A L. Needlestick distal nerve injury in rats models symptoms of complex regional pain syndrome [J]. Anesth Analg, 2007,105：1820 – 1829.

[59] Tan E C, Bahrami S, Kozlov A V, et al. The oxidative response in the chronic constriction in jury model of neuropathic pain [J]. J Surg Res, 2009;152：84 – 88.

[60] Woolf C J, Salter M W. Neuronal plasticity：increasing the gain in pain [J]. Science, 2000,288：1765 – 1769.

[61] de Rooij A M, Gosso F M, Haasnoot G W, et al. HLAB62 and HLA-DQ8 are associated with complex regional pain syndrome with fixed dystonia [J]. Pain, 2009,145：82 – 85.

[62] Corriveau Huh G S, Shatz C J. Regulation of class I MHC gene expression in the developing and mature CNS by neural activity [J]. Neuron, 1998;21：505 – 520.

[63] Goddard C A, Butts D A, Shatz C J. Regulation of CNS synapses by neuronal MHC class I [J]. Proc Natl Acad Sci USA, 2007,104：6828 – 6833.

[64] Gieteling E W, van Rijn M A, de Jong B M, et al. Cerebral activation during motor imagery in complex regional pain syndrome type 1 with dystonia [J]. Pain, 2008,134：302 – 309.

第14章
心因性复杂性区域疼痛综合征的心因性肌张力障碍

PMD 的诊断以临床疾病实体为依据，以形式上的器质性运动障碍为特征，因而在临床上常难以鉴别[1]。同样的，心因性和器质性慢性神经性疼痛，常被描述为复杂性区域疼痛综合征 Ⅰ 型和 Ⅱ 型（CRPS‑Ⅰ 和 CRPS‑Ⅱ）。对于运动障碍和"神经痛"，心因性和器质性的鉴别诊断应基于明确的标准而非用排除法。从个人知识和经验角度，一个非典型的运动障碍患者症状上同时存在假性 CRPS‑Ⅰ，很大可能两种疾病都是心因性的，表现出癔症性转换/躯体障碍或装病，或兼而有之[2]。

在 2009 年 4 月 PMD 研讨会的视频演示上，研究者展示了来自俄勒冈神经病学中心的两例患者的视频。一例是发生在可以索赔的机动车事故之后，表现为 CRPS‑Ⅰ 的症状但确诊为诈病，即未通过 Collie 对错试验[3]。另一例也是发生在可以索赔的身体受伤之后，声称有慢性疼痛（CRPS），但也是诈病。患者最终发展为十分不典型的、周期性和分离性运动障碍，但在视频监控下却无法检测到[4]。

1. 心因性 CRPS 的争论

虽然 PMD 是毋庸置疑的，但也有临床医师否认心因性 CRPS。也有些人将 CRPS 归因于"中枢神经元敏化"，但这种状态在人群中是无法检测到的[5]。Wilfrid J 教授与 Ralf Baron 教授[6]共同在 Pain 杂志发表评论说："一些激进的观点（Ochoa，1995）认为 CRPS 是假性神经病，即 CRPS 的许多特点是躯体化障碍、诈病和精神病理学的表现。

这种观点现已普遍被抛弃。"Ochoa J 教授在给杂志编辑的信件中反驳了这一观点[7]，现在有另一个机会来讨论这个问题。"神经痛"的病理生理改变在感觉神经末梢和大脑之间；也即在神经和精神之间，因此，精神就是神经性的。许多这样的患者受到了临床医师无意间的伤害[8]。支持这一观点的证据如下。

疼痛分类：灼性神经痛，反射性交感神经萎缩，持续性交感神经痛，慢性区域性疼痛综合征 Ⅰ 型和 Ⅱ 型。

国际疼痛研究协会在当前疼痛分类中，将神经痛型 CRPS 分为两种类型[9]。原来的灼痛现在被称为 CRPS‑Ⅱ 型，是一种痛苦性神经损伤。相反，原来的反射性交感神经萎缩（RSD）现在被称为 CRPS‑Ⅰ，不伴有神经损伤。这一分类表明，CRPS‑Ⅰ 的临床病程是可变的，但病理基础未知。CRPS‑Ⅰ 关键的诊断标准是分类中的第 4 条："该诊断需排除可能导致疼痛和功能障碍的其他疾病的存在"。因此，CRPS‑Ⅰ 是一个有缺陷的分类标准，它不是一个特定生物学疾病过程的明确诊断。Loeser 写道[10]："CRPS‑Ⅰ 的第 4 条诊断标准表明，该诊断只能建立在当其他诊断被排除时。这意味着，如果我们能更好地诊断其他疾病，就会降低诊断 CRPS 的概率。这一疾病的诊断需建立在自身的标准上，而非建立在对不能被明确诊断患者的保留诊断上。"

这可以解释为，"我知道你没有其他疾病，但我不知道是怎么回事，因此你有 CRPS‑Ⅰ。"

对 RSD 和灼性神经痛/CRPS 概念的回顾可以提供有用的思路[11]。在 20 世纪 80 年代中期,Robert 等[12]认为交感神经持续疼痛(SMP)(如 RSD 和灼性神经痛)是由神经机制介导的;自发的交感神经传出活动会激发外周机械性受体低阈值活动(触觉);其传入信号会影响司痛觉的脊髓背角神经元信号传递,在既往遭受身体创伤时,强大的伤害性刺激传入导致神经元逐渐敏化,从而引起交感依赖的持续性疼痛和触觉异常。虽然神经痛中触觉异常可以通过低阈值的机械性受体介导,但 SMP 患者疼痛维持被认为需要交感传出神经和 C 感受器之间的相互作用[13]。Campero 等[14]最近使用灵敏而特异的神经电生理检测方法,明确了周围神经单个 C 型伤害性感受器的传入和相邻的 C 型交感传出神经支配了 CRPS‐Ⅰ和 CRPS‐Ⅱ患者症状出现的区域。在通过反射动作记录的交感神经纤维激活中,C 型伤害性感受器未被发现出现兴奋。SMP 的定义可以简单地描述为"所有可通过交感神经阻滞缓解的疼痛综合征"[15],1994 年疼痛分类[9]中是这样描述"CRPS 缓解"的:"交感神经干预可能会提供暂时或长期缓解。"这种自我报告的主观缓解标准是不可信的,因为如果当人们得知交感神经阻断暂时缓解疼痛,即使没有治疗,安慰剂效应也会带来同样的效果[16~19]。令人尴尬的是,疼痛专业领域只是简单淘汰了 RSD 一词,而新设了 CRPS‐Ⅰ,其他一切如故。换句话说,如 Bell 所言[20],"初来乍到涉足这一领域的专家们以充满活力的创业精神发展出了治疗帝国,但却被治疗方法的无效性吓住了。"(见以下有关 Raja 博士预测谁将从鞘内注射巴氯芬治疗 CRPS/肌张力障碍中获益的讨论。)

2. 什么患者可诊断 CRPS

对可能的神经疾病(暂定名为 CRPS‐Ⅰ)从循证角度出发进行鉴别诊断通常是有益的,它提供了一个严格的神经病学和神经生理学评估方法。Ochoa J 在参编的专著《外科疼痛的处理》中采用图文并茂的形式描述了 5 例典型 CRPS‐Ⅰ患者如何进行严格地鉴别诊断[21]。在 2009 年 4 月 PMD 研讨会上,这些病例也做了摘要发言。

从这 5 例患者的临床表现上我们可以做出以下总结:

① 所有患者都有神经系统症状,但都是由非神经科医师处理的。

② 所有的患者都被怀疑伴有持续性交感神经疼痛状态,但事实并不存在。

③ 每个患者都有不同的具体和可诊断的健康问题,但对他们的医疗评估忽视了必要的鉴别诊断。

④ 癔症性的转换/躯体化和诈病都被漏诊。

⑤ 有些患者是可治愈的。

⑥ 由于被误认为是持续性交感神经痛和中枢敏化,他们都接收了侵入性的治疗[8]。

再次,CRPS‐Ⅰ从定义上讲并不是独立的疾病,而是一种非特异性症状的综合征。

美国医学协会对 CRPS‐Ⅰ的最新评价[22]:CRPS 是一个具有挑战性和争议性的概念——由于这一诊断的指标是主观疼痛的主诉,而无关临床体征和影像学表现,因此,广泛的鉴别诊断过程是必要的。鉴别诊断必须排除包括失用性萎缩,无法识别的一般疾病,躯体形式障碍和诈病。作为一个具体的独立健康问题,CRPS 的诊断并未得到科学的验证。CRPS 没有一个明显的特征用作诊断的金标准。科学的研究结果表明,无论这个诊断何时做出,它都可能是不正确的。国际疼痛协会(IASP)的诊断标准具有灵敏度但缺乏特异度,也就是说,它可能将没有 CRPS 的患者诊断为有 CRPS。

因此,既往一些学者反复努力为异质性 CRPS‐Ⅰ在临床分类上找出一个特定的病理生理基础将是注定失败的，就像是相信"SMP与CRPS的关联性最强"[23,24]。最近有关CRPS-Ⅰ的理论认为，存在未知小纤维神经病变（伤害感受器），从而可以不仅解释自我感知的痛苦和触觉性疼痛，也可解释行为运动缺损和运动障碍，以及远期症状进展和加重[25]。这一假说，与伤害性感受器过度兴奋的疼痛综合征标准的临床和神经生理特征是不符合的[26,27]，已被许多运动障碍权威专家所批驳[28]。

除非CRPS-Ⅰ患者经过专业神经系统检查和神经心理学检测，鉴别其感觉、运动和自主临床症状的来源，依据自诉的主观症状、相关的非特异"自动"现象，以及神经病学无法解释的感觉和运动症状，才可以经验性地判定为文化相关的"疾病过程"。多种神经病学上可分辨的、真实存在的原发性器质性的疾病和心因性障碍，以及诈病，构成了CRPS-Ⅰ。与神经病学上感觉和运动症状不符的长期疼痛是诈病常见的临床表现。他们通常被误诊为CRPS而治疗不当[29]。心因性CRPS患者中故意自我惩罚并不常见[30]。

3. 假性神经性感觉和运动障碍

PMD研讨会上呈现视频的两个CRPS-Ⅰ型患者都被诊断为心因性的。注意在会上提到的患者中，有另外两个心因性CRPS-Ⅰ案例：男性诈病者和躯体化伴运动异常的女孩。对于诈病者，心因性的诊断证据是明显的，而对于女孩则是基于精神评估。然而，从神经病学的角度看，所有4个病例都是心因性的，因为他们都是假性神经病。Shorter评论说[31]："在目前情况下，对于有症状但没有最适合的神经系统器质性损伤病理的患者来说，假性神经病的诊断是最恰当的。"假性神经病有以下明确特征：

① 感觉：虚假的感觉丧失或痛觉过敏性/触觉性疼痛，与解剖分布不一致；感觉运动反射正常，感觉性电生理检查正常，症状表现受损，使用安慰剂后感觉异常消失[32,33]。

② 运动：虚假运动表现为软弱无力，电生理检查发现，主要是由于意识动机的缺乏，但皮质反射完整，结合无萎缩（除失用性萎缩）；正常的感觉运动反射；正常的运动电生理（除了中断意志驱动的肌电图证据）；使用安慰剂后随意运动及无力可能会消失。

4. CRPS的肌张力障碍

运动障碍在CRPS是很常见的。它只发生在现在我们称之为CRPS-Ⅰ患者中，即那些经过严格的神经电生理检查未发现器质性病变及症状学上表现为假性神经病的患者[34]。这种不典型运动障碍，症状分散，易变，使用安慰剂后可消失。器质性CRPS-Ⅱ表现为不典型的运动障碍十分罕见。动物模型能帮助我们理解肌张力障碍和CRPS吗？重要的是，在痛性神经损伤实验模型（即CRPS-Ⅱ）中，肌张力障碍从未发生，可以预见是，合理的CRPS-Ⅰ型动物模型并不存在。

5. 荷兰的理论

PMD研讨会设计了一个关于"神经病理性疼痛"的辩论。当作者被要求讲述"CRPS和心因性"的话题时，来自荷兰的J. van Hilten教授认为在CRPS的异常运动中存在器质性的基础。van Hilten博士的研究小组2年前已经发表了在CRPS肌张力障碍中关于疼痛的文章[35]。科学性的同行评价给来自荷兰的理论带来了巨大的关注。虽然文章的标题提到CRPS，但是引言和材料部分细化到了CRPS-Ⅰ。他们采用了Merskey-Bogduk分类[9]中CRPS-Ⅰ诊断标准的第4条。这样做忽略了更好的评判标准[10]。此外，作者还忽略了一个事实，当患者严格进行临床、神经生理和神经心理学的工具检查后，CRPS-Ⅰ各种类型是明确的。因此，毫不意外，它缺乏医学上有意义的亚组的差异性描述，他们研究的具体目标因为忽视了这个小细节而未能达到。

为什么 Van Rijn 和他的同事们没能阐明被描述为 CRPS 患者经常出现的非典型肌张力障碍的本质呢?

第一个原因是因为他们认为"CRPS"是一个单一的、同质的、有神经病理生理改变的、有循证医学证据的疾病实体。它的特征是患者自述的、不协调的、不可解释的、顽固性的、反常的渐进性疼痛和触痛,此外还有运动行为受损,非特异性的皮肤外观和温度的变化(可能与疼痛的自主神经机制有关)。这种表现可能是由于可观察到的神经系统结构性病理改变引起,或者也可能是大脑驱动的假性神经综合征加失用症状的一部分。现在,肌张力障碍本质的争议已经被提升到作为 CRPS 另一个特点。

第二个原因是他们"暗示":肌张力障碍一定程度上反映了一种"适应不良"的神经生理异常:脊髓伤害性撤退反射继发于一连串的事件,始于 delta C 和 A 神经感受纤维的功能。在此过程中忽略且未引用相关已发表的同行评议文章:①与神经病理学上经典的肌张力障碍相比,CRPS 患者肌张力障碍并不典型;②以明确的心因性因素为特征;③安慰剂可以短暂缓解;④仅发生在没有神经病理改变的患者;⑤CRPS-Ⅰ伴肌张力障碍可能是诈病或躯体化障碍。Van Rijn 等没有寻找到隐藏整体的感觉和运动症状之后明确的假性神经病感觉和运动的证据,也没有探寻明确的心因性肌张力障碍。因此,毫无疑问,他们忽略了 CRPS-Ⅰ肌张力障碍可能的心因性因素;Van Rijn 等承认他们的研究并不是设计来解决在何种程度上心理因素导致创伤相关的运动障碍发生的问题,尽管在明确的病理生理学解释缺失的条件下,心理因素的作用不能被排除,但作者认为心理因素不太可能起主要的作用。Van 等的第一个论点是自相矛盾的,即"在不同的文化背景下人群中的表型具有鲜明的特点",因为这些特性均为假性神经病性的。Van 等的第二个论点,即 CRPS 相关的肌张力障碍中枢抑制是降低的,这始于观察终于假说,因此,也是无效的。

第三个原因是不言自明的。Van Rijn 等寻找具体临床/研究目标的方法是无效的。期望用两个连续现象的时间间隔分析判断可能的因果联系是不切实际的,更遑论 CRPS 肌张力障碍的医学本质。令人意外的是,在最后,作者提出一项基于顺序而非结果的因果联系:"我们的研究结果表明,在部分患者中,CRPS 可能引发的新机制,促进肌张力障碍的发展。"他们还试着提出 CRPS-Ⅰ肌张力障碍的机制:"肌张力障碍患者的时间特征暗示神经可塑性的适应不良——这可能是 CRPS 运动障碍的机制所在。"换句话说,作者描述了肌张力障碍的时间特征,但他们错过了弄清是何种类型的肌张力障碍(典型的器质性的与典型的心因性的)机会,他们也没有阐明哪些人发生肌张力障碍(神经病性的与假性神经病性的 CRPS)。总之,CRPS-Ⅰ发作时间间隔的差异性发现,与不同的神经科诊断、肌张力障碍的发生无关,在 Van 等看来,有足够的证据证明,肌张力障碍是由 CRPS 引起的,且反映了神经可塑性适应不良。但作者认为这些结论太具有经验性。

伦敦神经病学研究所 G. Schott[36],是一位在神经病理性疼痛相关肌张力障碍领域经验丰富的学者,受邀为《疼痛》杂志撰写了一篇专题综述,分析了 Van Rijn 等的文章以及相关的 CRPS 和肌张力障碍。正如 Schott 在 20 余年前已经预见的那样[37],他强调了随后才认识到的不断加重的 CRPS 和肌张力障碍的"孪生现象",在 CRPS 患者中肌张力障碍发病率可高达 65%[35]。Schott 等创造性地洞见了理论上神经环路可促进 CRPS 相关肌张力障碍后,并探讨了潜在的心理机制基础(这要归功于几位学者,特别是也来自伦敦神经病学研究所的 Schrag 等)[38],Schott

认为,有些 CRPS 的肌张力障碍的临床因素只能由中枢神经系统受累解释(他引用了中枢神经致敏假说)。然而,最后的一点是:"外周发生的 CRPS 和肌张力障碍是否存在普遍的生理学机制,目前仍不清楚。"

对于不完全了解 CRPS 的《疼痛》杂志的读者,最近来自荷兰的另一篇文章可能成为突破,特别是自从它被编辑推荐为重点推介文章之后。文章也来自 Van Hilten 教授的团队,主要内容是 CRPS 肌张力障碍中对巴氯芬的使用。研究描述了作者对 42 例 CRPS 肌张力障碍患者采用巴氯芬注射(鞘内)治疗经验,以及由此产生的自我获益和并发症。遗憾的是,该研究未能排除安慰剂效应。此外,被诊断为 CRPS 患者并未经过真正的科学性医学标准来进行鉴别诊断。在某种程度上,这一组 CRPS-Ⅰ患者一定有未被识别的、有意识的或无意识的心因性病例。对这些患者安装有创性巴氯芬泵的方法耐人寻味。而心因性 CRPS 患者(伴肌张力障碍)经过临床医师劝说后经常乐意接受有创性的方法。《疼痛》杂志的编辑支持 Van Rijn 等的观点[39],在某些方面效果显著[40]。这篇论文的编辑,是一名研究型医师,也是一名麻醉师。然而,这些 RSD/CRPS 的患者从本质上是神经性的,在检查者方面,鉴别诊断中需要丰富的学识和神经科的技巧。此外,静脉注射酚妥拉明阻滞的方法,也用于"SMP"尝试性的诊断,必须被严格的控制以防止安慰剂效应[18,19],否则结果就具有误导性[41]。然而,没有人会不同意 Raja 博士的预测,即目前推广鞘内注射巴氯芬[39] 可能使处理 CRPS 相关肌张力障碍介入治疗的从业者从中获益。

(胡勇博 王 刚 译)

参考文献

[1] Hallet M, Fahn S, Jankovic J, et al. Psychogenic Movement Disorders. Neurology and Neuropsychiatry [M]. Philadelphia, PA: Lippincott Williams & Wilkins, 2006.

[2] Ochoa J. Pseudoneuropathy: conversion versus malingering [C]// American Academy of Neurology 61st Annual Meeting, Painful Pain Patients, Education Program Syllabus, 2009;7A-001-28-38.

[3] Collie J. Malingering and Feigned Sickness [M]. London: Edward Arnold, 1913.

[4] Kurlan R, Brin M F, Fahn S. Movement disorder in reflex sympathetic dystrophy: a case proven to be psychogenic by surveillance video monitoring [J]. Mov Disord, 1997, 12: 243-245.

[5] Ochoa J. The irritable human nociceptor under microneurography: from skin to brain [M]// Hallett M, Phillips Ⅱ L H, Schomer D L, Massey J M, eds. Advances in Clinical Neurophysiology, Vol 57. New York: Elsevier Science, 2004: 15-23.

[6] Jänig W, Baron R. Is CRPS-Ⅰ a neuropathic pain syndrome? [J] Pain, 2006, 120: 227-229.

[7] Ochoa J. Letter to the Editor concerning "Is CRPS-Ⅰ a neuropathic pain syndrome?" [J] Pain, 2006, 123: 332-335.

[8] Ochoa J. Neuropathic pain and iatrogenesis [J]. Am Acad Neurol Cont, 2001, 7: 91-104.

[9] Merskey H, Bogduk N. Classification of Chronic Pain: Descriptions of Chronic Pain Syndromes and Definition of Pain Terms [M]. Seattle, WA: IASP Press, 1994.

[10] Loeser J D. Introduction [M]// Wilson P, Stanton-Hicks M, Harden N. CRPS: Current Diagnosis and Therapies, Progress in Pain Research and Management. Seattle, WA: IASP Press, 2005: 3-7.

[11] Ochoa J, Verdugo R. Reflex sympathetic dystrophy. Definitions and history of the ideas. A critical review of human studies [M]// Low PA. Clinical Autonomic Disorders. Boston, MA: Little, Brown, 1993: 473-492.

[12] Roberts W J. A hypothesis on the physiological basis for causalgia and related pains [J]. Pain, 1986,24: 297 - 311.

[13] Torebjörk E, Wahren L, Wallin G, et al. Noradrenaline-evoked pain in neuralgia [J]. Pain, 1995,63: 11 - 20.

[14] Campero M, Bostock H, Baumann TK, et al. A search for activation of C-nociceptors by sympathetic fibers in complex regional pain syndrome [J]. Clin Neurophysiol, 2010,121: 1072 - 1079.

[15] Treede R D, Raja S N, Davis K D, et al. Evidence that peripheral alpha-adrenergic receptors mediate sympathetically maintained pain [M]// Bond M R, Charlton J E, Woolf C J. Proceedings of the VIth World Congress on Pain. Amsterdam: Elsevier, 1991: 377 - 382.

[16] Jadad A R, Carroll D, Glynn C J, et al. Intravenous regional sympathetic blockade for pain relief in reflex sympathetic dystrophy: a systematic review and a randomized, double-blind crossover study [J]. J Pain Symptom Manage, 1995,10: 13 - 20.

[17] Ramamurthy S, Hoff man J. Intravenous regional guanethidine in the treatment of reflex sympathetic dystrophy/causalgia: a randomized, double-blind study. Guanethidine Study Group [J]. Anesth Analg, 1995, 81: 718 - 723.

[18] Verdugo R J, Ochoa J L. "Sympathetically maintained pain." I. Phentolamine block questions the concept [J]. Neurology, 1994,44: 1003 - 1010.

[19] Verdugo R J, Campero M, Ochoa J L. Phentolamine sympathetic block in painful polyneuropathies. II. Further questioning of the concept of "sympathetically maintained pain." [J] Neurology, 1994,44: 1010 - 1014.

[20] Bell D S. Repetition strain injury: an iatrogenic epidemic of simulated injury [J]. Med J Aust, 1989,151: 280 - 284.

[21] Ochoa J. Pathophysiology of chronic "neuropathic pains." [M]// Burchiel K J. Surgical Management of Pain. New York: Thieme, 2002: 25 - 41.

[22] American Medical Association. Guides to the Evaluation of Permanent Impairment [S]. 6th ed. Chicago, IL: American Medical Association, 2008,450 - 454.

[23] Jørum E, Ørstavik K, Schmidt R, et al. Catecholamine-induced excitation of nociceptors in sympathetically maintained pain [J]. Pain, 2007,127: 296 - 301.

[24] Ochoa J. Letter to the Editor concerning "Catecholamine-induced excitation of nociceptors in sympathetically maintained pain." [J] Pain, 2007,131: 226 - 230.

[25] Oaklander A L, Fields H L. Is reflex sympathetic dystrophy/complex regional pain syndrome type I a small-fiber neuropathy [J]. Ann Neurol, 2009,65: 629 - 638.

[26] Cline M A, Ochoa J, Torebjörk H E. Chronic hyperalgesia and skin warming caused by sensitized C nociceptors [J]. Brain, 1989,112: 621 - 647.

[27] Ochoa J L, Campero M, Serra J, et al. Hyperexcitable polymodal and insensitive nociceptors in painful human neuropathy [J]. Muscle Nerve, 2005;32: 459 - 472.

[28] Lang A E, Chen R. Dystonia in complex regional pain syndrome type I [J]. Ann Neurol, 2010,67: 412 - 414.

[29] Ochoa J, Verdugo R. Neuropathic pain syndrome displayed by malingerers [J]. J Neuropsychiatry Clin Neurosci, 2010, 22: 278 - 286.

[30] Mailis-Gagnon A, Nicholson K, Blumberger D, et al. Characteristics and period prevalence of self-induced disorder in patients referred to a pain clinic with the diagnosis of complex regional pain syndrome [J]. Clin J Pain, 2008,24: 176 - 185.

[31] Shorter E. The borderland between neurology

and history: conversion reactions [M]// Weintrab M I. Neurologic Clinics. Malingering and Conversion Reactions. Philadelphia, PA: W. B. Saunders, 1995: 229 - 239.

[32] Mailis-Gagnon A., Nicholson K. Non-dermatomal somatosensory deficits (NDSDs): a neuropsychobiological phenomenon? [J] Clin J Pain, 2009,145: 12 - 13.

[33] Ochoa J L. Commentary on the nature of nondermatomal somatosensory deficits (NDSDs) [J]. Clin J Pain, 2011,27: 85 - 88.

[34] Verdugo R J, Ochoa J L. Abnormal movements in complex regional pain syndrome: assessment of their nature [J]. Muscle Nerve 2000,23: 198 - 205.

[35] Van Rijn M A, Marinus J, Putter H, et al. Onset and progression of dystonia in complex regional pain syndrome [J]. Pain, 2007,130: 287 - 293.

[36] Schott G D. Peripherally-triggered CRPS and dystonia [J]. Pain, 2007, 130: 203 - 207.

[37] Schott G D. Induction of involuntary movements by peripheral trauma: an analogy with causalgia [J]. Lancet, 1986, 27: 712 - 716.

[38] Schrag A, Trimble M, Quinn N, et al. The syndrome of fixed dystonia: an evaluation of 103 patients [J]. Brain, 2004,127: 2360 - 2372.

[39] Van Rijn M A, Munts A G, Marinus J, et al. Intrathecal baclofen for dystonia of complex regional pain syndrome [J]. Pain, 2009,143: 41 - 47.

[40] Raja S N. Editorial. Motor dysfunction in CRPS and its treatment [J]. Pain, 2009;143: 3 - 4.

[41] Raja S N. Diagnosis of sympathetically maintained pain. The past, present and future (editorial) [J]. Eur J Pain 1993,14: 45 - 48.

第15章

Latah 相关综合征

最早对"文化相关"或"文化关联"惊吓综合征[1~3]进行的描述和记录包括北美医师 Beard 在 1880 年记录的缅因州"惊跳起来的法国人"(Jumping Frenchmen)[4],探索马来半岛的 H A. O'Brien 所描述的马来 Latah 综合征[5],和 W. Hammond 所描述的西伯利亚的痉跳病[6]。目前在被广泛认可的存在区域,Latah 综合征依然在印尼族和马来人特别是中年已婚妇女中存在。在一个社会群体内,Latah 综合征常被认为是一种社会行为,受影响的个体被确定为"Latah 人"。许多文化相关综合征,根植于当地民俗或信仰,并不一定被视为"疾病"。

文化相关的惊吓综合征的临床表现包括运动、行为和精神现象。被夸大的惊吓反应的运动现象经常具有戏剧性。这往往被看作是一种过度惊吓症,但是,接下来将要讨论的是,文化相关惊吓综合征多由于惊吓反应的继发组成部分或惊吓反应成分的放大所致,相反,过度惊吓则是惊吓反应第一组成部分的增强。此外,文化相关的惊吓综合征与一系列复杂的行为和神经精神表现均有关,常包括焦虑、恐惧和愤怒。此外,神秘和神奇的信仰,躯体的错觉,恍惚或分离症状,也与一些文化相关综合征相伴产生[3]。

虽然对这些综合征的描述最早出现在东方文化中[1,7],但类似的行为出现在世界各地。西方社会报道的可能心因性肌阵挛案例包括:跳跃的法国人[8],拉金卡津人(法国后裔)(Ragin' Cajuns)[9],跳跃人[7],过度惊吓者[7]和可能的精神性肌阵挛患者[10,11]等。

需要指出的是,比较夸张的反应在日常生活也可不时发生,当一个人在不经意的刺激下引起惊吓反应,伴随发声也可能是咒骂语和其他受到文化、环境和意志影响的行为现象。正常惊吓反应对反复刺激产生适应,不像 Latah 和相关综合征中,连续反应可能表现出更多的复杂性。

1. 惊吓反应

正常的惊吓反应由两部分组成[12]。第一组成部分是突然、短暂的眨眼,痛苦的表情,然后上肢和躯干弯曲,颈部和头部也随之运动。这部分发生潜伏期短(惊吓刺激后 50~60 ms),是一种非自主的反射。在正常的个体中,这种反应对反复刺激产生适应。该部分在遗传性过度惊吓症中被放大。过度惊吓症的产生是甘氨酸受体基因突变所致,常由脑干疾病引起,影响脑桥网状结构[13,14]。

惊吓反应的第二组成部分始于潜伏期,并与自主反应时间重叠(100~120 ms)。第二反应持续时间更长,受到自主调节,包括对惊吓刺激的定向和行为反应[15]。包括注视刺激的方向,主动运动远离所在区域,举手(防守或进攻的姿态),发声(包括叫骂),丢弃或投掷物体。此外,突然惊吓刺激后常伴有短暂的惊恐、焦虑、恐惧以及自主神经症状。这些情绪和行为反应的程度受刺激的性质、发生的环境以及周围的情绪气氛的影响。在高度的情绪唤起、恐惧和焦虑下,惊吓反应增强,在愉悦轻松条件下,惊吓反应减弱[16]。情绪唤醒水平可能进一步影响定向反应的程度和自主产生应对刺激的行为反应。

Latah 及文化相关综合征中的惊吓,似乎是基于对惊吓反应的第二组成部分或其后成分的放大。在文化相关综合征中,身体对"惊跳"的表达,或身体上应对意外刺激的快速抽搐反应,在过去是一直关注的主要焦点。这导致人们猜测这些疾病可能代表一种独特形式的过度惊吓症。然而,在 Latah 综合征和"跳跃的法国人症"中[17],视频记录了刺激诱发的反应,表明该反应比惊吓反射和脑干肌阵挛性过度惊吓症的第一组成部分出现更晚。相反,观察到的刺激引起的反应起始于间隔期,与惊吓反应第二组成部分重叠,落入自主反应时间内。此外,在许多情况下,该反应还包括明显的行为反应,指向诱发刺激("定向反应")并持续几秒钟。

2. 行为现象和惊吓反应

在行为反应的过程中,许多其他临床特征的出现,包括复杂运动过程、秽语或模仿言语。复杂运动过程,如强迫服从、模仿行为、模仿动作、使用物品和其他环境相关的行为,包括目标定向和潜在有害的冲动行为,都会被纳入反应活动之中。患者有时会表现出刺激诱发的发声和复杂运动活动。这些特征在于文化相关综合征很常见,在缅因州关于"惊跳起来的法国人症"和 Latah 综合征的原始描述都有特别的记录[4,5]。这些行为时间可能会延长,虽然这些症状是非自主的,但可始于自主反应时间内。

在一些报道中,外在刺激后的行为反应比惊吓反应本身更剧烈。伴惊吓的相似行为反应在过度惊吓症[7],抽动秽语综合征[18]和心因性肌阵挛[10,11]中也都有记录。在抽动秽语综合征和某些反射性抽搐中,有报道高达 20% 的患者出现放大的惊吓反应,外部刺激和惊吓也可诱发发声、秽语、模仿言语和其他复杂的运动活动[19]。在一项研究中,抽动-秽语综合征的刺激引起的行为反应始于潜伏期,与自主反应时间重叠。因此,惊吓反应第二组成部分的增加与许多社会中表现出

的刺激依赖性行为相关。

3. 精神疾病与放大的惊吓反应

在创伤后应激障碍综合征、"战争神经症""炮弹休克""惊吓症"、精神分裂症、停药反应[16]、PMD[20] 等疾病中已经证明存在听觉惊吓反应兴奋性的调节。在这些研究中,在声刺激后,捕获到眼轮匝肌的肌电活动长达 250 ms。从肌肉活动的记录开始,这段时期包括瞬目反射、惊吓反应的早期部分和较长的第二或其后组成部分。研究结果显示,在神经精神疾病中,惊吓反应的情感调节主要反映惊吓反应第二部分情感调节,包括对刺激更长时间的定位和行为反应。

4. 惊吓反应和行为的联系

从 Latah 及相关综合征观察发现,惊吓反应结果源自惊吓反应的第二组成部分增强,由环境刺激所诱发,伴有额叶功能障碍相关的神经行为症状。相比之下,既往强调这种现象的精神原因,突出惊恐和害怕在塑造惊吓中的角色,认为应对刺激的行为是一种对抗强烈情感的防御机制,也许通过当地习俗或期望可予阐释。

额叶和惊吓反应在脑干之间有密切的解剖联系。额叶皮质与边缘区相互联系,涉及情绪唤起的皮质和上升的脑干通路。脑干惊吓反应的产生为情绪状态、惊吓反应和行为的联系提供了解剖基础[21,22]。杏仁核的作用尤其重要,它介导额叶边缘叶对惊吓反应兴奋性的调节[23]。

一项整合解剖学、生理学和临床经验的神经精神假说认为,额叶功能障碍可以:①影响惊吓反应的兴奋性;②调节情绪唤起的水平;③放大对惊吓刺激的反应使其复杂化。反过来,惊吓反应的兴奋性增强可进一步提升情绪唤起的水平。高度的情绪唤起和应对环境(文化的或情境性的)刺激做出冲动(额叶)的反应共同决定了后续的行为表现。

5. 总结

惊吓综合征源于惊吓反射第二组成部分

的放大,通常与惊吓反应后明显的行为现象和(或)发声有关。假说认为,额叶功能障碍导致惊吓反应机制的去抑制,产生环境诱发的惊吓反应以及刺激依赖的冲动性行为。因此,尽管分离现象也可见于文化相关的综合征,但这一机制与心因性运动障碍的内在分离转换模型显然不同。

(胡勇博 王 刚 译)

名词注释

Latah 综合征(Latah syndrome):是一种个体经历惊吓而导致异常行为的疾病。当受到惊吓时,受影响的人通常会做出尖叫、咒骂、舞蹈式的动作和无法控制的大笑等行为。Latah 综合征被认为是一种文化特有的惊吓障碍。

参考文献

[1] Yap P M. The Latah reaction:Its pathodynamics and nosological position [J]. J Mental Sci,1952,98:515-564.

[2] Howard R,Ford R. From the jumping Frenchmen of Maine to post-traumatic stress disorder:the startle response in neuropsychiatry [J]. Psychol Med,1992,22:695-707.

[3] Tseng W S. From peculiar psychiatric disorders through culture bound syndromes to culture related specific syndromes [J]. Transcult Psychiatry,2006,43:554-576.

[4] Beard G. Experiments with the "jumpers" or "jumping Frenchmen" of Maine [J]. J Nerv Ment Dis,1880,7:487-490.

[5] O'Brien H A. Latah [J]. J Straits Br Asiat Soc,1883,11:143-153.

[6] Hammond W A. Miryachit,a newly described disease of the nervous system and its analogues [J]. NY Med J,1884,39:191-192.

[7] Simons R C. The resolution of the Latah paradox [J]. J Nerv Ment Dis,1980,168:195-206.

[8] Saint-Hilaire M-H,Saint-Hilaire J-M. Jumping Frenchmen of Maine [J]. Mov Disord,2001,16:530.

[9] McFarling D A. The "Ragin' Cajuns" of Louisiana [J]. Mov Disord,2001,16:531-532.

[10] Thompson P D,Colebatch J G,Brown P,et al. Voluntary stimulus sensitive jerks and jumps mimicking myoclonus or pathological startle syndromes [J]. Mov Disord,1992,7:257-262.

[11] Monday K,Jankovic J. Psychogenic myoclonus [J]. Neurology,1993;43:349-352.

[12] Wilkins D,Hallett M,Wess M M. Audiogenic startle reflex of man and its relationship to startle syndromes [J]. Brain,1986,109:561-573.

[13] Brown P,Rothwell J C,Thompson P D,et al. The hyperekplexias and their relationship to the normal startle reflex [J]. Brain,1991,114:1903-1928.

[14] Kimber T E,Th ompson P D. Symptomatic hyperekplexia occurring as a result of pontine infarction [J]. Mov Disord,1997,12:814-816.

[15] Gogan P. The startle and orienting reactions in man. A study of their characteristics and habituation [J]. Brain Res,1970,18:117-135.

[16] Grillon C,Baas J. A review of the modulation of the startle reflex by affective states and its application in psychiatry [J]. Clin Neurophysiol,2003,114:1557-1579.

[17] Tanner C M,Chamberland J. Latah in Jakarta,Indonesia [J]. Mov Disord,2001,16:526-529.

[18] Tijssen M A J,Brown P,Morris H R,et al. Late onset startle induced tics [J]. J Neurol Neurosurg Psychiatry,1999,67:782-784.

[19] Seignourel P J,Miller K,Kellison I,et al. Abnormal affective startle modulation in

individuals with psychogenic movement disorder [J]. Mov Disord，2007，22：1265 - 1271.

[20] Eapen V，Moriarty J，Robertson M M. Stimulus induced behaviours in Tourette's syndrome ［J］. J Neurol Neurosurg Psychiatry，1994，57：853 - 855.

[21] Hitchcock J M，Davis M. Efferent pathway of the amygdala involved in conditioned fear as measured with the fear-potentiated startle paradigm ［J］. Behav Neurosci，2001，105：826 - 842.

[22] Swanson L W，Petrovich G D. What is the amygdala? ［J］ Trends Neurosci，1998，21：3223 - 3331.

[23] Angrilli A，Mauri A，Palomba D，et al. Startle reflex and emotion modulation impairment after a right amygdala lesion [J]. Brain，1996，119：1991 - 2000.

第16章

创伤与分离性障碍：流行病学、发病机制、临床表现、诊断和治疗

本章主要介绍慢性心理创伤所致分离性障碍的流行病学、发病机制、临床表现、诊断和治疗。

1. 生活中应激/创伤事件与分离性障碍的关系

《精神障碍与统计手册（第四版修订本）》（*Diagnostic and Statistical Manual of Mental Disorders-fourth edition-text revision*，《DSM - Ⅳ- TR》）中定义的分离性障碍[1]通常是指心理意识、本体意识、记忆力以及对自我、环境、身份定位的综合功能发生障碍。分离性障碍的发生过程常与两个方面有关：一是自我精神保护；二是人们在儿童或成年时期所遭受的无法回避的极端事件，这些事件往往具有压力或创伤性质。分离性障碍和重大创伤事件的关联已通过世界各地临床以及非临床方向大样本的横向、纵向研究以及 Meta 分析得到验证（如 Van Ijzendoorn 等，1996[3]）。

分离性障碍通过创伤（特别是在儿童早期经历的创伤）进行预测，也可通过依恋困难（attachment difficulties）和无父母陪伴预见[4~7]。在生长发育过程中，遭受不同类型的创伤事件可引起一系列的临床表现，包括创伤后应激障碍（post-traumatic stress disorder，PTSD）、边缘型人格障碍（borderline personality disorder，BPD）、分离性障碍（dissociative disorders，DD），影响情绪、躯体形式的非 PTSD、焦虑障碍和药物滥用[7,8]。

复杂型创伤后应激障碍，是指个体在成长时期不断受到创伤事件的刺激后引起的症状，主要包括分离性障碍、情绪调节困难、躯体化障碍、慢性人格改变以及生活意义或目的感的改变[9]。最近的研究认为，PTSD 还包含分离性障碍表现为主的亚型[10,11]。该亚型不同于以反应过度为主的 PTSD 亚型，有重要的治疗和研究意义。研究显示，以分离性障碍为主要临床表现的 PTSD 患者比过度警觉型（反应过度为主）PTSD 患者有更早期、反复发生的慢性创伤史。他们对创伤性触发因素的反应更可能是分离性质的，并同时伴有心率、皮肤电传导减慢和皮质醇释放延迟的表现。这与高反应性 PTSD 形成鲜明对比，后者临床主要表现为恐惧、闯入性再体验和警觉性增高症状[11]（见下文的病理生理学部分）。

一些复杂型 PTSD 和（或）分离型 PTSD 患者也可能被诊断为分离性障碍（dissociative disorders，DD）。《DSM -Ⅳ- TR》[1]将分离性障碍分为 5 型：分离性遗忘（dissociative amnesia）、分离性漫游（dissociative fugue）、人格解体障碍（depersonalization disorder，DPD）、分离性身份识别障碍（dissociative identity disorder，DID）和非特指型（无特殊说明的）分离性障碍（dissociative disorder not otherwise specified，DDNOS）。分离性漫游也可能发生于分离性遗忘或分离性身份识别障碍病程中[12]，但在《DSM -Ⅴ》中作为一个独立的类型出现。

2. 流行病学

北美、欧洲和亚洲的学者对分离性障碍的流行病学研究发现，一般人群中最常见的亚型是分离性遗忘，发病率可达 3%（参照 Dell 的回顾性研究[12]），而人格解体障碍的发病率在 1%～2%[13]。在住院和门诊的临床样本当中，最常见的亚型是非特指型分离性障碍，发病率约为 9.5%（参照 Dell 的回顾性研究[12]）。分离性身份识别障碍是最严重的亚型，其一般人群中的发病率约为 1%[14]，占精神科住院患者的 1%～20%[15,16]，占门诊患者的 12%～38%[17,18]。以上数据根据调查样本的不同而异。

需要指出的是，有 1/3～1/2 的患者会同时伴有转换障碍[19,20]，因而一些学者提出将来在《DSM-V》中应当把转换障碍并入分离性障碍中[21]。转换障碍是一种常见的疾病，尤其是在非西方人群中。土耳其的一项流行病学研究发现《DSM-Ⅳ》定义的转换障碍的终身发病率为 5.6%[21]。

3. 临床表现

1）人格解体障碍

人格解体障碍是一种以不真实的、与身体分离、断开的感受为典型表现的疾病，尤其是在青少年患者中。这种疾病体验也可以是其他疾患的相关特征，如精神分裂症、惊恐发作和药物滥用[1,7,13]。人格解体障碍起病的典型表现是在儿童或青少年时期持续或反复发作的人格解体，这会导致一项或多项方面的功能受损，病情发展迅速，但也有约 2/3 的患者表现为慢性病程[13]。患者的主诉多为注意力、记忆力、职业和人际交往能力的损伤[13,22]。继发于人格解体的情绪和焦虑症状很常见，这些症状不能作为评估疾病严重程度的依据。然而，有 25% 的患者由创伤或严重压力事件诱发。儿童时期的创伤，尤其是精神虐待，是唯一能够预测去人格化严重程度的指标[23]。人格解体障碍是一系列分离性症状中"较轻的"，而分离性身份识别障碍的症状更为严重。

2）分离性遗忘

分离性遗忘的特点是无法回忆起重要的自传性信息（不同于普通健忘）[1]。这些信息通常具有创伤性或压力性，记忆会以伪装的形式侵入，如噩梦、闪回或转换症状[7]。患者具备持续的学习和认知能力，因此损伤是由可逆性心理抑制而非器质性病变引起。许多重大创伤性事件如战争、大屠杀、儿童期虐待、成年期强奸，都会引起分离性遗忘[7,24]。许多分离性遗忘患者会有抑郁和自杀的病史，其他易感因素包括躯体形式障碍或分离症状的个体或家族史，和（或）童年时期经历过伴有体罚性纪律的严厉家规。分离性遗忘可与责任感缺失有关（如两性、法律、经济）；患者可能害怕战争；患者也可能选择逃避那些会唤起羞耻、愤怒或绝望的应激性事件；患者还可能有性侵、自杀或暴力倾向。

分离性遗忘的症状可以非常显著，正如教科书和媒体所经常描述的那样，患者会突然出现不能回忆个人重要事件，失去定向力，困惑，意识状态改变，和（或）漫游[7]。在急诊科、住院部或神经科治疗的患者，通过心理或催眠疗法，其症状会在发病的数天至数月内缓解。其他常见的临床表现虽然常见，却因其隐匿表现不那么受到关注。这些临床表现多由详细的病史询问而不是患者主诉获知。这些病例中，重大生活事件会从自传式记忆中缺失；起病和缓解时间明确，患者清晰地知道自己存在记忆空白（如患者清晰记得学生时代的事情却唯独忘记高中时期发生的事件）。这种类型的患者只能通过复杂型 PTSD 的心理疗法进行治疗[7]。

3）分离性身份识别障碍和非特指型分离性障碍

DID 的诊断、临床表现、病因、流行病学和治疗可见于各类文献。由于 DID 和 DDNOS 这两种疾病的临床表现、病史、疾病进展和治疗反应相似[7]，因此放在一起描述，下文中以 DID 同时指代两者。

DID 是一种起病于儿童时期的创伤后进行性发育障碍，儿童反复经历的创伤性事件使其不具备形成统一的自我意识的能力。儿童在这些经历后通过与情感和躯体损伤的割离来进行自我保护。这种保护机制可导致记忆编码和存储的改变，引起碎片化记忆和信息回忆困难[5,7,25]。另外，这种分离的行为状态不断发展，持续，并随时间复杂化，最终构成了 DID 的多重身份。

DID 的不同人格被媒体反复刻画，导致许多临床医师也认为这些人格的区别非常突出，且不同人格间的转换也应非常明显。然而，这种"绚丽的"临床表现仅见于 5% 的患者[26]。更多情况下，患者的其他人格表现隐匿，分离性或 PTSD 症状会伴随其他症状一同出现，如抑郁、药物滥用、躯体形式症状、进食障碍和自我毁灭以及冲动行为等[7,8]。

DID 患者自述接受过多种治疗干预，如入院治疗或参与临床试验，但效果轻微或根本无效[8]。通常治疗分离性障碍的专家会主导 DID 的治疗，因为他们关注的重点多为 DID 中复杂多样的症状学，而非明显的人格状态[27]。研究显示，DID 患者自身意识中多种人格之间会重叠和相互干扰，而不是相互"切换"，从而误导注重于症状的治疗方案。患者意识侵入的表现包括部分独立人格（例如，头脑中听见不同人的说话声音）和完全独立人格（例如，失去一段时间的存在感），易被误诊为精神病的消极症状或精神分裂症中的施尼德尔（Schneider）一级症状[27,28]。

4）躯体形式分离和转换障碍

转换障碍的基本特征是自主运动或感觉功能症状，类似神经性或其他器质性病变[1]。转换现象被定义为躯体形式分离性障碍，而不是心理分离性障碍的类型[29,30]。这个观点与解释分离体验的 4 个维度（BASK 模型）观点一致，在 BASK 中，不仅患者的行为（behavior，B）、情感（affect，A）、知识（knowledge，K）会出现分离，它们和感觉（sensation，S）之间也会出现分离[31]。尽管转换障碍具有主观身体或假性神经症状的表现（如，假性偏瘫、癫痫[1]），广义的躯体形式分离可能包括不能解释的、超出转换障碍定义范畴的躯体症状主诉。如，疼痛、性欲减退或痛经。这些不能解释的症状与患者长期悲惨的遭遇相关，患者，尤其是那些具有精神症状的患者，常寻求初级保健医师的帮助[19,32]，因此特别是未能查明病因时，患者常常不满意于所受的治疗。躯体形式分离调查问卷（the somatoform dissociation questionnaire，SDQ）是一项对该症状可靠的自我评估工具。

PNES 也称假性癫痫（pseudoseizure），是转换障碍在临床人群中最常见的一种形式，典型的症状类似痫性强直阵挛性抽搐。患者会出现震颤、抖动和抽搐；大部分患者在发作时能听到外界对话，但自己不能讲话。然而，发作很少引起损伤和尿失禁。发作的持续时间为几分钟到几小时，长于痫性发作。发作可能伴随尖叫、攻击性和自残行为，而恢复过程中可出现不明原因的哭泣。大多数患者在首次或末次转换障碍发作时可以观察到心理社会应激诱因。

4. 分离性障碍的共病性

分离性障碍的患者常伴随多种精神疾病症状，包括心境障碍、PTSD、焦虑障碍、药物滥用障碍和躯体形式障碍。疾病症状包括头痛、纤维肌痛、慢性疲劳综合征、胃肠道疾病（特别是胃食管反流和肠易激综合征）和妇科疾病。一项纵向的研究，即儿童期不良经历（adverse childhood experience）研究，调查了孩提时代的经历与疾病发生的关系，发现孩童时代负性生活经历同肝病、慢性肺病和心因性疾病的发病升高有关[35]。也有研究论证了儿童期应激事件和成人期自身免疫病的关联[35,36]。患者临床表现可能同样符合人格障碍的诊断标准。53%～72.5%接受边缘型人格障碍治疗的患者也同时患有分离性障碍[37,38]。然而,只有当创伤相关症状十分明显且患者出现严重失代偿时,才会给出分离性障碍的诊断。大多数患者病情稳定后不再符合分离性障碍的诊断标准。

5. 鉴别诊断

由于害怕听到别人说自己是精神病,患者很少愿意主动提供有关分离症状的信息,也不愿回忆创伤的经历[39],这使得分离障碍的确诊变得困难。一种有效的解决办法就是在谈及患者难以启齿的隐私前应与患者建立一个安全、合作的医患关系。另一项确诊分离障碍的困难是专业训练的缺乏;多数临床医师没有接受过分离性障碍评估的相关训练,因此多数患者未被问及创伤史和分离症状。

与专业训练无关,一项详细的心理状态评分测试有利于对分离症状的评估[40]。缩编版检查内容如表16.1所示。该测试包含创伤暴露史以及对创伤后情感、躯体症状进行的评估。另外,有一些自我评估筛查量表能够精确评价是否出现分离性障碍。其中应用最广泛的是分离体验量表(dissociative experiences scale,DES)[41],该量表已经过1 000多项研究验证并被翻译成超过40种语言。该量表包含28项条目用以评价遗忘、专注力、身份改变和人格解体/现实解体,以患者自身感受症状发作频率来评分,评分结果的范围是0~100分,然后计算各项平均分数。分数在30分或更高意味着严重的分离性障碍(如DID和DDNOS);分离性障碍患者也可出现低于30分的情况。因此,应当结合临床症状进行谨慎评估,量表不能代替临床判断。分离多维量表(multidimensional inventory of dissociation,MID)是一种部分/整体分离性障碍及躯体化症状的自评工具,还有躯体形式分离调查问卷(the somatoform dissociation questionnaire,SDQ),如上所述被用于评估躯体形式分离性障碍。还有两种《DSM-Ⅳ-TR》的结构性临床访谈,修订版《SCID-D-R》[22]以及分离性障碍访谈表(dissociative disorders interview schedule,DDIS)[43]可以供正式诊断DD参考。另外也有其他可用于评估儿童或成人分离症状的量表[7,44,45]。

表16.1 评估分离症状的室内精神状况检查内容

特征表现	问题
黑曚/时间感丧失	你是否曾经出现黑曚、头脑空白、记忆差错? 你是否有时间感的丧失?
忘却的行为	你是否有证据表明自己存在不能回忆自己曾经说过的话和做过的事的情况? 是否有人告诉你曾经做过的事,但你却不能回忆?
漫游	你是否突然发现自己处在一个地方,而你并不知道自己是如何到达的?
来历不明的个人财产或物品	你是否在你的个人物品中发现过你不记得如何获取的物品(例如,衣服、杂货、书籍)?物品的性质不适应自己的角色?孩子可能拥有的物品? 你是否发现有些物品以你无法回忆起的方式消失?你是否找到过一定是你创作但却不记得如何创作的文学作品、图画或艺术品?
人际关系改变	你是否发现你与他人的关系经常以你无法解释的方式发生变化?
技能/习惯/知识的波动	你是否发现自己做某件事情有时很容易,有时却很困难? 你对食物、音乐等的爱好是否经常变化? 你的笔迹是否经常变化?如果有变化,是很轻微的?很大程度?还是像小孩子的笔迹? 你是右利手还是左利手?是否一直这样?

（续表）

特征表现	问　　题
生活史的碎片化回忆	你生活的记忆中是否出现过空白？是否存在对你生活史记忆的丢失片段？ 你是否记得孩童时代的事情？记忆从什么时候开始？第一个记忆是什么？然后呢？接着呢？
入侵/重叠/干扰（被动影响）	你是否有来自内部或外部的想法或感受，感觉不像你的？在你的控制范围之外？ 你是否有过似乎不是来自你的冲动或参与行为？ 你是否能听到自己内心的声音或对话？
负性幻觉	你是否有过看不见/听不到周围发生的事情？你能完全将人或事件排除在自身之外吗？
人格解体/现实解体	你是否经常感觉到自己游离于本体，或以一个外人的角度看到自己做事？ 你是否曾感觉与自身失联，或认为自己不真实？ 你是否曾感觉到世界是不真实的？就像自己处于一片烟雾和谜团中？ 你是否曾出现面对镜子中的自己却不认识自己？
生理创伤史	你的家庭是谁在制订规矩，它们又是如何执行的？ 你是否目睹家庭成员之间的暴力冲突？ 你是否曾被迫与人发生性关系？童年时期？青少年时期？成年期？ 儿童时期什么能使你感觉到安全？有人对你很友好或支持你吗？ 闪回—侵入性症状—图像，声音，味道，触摸：你的脑海是否曾闪现过去曾经发生过的事，好像现在正在发生一样？ 噩梦—发生频率，何时开始？你被叫醒后是否会失去定向力？是否发现自己睡在另外的地方？ 是否有特定的人，事或物能够触发你的症状？这些与时间感丧失是否相关？ 你是否是神经质的人？容易受到惊吓？ 你是否有刻意逃避那些能够使你想起创伤性回忆的人，事或物？你是否能够中止自己的感受？
躯体形式症状/转化[a]	你能阻止身体疼痛吗？全部？部分？总是？有时？ 你是否会发现自己的身体功能（如视力，血压，药物或酒精反应）出现你不能解释的改变？ 你是否出现过以下临床医师不能用疾病解释的症状： 癫痫和惊厥（伴或不伴意识丧失的昏倒）？ 步态障碍，瘫痪，肌力减弱？ 四肢或全身发抖，震颤，挛缩？ 双眼视力重影，模糊或丧失？ 吞咽困难，呕吐，恶心或腹部疼痛？ 失声或失聪？ 肢体、背部或关节疼痛？ 气促、心悸、胸痛？ 你是否曾被诊断为偏头痛？

注：[a]该表来引自 Loewenstein[39] 和本文作者（VS）[40]。

DID 和严重的 DDNOS 常与精神和情感障碍以及 BPD 混淆。尽管分离性障碍可以伴随出现以上病证，但它们并不一致，且在很多方面迥然有异。以下内容摘自 Brand 和 Loewenstein[46]。

① 心理创伤史对 BPD 或 DD 比对精神分裂症和双相障碍的诊断价值大。分离性障碍患者相比 BPD 患者常有更严重的创伤史[47]。

② 对 DD 和 BPD 患者进行量表评估，两者在罗夏测试（Rorschach test）上反映出的创伤侵入评分没有差异，但均高于精神分裂

症患者[47]。

③ 分离性障碍患者的分离症状评分最高（如 DES 平均得分为 44.6 分），其次是 BPD 患者（如 DES 平均得分为 21.6 分），接着是精神分裂症患者（如 DES 平均得分是 17.6 分），双相障碍的得分最低[48]。

④ 在以上三种疾病中，分离症状的表现也具有明显差异。分离性障碍的患者常会出现情感麻木而非激情。因此，他们可能会自我伤害而引起分离症状。当分离症状出现时，他们的内心世界会出现多重人格。但 BPD 患者对情感麻木的耐受力低，他们会通过自我伤害来结束而非发生分离症状。这类患者不会有内心多重人格的体验。一旦 BPD 患者出现分离，将表现为类人格解体状态。

⑤ DD 患者的可催眠性最高，BPD 其次，精神分裂患者催眠效果最差。

⑥ 身份转换在不同疾病中的表现也有所不同。双相障碍患者不会出现身份转换，BPD 患者只是在针对情景压力下出现两极化、强烈的情绪变化时才这样做。例如，当 BPD 患者的两性关系很和谐时，会认为自己是个值得被爱的人；当两性关系有冲突或终止时，他们可能有极度自我憎恨或厌恶的个人体会。但两者都不会出现像药物滥用那样造成的遗忘。然而，DD 患者可能承认出现身份转换，就像他们以不同的身份做出不同的做法，尽管这仅仅是患者对过去和现在的遗忘表现。虽然一些精神分裂症患者可认为自己有身份转换的经历，这些感知的变化往往与妄想的信念有关。

⑦ 幻觉在 3 种疾病中的表现也十分不同。DD 患者常认可脑中对话出现的声音，且可通过症状闪回（flashback）"看到"人格或过去的经历，但他们知道这些声音都是不真实的。因此，他们的现实测试能力是健全的。双相障碍患者仅在严重的躁狂期或抑郁期出现幻觉；严重抑郁期的各种幻觉为典型

的被害幻想且相互之间并不冲突。同样地，BPD 患者只在应激时出现幻觉。这些幻觉声音体现了患者两极分化的价值观和想法。最后，精神分裂症患者不会意识到这些幻觉是不真实的。以上疾病出现的幻听通常都不如 DD 患者的内容丰富，且幻听内容与虐待实施者或儿童伤害无关。

⑧ 情感变化在患者中的表现也不同。DD 患者有一系列无法解释、快速的心境变化，可由内部或外部刺激触发。这与双相障碍患者缓慢（例如，至少 12 小时）的心境转变不同；在 BPD 患者，这种变化通常由外部刺激触发，进程很快。BPD 患者也表现为情感调节能力低下[48]。精神分裂症表现为情感贫乏或（和）不适当情感。与 BPD 患者经常性的情感空虚与强烈的愤怒交替出现不同，DD 很少主诉"空虚"感。

⑨ DD 的感知觉通常正常。相比于 DD，精神分裂症患者的想法缺少逻辑和组织性。BPD 患者的感知没有 DD 精确，也缺乏逻辑性和组织性[47]。双相障碍者只有在发作期表现为感知觉和逻辑思维的减退。

⑩ 分离性障碍，双相患者更易与他人建立工作同盟。两者都具备将他人当成合作者、自我反省、与他人建立有意义关系的能力。DD 患者也可能选择避免人际交往，因为这样使他们感到更有安全感[47]。因为精神分裂症者缺乏合作关系的想法，对人际交往无兴趣，自省和维持情感距离的能力较差，而 BPD 患者虽然对人际交往有一定兴趣，但不能忍受孤独，因其自我贬低和过分理想主义使得人际关系混乱，所以精神分裂症和 BPD 患者不太可能与他人建立稳定的工作同盟[47]。和精神分裂症患者一样，BPD 在人际关系中缺乏合作能力，且不善于自省和维持情感距离。

转换和躯体化分离症状单靠精神科检查进行鉴别诊断并不可靠，需要通过一系列医疗诊断程序与神经疾病相鉴别。临床医师需

要根据患者的主要临床表现来排除癫痫、脑血管意外和多发性硬化等多种神经科疾病甚至其他一般疾病。一旦症状不能用其他疾病解释，临床医师需要依照合理的顺序来排除所有可能引起转换症状的精神障碍。任何一种分离性障碍都可能表现为转换症状，如假性癫痫发作[49]。鉴于转化和躯体形式的解离症状可能与解离或其他身体疾病共病相叠加，它们也可能与其他精神疾病如焦虑、心境障碍、躯体化障碍共同发生，从而干扰转换障碍的诊断。这些症状也可能独自存在并确诊为转换障碍。

6. 分离症状的神经科病因学

Bremner[51]认为个体对严重创伤的反应分为两种亚型：边缘皮质的抑制不能和边缘皮质抑制过度（情绪低度或过度调控）。这两种亚型一种主要涉及分离症状，而另一种主要为侵入和过度激活，它们代表了与慢性应激相关的精神病理学的独特途径。神经影像学数据显示，在慢性 PTSD 患者中，这两种亚型可分别存在，并与同一创伤事件的不同暗示所致的不同神经激活模式相关。Van der Kolk 等把这两种分离性亚型分为原发性和继发性分离障碍[51]。原发性分离障碍是指与 PTSD 症状有关的重复体验及过度反应性的分离性障碍，如侵入性回忆、症状闪回和噩梦。继发性分离障碍常表现为麻木、失忆、解离状态、人格解体、现实解体、僵直、痛觉丧失、产生与情感体验的主观距离等，继发性分离障碍的术语应用更多[51]。

Lanius 等[52~56]通过不同症状诱发模式研究了 PTSD 再现/过度反应性的分离性障碍（原发性分离障碍）和人格解体/现实解体性分离障碍（继发性分离障碍）的潜在神经环路机制。他们对患者创伤经历的很多细节进行了记录。这些记录被重新讲述给患者听，诱导他们重新回忆创伤经历，其间用 fMRI 进行扫描，约 70% 的患者伴随创伤经历的重温而心率增快，证实了原发性分离障碍（再现/过度反应）的诊断[52]。剩余 30% 的患者以继发性分离反应为主，不伴心率升高[53,55]。相比于对照组，那些过度反应并且在听到创伤经历的讲述时出现回忆闪回的患者，前扣带回［Brodmann 区（BA）32］和内侧额叶（BA 10 和 11）激活强度呈显著降低[52]。这些脑部激活模式和在回忆事件时表现为继发性分离的患者模式明显不同[53]。继发性患者在以下脑区有较高的激活水平：颞前/中叶（BA 38），内侧前额叶皮质（BA 9）和前扣带回（BA 24 和 BA 32）。PTSD 患者的两种分离症状表现：再现/过度反应和人格解体/现实解体的神经关联在情感调控和觉醒调节脑区分别显示出相反的大脑激活模式，这一现象在内侧前额叶皮质、前扣带回和边缘系统表现尤为突出。

1）边缘皮质抑制不能

PTSD 再现/过度反应型在内侧前额叶皮质和前扣带回呈现异常的低水平激活[56,57]。与受损的皮质调节一致，边缘系统特别是杏仁核（一个已被证明在恐惧条件反射中发挥关键作用的大脑结构）的激活增强的现象，经常在以创伤回忆和恐怖面具刺激 PTSD 患者时观察到[58]。前额叶皮质对 PTSD 患者情绪性边缘系统的直接抑制作用也很明显，PET 研究显示，在情感任务中，左侧腹内侧前额叶皮质和杏仁核之间的血流呈负相关，在惊恐表情测试中，内侧前额叶皮质和杏仁核也呈负相关[58]。因此，PTSD 再现/过度反应亚型患者内侧前额叶皮质的低激活导致了边缘系统抑制功能不全，这也和再现/过度反应的情绪调节不足有关。因此，这种患者存在对创伤性提示如创伤性事件的主观回顾体验（如症状闪回和噩梦回顾）。这些症状可被视为情绪失调的一种形式，由边缘系统的前额叶抑制不能所介导。

2）边缘皮质抑制过度

相反，继发性分离症状组前扣带皮质和内侧前额叶皮质异常高水平激活[53]。因此，对暴露于创伤记忆回顾的回应,具有人格解体/现实解体的分离性 PTSD 患者表现为情绪过度调节。这通常涉及通过去人格化或现实解体或其他继发性分离反应达到主观脱离创伤记忆情感内容的目的,由边缘区域前额叶中线部位的抑制所调控(见图 16.1)。

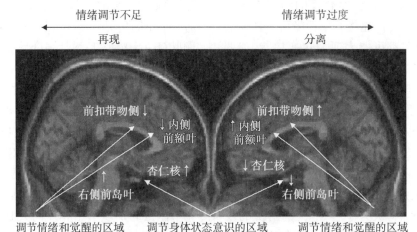

图 16.1　对创伤性提示的再现/过度反应被视为包括情绪调节不足的情绪失调的一种形式,由边缘区域的前额叶抑制不能所调控。相反,对创伤性提示的分离反应被描述为情绪调节过度,亦属情绪失调的一种形式,由同一边缘区域的中线前额叶抑制介导(Lanius 等,2010[11])

Felmingham 等[59]也为皮质边缘抑制模型提供了证据。由临床医师专用分离体验量表(CADSS)所评定分离症状的两组 PTSD 患者 fMRI 检查,一组量表分数较高,另一组分数较低。给予患者有意识和无意识的恐惧刺激,比较两组的脑部激活反应发现,高分的患者在有意识的恐惧加工期间其腹侧前额叶皮质激活增强。因此,继发性分离障碍患者通过对边缘区域的超抑制,实现对极端兴奋的调控。该策略在患者有意识地处理威胁时最为活跃。

关于疼痛的神经生物学文献也提供了对边缘系统(包括分离状态期间的杏仁核)超抑制的支持证据。例如,Roeder 等[60]报道在健康受试者中催眠诱发去人格化状态期间,针对疼痛刺激的杏仁核活动减少。在 PTSD 和 BPD 的患者中,还观察到对热疼痛刺激的杏仁核活动丢失[61~64]。此外,通过 DES 测量的性格分裂评分与 PTSD 患者样本中的右杏仁核活动呈现负相关性[65]。我们还使用图像模式在 BPD 患者中特异性诱导继发性分离状态,与此同时评估热刺激的疼痛敏感性[64],并通过分离紧张性量表(dissociation tension scale)[66]测评。在神经层面上,继发性分离更明显地激活背外侧前额叶。共 10 例 BPD 和 PTSD 患者的亚组分析结果显示,右侧岛叶和左扣带回中发现更强激活,这些为皮质边缘系统抑制模型提供了进一步的证据。

对 DPD 的研究也为皮质边缘抑制模型提供了额外的证据。Hollander 等[67]采用脑电图检查发现,原发性 DPD 患者的 α 波活动增高且有前向趋势,显示左前额叶过度活化。单光子发射计算机断层扫描(SPECT)检查证明,该患者左侧尾状核灌注缺损,后侧额叶区域活性增加。进一步研究表明,与健康对照相比,DPD 患者面对强烈的快乐和悲伤的表情时皮质下边缘系统活动减低。此外,不同于健康对照,无论是观察快乐还是悲伤表情,DPD 患者皮肤电导与双侧背侧前额皮质的活性呈负相关。因此,DPD 患者表现出前额叶活性增强和(或)边缘系统活动减低,导致情绪淡漠,对这些患者的研究亦增加了以过度调节模型解释继发性分离状态的可信度[68]。

上述发现支持边缘系统过度抑制的模型,过度抑制引发 PTSD 和其他创伤谱系障碍如 BPD、DID 和 DD 中所见的继发性分离症状。这些发现与该类患者的疾病现象学和临床表现一致,即均有显著人格解体、失忆、疼痛失调和其他继发性分离症状。边缘皮质抑制模型认为,一旦达到焦虑和反应过度的阈值,内侧前额叶皮质就会抑制边缘结构(包括杏仁核)的情绪处理过程。这引发了交感神经输出的显著抑制,并减少情绪体验,导致各种继发性分离症状。另外,在继发性分离症状的患者中,内侧前额叶结构的激活增强与同一患者的边缘区域和病理情绪过度调节的超抑制相一致,以应对与创伤有关的情绪[69]。

7. 分离障碍的治疗

1) 心理治疗

目前的标准方案是通过阶段性、多模式、针对性心理治疗来试图解决 DD 患者的复杂问题[7,70,71]。然而,到目前为止,没有任何 DD 治疗研究的随机化临床试验,只有病例-对照研究。Brand 等[70]回顾了 16 项 DD 治疗研究的结果,以及使用标准化测评的 4 项病例研究。虽然数据来自说服力较低的无对照组的观察性试验,但结果显示分离症状、抑郁、一般性不适、焦虑和 PTSD 的症状在使用上述治疗后有所减少。此外,一些研究发现治疗可促进药物使用减少和社会职业功能的改善。一篇包含了 8 项研究的 Meta 分析发现,治疗对疾病预后有中等至重大影响(例如,对分离障碍的效应大小,0.94;95% 置信区间,−0.27～2.18)。

虽然治疗研究主要集中在 DID,但已经有一些有限的关于其他 DD 亚型治疗的研究发表。例如,安慰剂对照药物试验发现 DPD 患者对氟西汀或拉莫三嗪没有反应[13]。除

了传统的心理教育和对心理扭曲的针对治疗之外,注重注意力训练的 CBT 显示出减少人格解体症状和改善整体功能的趋势,这些改善在 6 个月的随访中持续存在[72]。躯体形式分离障碍可能对治疗有效性产生影响。例如,Waller 等[73]研究表明躯体形式分离障碍可能损害创伤暴露疗法的有效性,因为除非疾病主要影响与创伤相关的生理基础,疗法本身才可能有效。他们还认为躯体形式分离障碍也可能影响认知疗法的作用,因为改善识别躯体线索和过程的能力是治疗的重要部分。

当考虑 DID 患者的治疗结果时,一系列病例研究提出了 3 种完全不同的治疗轨迹,一些患者以 DID 的诊断标准成功治愈并完全"整合"所有身份状态;第二组显示症状减轻,第三组显示轻度改善,但仍处于慢性病程[74]。然而,所有身份的完全整合并不常见[71]。

开放设计的非随机性 DID 治疗研究发现,当患者在专门的针对创伤/分离症状的住院病区接受治疗时,和轴Ⅰ和轴Ⅱ诊断有关的症状会减少。同样地,多国参与的前瞻性研究发现在社区中接受治疗的 DID 和 DDNOS 患者也会获得类似的结果[76]。该研究的阶段性结果表明,治疗改善了患者和治疗师报告的多个症状。在治疗后期阶段,患者分离和 PTSD 症状减少,一般性不适也减少。治疗后期阶段的患者比在治疗早期的患者具有更少的住院率和更好的身体功能[77]。初步随访资料也发现治疗能够改善症状[70]。

DID 有许多描述详尽的治疗手段[7,9,44,78~81]。分阶段治疗是治疗 DD 和复杂创伤障碍的标准治疗模式,通常有 3 个阶段[71]。第一个阶段强调治疗的稳定性和安全性,重点是症状、情感和冲动控制,关于诊断和创伤治疗的教育,以及建立协作的工作关系。通常认为这个阶段最重要。许多 DD

患者的早期创伤暴露史以及家庭亲密关系纽带的中断所致的精神症状可再次引起自我伤害、自杀企图、物质滥用、攻击等行为。因此，该阶段的治疗时间最长，可达数年。患者稳定后可以选择进入下一阶段的治疗，这涉及创伤事件的处理。在这一阶段，治疗师会协助患者探索创伤经历的意义和影响，识别和解决认知歪曲，以及表达情绪，如悲伤、背叛、恐怖、愤怒、无助和耻辱。第三个阶段是帮助患者"重新融入生活"[9]；患者整合曾经解体人格的各个方面，并专注于现在和未来的生活和目标。通常在治疗的这一节点，患者完全认识到他们早期的创伤可能改变了自身的发展轨迹，损害了他们的健康并不太可能痊愈，然而他们仍然可以继续向前使生活得以持续下去。

2）药物疗法

虽然药物常用于帮助稳定病情和缓解共病症状，但尚未发现特异性的针对分离障碍的药物[13]。FDA批准舍曲林和帕罗西汀用以稳定过度反应或侵入性症状，但目前并无治疗躯体形式解离或PTSD解离亚型特异症状的药物[82]。相反，对这些药物的不同反应却可以提供对DD进行评估的线索。该类药物通常改善部分症状，并且能有效治疗PTSD的过度反应和侵入性症状以及共病性情绪障碍和强迫症状[7,44,83]。另外，有报道选择性5-羟色胺再摄取抑制剂、三环抗抑郁药、单胺氧化物抑制剂、可乐定、哌唑嗪和抗惊厥药也可用于治疗。苯二氮䓬类也可能有帮助，但因其成瘾性需谨慎使用。神经抑制剂对于诸如DD的幻听等假性精神病症状通常无效；然而，低剂量的非典型性神经抑制剂对严重的焦虑、侵入性症状和思维扭曲有一定帮助[7]。最重要的是，应考虑稳定患者的总体情况来调整药物，而不是试图用药物以应对频繁的情绪和症状波动。

8. 结论和启发

分离性疾病是一种以早期和反复慢性虐

待为诱因，具有复杂症状表现并与其他精神和非精神疾病共病的疾病。边缘系统在分离症状的调控中起重要作用。分离性患者经常出现无法解释的神经系统症状，包括运动症状，这些通常是患者急诊入院最常见的原因[84]。当没有发现引起症状的病因时，这些症状带来的沮丧感可能是导致患者寻求专业医师帮助的原因。因此，治疗运动障碍的专病医师也可能接诊DD患者。临床医师应鼓励患者提供详细的病史，包括评估创伤和分离症状及回顾过去的诊疗经过。因为儿童期创伤与成年后医疗问题的增加有关（参见Lin等人[34]），并应进行全面的体检和检查以排除其他疾病。具有评估和治疗分解离性疾病专业知识的精神科医师应该对经历过慢性创伤的分离性患者进行谨慎检查，耐心回答患者的问题，充分理解患者的感受。

（高　颖　崔海伦　王　刚　译）

｜名词注释｜

1. 症状闪回（symptom flashback）：一般指在重大创伤性事件发生后，患者受到伤害的记忆或画面不断地出现在梦境中，甚至即使在清醒状态中也不断地在脑海中重现。

2. 施尼德尔一级症状（Schneider first rank symptoms）：1939年，德国精神病学家 Kurt Schneider 指出某些症状对精神分裂症的诊断具有很高价值，他称之为"一级症状"（first rank symptoms），并认为这些症状在急性期最为明显。Schneider 列举这些症状："争论性幻听、对患者行为做评论的幻听、躯体被动体验、思维被剥夺和其他对思维的干扰、思维扩散、妄想性知觉以及患者体验到自己的感情、冲动和意志动作均受他人支配等"。

｜参考文献｜

［1］ American Psychiatric Association. Diagnostic and Statistical Manual of Diseases［M］. 4th ed, text revision. Washington DC：American Psychiatric Press，2000.

［2］ Silberg J L，Dallum S. Dissociation in

children and adolescents: at the crossroads [M]// Dell PF, O'Neill J. Dissociation and the Dissociative Disorders: DSM - Ⅴ and Beyond. New York: Routledge, 2009: 67 - 81.

[3] van Ijzendoorn M H, Schuengel C. The measurement of dissociation in normal and clinical populations: metaanalytic validation of the Dissociative Experiences Scale (DES) [J]. Clin Psychol Rev, 1996,16: 365 - 382.

[4] Gershuny B S, Thayer J F. Relations among psychological trauma, dissociative phenomena, and trauma-related distress: a review and integration [J]. Clin Psychol Rev, 1999,19: 631 - 657.

[5] Putnam F W. Dissociation in Children and Adolescents: A Developmental Perspective. New York: Guilford Press, 1997.

[6] Schore A N. Attachment trauma and the developing right brain: origins of pathological dissociation [M]// Dell PF, O'Neill J. Dissociation and the Dissociative Disorders: DSM - Ⅴ and Beyond. New York: Routledge, 2009: 107 - 141.

[7] Simeon D, Loewenstein R J. Dissociative disorders [M]// Sadock B J, Sadock V A, Ruiz P. Comprehensive Textbook of Psychiatry, Vol. 1, 9th ed. Philadelphia: Wolters Kluwer/Lippincott Williams & Wilkins, 2009: 1965 - 2026.

[8] Dell PF, O'Neil J A. Dissociation and the Dissociative Disorders: DSM - Ⅴ and Beyond [M]. New York: Routledge, 2009.

[9] Herman J L. Trauma and Recovery: The Aftermath of Violence from Domestic Abuse to Political Terror [M]. New York: Basic Books, 1992.

[10] Ginzburg K, Koopman C, Butler LD, et al. Evidence for a dissociative subtype of post-traumatic stress disorder among help-seeking childhood sexual abuse survivors [J]. J Trauma Dissoc, 2006,7: 7 - 27.

[11] Lanius R A, Vermetten E, Loewenstein R L, et al. Emotion regulation in PTSD: clinical and neurobiological evidence for a dissociative subtype [J]. Am J Psychiatry 2010,167: 640 - 647.

[12] Dell P F. The long struggle to diagnose multiple personality disorder (MPD): MPD [M]// Dell PF, O'Neill J. Dissociation and the Dissociative Disorders: DSM - Ⅴ and Beyond. New York: Routledge, 2009, 383 - 402.

[13] Simeon D. Depersonalization disorder [M]// Dell PF, O'Neill J Dissociation and the Dissociative Disorders: DSM - Ⅴ and Beyond. New York: Routledge, 2009,435 - 444.

[14] Ross C A, Joshi S, Currie R. Dissociative experiences in the general population [J]. Am J Psychiatry, 1990,147: 1547 - 1552.

[15] Friedl M C, Draijer N. Dissociative disorders in Dutch psychiatric inpatients [J]. Am J Psychiatry, 2000,157: 1012 - 1013.

[16] Gast U, Rodewald F, Nickel V, et al. Prevalence of dissociative disorders among psychiatric inpatients in a German university clinic [J]. J Nerv Mental Dis, 2001,189: 249 - 257.

[17] Foote B, Smolin Y, Kaplan M, et al. Prevalence of dissociative disorders in psychiatric outpatients [J]. Am J Psychiatry, 2006,163: 623 - 629.

[18] Sar V, Akyüz G, and Do ğan O. The prevalence of conversion symptoms in women from a general Turkish population [J]. Psychosomatics, 2009,50: 50 - 58.

[19] Şar V, Akyüz G, Kundakçi T, et al. Childhood trauma, dissociation, and psychiatric comorbidity in patients with conversion disorder [J]. Am J Psychiatry, 2004,161: 2271 - 2276.

[20] Tezcan E, Atmaca M, Kuloglu M, et al. Dissociative disorders in Turkish inpatients with conversion disorder [J]. Compr Psychiatry, 2003,44: 324 - 330.

[21] Brown R J, Cardeña E, Nijenhuis ERS, et

al. Should conversion disorder be re-classified a dissociative disorder in DSM − V? [J] Psychosomatics, 2007,48: 369 − 378.

[22] Steinberg M. Interviewer's Guide to the Structured Clinical Interview for DSM − Ⅳ Dissociative Disorders-Revised (SCID-D-R) [M]. 2nd ed. Washington, DC: American Psychiatric Press, 1994.

[23] Simeon D, Knutelska M, Nelson D, et al. Feeling unreal: a depersonalization update of 117 cases [J]. J Clin Psychiatry, 2003, 64: 990 − 997.

[24] Loewenstein R J. Dissociative amnesia and dissociative fugue [M]// Micelson LK, Ray WJ. Handbook of Dissociation: Theoretical, Empirical, and Clinical Perspectives. New York: Plenum Press, 1996, 307 − 336.

[25] Spiegel D, Cardeña E. Disintegrated experience: the dissociative disorders revisited [J]. J Abnorm Psychol, 1991,100: 366 − 378.

[26] Kluft R P. The natural history of multiple personality disorder [M]// Kluft RP. Childhood Antecedents of Multiple Personality. Washington DC: American Psychiatric Press, 1985, 197 − 238.

[27] Dell P F. The long struggle to diagnose multiple personality disorder (MPD): MPD [M]// Dell PF, O'Neill J. Dissociation and the Dissociative Disorders: DSM − V and Beyond. New York: Routledge, 2009, 383 − 402.

[28] Ross C A, Miller S D, Reagor P, et al. Schneiderian symptoms in multiple personality disorder and schizophrenia [J]. Compr Psychiatry, 1990,31: 111 − 118.

[29] Nijenhuis E R S, Vanderlinden J, Spinhoven P. Animal defensive reactions as a model for trauma-induced dissociative reactions [J]. J Traum Stress, 1998,11: 243 − 260.

[30] Nijenhuis E R, Spinhoven P, van Dyck R, et al. The development and psychometric characteristics of the Somatoform Dissociation Questionnaire (SDQ − 20) [J]. J Nerv Mental Dis, 1996,184: 688 − 694.

[31] Braun B G. The BASK (behavior, affect, sensation, knowledge) model of dissociation [J]. Dissociation, 1988,1: 4 − 23.

[32] Gureji O, Simon G E, Ustun T B, et al. Somatization in cross-cultural perspective: a World Health Organization study in primary care [J]. Am J Psychiatry, 1997, 154: 989 − 995.

[33] Hahn S R. Physical symptoms and physician experienced difficulty in the physician-patient relationship [J]. Ann Intern Med, 2001,134: 897 − 904.

[34] Lin E H, Katon W, von Korff M, et al. Frusrating patients: physician and patient perspectives among distressed high users of medical services [J]. J Gen Intern Med, 1991,6: 241 − 246.

[35] Felitti V J, Anda R F, Nordenberg D, et al. Relationship of childhood abuse and household dysfunction to many of the leading causes of death in adults: The Adverse Childhood Experiences (ACES) Study [J]. Am J Prevent Med, 1998,14: 245 − 258.

[36] Dube S R, Fairweather D, Pearson WS, et al. Cumulative childhood stress and autoimmune diseases in adults [J]. Psychosom Med, 2009, 71: 243 − 250.

[37] Şar V, Akyüz G, Kugu N, et al. Axis I dissociative disorder comorbidity in borderline personality disorder and reports of childhood trauma [J]. J Clin Psychiatry, 2006, 67: 1583 − 1590.

[38] Zittel Conklin C, Westen D. Borderline personality disorder in clinical practice [J]. Am J Psychiatry, 2005,162: 867 − 875.

[39] Brand B L, Armstrong J G, Loewenstein RJ. Psychological assessment of patients with dissociative identity disorder [J]. Psychiatr Clin North Am, 2006,29: 145 − 168.

[40] Loewenstein R J. An office mental status exam for chronic, complex dissociative

symptoms and multiple personality disorder [J]. Psychiatr Clin North Am，1991，14：567 - 604.

[41] Bernstein E M，Putnam F W. Development，reliability and validity of a dissociation scale [J]. J Nerv Mental Dis，1986，174：727 - 735.

[42] Dell P F. Multidimensional Inventory of Dissociation（MID）：a comprehensive measure of pathological dissociation [J]. J Trauma Dissoc，2006，7：77 - 106.

[43] Ross C A. Dissociative Identity Disorder：Diagnosis，Clinical Features，and Treatment of Multiple Personality [M]. New York：John Wiley，1997.

[44] Chu J A. Guidelines for treating dissociative identity disorder in adults（2005）[J]. J Trauma Dissoc，2006，6（4）：69 - 149.

[45] Silberg J.，Waters F.，Nemzer E.，et al. Guidelines for the assessment and treatment of dissociative symptoms in children and adolescents [J]. J Trauma Dissoc，2004，5：119 - 150.

[46] Brand B L，Loewenstein R L. Dissociative disorders：an overview of assessment，phenomenology，and treatment [J]. Psychiatr Times，2010，October.

[47] Brand B L，Armstrong J G，Loewenstein R J，et al. Personality differences on the Rorschach of dissociative identity disorder，borderline personality disorder，and psychotic inpatients [J]. Psychol Trauma Theory Re，Pract Policy，2009，1：188 - 205.

[48] Putnam F W，Carlson E B，Ross C A，et al. Patterns of dissociation in clinical and nonclinical samples [J]. J Nerv Mental Dis，1996，184：673 - 679.

[49] Şar V，Koyuncu A，Öztürk E，et al. Dissociative disorders in psychiatric emergency ward [J]. Gen Hosp Psychiatry，2007，29：45 - 50.

[50] Bremner J D. Acute and chronic responses to psychological trauma：where do we go from here? [J] Am J Psychiatry，1999，156：349 - 351.

[51] van der Kolk B A，Pelcovitz D，Roth S，et al. Dissociation，somatization，and affect dysregulation：the complexity of adaptation of trauma [J]. Am J Psychiatry，1996，153：83 - 93.

[52] Lanius R A，Williamson P C，Densmore M，et al. Neural correlates of traumatic memories in posttraumatic stress disorder：a functional MRI investigation [J]. Am J Psychiatry，2001，158：1920 - 1922.

[53] Lanius R A，Williamson P C，Boksman K，et al. Brain activation during script-driven imagery induced dissociative responses in PTSD：a functional magnetic resonance imaging investigation [J]. Biol Psychiatry，2002，52：305 - 311.

[54] Lanius R A，Williamson P C，Densmore M，et al. The nature of traumatic memories：a 4 - T FMRI functional connectivity analysis [J]. Am J Psychiatry，2004，161：36 - 44.

[55] Lanius R A，Williamson P C，Bluhm RL，et al. Functional connectivity of dissociative responses in posttraumatic stress disorder：a functional magnetic resonance imaging investigation [J]. Biol Psychiatry，2005，57：873 - 884.

[56] Lanius R A，Bluhm R，Lanius U，et al. A review of neuroimaging studies in PTSD：heterogeneity of response to symptom provocation [J]. J Psychiatr Res，2006，40：709 - 729.

[57] Etkin A，Wager T D. Functional neuroimaging of anxiety：a meta-analysis of emotional processing in PTSD，social anxiety disorder，and specific phobia [J]. Am J Psychiatry，2007，164：1476 - 1488.

[58] Shin L M，Wright C I，Cannistraro P A，et al. A functional magnetic resonance imaging study of amygdala and medial prefrontal cortex responses to overtly presented fearful

faces in posttraumatic stress disorder [J]. Arch Gen Psychiatry, 2005,62: 273 - 281.

[59] Felmingham K, Kemp A H, Williams L, et al. Dissociative responses to conscious and non-conscious fear impact underlying brain function in post-traumatic stress disorder [J]. Psychol Med, 2008, 38: 1771 - 1780.

[60] Roeder C H, Michal M, Overbeck G, et al. Pain response in depersonalization: a functional imaging study using hypnosis in healthy subjects [J]. Psychother Psychosom, 2007,76: 115 - 121.

[61] Schmahl C, Bohus M, Esposito F, et al. Neural correlates of antinociception in borderline personality disorder [J]. Arch Gen Psychiatry, 2006,63: 659 - 667.

[62] Geuze E, Westenberg H G M, Jochims A, et al. Altered pain processing in veterans with posttraumatic stress disorder [J]. Arch Gen Psychiatry, 2007,64: 76 - 85.

[63] Kraus A, Esposito F, Seifritz E, et al. Amygdala deactivation as a neural correlate of pain processing in patients with borderline personality disorder and co-occurrent posttraumatic stress disorder [J]. Biol Psychiatry, 2009,65: 819 - 822.

[64] Ludaescher P, Valerius G, Stiglmayr C, et al. Pain sensitivity and neural processing during dissociative states in patients with borderline personality disorder with and without comorbid PTSD: a pilot study [J]. J Psychiatry Neurosci, 2010,35: 177 - 184.

[65] Mickleborough M J, Daniels J, Coupland N J, et al. Effects of trauma-related cues on pain processing in PTSD: a fMRI investigation [J]. J Psychiatry Neurosci, 2011,36: 6 - 14.

[66] Stiglmayr C, Schimke P, Wagner T, et al. Development and psychometric characteristics of the Dissociation Tension Scale [J]. J Personality Assess, 2010,92: 269 - 277.

[67] Hollander E, Carrasco J L, Mullen L S, et al. Left hemispheric activation in depersonalization disorder: a case report [J]. Biol Psychiatry, 1992,31: 1157 - 1162.

[68] Lemche E, Surguladze S A, Giampietro V P, et al. Limbic and prefrontal responses to facial emotion expressions in depersonalization [J]. Neuroreport, 2007,218: 473 - 477.

[69] Sierra M, Berrios G E. Depersonalization: neurobiological perspectives [J]. Biol Psychiatry, 1998,44: 898 - 908.

[70] Brand B L, Classen C C, McNary S W, et al. A review of treatment outcome studies for dissociative disorders [J]. J Nerv Mental Dis, 2009,197: 646 - 654.

[71] Brand B L, Myrick A C, Loewenstein R L, et al. submitted). A survey of practices and recommended treatment interventions among expert therapists treating patients with dissociative identity disorder and dissociative identity disorder not otherwise specified [J]. Psychol Trauma Theory Res Pract Policy, 2011, in press.

[72] Hunter E C M, Phillips M L, Chalder T, et al. Depersonalisation disorder: a cognitive-behavioral conceptualization [J]. Behav Res Ther, 2003,41: 1451 - 1467.

[73] Waller G, Hamilton K, Elliott P, et al. Somatoform dissociation, psychological dissociation, and specific forms of trauma [J]. J Trauma Dissoc, 2000,1: 81 - 98.

[74] Kluft R P. Treatment trajectories in multiple personality disorder [J]. Dissociation 1994, 7: 63 - 76.

[75] Ellason J W, Ross C A. Two-year follow-up of inpatients with dissociative identity disorder [J]. Am J Psychiatry, 1997,154: 832 - 839.

[76] Brand B L, Classen C C, Lanius R, et al. A naturalistic study of dissociative identity disorder and dissociative disorder not otherwise specified patients treated by community clinicians [J]. Psychol Trauma Theory, Res Pract Policy, 2009, 1:

153 - 171.

[77] Brand B L，Classen C C，Lanius R，et al. Treatment outcome of dissociative disorders patients：cross-sectional and longitudinal results of the TOP DD Study ［C］// Proceedings of the Annual Conference of the International Society for the Study of Trauma and Dissociation，Chicago，November，2008.

[78] Chu J. Rebuilding Shattered Lives：The Responsible Treatment of Complex Post-traumatic and Dissociative Disorders ［M］. New York：John Wiley，1998.

[79] Courtois C A，Ford J D. Treating Complex Traumatic Stress Disorders：An Evidence-based Guide ［M］. New York：Guilford，2009.

[80] Kluft R P. An overview of the psychotherapy of dissociative identity disorder ［J］. Am J Psychother，1999,53：289 - 319.

[81] Kluft R P，Loewenstein R J. Dissociative disorders and depersonalization ［M］// Gabbard GO. Gabbard's Treatment of Psychiatric Disorders，4th ed. Washington，DC：American Psychiatric Press，2007，547 - 572.

[82] Foa E B，Keane T M，Friedman M J，et al. Effective Treatments for PTSD：Practice Guidelines from the International Society of Traumatic Stress Studies ［M］. New York：Guilford，2009.

[83] Loewenstein R J. Psychopharmacologic treatments for dissociative identity disorder ［J］. Psychiatr Ann，2005,35：666 - 673.

[84] Şar V，Akyüz G，Doǧan O. Prevalence of dissociative disorders among women in the general population ［J］. Psychiatry Res，2007,149：169 - 176.

第17章

心因性运动障碍：病中寻患

MUS 是指目前缺乏足够生物医学证据解释的各专业越来越多见的患者行为和症状。这种 MUS 是医学中常见的问题，而且目前的数据仍被低估，因为许多临床医师对排除躯体疾病持保守谨慎的态度。寻找基于生物医学的证据来诊断病因学未知的疾病，因此大多数情况下，这些疾病通过排除其他器质性疾病而不是基于其本身的病症来描述。MUS 是 PMD 的核心，这是基于其社会背景，特别是症状出现被赋予的意义和其治疗的基本理念。

解释这些疾病的多种个体、社会和专业信念仍然与直觉身心二元论的原始形式密切相关。信念（其中许多不是有意识的）是行为的强大驱动力，也是重要的经验形式和用于理解和赋予事物特定意义的根本。为社会一般理念接受的解释是协调以症状为基础的综合征并充分了解疾病和残疾的核心，因为疾病和残疾并不仅仅指医学上的疾病。

对于 PMD 病例，关键问题始终是：神经和精神两个医学专科间具有争议的历史，患者是否有实施欺骗的可能，以及因此需要为 PMD 建立一个可信解释的基本框架。将 PMD 置于正常意识介导的自主运动背景中，并作为一种对应感知觉且纳入不良"想法"（如肢体瘫痪的潜意识信念或肌张力障碍性运动的不自主刺激）的心因性过程，从来可能解释我们为何能毫不费力地产生正常肢体的运动。

1. 无疾病的不适：全局意识

MUS 是指那些尚未找到足够的生物医学证据来解释的常见且不断增长的患者行为

和症状[1,2]。根据美国国家卫生研究院的发现，MUS 是医学中最常见的问题，大多数专科都涉及 MUS[3]。

在过去 20 余年中，西方国家出现了 MUS"流行病"和不可验证的躯体疾病的主诉[4]。北欧国家的研究发现，主观健康诉求在一般人群中的发生率为 75%（如肌肉骨骼疼痛、耳鼻喉症状、腹痛和胃肠道症状、疲劳和头晕），其中 50% 可由长期疾病代偿和永久性残疾解释[5]。

尽管存在改善人口健康的客观措施，但自 20 世纪 80 年代以来，所有发达国家为工作能力丧失作出的社会福利支出都在大幅增加[6]。在英国，接受工作能力丧失社会福利的人数从 1979 年的 70 万人增加到 1995 年的约 260 万人[7]，而其中许多人没有明确的病理或器质性改变来解释自身疾病的严重程度[8]。

在临床实践中，20%～30% 的个体出现的症状缺乏病因[9～11]。在医院门诊未能确诊的患者比例占 30%～70%[12～14]。这些数据还可能被低估，因为临床医师对于排除身体疾病持谨慎态度，因此甚少下不确定性的诊断[13,15,16]。

由于缺乏可信的基于生物医学的诊断（尽管有患者存在故意欺骗的可能性[17]），我们不能验证患者经历的确切性和现实性，或者排除各种病因学未知的诊断描述如 PMD、肠易激综合征、紧张性头痛、慢性骨盆痛、间质性膀胱炎。这些基于症状的分类实际上反映了患者涉及不同专业的诊疗以及患者首诊学科对诊断的影响，而不是对 MUS 的实质性否定[18]。

术语 MUS 的使用描述了社会和临床的

难题，而非特指某一类疾病[2]；然而，Kendell 和 Jablensky[19]评论说："一旦诊断概念……已被普遍使用，它往往变得具体化。也就是说，人们太容易认为它是一种能够被用来解释患者症状的实体，并且其有效性不需要检验（尽管是在医学上无法解释症状的情况之下）……它们在公众意识中的确定性地位、流行性与其不确定的科学和生物医学地位形成鲜明对比"。与 20 世纪早期的同类患者不同，今天患有这些综合征的患者较少被"医学评估的阴性发现所安慰，对解释、保证和姑息治疗反应较差"[1]。其中一个原因，正如 Barsky 和 Borus[1]指出的那样："当代氛围是突出政治、法律、经济和规律性后果……功能性躯体综合征构成了诉讼、寻求责任和过错归属的集体诉讼的基础……"。因此，该领域仍然充满医疗保险纠纷，且领域内医疗诊断的有效性备受关注。

在没有确定的生物医学诊断的情况下，疾病相关的心理学解释成为焦点，并且不可避免地成为医患关系的难点和障碍。在许多情况下，临床医师无法提供对 MUS 令人满意的解释，使得相关生物医学模型的适当性以及医患关系的关键方面受到质疑[20,21]。毫不奇怪，"PMD 长期预后最可能的预后危险因素"是患者对主诊医师的极度不满[22]。

没有可定义的生物医学原因的疾病所引起的问题已有详细记录[23~25]。理解和管理 MUS 的核心才可能建立解释疾病的不同社会和专业背景的强大模型。Bracken 和 Thomas[26]认为，"很多模型将我们的精神生活作为某种'封闭的世界'而封闭在颅骨内，不能正确判断人类经历的现实，同时……忽视了社会环境的重要性"。例如，大多数生物医学模型仍然与直觉身心二元论的原始形式密切相关。Wade 和 Halligan[27]认为，健康专业人员、预算系统、医疗保健专员和大多数公众似乎认定身体和精神问题之间存在一些明确的、无可避免的分界，而忽视了心理和情绪状态总能影响功能和身体症状的事实。因此，对于身体有问题的人和那些被认为有精神健康问题的人，通常会从社会隔离开始施治。

考虑到多种原因相互作用的潜在可能，对于 MUS 缺乏统一诊疗模式的情况非常广泛，而这导致患者在不同的医疗机构之间不断转诊[28]，也导致诊断和管理 PMD 患者的专家间意见和实践的实质性差异[16]。无论最终解释如何，所有疾病诊疗的必要条件仍然是患者报告的经历和病史。为了更好地理解 MUS，有时我们必须谨记"作为医疗从业者，我们是在概念模型的框架内处理患者及其医疗问题，这个模型限定了我们提出的问题、寻求的信息、诊断和治疗选项以及最终的干预结果"，而这些都可能由于模型的偏差而失误[29]。

2. 社会背景下的疾病定位

不同专业和（或）社会背景采用的特定疾病模式对于如何定义和理解疾病具有重要的影响。文化健康信念和疾病模型对确定症状的重要性、病态角色的性质以及随后使用医疗资源的影响尤其重要[27]。根据 WHO 国际功能框架分类，Wade 和 Halligan[27]建议在描述模型时需要采取一个更全面、生物依赖性更低的疾病模式。

传统生物-医学模型认为器官或身体功能异常是导致患者主诉或呈现症状的主要原因。然而，疾病的诊断有时不需要疾病的存在就能引起个体的残疾、痛苦或生活障碍。Bass 和 Mayou[12]报告称，转到急诊和胸痛心脏门诊的患者中只有不到一半能查出器质性心脏病的证据。然而，2/3 以上的人仍因为症状的存在而长期失能，因此许多人不满意于其所接受的医疗护理。

疾病可以定义为客观和可证明的适应性生物功能偏离。Albert 等[30]提出，"临床体征和症状并不构成疾病的全部，只有当发病机制被研究透彻时，我们才可以说我们已经'真正'发现了疾病"。因此，从概念上说，建立疾病过程或病理学角度有意义的诊断是一种对患者疾病的负责态度。

虽然疾病依赖于身体结构或功能的客观异常,但疾病也包括患者描述的经历,包括他们认为的非自愿行为,这些经历最好是能为诊断带来帮助的"社会表现、评论和角色"[31],尽管这完全依赖于受试者报告的主观感受、病痛或残疾[4]。

Wade 和 Halligan[27]提出的"系统模型"的特征是,系统可以在不伴任何组分出现病理缺陷的情况下发生异常。因此,非器质或功能性疾病的"奥秘"不再是医学上不可解释的神秘现象。这个模型不但没有否认主观经历引起的疾病现实,而且为解释和治疗提供了理由和支持,这些解释和治疗将注意力集中在可能致病的非器质性原因上。

尽管缺乏客观疾病的证据,在过去 20 余年中,MUS[32]已经越来越多地被接受,使用不同的简单易懂的术语,可以推动人们相信心理社会因素在以前认为的疾病中发挥更重要的贡献[33,34]。这种医学实践中的"文化转变"部分是由于临床医师必须面对越来越多的无法用已知的神经病理学或精神病理学解释的躯体和精神症状[36,37]。

这一事实,反过来也导致如"功能性躯体症状/综合征"这些基于疾病条件的综合征被越来越多地接受,特别是在精神病学中,许多已被《DSM-Ⅳ》[38]收录的精神障碍仍然不能被生物-医学所解释。因此,对症状和可证实的病理之间假设关系的传统要求已经变成"围绕神经系统的功能性紊乱的概念"[39]。

考虑到"心理因素和生物学解释之间的持续摇摆"[40],社会信念的类似转变似乎随着 PMD 的接受而发生。今天的 PMD 诊断已经十分普遍,有趣的是,1975 年第一届国际肌张力障碍专题讨论会时,全世界尚没有确诊的心因性肌张力障碍病例[41],而 3 年后,Lesser 和 Fahn[42]报道了第一例心因性肌张力障碍,10 年后(第二届国际肌张力障碍专题讨论会上)Fahn 和 Williams[43]报道

了 21 例病例,并提出 PMD 确定存在,其诊断具备特定标准[44]。假设 PMD 的患病率在过去 35 年没有显著增长,那么很多运动障碍疾病患者可能被误诊了。

更为复杂的是,相互联系的情境范例正日益增长,20 世纪 70 年代出现了相应的"生物-心理-社会模型"[33,45]。然而,这些生物心理学模型表面上并非病因学的,而是探讨疾病的过程模型[7],在这个模型中,个体而不是疾病,才是定义疾病的核心焦点。源于良性或轻度的身体或精神损害的急慢性症状会作为放大的感知被重新体验并伴随着痛苦,因此对患者的态度、信念、应对技能和职业或文化社会背景进行筛选时,可能会影响患者对他们病情的看法[34]。

3. 信念对临床症状和预后的作用

虽然没有确定的神经生物学或生理学功能障碍的证据,但我们(以及社会一般概念)认可作为名义上综合征(如 PMD)的症状。这种认可最终取决于患者、临床医师和整个社会对疾病本质的基本信念[4]。但是,有关患者和社会信念与 PMD 关系的研究很少。虽然在大多数健康心理学[46,47]和生物心理社会[45]模型中可以发现对信念的讨论,但这个词通常代表影响健康和疾病结果的几个"心理社会变量"之一。

信念作为对现实性质的基本和相对稳定的看法,提供了行为及认知的原因(意识)和驱动力(无意识)。推断患者的信念可以帮助预测他们的主观经历、应对能力、疾病恢复[48]、治疗依从性和行为[49]。

信念可以定义为有时明确或经常隐含的心理命题,信念对于理解人们的生活和经验很有用,因为信念用于评估、解释和整合与我们的想法有关的事情[50]。

信仰的"力量"在于他们可以通过选择证据塑造和获得对既往理论进行最佳解释的方式。信念可以改变证据收集和评估的方式[51,52]。众所周知,异常数据(与既往观点相

矛盾的数据)经常被忽略或重新解释以使其能适合既往理论[53]。这一点在发育心理研究中也有所体现,虽然学生受到了科学教育[54],但他们仍然保留着天真的身体[55]和心理想法[56]。

虽然一些信念是明确的(即有意识地赞同),但日常经验表明大多数信念是含蓄的[57]。正如 Frith[58] 所指出:"我们的大脑通过构建模型来预测及发现世界上存在什么。这种模型通过将我们感官的信息与我们之前的期望相结合……(然而)在所有参与发现世界的复杂过程中……甚至我们的身体……都没有直接与世界接触,我们的大脑通过隐藏来创造这种错觉……"一些最强大的隐含信念(本体论信念)变得根深蒂固、难以改变,这些常涉及物质结构的基本属性[56]和思想-大脑的关系[59]。

人们所相信的疾病性质及其表现,影响着他们(和他们的医师)如何应对和处理疾病[60~62]。患者对其疾病的原因和预后(无论有无病理生理学的证据)的信念仍然是许多疾病行为的理论模型[27,63]、病因[64]和药物依从性[65]的基础。

作为解释性框架,信念批判性地提供了对未来的预期,并塑造了包括症状解释在内的即时体验[66,67]。我们相信所见,但并非所有眼见都能产生准确的现实图景,因为我们倾向于回避我们不期望(即相信)的事物,因此了解信仰所起的作用非常重要。当遇到新证据时,评估其以支持当前信念的倾向可能会带来严重的后果。以下两个临床实例说明了患者预先存在的信念如何能够帮助塑造经验和期望。

第一个实例涉及 Mittenberg 等[68]的研究,旨在观察轻度脑损伤产生的症状是否与患者自身所认可的头部损伤引起的症状一致。在这项研究中,Mittenberg 等首先让223 例无头部损伤体验的对照个体预测头部损伤后 6 个月可能的情感、身体和记忆症状。有趣的是,对 100 例具有头部损伤患者进行的类似检查显示患者报告的脑震荡综合征几乎与对照组预测的脑震荡症状相同,结果表

明对症状的体验和表现的预期可能具有病因学作用。与正常对照相比,患者也许被低估了症状的病前流行率。

第二个实例关注于"反应预期(response expectancy)",这涉及对"自动主观反应"的预测[66]。已证实,预期能通过结合社会经验模型而加剧症状[69]。已有多项研究显示预期如何通过操纵反应来引发预期的躯体症状[70]。Lorber 等[71]的研究针对心理因素症状操纵了心理线索,评估了预期和建模对产生心理性疾病的影响。该研究通过实验操作诱导了信念,使得被试报告的症状与所用药物可能引起的症状相对应。被试随机进入吸入或不吸入无生理活性喷雾剂的两组,信念是喷雾剂疑似环境毒素,与 4 种典型的心理症状(头痛、恶心、皮肤瘙痒和嗜睡)有关。研究结果表明,吸入喷雾剂的被试表现出更明显的症状,并且出现的毒素相关(虽然事实上并没有任何生理活性)特定症状明显强于其他症状。

4. 信念和医疗专业人士的作用

对疾病和失能的理解不能忽视医疗专业人士、学者和更广泛的社会人士的因素。他们认为对病因、残疾程度、可能恢复以及潜在治疗可能的信念也是非常重要[27]。例如,医学史学家普遍认为,癔症症状(如不能用器质性病变解释的麻痹或意识丧失)在 20 世纪已变得不再常见[72]。

重要的是要认识到,临床医师自己的行为可以受到患者期望和其他心理社会因素的影响[73]。疾病信念取决于医疗专业人员和相关文化的看法,所有这些都有助于症状的解释,患者表现和治疗结果[74]。正如 Barrett[75] 所指出的一样:

"心理学家知道,人们并不是以客观的方式看待世界。人类的大脑不会冷静地看世界,会在自己经历的基础上雕刻自然。我们以各种自己感兴趣的方式对世界进行观察。科学家亦相信一般人所相信的。科学家是积极的感知者,像所有感知者一样,我们从特定的角

度看待世界（并不总被其他科学家所共享）。我们使用在特定时间点和特定目标（通常与所述概念工具有着千丝万缕的联系）可用的概念工具来将世界解析成点点滴滴。这本身并不是一个失败的科学方法——这是人类大脑看到、听到和感觉到的自然结果……科学亦然。"

两个简要的临床实例说明了既有的概念如何能够塑造医学中的经验和期望。第一个问题涉及"确认偏差"以及先入信息使症状解释出现偏差的情况。在这项研究中，20名神经科医师通过一些影像资料判断足跖反射的检查结果，患者在同一个位置上呈现两次可疑的脚趾运动。Van Gijn和Bonke[76]发现，根据既有的临床信息，神经科医师对两种可疑脚趾运动的解释有显著偏差（$P <$ 0.01）。另一组没有得到临床信息的30名神经科医师对这两个影像的评价没有偏差。

第二个例子说明了医学中既有的信念"可以混淆治疗结果"的程度（例如，选择偏倚、观察者偏倚、报告偏倚和审查者偏倚）。Schultz等[77]的研究表明，使用非随机性设计的临床试验比使用双盲设计的临床试验高估41%的治疗效果。文化方面也有关系，Vickers等[78]发现，在东亚进行的针灸试验总是阳性，而在澳大利亚、新西兰、北美或西欧的类似试验仅有一半为阳性结果。

在处理MUS如PMD时，必须考虑医学和社会中关于疾病的直观生物医学原因，包括预期恢复和药物效率的普遍观念（信念），特别是信念等心理社会因素[79,80]。

例如，"高等教育样本调查"表明，对于心理-大脑关系持"二元"信念的人非常广泛，这在患者、专业人员和社会中都"非常常见"[81]。两个单独但相关的调查，一项来自英国爱丁堡大学，涉及250名学生，另一项来自比利时列日大学，涉及1858名医护人员和公众，都表明大量人群支持二元信念，强调心理和大脑的分离。在列日大学的调查中，"超过1/3的医疗和辅助医疗专业人员将心

理和大脑视为单独的实体"[59]。这些调查的作者认为，二元论在"临床实践"中起作用，躯体形式障碍患者在接受心理排除症状方面遇到的困难之一"部分地源于心理和躯体之间关系的二元信念"。

类似地，最近Miresco和Kirmayer[82]调查显示了精神卫生工作者用脑心二分法来解释患者是如何推断其病因的。当临床问题被归类为具有心理学病因时，患者"更常认为这些病因引起其病证"，而当该问题被认为具有神经生物学原因时，这些患者认为"自己没有那么严重"[59]。在以流行病学的方法回顾澳大利亚20世纪80年代初期的重复性劳损（repetitive strain injury，RSI）时，Lucire[83]指出，在作出RSI是由不人道的工作条件造成的职业伤害这一判断为主要结果的过程中，临床医师扮演了重要的（如果医师不知情）角色[84]。信念的作用在当前的精神病学发展中同样重要，如Craddock[85]的评论，"许多类别已经进入分类阶段，这是早期DSM和（或）ICD委员会中知名和有影响力的精神病学家热情推动的结果，而不是被强有力的令人信服的证据所支持"。

5. PMD和正常运动的"心因学"

PMD定义为无法归咎于已知器质性原因的不自主运动，并引发神经学、精神病学和诈病之间的争论，临床医师及患者的信念对该病证的认识继续发挥重要作用。许多神经科医师认为患者对心理疾病的文化信念在疾病管理中起着重要的作用[16]。参与讨论患者心理社会问题的临床医师不太可能细究患者的信念，或要求患者转诊到其他门诊[16]。PMD患者坚信"虽然不知道什么原因导致他们的症状，但它绝对不是一个'心理'问题"[22]。在最近大规模随访MUS患者的研究中，作者提出，患者对疾病预后不良结果的预测可能通过患者的信念，并以自我实现的预言方式因果性地"在塑造结果中起到作用"[86]。

当皮质受到刺激产生正常运动时[15]，欺

骗信念影响诊断可信度[87]是难以避免的，因为先于运动发生的准备电位与负责正常随意运动的大脑机制重叠[88]。尽管已有 PMD 诊断标准，但不同的运动障碍专家对诊断和管理 PMD 患者的基本观点和临床实践存在差异并不奇怪[16]。神经科医师通常"不愿意将他们的想法和印象表达为明确的意见，更不用说与患者分享他们的真实看法"[89]。虽然赞同心理因素存在，但许多神经科医师并不这样理解他们的患者[87]，因而不愿做出心因性诊断，他们担心自己忽略某些器质性病因而错失疾病的治疗[90]。

排除了器质性诊断后，许多神经科医师转向求助于精神科同事或其他心理健康专家建立负责任的基础精神病理学分析，再与患者讨论其诊断[16]。目前，两种主要的国际精神病学分类认为 PMD 是"转换障碍"的运动亚型《DSM－Ⅳ》或是一种"分离障碍"《ICD－10》[91]。将 PMD 归类为转换障碍的一种形式，以接受"该病症充其量具备假定的病因学基础，最坏的可能是运动的产生不合时宜"[92]，他们坚持"仍然援引'Freud'机制来解释的精神病学诊断"[93]。

虽然"心因性"提供了比癔症更实用、相对患者更友善的临床术语[94]，它仍然是一个"令人困惑、看似有吸引力和便捷的概念"[95]，且提供了一系列可伪装成解释的不同描述[96]。此外，由于在某些情况下"没有任何暗示提示精神病症"[88]，且 PMD 没有得到所有专科的正式承认和认可，精神科医师对诊断往往采取不相信的态度[16]，甚至对诊断缺乏兴趣[88]，或称未能发现相关的精神病理学病因[16]。

除了推测的心理动力学原因和不健全的诊断标准之外，心因性原因的问题仍停留在为何"转换症状能够一开始就存在……如果转换障碍可以是纯粹心因性的，为何紧张性头痛却不可以？"[92]。Ormerod[97]对这一观点做了明确有力的表达，关于癔症，他指出，"由于我们目前不清楚最高大脑中心的运作

状态，可能有必要使用超然的术语来谈论这些，然而单单心理学本身并不能提供对疾病的解释，为了满足临床医师的要求，还需补充躯体因素的解释"。

鉴于癔症缺乏可辨别的病理，但与神经病学临床症状相似，Freud 评论说，癔症的现象"表现得好像解剖结构基础不存在，或对其本身没有认识"[98]。很明显，Freud 的意思并不是"没有中枢和周围神经系统的参与"[99]。像 Charcot 一样，Freud 的解释性观点仍然坚定地植根于神经解剖学。因此，当 Freud 提出癔症瘫痪产生"概念、观点的改变"时，其含义不是无意识的想法和他们的躯体后果通过某种形式的无形心理观念，而是这种"想法"产生效果的可能方式"在于神经系统的异常兴奋性"[100]。

在正常背景下，转换（作为"心因性"的形式）有意识地调节了随意动作，并且将心因性过程视为包含适应不良的"看法"（例如，不能移动受影响的肢体，尽管是无意识地）以提供普通人所持有的正常肢体运动所需的直观解释的心理环境[101]。

参与"正常的"随意运动，通常先假定行为的意图，然后产生预期效果的自主体验[102]。因此，在有意识的精神状态（即心因性机制）被"自然地"归因于一系列身体运动（动作）或迹象之前，可能有一个能为躯体和心理过程之间的二分法提供解释性的中间阶段或基础。此外，在大多数日常随意运动（动作）中，"神经参与（即特殊脑区的功能性动员）"的采用简化了对"解释"这一心理性术语（即一种意志认知系统）的理解，而不必假设在躯体和精神二元状态之间还存在某种形式的鸿沟。因此，在正常肢体自然运动时进行意志控制并将经验观察归因于先前精神状态的意识控制，在完整功能的系统中，就构成心因性而不是 PMD 中可能的种种假设。例如，除了失去主观的意志感和主观的代理感，还伴随着相关的衰弱后果。因此，如果归因

于心因性机制，则似乎不难解释患者选择做出类似肌张力障碍的运动或通过有意识地使肢体静止一段时间（即瘫痪样）。

然而，这种解释存在的一个问题是，近30年的认知神经科学的证据表明，执行随意动作，如移动或说话等大部分有意识的经验行为，降低了对复杂无意识过程"最终产物"的认识[103]。正如 Pockett[104] 所强调的，"无意识和神秘的机制既创造了我们有意识的行动思想，也创造了行动，并通过将思想视为行动的原因产生了我们所体验的意志感……（因此）人们只有在说话以后才能意识到想说什么。"

目前，没有证据表明意识本身对于任何生物学功能是必要的，包括运动的启动[104]。换句话说，几个先前不同的神经活动阶段（例如，运动准备、运动指令规范和感觉反馈[102]）的整合仍然是大部分无意识神经过程的产物[105]。因此，行动是凭意志自由选择的印象几乎完全取决于受试者对自我能动性的意识性报告。现象学上，意识只是发生得太晚，不能影响与其明显相关的认知过程的结果[104,106]。

20世纪80年代，Libet 的经典实验指出，辅助运动区的无意识大脑活动先于有意识（随意）决定达几百毫秒，"自由意志"的主张即被视为幻想[104,106,107]。Soon 等[108] 也证明辅助运动区不是运动中唯一的皮质起始部位，在受试者对移动决定的有意识知觉约10 s 之前，更早期的预测性神经信息即已涵盖了额叶和顶叶皮质区域。

有人认为，身体运动时，用于产生自我经验的神经系统指标依赖于预测的行动结果（前馈信号）与位于顶叶皮质下部的感觉反馈信号之间是协同一致的[109]。当移动肢体时，感觉信息对于产生与预期运动相关的本体感知觉是至关重要的。该感觉信息来自上述预测运动指令的"前馈"系统，是通过直接比较预测的运动和监测实际感觉反馈实现的[110]。因此，每当向肢体发出动作命令时，该命令的"输出副本"（预测的或预期的体感

体验）会并行产生。

根据 Frith 等[105] 的说法，考虑到即时信息的翻译延迟，我们肢体运动的正常意识和体验主要来自该预测状态而不是实际反馈状态，除非系统监测到实际反馈与预测产生偏差。截肢患者经常会发出的这种运动命令使肢体产生可感知体验，称为幻肢觉[111]。相反，在某些催眠暗示的"自动"肢体运动中，运动指令没有来自"输出副本"的反馈伴随，自我产生的行为"错误地"体验为由外部控制造成的被动运动[112]。

Voon 等[113] 使用功能神经成像比较同一患者的不自主（心因性震颤）运动和自主模拟震颤后提出，正常"感觉预测信号"的功能失常对不自主运动期间的预测结果与实际结果的比较中，解释了为什么"转换运动"在这样的患者中可能不被感知为自我产生。

6. "适应不良"的信念在解释 PMD 中的作用

既然一个人可以有意识地选择（使用正常的随意运动系统）与心因性震颤相同频率和幅度的类震颤运动，或者通过意愿使肢体一段时间内保持静止（即瘫痪样），那么使用类似的运动系统（即便在主观认知之外）对于解释 PMD 同样可靠。有一种解释值得考虑，虽然 PMD 运动的范围和区别模式多重，但是患者可通过自主运动系统，采用特定运动（例如，瘫痪或肌张力障碍）的无意识适应性"想法"以响应情感或压力等相关因素。但这种解释不提供关于不同患者身体行为的范围和具体形式的目的，也没有解释为什么运动系统故障可使患者避免对生理上完好的肢体实行自主控制而产生心理压力。然而，这种社会反应解释了大多数受试者进入病态的角色并获得医疗救助。

似乎存在争论，涉及复杂和明显不协调运动的"肌阵挛性障碍"是难以解释的"想法"，比起"麻痹"其目标导向更弱（即去除随意运动的能力）。然而，假设行为表达服务于

某些目的，尽管患者不知道对心理压力因素适应后的不良反应，积极"症状"模型仍可模拟来自早期或之前的异常生理性不自主运动的全部范围。因此，表面看来似乎是不合逻辑的运动行为（例如，瘫痪或肌张力障碍）并不一定意味着这种行为没有目的。

将隐含的适应不良观点用于解释癔症并非新概念，这是一个多世纪以前最有影响力的大师 Charcot 对癔症解释的核心，其中心因性症状被认为是从（无意识的）想法中得到的。Charcot 的解释受到英国神经病学家 John Russel Reynolds 工作的强烈影响[115]，John 写道："一些最为严重的神经系统疾病，例如麻痹、痉挛、疼痛和其他感觉改变，可能取决于情感、想法或想法本身的病态条件……他们有时会将自己与神经中枢的明确疾病联系起来，因此知道所接诊病例有多大可能源于器质性病变，又有多大可能源于病态想法十分重要。"

遵循 Reynolds[115] 提出的"精神麻痹"的概念，Charcot 和 Marie[116] 提出了心理暗示的重要性，并得出结论"当患者心中产生他可能会瘫痪的想法时：一句话，通过自我暗示，最初瘫痪的想法变为现实"，总之，癔症（和催眠麻痹）可以发生。最近，de Vignemont[117] 也提出，具有瘫痪妄想（虚假信念）的转换性麻痹患者，其实和病感缺失患者妄想自己没有瘫痪一样[118]。De Vignemont[117] 评论说："癔症患者认为他们因器质性原因而不能做出任何运动，但与病感缺失的区别在于癔症患者部分的信念是真实的。"

Hurwitz 和 Prichard[119] 提供了 Charcot 心因性解释的现代化版本，他们认为当一个"患者的想法在其心中形成并调动神经机制来施加抑制或激活的模式，这种模式遵循特定个体的疾病观念……重新出现在现代概念中，转换反应就是由心理困扰引起的躯体功能障碍的特定信念，这种信念控制皮质和皮质下通路，产生非器质性的功能丧失或获得。"

从神经心理学的角度来看，这种观点被视为激活了非意志性存储或学习的行为表征，并允许个人信念对症状学产生直接影响[120]。这种认知观点指出了患者的信念或想法在塑造症状发展中的重要角色，并有助于解释 Trimble 的评论[121]，"基于早期躯体疾病的症状可能的频繁发生，如在先前癫痫患者中发生的非痫性发作"。

Brown[120] 认为，这些条件的慢性化并未受到症状实施的帮助，即"通过故意检查症状来看这些症状是否仍存在，（因为这样）会潜在增加症状的静息激活水平……（并能）增加随后重选的可能性，形成一个恶性循环（另见 Page 和 Weseley[25]）"。

Charcot 利用催眠状态下的"想法"所扮演的角色和心理原因间的联系，启发了使用催眠术来植入这些想法从而使患者产生症状的尝试[122]，他认为催眠是理解癔症的重要实验模型[123]。Charcot 甚至提出："不明原因的神经症状和通常由催眠产生的假性神经性行为由类似的脑部过程参与。这个假说源于 Charcot 多年的催眠工作，其中癔症症状可以由此产生或解决，并且也可通过催眠在那些有创伤后疾病的患者中再现与创伤后症状相同的症状[121]。"

虽然大多数临床医师都意识到（并确实有相应贡献）安慰剂反应对医疗干预的强大影响，"很少有人在自己接诊患者症状学中考虑到心理暗示的重要性"[121]（另见第 41/42 章）。然而，来自反安慰剂研究的证据表明，关于医学的文化知识（如信念）不仅可以描述病况，还可以通过确立对其发生的期望来促进那些相同的病证[124]。最近，一些作者试图证明"暗示"作为改变 PMD 患者信念治疗策略的潜在好处[125,126]（另见第 42 章）。有趣的是，Charcot 发表的另一篇论文将无意识的暗示作为自我治疗和治愈的手段，而不是作为疾病的促发因素[127]。

自 20 世纪 60 年代以来，催眠已被用作重建和研究许多神经和精神症状的手段[128,129]。作为一种实验工具，有针对性的催眠暗示提供了通过完整认知神经系统来构建临床症状类似物或虚拟患者的方式(参见第21章)，包括用催眠类似物模拟已出现的功能障碍，包括失明、全色盲、下肢瘫痪、情感麻木、记忆丧失、痛觉缺失、听幻觉、催眠性疼痛，以及关于自我和世界的暂时性妄想，还包括外来(无中枢肢体控制)和镜像(自我错识别)的妄想等临床相关催眠类似物[129]。

使用临床上已告知的暗示(想法)来构建虚拟患者，不仅假定了临床特征和催眠状况之间的匹配，而且更关键的是，假定了其与基础神经认知过程具有普遍联系[129]。结合功能性神经成像研究，临床类似物可以为精神认知神经科学理论提供重要和独特的贡献[130]。

此外，随意运动系统适应不良的想法或信念动员为PMD提供了一个尝试性的"可信解释"，但这样的观点会使传统上归因于器质病变的神经症状产生疑问[15]。由于PMD的"症状可以模仿器质性异常的非随意运动的全部"[90,131]，并呈现"从肌阵挛到运动迟缓的几乎任何运动障碍"[88]，神经病学家是否能够完全排除"心因性"在神经系统疾病中的潜在贡献?

7. 结论

迄今为止，神经病学和精神病学都未能成功解决PMD病症的神经生物学和病情管理[88,132]。有"大量患者"因没有任何已确定的神经或精神诊断能够解释他们的症状而名义上归类为转化症状[10]。在疾病不能解释其症状的前提下，协调出现症状的现实与没有疾病的核心是最有效和社会性的普遍解释。Thompson等[133]评论道，原因是"长期以来，功能性疾病被它们并不承载的实体所描述，而不是真正的实体……这种排除性方法不仅不能为患者提供诊断，还会带来不必要的检查和医学咨询。无效的解剖学病因探索反而易排除功能障碍的诊断。这种病例的数量和费用要求我们发掘更积极的解决方法。"

对患者信念[86,134,135]和关于无法解释的疾病症状的担心[94,136]为发掘这些方法提供了有效的社会参与环境。如Kirmayer等[2]指出的那样:"解释不明原因症状的相关文化背景应包括患者的家庭和当地以及全球大众媒体和流行文化。临床医师与患者的互动关系要求在我们的诊断概念和类别中包含社会、文化和认识论假设的背景。临床的基本任务之一是共同构建认识痛苦意义的社会背景。"

(高 颖 崔海伦 王 刚 译)

名词注释

反安慰剂效应(nocebo):与安慰剂效应完全相反，患者不相信治疗有效，认为病情会持续恶化。多因个体对于药物的效力持负面的怀疑态度，抵消了安慰剂效应，出现了反安慰剂效应。

参考文献

[1] Barsky A D, Borus J F. Functional somatic syndromes [J]. Ann Intern Med, 1999, 130: 910-921.

[2] Kirmayer L J, Groleau D, Looper K J, et al. Explaining medically unexplained symptoms [J]. Can J Psychiatry, 2004,49: 663-672.

[3] Hellhammer D H, Hellhammer J. Key Issues in Mental Health, Vol.174: Stress [M]. The Brain-Body Connection. Basel: Karger, 2008.

[4] Halligan P W, Aylward M. The Power of Belief: Psychosocial Influence on Illness, Disability and Medicine [M]. Oxford: Oxford University Press, 2006.

[5] Eriksen H R, Svendsrod R, Ursin G, et al. Prevalence of subjective health complaints in the Nordic European countries in 1993 [J]. Eur J Public Health, 1998,8(4): 294-298.

[6] Waddell G, Aylward M, Sawney P (eds.) Back Pain, Incapacity for Work and Social Security Benefits: an International Literature Review and Analysis [M]. London: Royal Society of Medicine Press, 2002.

[7] Waddell G, Aylward M. Models of Sickness

and Disability [M]. London: Royal Society of Medicine Press, 2010.

[8] Waddell G, Burton A K. Concepts of Rehabilitation for the Management of Common Health Problems [M]. London: The Stationery Office, 2004.

[9] Carson A J, Best S, Postma K, et al. The outcome of neurology outpatients with medically unexplained symptoms: a prospective cohort study [J]. J Neurol Neurosurg Psychiatry, 2003,74(7): 897 – 900.

[10] Stone J, Vuilleumier P, Friedman J H. Conversion disorder: separating "how" from "why"[J]. Neurology, 2010,74(3): 190 – 191.

[11] Spence S A. All in the mind? The neural correlates of unexplained physical symptoms [J]. Adv Psychiatr Treat, 2006,12(5): 349 – 358.

[12] Bass C, Mayou R. ABC of psychological medicine of chest pain [J]. BMJ, 2002, 325: 588 – 591.

[13] Nimnuan C, Hotopf M, Wessely S. Medically unexplained symptoms syndromes [J]. J Psychosom Res, 2001,51: 549 – 557.

[14] Maiden N L, Hurst N P, Lochhead A, et al. Medically unexplained symptoms in patients referred to a specialist rheumatology service: prevalence and associations [J]. Rheumatology, 2003,42: 108 – 112.

[15] Marsden C D. Hysteria: a neurologist's view [J]. Psychol Med, 1986,16: 277 – 288.

[16] Espay A J, Goldenhar L M, Voon V, et al. Opinions and clinical practices related to diagnosing and managing patients with psychogenic movement disorders: an international survey of Movement Disorder Society members [J]. Mov Disord, 2009,24: 1366 – 1374.

[17] Halligan, P W, Bass, C, Oakley, DA. Malingering and Illness Deception [M]. Oxford: Oxford University Press, 2003.

[18] Wessely S, White P D. There is only one functional somatic syndrome [J]. Br J Psychiatry, 2004,185: 95 – 96.

[19] Kendell R, Jablensky A. Distinguishing between the validity and utility of psychiatric diagnoses [J]. Am J Psychiatry, 2003,160: 4 – 12.

[20] Nettleton I, Watt L, O'Malley S, et al. Understanding the narratives of people who live with medically unexplained illness [J]. Patient Educ Couns, 2005, 56: 205 – 210.

[21] Salmon P. (2006) Explaining unexplained symptoms: the role of beliefs in clinical management [M]// Halligan P W, Aylward M. The Power of Belief: Psychosocial Influence on Illness, Disability and Medicine. Oxford: Oxford University Press, 2006: 137 – 159.

[22] Nowak D A, Fink G R. Psychogenic movement disorders: aetiology, phenomenology, neuroanatomical correlates and therapeutic approaches [J]. Neuroimage, 2009, 47: 1015 – 1025.

[23] Malleson A. Whiplash and Other Useful Illnesses [M]. Montreal: McGill-Queens University Press, 2002.

[24] Hatcher S, Arroll B. Assessment and management of medically unexplained symptoms [J]. BMJ, 2008,336: 1124 – 1128.

[25] Page L A, Wessely S. Medically unexplained symptoms: exacerbating factors in the doctor-patient encounter [J]. J R Soc Med, 2003, 96: 223 – 337.

[26] Bracken P, Thomas P. Time to move beyond the mind-body split [J]. BMJ, 2002,325: 1433 – 1434.

[27] Wade D T, Halligan P W. Do biomedical models of illness make for good healthcare systems? [J] BMJ, 2004, 11: 329: 1398 – 1401.

[28] Wessely S, Nimnuan C, Sharpe M. Functional somatic syndromes: one or many? [J] Lancet, 1999,354: 936 – 939.

[29] Dacher E. A systems theory approach to an expanded medical model: a challenge for biomedicine [J]. J Altern Compl Med, 1995,1: 187 - 196.

[30] Albert D A, Munson R, Resnik M D. Reasoning in Medicine [M]. Baltimore, MD: Johns Hopkins University Press, 1988.

[31] Taylor D C. The components of sickness: diseases, illnesses, and predicaments [J]. Lancet, 1979, ii: 1008 - 1010.

[32] Ihlebæk C, Eriksen H R. The "myths" of low back pain: status quo in Norwegian general practitioners and physiotherapists [J]. Spine, 2004,29: 1818 - 1822.

[33] Engel G L. The need for a new medical model: a challenge for biomedicine [J]. Science, 1977,196: 129 - 136.

[34] Waddell G. The Back Pain Revolution, 2nd ed [M]. Edinburgh: Churchill Livingstone, 2004.

[35] Aylward M, LoCascio J. Problems in the assessment of psychosomatic conditions in social security benefits and related commercial schemes [J]. J Psychosom Res, 1995,39: 755 - 765.

[36] Kroenke K, Price RK. Symptoms in the community. Prevalence, classification, and psychiatric comorbidity [J]. Arch Intern Med, 1993,153: 2474 - 2480.

[37] Waddell G, Aylward M, Sawney P. Back Pain, Incapacity for Work and Social Security Benefits: An International Literature Review and Analysis [M]. London: Royal Society of Medicine Press, 2002.

[38] American Psychiatric Association. Diagnostic and Statistical Manual of Mental Disorders, 4th ed [M]. Washington DC: American Psychiatric Press, 1994.

[39] Sharpe M, Carson A. Unexplained somatic symptoms, functional syndromes, and somatization: do we need a paradigm shift? [J] Ann Intern Med, 2001, 2001: 134: 926 - 930.

[40] Munts A G, Koehler P J. How psychogenic is dystonia? Views from past to present [J].

Brain, 2010,133: 1552 - 1564.

[41] Fahn S, Eldridge R. Definition of dystonia and classification of dystonic states [M]// Eldridge R, Fahn S. Advances in Neurology, Vol. 14. New York: Raven Press, 1976: 1 - 5.

[42] Lesser R P, Fahn S. Dystonia: a disorder often misdiagnosed as a conversion reaction [J]. Am J Psychiatry, 1978,153: 349 - 452.

[43] Fahn S, Williams D T. Psychogenic dystonia [J]. Adv Neurol, 1988,50: 431 - 455.

[44] Fahn S. The history of psychogenic movement disorders [M]// Hallett M, Fahn S, Jankovic J, et al. Psychogenic Movement Disorders: Neurology and Neuropsychiatry. Philadelphia, PA: Lippincott Williams & Wilkins, 2006. 24 - 32.

[45] White P. Biopsychosocial Medicine: An Integrated Approach to Understanding Illness [M]. Oxford: Oxford University Press, 2005.

[46] Janz N K, Becker M H. The health belief model: a decade later [J]. Health Educ Q 1984,11: 1 - 47.

[47] Ogden J. Health Psychology, 3rd ed [M]. Buckingham, UK: Open University Press, 2004.

[48] Diefenbach M A, Leventhal H. The common sense model of illness representation: theoretical and practical consideration [J]. J Soc Distress Homeless, 1996,5: 11 - 38.

[49] Weinman J, Petrie K J. Illness perceptions: a new paradigm for psychosomatics? [J] J Psychosom Res, 1997,42: 113 - 1136.

[50] Damasio A R. Th inking about belief: concluding remarks [M]// Schacter D L, Scarry E. Memory, Brain and Belief. Cambridge, MA: Harvard University Press, 2000.

[51] Reisberg D, Pearson D G, Kosslyn S M. Institutions and introspections about imagery: the role of imagery experience in shaping an investigator's theoretical views [J]. Appl Cogn Psychol, 2003,17: 147 - 160.

[52] Vicente K J, Brewer W F. Reconstructive remembering of the scientific literature [J]. Cognition, 1993,46: 101 - 128.

[53] Lacatos I. Falsification and the methodology of scientific research programmes [M]// Lakatos I, Musgrave A. Criticism and the Growth of Knowledge. Cambridge, UK: Cambridge University Press, 1970: 91 - 196.

[54] Subbotsky E. Magical thinking in judgments of causation: can anomalous phenomena affect ontological causal beliefs in children and adults? [J] Br J Dev Psychol, 2004,22: 123 - 152.

[55] Levin I, Siegler S R, Druyan S, et al. Everyday and curriculum-based physics concepts: When does short-term training bring change where years of schooling have failed to do so? [J] Br J Dev Psychol, 1990,8: 269 - 279.

[56] Nemeroff C, Rozin P. The makings of the magical mind: the nature and function of sympathetic magical thinking [M]// Rosen-Gren K S, Johnson C N, Harris P L. Imagining the Impossible: Magical, Scientific, and Religious Thinking in Children. New York: Cambridge University Press, 2000: 1 - 34.

[57] Greenwald A G, Banaji M R. Implicit social cognition: attitudes, self-esteem, and stereotypes [J]. Psychol Rev, 1995, 102: 4 - 27.

[58] Frith C. Making Up the Mind: How the Brain Creates our Mental World [M]. Oxford: Blackwell, 2007.

[59] Demertzi A, Liew C, Ledoux D, et al. Dualism persists in the science of mind [J]. Ann N Y Acad Sci, 2009,1157: 1 - 9.

[60] Furze G, Roebuck A, Bull P, et al. A comparison of the illness beliefs of people with angina and their peers: a questionnaire study [J]. BMC Cardiovasc Disord, 2002,2 (4).

[61] Bates M S, Rankin-Hill L, Sanchez-Ayendez M. The effects of cultural context of health care on treatment and response to chronic pain and illness [J]. Soc Sci Med, 1997,45: 1433 - 1447.

[62] Stroud M W, Thorn B E, Jensen M P, et al. The relation between pain beliefs, negative thoughts, and psychosocial functioning in chronic pain patients [J]. Pain, 2000,84: 347 - 352.

[63] Rosenstock I M. Historical origins of the health belief model [J]. Health Educ Mono, 1974,2(4): 328 - 335.

[64] Srinivasan T N, Thara R. Beliefs about causation of schizophrenia: do Indian families believe in supernatural causes? [J] Soc Psychiatry Psychiatr Epidemiol, 2001, 36: 134 - 140.

[65] Horne R. Patients' beliefs about treatment: the hidden determinant of treatment outcome? [J] J Psychosom Res, 1999,47: 491 - 495.

[66] Kirsch I. How Expectancies Shape Experience [M]. Washington, DC: American Psychological Association, 1999.

[67] Horne R, James D, Petrie K, et al. Patients' interpretation of symptoms as a cause of delay in reaching hospital during acute myocardial infarction [J]. Heart, 2000,83: 388 - 393.

[68] Mittenberg W, DiGiulio D V, Perrin S, et al. Symptoms following mild head injury: expectation as aetiology [J]. J Neurol Neurosurg Psychiatry, 1992,55: 200 - 204.

[69] Bandura A. Social Learning Theory [M]. New York: General Learning Press, 1977.

[70] Dalton P. Cognitive influences on health symptoms from acute chemical exposure [J]. Health Psychol, 1999,18: 579 - 590.

[71] Lorber W, Mazzoni G, Kirsch I. Illness by suggestion: expectancy, modeling, and gender in the production of psychosomatic symptoms [J]. Ann Behav Med, 2007,33: 112 - 116.

[72] Stone J, Hewett R, Carson A, et al. The

"disappearance" of hysteria: historical mystery or illusion? [J] J R Soc Med, 2008,101: 12 - 18.

[73] Buchbinder R, Jolley D, Wyatt M. Population based intervention to change back pain beliefs and disability: three-part evaluation [J]. BMJ, 2001, 322: 1516 - 1520.

[74] Cherkin D C, Deyo R A, Wheeler K, et al. Physician views about treating low back pain. The results of a national survey [J]. Spine, 1995,1;20: 1 - 9.

[75] Barrett LF. The future of psychology: connecting mind to brain [J]. Perspect Psychol Sci, 2009,4: 326 - 339.

[76] van Gijn J, Bonke B. Interpretation of plantar reflexes: biasing effect of other signs and symptoms [J]. J Neurol Neurosurg Psychiatry, 1977,40: 787 - 789.

[77] Schultz KF Chalmers I, Hayes, RJ, Altman DG. Empirical evidence of bias: dimensions of methodological quality associated with estimates of treatment effects in controlled trials [J]. JAMA, 1995,273: 408 - 412.

[78] Vickers A, Goyal N, Harland R, et al. Do certain countries produce only positive results? A systematic review of controlled trials [J]. Control Clin Trials, 1998, 19: 159 - 166.

[79] Horne R. Beliefs and adherence to treatment: the challenge for research and clinical practice [M]// Halligan PW, Aylward M. The power of belief: psychosocial influence on illness, disability and medicine. Oxford: Oxford University Press, 2006: 115 - 136.

[80] Jorm A F, Griffiths K M. Public and medical beliefs about mental disorders and their treatment [M]// Halligan P W, Aylward M. the power of belief: psychosocial influence on illness, disability and medicine. Oxford: Oxford University Press, 2006: 99 - 113.

[81] Zeman AZJ. What in the world is consciousness [M]// Laureys S. Boundaries of Consciousness. Amsterdam: Elsevier, 2006: 1 - 10.

[82] Miresco M J, Kirmayer L J. The persistence of mindbrain dualism in psychiatric reasoning about clinical scenarios [J]. Am J Psychiatry, 2006,163: 913 - 918.

[83] Lucire Y. Constructing RSI: Belief and Desire [M]. Sydney: UNSW Press, 2003.

[84] Elliot C. Scrivener's palsy [J]. London Rev Books, 2004,26: 21 - 22.

[85] Craddock N. Robust empirical data and clinical utility: the only drivers of change. Commentary on The Classification of Mental Disorders [J]. Adv Psychiatr Treat, 2010,16: 20 - 22.

[86] Sharpe M, Stone J, Hibberd C, et al. Neurology outpatients with symptoms unexplained by disease: illness beliefs and financial benefits predict 1-year outcome [J]. Psychol Med, 2010,40: 689 - 698.

[87] Kanaan R, Armstrong D, Barnes P, et al. In the psychiatrist's chair: how neurologists understand conversion disorder [J]. Brain, 2009;132: 2889 - 2896.

[88] Hallett M. Psychogenic movement disorders: a crisis for neurology [J]. Curr Neurol Neurosci Rep, 2006,6: 269 - 271.

[89] Friedman J H, LaFrance C. Psychogenic disorders, the need to speak plainly [J]. Arch Neurol, 2010,67: 753 - 755.

[90] Hinson V K, Haren W B. Psychogenic movement disorders [J]. Lancet Neurol, 2006;5: 695 - 700.

[91] World Health Organization. The ICD - 10 Classification of Mental and Behavioural Disorders [S]. 10th ed. Geneva: World Health Organization, 1992.

[92] Kanaan R, Carson A, Wessely S, et al. What's so special about conversion disorder? A problem and a proposal for diagnostic classification [J]. Br J Psychiatry, 2010,196: 427 - 428.

[93] Ron M. Somatisation in neurological practice [J]. J Neurol Neurosurg Psychiatry, 1994, 57: 1161 - 1164.

[94] Stone J, Wojcik W, Durrance D, et al. What should we say to patients with symptoms unexplained by disease? The "number needed to offend." [J] BMJ, 2002,3225: 1449 - 1450.

[95] Lewis A. "Psychogenic": a word and its mutations [J]. Psychol Med, 1975, 2: 209 - 215.

[96] Ward C D. Better questions, less uneasy answers [J]. Pract Neurol, 2008,8: 346 - 347.

[97] Ormerod J A. Hysteria [M]// Allbutt C, Rolleston H D. A System of Medicine, Vol. 8. London: Macmillan, 1911. 690 - 693.

[98] Freud S. Quelques considerations pour une étude comparatif des paralysies motrices organiques et hystériques [J]. Arch Neurol, 1893,26: 29 - 43.

[99] Halligan P W, David A S. Conversion hysteria: towards a cognitive neuropsychological account [M]// Halligan P W, David A S. Conversion Hysteria: Towards a Cognitive Neuropsychological Account. Hove, UK: Psychology Press, 1999: 161 - 163.

[100] Breuer J, Freud S. Über den psychischen Mechanismus hysterischer Phänomene (Vorläufi ge Mittheilung) [M]. Neurologische Centralblatt, Vol. 12. Leipzig: von Veit, 1893: 4 - 10,43 - 47.

[101] Athwal B S, Halligan P W, Fink G R, et al. Imaging hysterical paralysis [M]// Halligan P W, Bass C, Marshall J C. Contemporary Approach to the Study of Hysteria: Clinical and Th eoretical Perspectives. Oxford: Oxford University Press, 2001. 216 - 234.

[102] Haggard P, Clark S, Kalogeras J. Voluntary action and conscious awareness [J]. Nat Neurosci, 2002,5: 382 - 385.

[103] Gazzaniga M S. The Mind's Past [M]. Berkley, CA: University of California Press, 1998.

[104] Pockett S. Does consciousness cause behaviour? [J] J Conscious Stud, 2004, 11: 23 - 40.

[105] Frith C D, Blakemore S J, Wolpert D M. Abnormalities in the awareness and control of action [J]. Philos Trans R Soc Lond B Biol Sci, 2000,355: 1771 - 1788.

[106] Halligan P W, Oakley D. Greatest myth of all [J]. New Scientist, 2000, 2265: 34 - 39.

[107] Wegner D. Self is magic [M]// Baer J, Kaufman J, Baumeister R. Are we free? Psychology and Free Will. New York: Oxford University Press, 2008: 226 - 247.

[108] Soon C S, Brass M, Heinze H J, et al. Unconscious determinants of free decisions in the human brain [J]. Nat Neurosci, 2008,11: 543 - 545.

[109] Blakemore S J, Goodbody S J, Wolpert DM. Predicting the consequences of our own actions: the role of sensorimotor context estimation [J]. J Neurosci, 1998, 18: 7511 - 7518.

[110] Wolpert D M, Ghahramani Z, Jordan M I. An internal model for sensorimotor integration [J]. Science, 1995, 269: 1880 - 1882.

[111] Halligan P W. Phantom limbs: the body in mind [J]. Cogn Neuropsychiatry, 2002,7: 251 - 268.

[112] Blakemore S-J, Oakley D A, Frith C D. Delusions of alien control in the normal brain [J]. Neuropsychologia, 2003, 41: 1058 - 1067.

[113] Voon V, Gallea C, Hattori N, et al. The involuntary nature of conversion disorder [J]. Neurology, 2010,74: 223 - 228.

[114] Voon V, Brezing C, Gallea C, et al. Emotional stimuli and motor conversion disorder [J]. Brain, 2010, 133: 1526 - 1536.

[115] Reynolds J R. Paralysis and other disorders of

motion and sensation, dependent on idea [J].
BMJ, 1869,2: 483 - 485.

[116] Charcot J M, Marie P. Hysteria [M]// Hake Tuke D. Dictionary of Psycholological Medicine. London: Churchill, 1892.

[117] de Vignemont F. Hysterical conversion: the reverse of anosognosia [M]// Bayne T, Fernandez J. Delusions and Self-Deception: Affective Influences on Belief-Formation. Hove, UK: Psychology Press, 2009: 241 - 260.

[118] Davies M, Aimola Davies A, Coltheart M. Anosognosia and the two-factor theory of delusions [J]. Mind Lang, 2005,20: 241 - 257.

[119] Hurwitz T A, Prichard J W. Conversion disorder and fMRI [J]. Neurology, 2006; 12,67: 1914 - 1915.

[120] Brown R J. The cognitive psychology of dissociative states [J]. Cogn Neuropsychiatry, 2002,7: 221 - 235.

[121] Trimble R. Somatoform Disorders: A Medicolegal Guide [M]. Cambridge, UK: Cambridge University Press, 2004.

[122] Merskey H. The importance of hysteria [J]. Br J Psychiatry 1986,149: 23 - 28.

[123] Harris J C. A clinical lesson at the Salpêtrière [J]. Arch Gen Psychiatry, 2005,62: 470.

[124] Hahn R A. The nocebo phenomenon: concept, evidence and implications for public health [J]. Prevent Med, 1997,26: 607 - 611.

[125] Lim E. Ong B, Seet R. Is there a place for placebo in management of psychogenic movement disorders? [J] Ann Acad Med Singapore, 2007,36: 208 - 210.

[126] Shamy S C. The treatment of psychogenic movement disorders with suggestion is ethically justified [J]. Mov Disord, 2010, 25: 260 - 264.

[127] Goetz C G. Charcot and psychogenic movement disorders [M]// Hallet M, Fahn S, Jankovic J, et al. Psychogenic Movement Disorders: Neurology and Psychiatry [M]; London: Lippincott Williams & Wilkins, 2006: 3 - 13.

[128] Reyher J. A paradigm for determining the clinical relevance of hypnotically induced psychopathology [J]. Psychol Bull, 1962,59: 344 - 352.

[129] Oakley D A, Halligan P W. Hypnotic suggestion and cognitive neuroscience [J]. Trends Cogn Sci, 2009,13: 264 - 270.

[130] Bell V, Oakley D A, Halligan P W, et al. Dissociation in hysteria and hypnosis: evidence from cognitive neuroscience [J]. J Neurol Neurosurg Neuropsychiatry, 2011,82: 332 - 339.

[131] Reich S G. Psychogenic movement disorders [J]. Semin Neurol, 2006,26: 289 - 296.

[132] Rowe JB. Conversion disorder: understanding the pathogenic links between emotion and motor systems in the brain [J]. Brain, 2010, 133: 1295 - 1129.

[133] Thompson W G, Longstreth G F, Drossman D A, et al. Functional bowel disorders and functional abdominal pain [J]. Gut, 1999, 45: 1143 - 1147.

[134] Stone J, Warlow C P, Sharpe M. The symptom of functional weakness: a controlled study of 107 patients [J]. Brain, 2010,133: 1537 - 1551.

[135] Crimlisk H L, Bhatia K P, Cope H, et al. Patterns of referral in patients with medically unexplained motor symptoms [J]. J Psychosom Res, 2000,49: 217 - 219.

[136] Stone J, Sharpe M, Rothwell PM, et al. The 12 year prognosis of unilateral functional weakness and sensory disturbance [J]. J Neurol Neurosurg Psychiatry, 2003, 74: 591 - 596.

第18章

转换障碍可能的遗传因素

环境和遗传因素有助于解释大多数精神疾病的发病原因。从患病率超过 80% 的精神障碍(如精神分裂症、双相情感障碍和自闭症),到 30%～40% 的抑郁症和 PTSD,再到约 25% 的社交恐惧症和各类人格障碍[1],都存在遗传风险。通常称为遗传力(即用遗传学来解释人口中表型变异的比例)。遗传和环境的风险程度对于受影响的个体可能有所不同,高环境风险与低遗传风险的结合以及低环境风险和高遗传风险结合均有可能。一旦遗传和环境风险结合达到一定的临界值,个体就会出现精神症状(见图 18.1)。

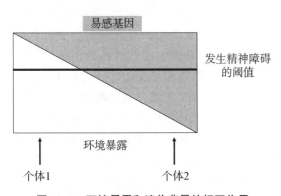

图 18.1 环境暴露和遗传背景的相互作用

环境病原体和同时存在的遗传易感性可导致精神障碍表型,不同程度的环境暴露和易感基因的可变组合,导致同一精神障碍的发展,如图 18.1 所示。如个体 1 和个体 2 都患有相同的任一障碍,这是由于个体 1 暴露于高度创伤性环境和低遗传风险,而个体 2 具有高遗传风险和较低创伤暴露。

与其他精神障碍相比,对参与 PMD

(PMDs)或转换障碍的遗传因素知之甚少,这也是本书的焦点所在。虽然这些障碍很常见,据统计占神经系统症状的 1%～9%,但我们并没有找到关于遗传因素对 PMD 作用的双胞胎、家庭、流行病或分子遗传学研究[2]。

这与大多数其他精神障碍形成了鲜明对比,一些遗传和环境危险因素及他们之间的相互作用已被确定为精神疾病和行为表型的病因[1,3～7]。

本章首先描述在其他精神疾病中采用的精神遗传学方法,主要以抑郁症和 PTSD 的研究结果进行说明。接着论述这些方法如何应用到 PMD 的研究中。主要的重点将是基因与环境,特别是同早期创伤经历的相互作用,这是因为已发现创伤经历对 PMD 的发展有着深远影响[8,9]。

1. 精神遗传学方法

基因突变导致精神疾病易感性的假设来自早期遗传流行病学研究。大型家系研究论证了家庭中精神障碍或性状的积累,但这些研究无法将遗传因素同环境影响分开。该目的可以在双生子研究中达成,这些研究比较了受影响的个体与病情之间的相关程度,以及他们孪生兄弟(姐妹)的遗传相似性:同卵双胞胎遗传信息完全相同,而异卵双胞胎有 50% 的相同基因。比较双胞胎生活环境的差异可以评估遗传和环境对性状或疾病的影响程度。对于多数常见的精神疾病,遗传力估计在 30%～80%,包括多个不同的基因位点的贡献,以及环境影响[1]。领养研究可以进一步剖析遗传因素（即后代同亲生父母之间存在遗传相似性，但无环境作用）和环境因素（即后代同领养父母之间不存在遗传相似性，但有环境影响）的贡献。

流行病学研究在没有分子机制信息的情况下可以估计一般的遗传效应，然而分子遗传学能够研究人类基因组中的特异性变异及其对症状表现的影响[10]。唐氏综合征中染色体的数目变化与一系列症状相关，包括神经行为特征。较小的染色体变异如染色体易位（如精神分裂症中 DISC1、DISC2 易位），缺失（如精神分裂症的 22q11 缺失综合征）和重复（如自闭症患者 15 号染色体长臂）也被证明有助于解释精神疾病的表型[11]。分子水平上的变化补充了微观遗传异常：拷贝数的变化可导致基因的缺失或基因多拷贝，导致基因差异化表达和适度精神病表型[12]。例如，细胞色素 P450 系统拷贝数变异对精神药物的代谢也有着深刻的影响。少数碱基对较小的插入或缺失引起的多态性可同样影响风险基因的功能差异[如 5-羟色胺转运体基因（5-HTTLPR）多态区]。常见的多态性是短串联重复序列和数目可变的串联重复序列，表现为在一段可变区间内重复某一串碱基，如 CG。最常见的遗传多态性是单核苷酸多态性（SNPs），是当前精神病遗传学研究的核心对象[10]。单个碱基交换可发生在整个基因组中，占人类遗传变异的 90%。他们主要作为遗传标记研究，当变异位于调控区域，可以通过转录或翻译影响氨基酸合成，才可能改变表型。

现已有不同的方法来研究精神疾病表型的遗传基础。最初，连锁分析被用于研究家系中染色体区域共分离的表型。基本原理是减数分裂过程中染色体的重组，在后代中形成新的组合。然而，连锁分析受到低分辨率的限制，在单基因疾病方面比复杂的精神疾病更成功[13]。

SNPs 高通量基因分型技术的突破刺激了越来越多的遗传相关研究，通常作为病例-对照设计研究，病例组和对照组对比的是标记的等位基因频率。他们的优势是能够提供比连锁研究更高的分辨率，在证明疾病位点和在识别易感基因方面更为敏感[10]。最初，候选基因的选择主要由假设驱动。现在无提前假设的全基因组关联研究也是可能的，目前正在全基因组中调查 100 万个或更多的 SNP，并需要详细的统计分析。虽然这些方法适于识别常见低-中等效应的疾病等位基因，但它们不能充分评估作用于复杂表型的罕见变异[14]。此外，这些研究往往需要非常大的样本量，以检测低遗传效应的大小，并通过大量独立统计学检验进行验证。

在神经精神疾病中从常见变异的全基因组关联研究得出一些值得深入探讨的结果；使用这些方法，识别了精神分裂症、双相情感障碍和自闭症（即高遗传力疾病）中新的风险基因，但这些变异赋予的风险通常很小，范围在 10%～20%。这将意味着一个人一生患精神分裂症的风险将从 1% 增加到 1.2%。然而，这些全基因组的方法确定了一些有趣的候选系统，并揭示了这些疾病遗传学方面的新发现。重度抑郁和焦虑症的全基因组关联研究还没有发现强有力的遗传基因[15~20]。

在过去的几年中发现，低度影响的遗传变异辅以在相同基因或途径的其他遗传变异同时出现的情况也很常见；罕见变异或非 SNP 变异，如拷贝数变异已被证明具有强大且可重复的关联性[14]。Binder 和 Cubells[21] 还提出了更深入了解精神疾病的遗传方法。

2. 基因与环境的相互作用

到目前为止，多数研究都集中于使用线性遗传方法来探究基因组变异在表型中的主要效应，这显然与精神疾病的预测遗传模型不符，因为多个基因变异可能与环境相互作用并增加发病风险。除了研究基因之间相互作用，精神病遗传学的主要焦点已转移至观察患者基因配置与环境病因的相互作用。特别是那些遗传力较弱而环境影响较强的疾病,只有在一定的环境条件下相应的遗传效应才能被检测到。

虽然早期的流行病学研究已预测到基因与环境相互作用的情况,但是第一项分子学证据则来自 Avshalom Caspi 小组发表的一系列原创性论文[22]。2003 年,Caspi 和他的同事研究了已经证明可改变转运功能的 *5-HTTLRP* 多态区域,发现短等位基因与转运功能下降有关[23~25]。由于它可能与抑郁症的病理生理有关,大量的研究探究了其与这种疾病和相关性状的关系,但总体而言这些研究为阴性结果[26~28]。Caspi 及其同事将应激性事件暴露史引入这些分析中。结果表明,虽然这一多态性没有遗传主效应,但短等位基因携带者在应对压力生活事件和儿童期虐待时具有更高的抑郁症和自杀风险[29]。综合来自 Lesch 等和 Hariri 等[23]的研究结果,说明这些短等位基因的载体可能对压力的反应性增强,因此增加了抑郁症的易感性。在近几年,*5-HTTLPR* 的基因与环境相互作用和应激反应已在不同的种群、不同设计的研究中被不断重现,但也不是全部的研究都能重现[19]。Risch 等[27]的 Meta 分析引起了对研究设计的重视[22]:通过建立诊断访谈记录识别基因-环境相互作用的环境病因要优于简单的自述。此外,应激种类的重要性变得更为明显——童年期虐待与疾病具有显著的相互作用。相反,压力性事件作为一个环境变量产生了颇具争议的结果,这可能反映了各类压力的非精确定义,可存在数量和质量、持续时间和发生节点的广泛不同。

基因和环境的相互作用不仅影响抑郁症,大量研究表明,应激相关疾病如 PTSD、创伤后自杀、酗酒、药物滥用、睡眠障碍、焦虑和自我调节失控也受其影响。

一般来说,基因-环境相互作用理论认为环境条件作用于精神疾病和其他复杂疾病的发展,而基因在个体条件下调节环境的影响[22,31~34]。因此,遗传效应依赖于不同环境[32],这就是为什么即使是同卵双胞胎,其具有高度遗传性的疾病一致性也不是 100%[35]。

环境风险因素包括宫内暴露、儿童期虐待、毒物暴露、感染和创伤性事件。另外,其他因素也是可能的。并非所有暴露在这些条件下的个体随后均发展成特定的疾病,表明个体对环境病因的易感性或恢复能力有差异。事实上,遗传调控方向可因暴露类型的不同而改变,因此使用术语"可塑性"比"恢复力"或"易感基因"更为合适。影响单胺类神经递质的特定等位基因确实可以解释不利环境情况下的患病风险增加,以及在良性环境下的积极作用增强[36]。最后,基因-环境相关性会影响个体暴露于环境病因的倾向,从而影响基因-环境相互作用的分析过程[37]。

3. FKBP5:应激相关精神障碍的常见候选基因

由于 PTSD 需要创伤环境的暴露作为诊断条件,所以它可以作为基因-环境相互作用的典型障碍处理。虽然在一般人群中,40%～90% 的个体在其生命期中有潜在创伤事件的经历,只有 7%～12% 发展为 PTSD,这是一种具有广泛症状并可衡量对神经生物学通路影响的综合征[38,39]。但 PTSD 中对具有主要遗传力的候选基因研究却没有一致性的发现[40,41]。

迄今为止,人们仅对 PTSD 进行了少数几项基因-环境研究[29,42~50](由 Koenen 等,2009[51]评述)。其中,作者课题组评估了 *FKBP5* 多态性,它是编码蛋白 FKBP5 的基因,参与免疫调节、基本细胞过程并与糖皮质激素受体相互作用。该基因的多态性已显示它能改变抑郁症患者内分泌,也能改变健康对照中应激反应的负反馈[52,53]。虽然我们没有观察到 *FKBP5* 多态性的主效应,但它确实与儿童期虐待的严重程度存在相互作用并可以用来预测成人 PTSD 症状[42],具体来说儿童虐待的影响以基因-剂量依赖的方式减弱(见图 18.2)。

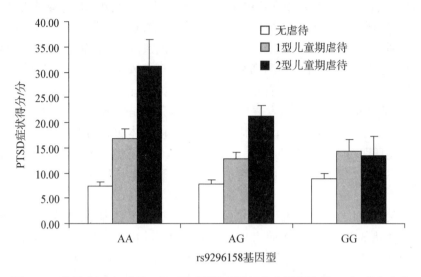

图 18.2 基因 *FKBP5* 中的 SNPs 可以缓解暴露于儿童期虐待对 PTSD 成人症状的影响

携带 rs9296158 的 A 风险等位基因的个体在暴露于儿童期虐待后具有严重 PTSD 症状,而携带保护性 GG 基因型的个体在类似的儿童期创伤暴露后显示出较轻的症状。需注意,PTSD 症状评分超过 20.0 分被认为反映临床相关症状。(该图中数据已在 Binder 等人的论文[42]中显示)

相同的基因型也对 PTSD 的神经内分泌特征具有影响,增强的糖皮质激素受体敏感性仅在具有 PTSD 风险等位基因的携带者中被报道过。这些基因-环境相互作用在独立的研究中具有可重复性,但仅在非裔美国人(而非在欧洲人)的样本中可见[54]。这可能与人口特异性遗传差异相关,但也可能反映了这些队列间创伤严重程度的差异。此外,儿童期创伤与 *FKBP5* 基因相互作用也可预测随后的自杀企图[55],已有研究报道了单向抑郁症和双相精神障碍的主要遗传效应[56,57]。在早期的研究中,*FKBP5* 风险等位基因与儿童的围创伤期分离障碍存在相关[58]。分离症状被认为是对危及生命的压力的进化保守反应机制,并已在 PMD 的病因学中讨论过。

两项研究表明,这些 *FKBP5* 多态性可缓和症状,从轻度心理社会应激中恢复[53],以及通过与早期生活中的亲子依恋相互作用来决定婴儿的应激激素的活性[59]。这些

FKBP5 多态性可调节环境压力对下丘脑-垂体-肾上腺轴的影响,并且随着重复或暴露的加重,可导致多种精神病学表型的发生。

4. 表观遗传学

除了遗传学方法,表观遗传变化可能在调控和调节创伤对行为的影响中发挥重要作用[60~63]。如上所述,即使在具有相同遗传和环境背景的同卵双胞胎中,也可观察到症状表现的不一致[64~66]。表观遗传学是指不改变原始序列的条件下调节 DNA 转录,是可遗传的,并由 DNA 甲基化、组蛋白修饰和非编码 RNA 控制[67]。新兴的表观遗传学领域对如何在不改变 DNA 序列的条件下影响遗传活动,以及这种环境标记是如何能够代代相传提供了新的见解[68,69]。动物和人类中的许多研究已发现,生命早期的不良事件可以在基因组上留下永久的标记,它不改变 DNA 序列,但改变基因表达,并且直到成年后都影响着神经生物学特征[70~74]。

这进一步增加了问题的复杂性,因为随

后的环境暴露不仅与遗传变异,也与此前环境暴露的表观遗传标记相互作用。尽管有研究表明可通过表观遗传学改变基因-环境的相互作用,但表观遗传变化如何与遗传变异相互作用在很大程度上还是未知[75]。

5. 遗传与 PMD

PMD 的遗传研究,关键是要从双胞胎和家系研究中获得一些关于疾病遗传性的迹象,但由于不同的症状表现使这些研究极为困难。其中诊断问题也很重要,如应该纳入哪些标准,以及哪些 PMD 类别可以或不可合并。鉴于交叉研究比较和结果重复等因素的存在(这是遗传关联研究的关键),这类研究就需要大样本量。对轴 I 障碍进行遗传学研究并取得成功是十分重要的,因为我们可以跨病证地观察特定症状表现[16]。

生物中间体或内表型的使用可能有助于更好地定义诊断亚组,这些在遗传关联研究中通常更重要,因为它们具有比精神疾病本身更高的遗传力。

有助于表型的环境因素需要通过标准化访谈进行仔细确认,这显然优于自我报告,因为后者倾向于选择性保留。此外,基因-环境的相互作用需要根据不同类型的应激源进行单独分析。

动物研究可以帮助确定在人类中测试到的有趣候选基因,无先验假说的全基因组方法可以识别新的候选基因,然后采用动物模型进行验证。

鉴于 PMD 的高度共病性,在 PMD 中研究那些合并症的已知风险基因可能有意义,因为类似的遗传风险已显示与不同的精神病学表现相关。

总的来说,将遗传方法,特别是基因-环境相互作用纳入 PMD 研究,可以为这些疾病的病理生理学提供新的见解。

(高　颖　崔海伦　王　刚　译)

名词注释

1. 基因型(genotype):指生物的遗传型,即控制性状的基因组合类型,是生物体从其亲本获得全部基因的总和。

2. 单核苷酸多态性(SNP):指基因组水平上由单个核苷酸的变异所引起的 DNA 序列多态性,是人类可遗传的变异中最常见的一种,占所有已知多态性的 90% 以上。

参考文献

[1] Smoller J W, Sheidley B R, Tsuang M T. Psychiatric Genetics Applications in Clinical Practice [M]. Washington, DC: American Psychiatric Press, 2008.

[2] Nowak D A, Fink G R. Psychogenic movement disorders: aetiology, phenomenology, neuroanatomical correlates and therapeutic approaches [J]. Neuroimage, 2009, 47: 1015 - 1025.

[3] Lau J Y, Eley T C. The genetics of mood disorders [J]. Annu Rev Clin Psychol, 2010, 6: 313 - 337.

[4] Levinson D F. The genetics of depression: a review [J]. Biol Psychiatry, 2006, 60: 84 - 92.

[5] Nothen M M, Nieratschker V, Cichon S, et al. New findings in the genetics of major psychoses [J]. Dialogues Clin Neurosci, 2010, 12: 85 - 93.

[6] Sullivan P F. The genetics of schizophrenia [J]. PLoS Med, 2005; 2: e212.

[7] Burmeister M, McInnis M G, Zollner S. Psychiatric genetics: progress amid controversy [J]. Nat Rev Genet, 2008, 9: 527 - 540.

[8] Brown R J, Schrag A, Trimble M R. Dissociation, childhood interpersonal trauma, and family functioning in patients with somatization disorder [J]. Am J Psychiatry, 2005, 162: 899 - 905.

[9] Sar V, Islam S, Öztürk E. Childhood emotional abuse and dissociation in patients with conversion symptoms [J]. Psychiatr Clin Neurosci, 2009, 63: 670 - 677.

[10] Frazer K A, Murray S S, Schork N J, et al. Human genetic variation and its contribution to complex traits [J]. Nat Rev

Genet，2009，10：241-251.

[11] MacIntyre D J，Blackwood D H，Porteous D J，et al. Chromosomal abnormalities and mental illness [J]. Mol Psychiatry，2003，8：275-287.

[12] Stankiewicz P，Lupski J R. Structural variation in the human genome and its role in disease [J]. Annu Rev Med，2010，61：437-455.

[13] Sklar P. Linkage analysis in psychiatric disorders：the emerging picture [J]. Annu Rev Genom Hum Genet，2002，3：371-413.

[14] Cirulli E T，Goldstein D B. Uncovering the roles of rare variants in common disease through whole-genome sequencing [J]. Nat Rev Genet，2010，11：415-425.

[15] Lewis C M，Ng M Y，Butler A W，et al. Genome-wide association study of major recurrent depression in the UK population [J]. Am J Psychiatry，2010，167：949-957.

[16] McMahon F J，Akula N，Schulze T G，et al. Meta-analysis of genome-wide association data identifies a risk locus for major mood disorders on 3p21.1[J]. Nat Genet，2010，42：128-131.

[17] Muglia P，Tozzi F，Galwey N W，et al. Genome-wide association study of recurrent major depressive disorder in two European case-control cohorts [J]. Mol Psychiatry，2010，15：589-601.

[18] Bosker F J，Hartman C A，Nolte I M，et al. Poor replication of candidate genes for major depressive disorder using genome-wide association data [J]. Mol Psychiatry，2010，16：516-532.

[19] Liu Y，Blackwood D H，Caesar S，et al. Meta-analysis of genome-wide association data of bipolar disorder and major depressive disorder [J]. Mol Psychiatry，2011，16：2-4.

[20] Sullivan P F，de Geus E J，Willemsen G，et al. Genomewide association for major depressive disorder：a possible role for the presynaptic protein piccolo [J]. Mol Psychiatry，2009，14：359-375.

[21] Binder E B，Cubells J F. The American Psychiatric Publishing Textbook of Psychopharmacology，4th ed [M]. Arlington，VA：American Psychiatric Association，2009.

[22] Caspi A，Hariri A R，Holmes A，et al. Genetic sensitivity to the environment：the case of the serotonin transporter gene and its implications for studying complex diseases and traits [J]. Am J Psychiatry，2010，167：509-527.

[23] Lesch K P，Bengel D，Heils A，et al. Association of anxiety-related traits with a polymorphism in the serotonin transporter gene regulatory region [J]. Science，1996，274：1527-1531.

[24] Brown G W，Harris T O. Depression and the serotonin transporter 5-HTTLPR polymorphism：a review and a hypothesis concerning gene-environment interaction [J]. J Affect Disord，2008，111：1-12.

[25] Serretti A，Calati R，Mandelli L，et al. Serotonin transporter gene variants and behavior：a comprehensive review [J]. Curr Drug Targets，2006，7：1659-1669.

[26] Munafo M R，Durrant C，Lewis G，et al. Gene X environment interactions at the serotonin transporter locus [J]. Biol Psychiatry，2009，65：211-219.

[27] Risch N，Herrell R，Lehner T，et al. Interaction between the serotonin transporter gene（5-HTTLPR），stressful life events，and risk of depression：a meta-analysis [J]. JAMA，2009，301：2462-2471.

[28] Kendler K S，Kuhn J W，Vittum J，et al. The interaction of stressful life events and a serotonin transporter polymorphism in the prediction of episodes of major depression：a replication [J]. Arch Gen Psychiatry，2005，62：529-535.

[29] Caspi A，McClay J，Moffitt T E，et al.

Role of genotype in the cycle of violence in maltreated children [J]. Science, 2002, 297: 851 - 854.

[30] Hariri A R, Mattay V S, Tessitore A, et al. Serotonin transporter genetic variation and the response of the human amygdala [J]. Science, 2002,297: 400 - 403.

[31] Moffitt T E, Caspi A, Rutter M. Strategy for investigating interactions between measured genes and measured environments [J]. Arch Gen Psychiatry, 2005,62: 473 - 481.

[32] Caspi A, Moffitt T E. Gene-environment interactions in psychiatry: joining forces with neuroscience [J]. Nat Rev Neurosci, 2006,7: 583 - 590.

[33] Uher R, McGuffin P. The moderation by the serotonin transporter gene of environmental adversity in the aetiology of mental illness: review and methodological analysis [J]. Mol Psychiatry, 2008,13: 131 - 146.

[34] Amstadter A B, Koenen K C, Ruggiero K J, et al. NPY moderates the relation between hurricane exposure and generalized anxiety disorder in an epidemiologic sample of hurricane-exposed adults [J]. Depress Anxiety, 2010,27: 270 - 275.

[35] Dick D M, Riley B, Kendler K S. Nature and nurture in neuropsychiatric genetics: where do we stand? [J] Dialog Clin Neurosci, 2010,12: 7 - 23.

[36] Belsky J, Jonassaint C, Pluess M, et al. Vulnerability genes or plasticity genes? [J] Mol Psychiatry, 2009,14: 746 - 754.

[37] Jaffee S R, Price T S. Gene-environment correlations: a review of the evidence and implications for prevention of mental illness [J]. Mol Psychiatry, 2007,12: 432 - 442.

[38] Kessler R C, Sonnega A, Bromet E, et al. Posttraumatic stress disorder in the National Comorbidity Survey [J]. Arch Gen Psychiatry, 1995,52: 1048 - 1060.

[39] Heim C, Nemeroff C B. Neurobiology of

posttraumatic stress disorder [J]. CNS Spectr, 2009,14: 13 - 24.

[40] Broekman B F, Olff M, Boer F. The genetic background to PTSD [J]. Neurosci Biobehav Rev, 2007,31: 348 - 362.

[41] Cornelis M C, Nugent N R, Amstadter A B, et al. Genetics of post-traumatic stress disorder: review and recommendations for genome-wide association studies [J]. Curr Psychiatry Rep, 2010,12: 313 - 326.

[42] Binder E B, Bradley R G, Liu W, et al. Association of FKBP5 polymorphisms and childhood abuse with risk of posttraumatic stress disorder symptoms in adults [J]. JAMA, 2008,299: 1291 - 1305.

[43] Amstadter A B, Koenen K C, Ruggiero K J, et al. Variant in RGS2 moderates posttraumatic stress symptoms following potentially traumatic event exposure [J]. J Anxiety Disord, 2009, 23: 369 - 373.

[44] Kolassa I T, Kolassa S, Ertl V, et al. The risk of posttraumatic stress disorder after trauma depends on traumatic load and the catechol-O-methyltransferase Val (158) Met polymorphism [J]. Biol Psychiatry 2010,67: 304 - 308.

[45] Grabe H J, Spitzer C, Schwahn C, et al. Serotonin transporter gene (SLC6A4) promoter polymorphisms and the susceptibility to posttraumatic stress disorder in the general population [J]. Am J Psychiatry, 2009,166: 926 - 933.

[46] Xie P, Kranzler H R, Poling J, et al. Interactive effect of stressful life events and the serotonin transporter 5 - HTTLPR genotype on posttraumatic stress disorder diagnosis in 2 independent populations [J]. Arch Gen Psychiatry, 2009,66: 1201 - 1209.

[47] Kolassa I T, Ertl V, Eckart C, et al. Association study of trauma load and SLC6A4 promoter polymorphism in posttraumatic stress disorder: evidence from survivors of the Rwandan genocide

[J]. J Clin Psychiatry, 2010,71: 543 - 547.

[48] Amstadter A B, Nugent N R, Koenen K C, et al. Association between COMT, PTSD, and increased smoking following hurricane exposure in an epidemiologic sample [J]. Psychiatry, 2009, 72: 360 - 369.

[49] Kilpatrick D G, Koenen K C, Ruggiero K J, et al. The serotonin transporter genotype and social support and moderation of posttraumatic stress disorder and depression in hurricane-exposed adults [J]. Am J Psychiatry, 2007,164: 1693 - 1699.

[50] Nelson E C, Agrawal A, Pergadia M L, et al. Association of childhood trauma exposure and GABRA2 polymorphisms with risk of posttraumatic stress disorder in adults [J]. Mol Psychiatry, 2009,14: 234 - 235.

[51] Koenen K C, Amstadter A B, Nugent N R. Gene-environment interaction in posttraumatic stress disorder: an update [J]. J Trauma Stress, 2009,22: 416 - 426.

[52] Binder E B, Salyakina D, Lichtner P, et al. Polymorphisms in FKBP5 are associated with increased recurrence of depressive episodes and rapid response to antidepressant treatment [J]. Nat Genet, 2004,36: 1319 - 1325.

[53] Ising M, Depping A M, Siebertz A, et al. Polymorphisms in the FKBP5 gene region modulate recovery from psychosocial stress in healthy controls [J]. Eur J Neurosci, 2008,28: 389 - 398.

[54] Xie P, Kranzler H R, Poling J, et al. Interaction of FKBP5 with childhood adversity on risk for posttraumatic stress disorder [J]. Neuropsychopharmacology, 2010,35: 1684 - 1692.

[55] Roy A, Gorodetsky E, Yuan Q, et al. Interaction of FKBP5, a stress-related gene, with childhood trauma increases the risk for attempting suicide [J]. Neuropsychopharmacology, 2010, 35: 1674 - 1683.

[56] Lekman M, Laje G, Charney D, et al. The FKBP5-gene in depression and treatment response: an association study in the Sequenced Treatment Alternatives to Relieve Depression (STAR * D) cohort [J]. Biol Psychiatry, 2008,63: 1103 - 1110.

[57] Willour V L, Chen H, Toolan J, et al. Family-based association of FKBP5 in bipolar disorder [J]. Mol Psychiatry, 2009,14: 261 - 268.

[58] Koenen K C, Saxe G, Purcell S, et al. Polymorphisms in FKBP5 are associated with peritraumatic dissociation in medically injured children [J]. Mol Psychiatry, 2005,10: 1058 - 1059.

[59] Luijk M P, Velders F P, Tharner A, et al. FKBP5 and resistant attachment predict cortisol reactivity in infants: gene-environment interaction [J]. Psychoneuroendocrinology, 2010,35: 1454 - 1461.

[60] Tsankova N, Renthal W, Kumar A, et al. Epigenetic regulation in psychiatric disorders [J]. Nat Rev Neurosci, 2007,8: 355 - 367.

[61] McGowan P O, Szyf M. The epigenetics of social adversity in early life: implications for mental health outcomes [J]. Neurobiol Dis, 2010,39: 66 - 72.

[62] Szyf M, McGowan P, Meaney M J. The social environment and the epigenome [J]. Environ Mol Mutagen, 2008,49: 46 - 60.

[63] Petronis A. Epigenetics as a unifying principle in the aetiology of complex traits and diseases [J]. Nature, 2010, 465: 721 - 727.

[64] Kaminsky Z A, Tang T, Wang S C, et al. DNA methylation profiles in monozygotic and dizygotic twins [J]. Nat Genet, 2009, 41: 240 - 245.

[65] Petronis A, Gottesman II, Kan P, et al. Monozygotic twins exhibit numerous epigenetic differences: clues to twin discordance? [J] Schizophr Bull, 2003,29: 169 - 178.

［66］Fraga M F，Ballestar E，PazM F，et al. Epigenetic differences arise during the lifetime of monozygotic twins［J］. Proc Natl Acad Sci USA，2005,102：10604－10609.

［67］Jaenisch R，Bird A. Epigenetic regulation of gene expression：how the genome integrates intrinsic and environmental signals［J］. Nat Genet，2003,33（Suppl）：245－254.

［68］Meaney M J，Szyf M. Environmental programming of stress responses through DNA methylation：life at the interface between a dynamic environment and a fixed genome［J］. Dialog Clin Neurosci，2005,7：103－123.

［69］Weaver I C，Cervoni N，Champagne F A，et al. Epigenetic programming by maternal behavior ［J］. Nat Neurosci， 2004, 7：847－854.

［70］Pidsley R，Mill J. Epigenetic studies of psychosis：current findings, methodological approaches, and implications for postmortem research ［J］. Biol Psychiatry， 2011, 69：146－156.

［71］Murgatroyd C，Patchev A V，Wu Y，et al. Dynamic DNA methylation programs persistent adverse effects of early-life stress ［J］. Nat Neurosci，2009,12：1559－1566.

［72］Tsankova N M，Berton O，Renthal W，et al. Sustained hippocampal chromatin regulation in a mouse model of depression and antidepressant action ［J］. Nat Neurosci，2006,9：519－525.

［73］Mill J，Tang T，Kaminsky Z，et al. Epigenomic profiling reveals DNA-methylation changes associated with major psychosis［J］. Am J Hum Genet，2008,82：696－711.

［74］Petronis A. The origin of schizophrenia：genetic thesis，epigenetic antithesis，and resolving synthesis ［J］. Biol Psychiatry，2004,55：965－970.

［75］Hellman A，Chess A. Extensive sequence-influenced DNA methylation polymorphism in the human genome ［J］. Epigenet Chromatin，2010,3：11.

第二部分

生理学

第19章

转换障碍以及催眠所致心因性瘫痪的功能性脑影像学表现

早在几个世纪前,转换障碍就被发现,但是诱发其症状的心因性因素以及其潜在的机制并不明确[1~3]。在经典的精神病学术语中,"转换"曾被称为"癔症",转换被定义为不能被器质性损害所解释的,而被认为是由精神压力或特定冲突而诱发的《DSM-Ⅳ-R》神经系统症状(如瘫痪、麻木、失明、遗忘、忽略等)。

神经科门诊中约有 1/3 的患者存在不能完全被器质性病变所解释的症状[4~7],而在神经科诊断结论中转换障碍通常只占 4%。这些患者中部分存在不能被神经系统疾病解释的肢体乏力、瘫痪,并且在运动障碍的诊疗实践中,转换障碍的诊断占 6%~20%[8,9]。确诊转换障碍需要两名专业人士——一名神经科医师和一名精神科医师的良好协作。而有时情况又复杂,须谨防误诊,因为神经科诊断有时存在不确定性,而心理特征的可信性亦有限[10,11]。

自 Charcot 和 Freud 时代以来,就有许多关于转换障碍神经机制的推断被提出,以探讨哪种情感状态能够影响人们心理与行为之间的转换[2,3]。Charcot 本人认为神经系统的功能可在没有可见病理改变的情况下受某种特定的想法、建议或精神状态的影响而改变[12]。这些影响类似于催眠引发的情况,其对于心智的奇妙影响在同一时期也被 William James 等学者所关注,并就此现象做了一整章节的说明[13]。之后,Charcot 的学生 Babinski 补充认为,暗示因素能够产生基于情感刺激以及个人易感体质混合影响的转换[14]。为强化该概念,Babinski 提出将"癔症"替换为一个新的词语,即"暗示病(pithiatism)"(由希腊语"说服""可治愈的"两个词语的意义组合而来),但该词很少在之后的文献中提及[而他发明的另一个词语"病觉缺失(anosognosia)"则被广泛引用至今,用来描述患者对于自己的器质性神经损伤缺乏认识,该现象与转换在某种程度是镜像关系]。Charcot 和 Babinski 均认为转换症状源于内部介导的运动或感觉主观感受的某些代表性机制发生变化的结果。该思路与现代的一些解释说法相呼应,即身体地图被情感或记忆的错误信息所扭曲[15],或通过"似乎"过程来假装或预期未来的躯体状态[16]。在 Charcot 的同一时期,Janet[17]更进一步强调了介于清醒与非清醒之间分离的重要性,它由不同(即皮质对皮质下)神经系统所促进,继而在强烈的情感或催眠诱导下,后者超越前者进而掌控精神或感觉运动功能。该观念鼓舞了 Freud 和 Breuer[18],他们提出躯体症状可能反映了精神动机或情感动机(经常与性的问题相关),这些动机无意识地被压抑,继而"转换"为症状性的躯体主诉。该解释就是如今描述该类精神障碍的术语"转换"的由来。尽管这是唯一一个从名称就能直接导出假定存在机制的精神障碍,然而确切的过程即精神上的冲突或压力如何转化或表达为神经系统症状的原因却至今尚不明确。

随着 20 世纪更多关于脑功能知识的出现,神经病学家及理论学家提出了更多神经心理学模型，然而这些模型多基于与其他现象的类比或推理而非实验性的发现。其中，一个比较有影响力的说法，即转换（如瘫痪、麻木、失明）是由于选择性抑制或"门控"（"gating"）感觉传入或运动传出路径的学说。例如，在丘脑水平[19,20]，或通过前扣带回（ACC）/顶叶皮质介导的注意机制的变化。这种抑制通路被认为是由无意识的动机需求激发，或由压力性事件的异常反应所致，并且可在特定情况下被患者察觉、回忆或想象。更进一步，与Charot等人的想法一致，同样基于抑制理论的类神经解剖模型也被提出，被用来解释催眠诱导的感觉和运动现象[24,25]。然而，由于缺少关于转换应用行为学或神经心理学方法的系统性实验研究，这些丰富的猜想仍长时间处于争论之中。

近来，随着脑影像学方法的进展，临床医师和研究者开始直接寻找"转换"患者的独特神经激活模式。自20世纪90年代初期起，人们已经通过各种设备，包括PET、fMRI、EEG和经颅磁刺激（TMS）等观察到了局部脑活动的变化。然而，大多数研究样本量小，症状异质性大，采用的范式不同，因此现有的研究无法整合成为一个连贯的体系。然而，一些共同点正逐步出现。我们选择性地展示一些关于此项研究工作的概要（更多详细内容参见Vuilleumier，2005，2009[2,3]；Black，et al.，2004[26]；第20章），而关于PMD（如阳性症状震颤或肌张力障碍）的神经影像和神经心理学研究将在别处讨论[9]（参见第21章）。本章将首先概括作者所在研究小组及其他学者在转换性瘫痪影像研究方面的主要发现，继而描述运动转换障碍的新进展，最后将讨论这些数据如何有助于拓展该领域新猜想、新发现的视野。

1. 影像学研究

1）运动和感觉系统的激活

神经影像学技术的进展为研究神经和精神领域的认知和情感障碍的神经机制提供了

机会，而至今关于转换的研究却仍然不多。只有少数研究探讨理论观念即抑制机制和（或）情感机制可能是造成运动瘫痪等症状的原因。一项最早的研究[27]是对一例左上肢麻木的女性患者采用SPECT技术，结果发现大脑半球不对称地异常性改变，其右侧顶叶区域活动减少，而右侧额叶区域活动增加，而这些改变并不能提示特异性的因果机制。继而一项有影响力的研究由Marshall和其同事完成[22]，他们对另一例长期下肢乏力的患者进行了PET扫描。当该患者被要求按口令移动左下肢时，右侧运动皮质未见任何关于左侧瘫痪侧下肢试图运动的激活信号；相反地，左侧运动皮质驱动右侧/非瘫痪侧下肢运动的激活信号增加。另外，尝试运动左下肢时反而在眶额皮质和ACC产生了选择性的激活。该发现被认为提示了自主运动是被前额叶介导的运动通路的主动抑制所阻止，即与抑制控制相关[28~31]，也与情感和动机功能——包括抑郁、激越行为、紧张的病理机制相关。

其他应用fMRI的研究也报道了转换性瘫痪或麻木患者的运动[35~37]或感觉[38~39]区域的激活下降，伴或不伴前额叶中部或背外侧区域的激活增加（参见第21章）。一项研究[40]发现脑运动区无异常而左侧前额叶皮质激活减少，被认为意味着缺乏编码的意向或"缺乏运动的意愿"。包括真实运动冲动、被动运动、运动意象、运动观察或体感刺激在内的不同范式被应用于各项研究中以探索运动功能。有趣的是，Burgmer等[37]在观察4例心因性运动缺失患者一侧手运动时的大脑反应发现，患肢对侧运动皮质的"镜像"激活缺失，而同侧的激活增加，提示运动激活的转化缺失而不伴有实际的运动执行。然而，他们并未报道其他脑区（如前额叶）的变化。相反地，de Lange等[41]应用了一项隐匿的运动意象任务[心理旋转（手）]，发现患肢和非患肢均有正常的、对称的运动皮质的激活（参见第 20 章),但患肢的表现与 ACC 腹侧的激活增加有关(或缺乏类似于其他区域激活减少的表现)。相似地,最近一项 fMRI 研究中,一例心因性左侧行为忽略、左侧运动感觉障碍的患者在一项等分线任务中被发现顶叶有正常的激活而 ACC 区域激活增加[42]。然而,需要患者以实际行动参与的任务中,由于不能辨别是异常运动表现的原因抑或结果,脑激活的改变很难解析为有意义的信息。患肢运动冲动时,ACC 区域的激活增加可能是由于增强的监测功能(参见第 20 章)或错误识别功能[43],而不仅是 Marshall 及其同事起初提出的抑制机制。

在一项 7 例转换障碍伴单侧运动功能缺失(伴或不伴感觉症状)患者的研究中,作者特别探索了在不需要自主运动时的感觉运动通路[44]。患者双手被同时予以对称的振动刺激(50 Hz)(一项募集大脑本体感觉和运动系统的程序),同时对每个患者在 3 种情况下接受 SPECT 影像扫描:1 次为静息时,1 次为在一侧运动功能缺失时接受振动刺激,1 次为运动功能恢复(4~6 月之后)时再次接受振动刺激。在功能缺失存在时,刺激后的大脑激活表现了预期的双侧大脑半球的运动

感觉区域网络,无明显不对称。特别是出现转换症状的对侧运动区并无显著异常的应答改变。更有趣的是,症状存在时与恢复期相比,大脑对于刺激的应答活动的高选择性在 3 个患肢对侧的脑区显著下降,包括尾状核、壳核和丘脑(见图 19.1)。所有 3 个脑区在皮质-基底节环路中互相联络,该环路在运动执行中十分重要,同时也接受前额叶和边缘系统,包括眶额叶皮质、扣带回、杏仁核的传入纤维。这些基底节环路组成了运动通路中独特的传递方式,使得运动冲动的神经信号可以被伴随的动机或感情状态相关的传入信息所调节,从而促进或抑制某种行为模式[46]。而且,基底节活动的改变与动物中肢体受伤后保护性的节段性的制动[47]、应激状态导致的典型运动抑制[47]密切相关,且与人类脑损害中不伴有皮质脊髓束损伤的运动忽略相关[48]。总而言之,这些研究表明,"急性"的单侧转换性运动功能缺失与(前)运动皮质运动冲动下游运动执行环路短暂的减少(或抑制)相关,且这种改变可以被其他脑区(如边缘系统)的信号调节,最终在症状恢复时回到正常水平。

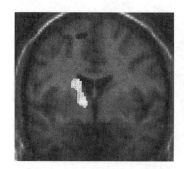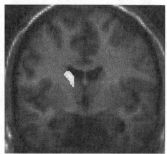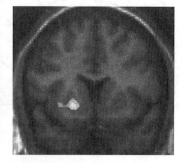

图 19.1 一侧感觉运动转换障碍时对侧大脑半球局部激活降低
用 SPECT 扫描获得的数据比较症状存在和恢复时大脑的激活情况。在 3 种情况下进行扫描:(A)静息时,(B)在一侧运动功能缺失时接受振动刺激,(C)在运动功能恢复时(4~6 月之后)再次接受振动刺激。丘脑、尾状核和苍白球/壳核区域见到显著性改变

在本研究中[44],我们也采用了主成分分析方式进行了脑网络联络性的研究,描绘了不同功能的脑网络,找到共同变化而与绝对

活动水平无关的脑区。严格意义上,本分析识别了一个包含丘脑、尾状核、额叶下部[Brodmann 区(BA)44/45]以及眶额皮质

（BA11）的脑网络，在瘫痪侧对侧大脑半球的上述部位存在选择性的联结激活增强（见图19.2）。我们另外发现了2个脑网络：1个包含运动感觉皮质区域，在与症状无关的刺激时这些脑区联结活动增强，而在瘫痪时病灶对侧联结活动减弱；另1个包含额顶叶皮质区域，瘫痪时病灶同侧大脑半球的这些脑区联结活动反而增加。本项脑网络分析提示转换性瘫痪不仅存在基底节-丘脑环路的激活减少，而且之后的激活减少多伴有特定模式的额叶下部眶额叶皮质的功能联结增多。解释此种模式的一个假设就是在情感或压力性事件的影响下基底节-丘脑环路可能会产生以眶额叶或额叶腹侧皮质为代表的运动行为抑制。

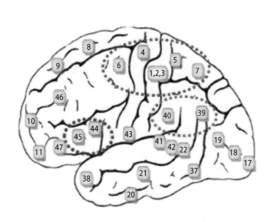
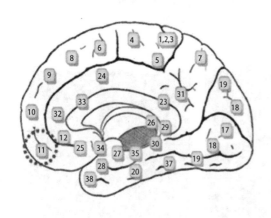

	网络 1	网络 2	网络 3
	感觉运动	注意	边缘叶-皮层下
表达的程度：			
症状对侧	0.43	—	0.58
症状同侧	0.59	0.37	—
恢复对侧	0.77	—	—
恢复同侧	0.80	—	—
包含的脑区：			
BA 4	0.84		
BA 6	0.90		
BA 8		0.88	
BA 9 - 44			
BA 44 - 45			0.66
BA 46			
BA 10			
BA 11			0.66
AAC		0.70	
BA 1 - 2 - 3	0.87		
BA 5 - 7	0.97		
BA 39 - 40	0.57	0.68	
BA 37		0.76	
BA 17 - 18			
BA 22			
BA 20 - 21			
BA 38			
尾状核			0.68
豆状核			
丘脑			0.72

图 19.2　脑网络分析的结果

比较在一侧感觉运动转换障碍和恢复时进行双侧刺激脑的激活情况，发现有3个独立网络。网络3包含尾状核、丘脑即皮质下节点，它们在功能上与前额叶皮质下部和腹侧（分别是BA44/45和BA11）相联结

2）情感系统的激活

近来的 fMRI 研究为转换障碍患者大脑的情感环路提供了大量的依据，提示可能存在不同的激活（且与运动功能有协同作用）。

另外一项有趣的个案研究发现,在患者被要求回忆诱发转换性瘫痪的创伤性生活事件时,会有短暂的运动皮质活动的减少[36]。患者在聆听描述创伤性事件的语句时,与听中立的语句相比,不仅患肢对侧大脑反应有所减少,还伴有杏仁核和海马的活动增加。这两个脑区与记忆和情感密切相关,与前额叶腹内侧区域、纹状体腹侧有密切的联结活动。该研究非常有趣,尽管并没有直接的证据或功能性联络性分析支持该种解释,但它提示了记忆检索或应对部分压力性事件能够部分影响到以皮质运动区为代表的运动功能。类似涉及创伤性事件暴露的模式已经应用于PTSD 的 fMRI 研究中,创伤性事件后分离症状的诱发与腹内侧前额叶(VMPFC)的调节活动相关。在另一项近期的 fMRI 研究中[49],PMD(如震颤、肌张力障碍等)患者在面对不同情绪表情的情况下,其杏仁核的活动增加,然而在皮质或皮质下运动脑区并未发现系统性的异常。

目前,仍有待确定功能性改变的区域(如运动皮质或基底节)是否随着症状(如心因性瘫痪的异常运动)的不同和(或)持续时间而改变,在各种转换的类型中原发的抑制机制是否都与尾状核、VMPFC、ACC 或其他脑区密切相关?由于前述的影像学研究多为个案研究或小样本研究,且症状持续时间不一(从数天至数年),应用方法不同,因而上述研究结论仍难以被所有研究者接受。

3) 抑制系统的激活

尽管一些转换的神经影像学研究已指出运动功能的缺失是由于杏仁核[36]或如 ACC的腹内侧前额叶区域[24,42]介导的运动通路的抑制机制(直接或间接的方式)导致,已经有充足的研究表明健康人群和患者的前额侧区——尤其是右侧额下回(IFG)[50]在抑制控制方面有非常重要的作用。并且,右侧IFG 被发现不仅与运动任务中的要求(如"执行-不执行"或"停止"任务)有关,而且对

运动之外的区域也有作用,如语言回复的抑制[51]以及记忆的抑制[52]。此外,另有一些研究也支持了右侧 IFG 的抑制功能理论。神经心理学研究表明,该脑区的局部损伤可导致选择性的反应抑制障碍。

因此,通过在一例近期发病的心因性左上肢瘫痪的患者身上应用执行-不执行(go-no go)范式,我们直接测试了转换性运动障碍中抑制系统的作用[53]。特别地,我们的范式要求用一只手或用另一只手进行运动执行-不执行反应,从而使我们观察到是否在患侧执行运动失败(如在一项左侧-执行试验)时出现右侧 IFG(和其他相关脑区)的主动抑制,类似于正常人群或健侧手主动抑制时见到的激活效应。此外,为了研究"运动意愿"或意向编程,我们将执行-不执行任务与运动准备时段相结合,使得我们即使是在没有实际运动出现时,也可以检测任何运动转换过程中的障碍[37,40,41]。

本实验有一些重要发现。首先,当受试者被要求准备进行单侧手运动时,对侧的运动和运动前脑区见到了活动增加,且在患肢和非患肢的活动增加是对称的(见图 19.3)。相反地,正如预期,试图运动患肢时,对侧的运动皮质未见激活。该结果与其他案例中,心理运动意象时运动皮质保留激活的观点一致[41,54],与患者的主观报告相一致,提示运动的意愿被"保留",而运动执行被"阻断"了。在催眠诱导瘫痪的受试者中,该结果在图 19.3 以及本章节后续部分中会讨论。

另一项重要发现是,在试图运动患肢时运动抑制相关的脑区(如 ACC 或右侧 IFG)未见激活,而在自主抑制健侧肢体运动时右侧 IFG 和右侧顶叶下部有明显的激活,与预期一致[50,51]。该结果提示患侧肢体缺乏正确的执行回应模式,与不执行回应是不同的,因此转换性瘫痪不涉及与主动意识下抑制运动同样的抑制机制。

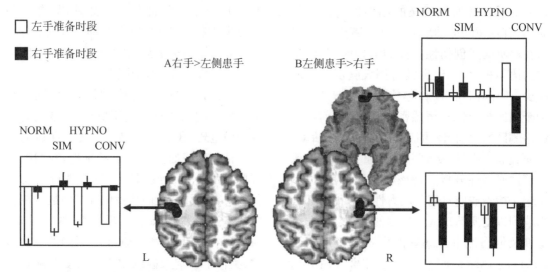

图 19.3 对一例近期发病的心因性左上肢瘫痪的患者应用执行-不执行(go-no go)范式在运动准备时段(prep)大脑的激活情况

(A)右手＞左侧患手(B)左侧患手＞右手。NORM,正常对照;CONV,转换障碍患者;SIM,假装瘫痪的健康对照;HYPNO,催眠诱导的瘫痪者。(A)初级运动皮质对侧激活见于所有受试者,且两侧大脑半球对称。(B)转换障碍患者,前额叶腹侧正中部位以及左侧眶额叶皮质激活增强,只见于左侧/患侧手

作者进一步测试了一组健康人,他们被要求在同样的任务中假装左手瘫痪(他们被告知这将有助于识别真实瘫痪的患者运动尝试和恢复中的重要机制)。这些模拟测试(见图 19.3 的 SIM)发现"瘫痪的"左手在运动准备时也存在正常的右侧运动皮质的激活,提示存在主动的运动准备转换;但与转换障碍患者不同,在左手进行执行试验而抑制回应时,出现了右侧 IFG 脑区丰富的激活现象,与正常情况下不执行任务的激活情况相同(见图 19.4A)。该结果清楚地表明了转换性瘫痪与假装瘫痪的不同。尤其是在患者中,右手的运动准备和运动尝试均导致对侧的基底节(壳核和丘脑)以及运动前区(运动辅助区)、运动区的激活,而对于左手则未见皮质下的激活。

此外,患者也展现了在左侧患肢运动准备时 VMPFC 区独特的激活模式(见图 19.4),在执行实验中左侧运动尝试时出现了右侧眶额叶皮质外侧的额外激活增加(见

图 19.4B)。而上述这些影响在正常对照组的不执行试验和假装瘫痪组的模拟执行试验的运动抑制过程中均未出现。VMPFC 的激活与 Marshall 等[22]及 de Lange 等[41]报道的脑区部分重叠,但其不能归因于主动抑制,因为它并非在正常人群的不执行任务或在假装左侧瘫痪时募集出现。相反地,在一项健康受试者中应用停止-信号(stop-signal)范式的研究中[55],在回应负面情绪刺激(恐惧表情)的运动抑制中右外侧眶额叶皮质出现了类似的激活增加。在该研究中,出现不可预测的颜色配对的中性或恐惧表情时,运动回应需被克制。在中性表情时,停止信号的试验出现了右侧 IFG 区激活,但它并不预测抑制成功,腹外侧眶额叶皮质在成功停止和遇到恐惧表情时(与伴随的停止信号无关)被激活(见图 19.5),提示该脑区可能与整合情感传入和同时期运动行为的控制更特异性地相关[55,56]。

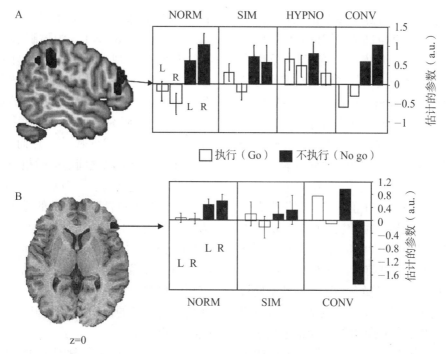

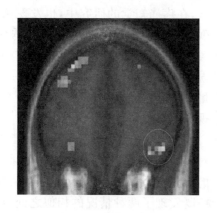

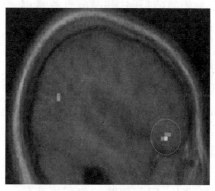

图 19.4 抑制网络的激活

A. 正常对照组中(NORM,与哪一侧用手无关),不执行(no go)试验＞执行(go)试验对比发现了一个双侧激活增多但右侧优势的网络,包括额下回和顶下小叶。模仿组(SIM)在正常抑制(不执行 no go 试验)和假装左手瘫痪(左侧执行试验)时产生类似的激活增多,然而转换障碍组(CONV)则产生了一个类似正常情况的模式。B. 转换障碍患者的抑制过程激活。转换障碍组中左侧执行(left go)＞右侧执行(right go)对比发现了位于前额叶前外侧更靠近腹侧的簇集信号[*P*＜0.001 未校正;*k*,10 voxels;*xyz* 符合标准 MNI 坐标(Montreal 神经病学研究所脑模板),51,36-3],它有别于正常对照组和模仿组在不执行(no go)试验(见图 19.4A,*xyz* 符合标准 MNI 坐标,57,30,24)中右侧额下回的激活。左手与右手激活模式对比可通过后区观察。图示纵坐标分别对应于左侧执行和右侧执行试验,加上左侧不执行和右侧不执行试验的右侧额下回评估参数(betas),横坐标分别对应于正常对照组、模仿组和转换障碍组。HYPNO,催眠诱导的瘫痪

图 19.5 正常受试者情绪刺激所对应的运动抑制的激活

额下回腹侧/眶额叶外侧选择性地参与加速停止信号任务的抑制(A),且提示在运动抑制和停止刺激的情绪意义之间存在显著的相关性(B,恐惧表情与中性表情对比)。该脑区[*xyz* 符合标准 MNI 坐标(Montreal 神经病学研究所脑模板),48,36-1]与转换障碍患者在运动瘫痪(患侧手执行试验)中激活的簇集区域相重叠(见图 19.4B,也见彩图)

为了进一步探究运动转换是否能导致运动通路与介导运动意图或意识的其他脑区之间功能上的相互作用发生改变，作者采用右侧或左侧原始运动皮质的时程活动度作为种子区域行连接性分析，并探究了上述区域与整个大脑其他脑区功能上的耦合关系，并在转换障碍患者和正常对照之间进行比较。研究发现，在转换障碍患者中，两侧运动皮质产生了显著的不对称性连接，而在对照组和模拟组中则无该现象。在正常和模拟组中右侧运动皮质选择性地与额叶皮质的运动前区连接，而在转换障碍患者中，该耦合连接显著下降，而 VMPFC 和楔前叶的连接程度则显著增加。后两者在患者做左侧运动的准备期被激活的情况不同（见上文）。该结果再次表明运动通路可以直接或间接被参与情感调节的边缘叶脑区（如 VMPFC）所调控，也可能被与心理意象及记忆相关的顶叶中部脑区（如楔前叶）所调控。事实上，VMPFC 中相似的脑区已在受试者需要有意识地评估或调节自己的情感状态时被发现[57,58]，当评价自己的个性或喜好[59-63]，以及对过去或未来的自我定位时被激活[64,65]，并涉及情感相关的长期记忆的保存[66]。楔前叶在包含自我中心成分的心理意象任务[67]以及自我相关的情景记忆[68]中被募集激活，并且其激活可被意识异常状态（包括昏迷、意识模糊[69,70]和催眠等）所调控[71]。因而，VMPFC 和楔前叶与自我表现的不同方面具有相关性。

总之，这些数据表明心因性瘫痪可能不仅反映了运动通路与涉及自主运动控制和自主抑制的运动前系统连接障碍，也涉及了与前额叶眶部及中部和中线后部脑区的功能连接。值得注意的是，尽管催眠诱导的瘫痪也出现了类似的变化，但前额叶的改变更特异性地出现于转换障碍（下文我们会进一步对其进行描述）。

2. 催眠与转换

自从 19 世纪 Charcot 提出以来，许多学者均推断催眠与癔症有一定的联系[22,24,25,72]。Charcot 认为催眠状态是癔症的一种临床表现，Janet 则提出两种现象均涉及有意识的自主控制与无意识的影响行为和认知的自动处理过程相互分离的状态。最近，其他学者研究了两种现象并提出假设：即转换是一种自我催眠[73]。然而，关于催眠敏感性和转换症状之间功能的相关性仍然缺乏实验性研究支持。一方面，因为催眠暗示也能导致与器质性脑病无关的运动或感知行为的明显变化，转换与催眠诱导的"分离状态"十分相似[72,74]。而在催眠或转换时，伴随瘫痪患者感受到的不自主感觉是假定两者有相似机制的主要争论之一[25]。另一方面，转换障碍患者的催眠敏感性程度是否高于一般水平仍不明确[75]。

近年来，一些影像学研究也在聚焦这一问题，通过相似的任务来比较两种现象。Marshall 等对一例左下肢瘫痪的患者进行了 PET 扫描[22]，Halligan 等也对一例患者应用了同一范式，该患者被催眠暗示左下肢瘫痪，并被要求分别运动健侧肢体和患侧肢体[72]。两项研究中失败的运动尝试均诱发了 ACC 区的激活。该结果强化了转换和催眠涉及相同运动抑制机制的理念。与此相一致，在疼痛知觉的研究中，也发现 ACC 受催眠调节[71,76,77]。然而，如前述，诱导催眠时 ACC 的激活可能也反映了其他与冲突和错误监测相关的机制。而在接下来一项样本量稍大（即包含 12 例志愿者）的研究中，并未发现 ACC 脑区的激活[77]。

最近，作者也采用了同样的 fMRI 范式对转换和催眠进行了研究[53]，并采用了前述的执行-不执行（go-no go）任务。我们的研究既发现了两种情况的相似之处，也发现了显著的差异[53,78]。首先，我们发现右侧 IFG 区在催眠条件下，在执行和不执行任务中，均出现了激活的增加，而在转换和模拟状况下，则有截然不同的模式（见图 19.4A）。更重要的是,作者发现了楔前叶的激活以及其与运动皮质连接显著增加,尤其是在患侧手准备运动时(见图 19.3)[78]。而在催眠时,右侧运动皮质(左侧患肢的对侧)与运动前脑区的耦合功能下降,而与右侧楔前叶的耦合功能则增强。然而,并未发生 VMPFC 脑区显著的募集,这与转换情况不同,ACC 脑区未见变化。

作者的数据表明,催眠与转换性瘫痪之间仅有部分相同点:一方面,两种现象均与介导自我表现、记忆过程的脑区募集增强相关,这与 Charcot 和 Janet 假设的运动功能被内部状态和"想法"调控学说相一致。另一方面,两种现象在自我表现的本质和涉及的执行控制过程方面是不同的。VMPFC 在催眠时的激活并无显著的异常,表明与转换相比,催眠状态涉及的情感调控以及情感记忆更少,而催眠时楔前叶显著的改变提示自我中心记忆和感觉意象有重要作用。此外,催眠伴有右侧 IFG 介导的独特注意和执行过程调控模式[25,79],从而可抑制对现有感觉环境和分散注意力信息的应答,使得受试者聚焦于催眠暗示诱导的体验。右侧 IFG 的激活似乎特异出现于催眠状态,因而有别于转换状态。这些不同点也被运动皮质联络功能的独特模式所佐证,表明运动行为可受各种不同因素的影响。接下来,作者会描述通过运动执行-不执行任务对催眠和转换状态下全脑连接的分析,进一步揭示这两种情况下功能的异同。

1) 转换和催眠性瘫痪的脑网络联络功能

认知功能、情感状态、简单的运动行为均依靠各独立脑区间的协作,大规模的整合与协调机制实现了一致性行为和认知的产生[80]。各脑区之间的联络功能可以通过 fMRI 测量不同时期不同脑区同步性(主要是相关性)的程度和变化而间接评估,而不仅是比较不同情况下各个脑区激活振幅的改

变[81~83]。一些精神疾病状态可反映在涉及具体功能的各神经子系统之间存在动态交互的调节机制,从而导致信息处理和行为应答发生改变。与 Charcot 的经典理论一致,其认为癔症(转换)是一种"神经衰弱症",大脑"动态的病变"是瘫痪的原因[84],前述的神经影像学研究认为,患者的转换性运动障碍反映了运动皮质或基底节-丘脑环路的功能改变,该改变是在其他脑区的情感或压力性信号的影响下产生的(如 VMPFC、ACC 或楔前叶)。然而,这些改变下确切的通路和脑网络动力学尚不明确。

为了更好地明确运动转换下全脑网络的状态模式,作者还进行了独立成分分析(ICA)。该方法提供了一种一次性探查并分离出不同独立的脑网络的方式,即伴时间推移具有脑激活流动性空间的独立模式。该方式不需要任何解剖学的经验知识。首先研究静息态功能网络,继而是研究认知任务态,以及探讨在不同因素如病态、老化、情绪或情感状态下的变化[85~88]。因此,作者对于此前的 fMRI 研究数据进行了重新分析,对同样的患者(伴有单侧癔症性瘫痪)、对照组($n=$ 10)和模拟组($n=6$)进行了 ICA 分析。如果癔症性转换涉及功能性分离或支持执行和感觉运动功能的各独立脑网络间的连接障碍[25],则实验中转换和正常状况下或在健侧和患侧之间,这些脑区和运动皮质脑区之间会展现出不同的联络模式。重要的是,为了探索特异性转换的效应,作者也设置了一个模拟对照组,即有一组正常健康人在指导下模拟单侧手瘫痪。

ICA 分析是通过如 Calhoun 等描述的标准方法来进行[89](见 http://icatb. sourceforge. net/groupica. htm)。该工具支持 ICA 方法。该方法首先将个体数据与时间联系起来,继而将个体-特异成分与时程纳入计算。该分析包括 3 个阶段:①数据整理;②按照 ICA 算法计算;③每例个体样本恢复重建。独立

成分的数目是通过信息极大化算法进行估计,继而数据被分隔成 21 个独立成分。经过视觉检查后,14 个成分基于其位置(如大脑边缘或脑脊液)被认为是伪影,7 个成分代表功能相关的网络且与前述研究结果一致[89,90]。个体受试者独立成分模式被纳入单样本随机效应模型分析。该分析借助于 SPM2 统计参数测绘软件。统计学差异为 $P<0.05$,结果进行多重比较,通过错误发现率(FDR)方法进行校正。每个独立成分在 3 种情况(转换、模拟、正常)的两两之间进行特异性的估计,从而探究对应的脑网络连接功能是否在某种情况下才被调节。进一步地,对每个成分的不同脑区之间进行比较,$P<0.05$ 且均通过 FDR 校正,其假设是连接功能的改变可能选择性地影响某一脑网络内部节点的参与。

结果表明,7 个独立成分模式(见图 19.6 A～G;也可见彩图)代表功能相关的脑网络[90]。前 2 个网络(见图 19.6A、B)覆盖视觉皮质:网络 A 涉及枕叶外侧部及背部,网络 B 则伸展至包括纹状体在内的枕叶皮质的下部。第 3 个网络即双侧额顶叶(网络 C),包含缘上回、颞中回、额中回以及两侧额区(见图 19.6C),网络 D 覆盖顶上小叶和楔前叶(BA7;见图 19.6D)。值得注意的是,网络 F 包括前额叶前中部,前后扣带回、颞下回、两侧颞顶交界区域,与默认模式网络(或称内部网络)范围一致[91~93]。另一个位于前额叶皮质中后部的独立脑区被认为是独特的成分 E(见图 19.6E)。最后,网络 G 包括数个与感觉运动处理相关的区域,包括中央前后回、额叶皮质中部以及部分额上回[94]。

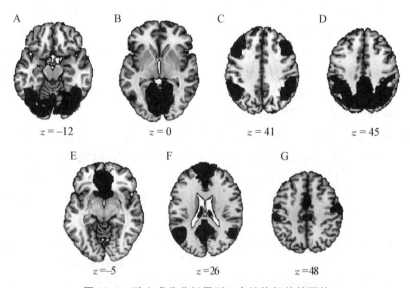

图 19.6　独立成分分析得到 7 个结构相关的网络

A.内侧视觉成分;B.外侧视觉成分;C.双侧额顶网络;D.顶上网络;E.前额叶后部腹侧正中网络;F.默认模式网络;G.运动网络。所有成分均由正态分布时 $P<0.05$ 且校正错误发现率后得到(也见彩图)

对这些成分的直接比较表明患者与其他组的差别主要在于其选择性影响默认模式网络(见图 19.6F)和运动网络(见图 19.6G)。默认模式网络的皮质部分(包括后扣带回皮

质、VMPFC、颞顶交界区),在模拟组与正常对照组中类似,而转换患者中这些脑区的连接强度则明显下降(见图 19.7A,也见彩图)。引人注目的是,默认模式网络的皮质下部分,

即尾状核,和对照组相比,转换障碍组和模拟(仿)组出现了连接强度的下降。因此,转换中可见默认模式网络一致性的激活下降,而尾状核在模拟过程中出现了选择性地与网络耦合下降,提示两种模式的瘫痪中均存在尾状核与默认模式网络其余部分功能性的"连接障碍"。相反地,对于运动网络(见图19.7B),转换障碍患者(病例组)出现了右侧运动皮质和右侧尾状核(但不包括运动辅助和运动扣带回区)的特异性连接强度的下降;模拟者的运动网络所有组分则出现了普遍的连接下降。

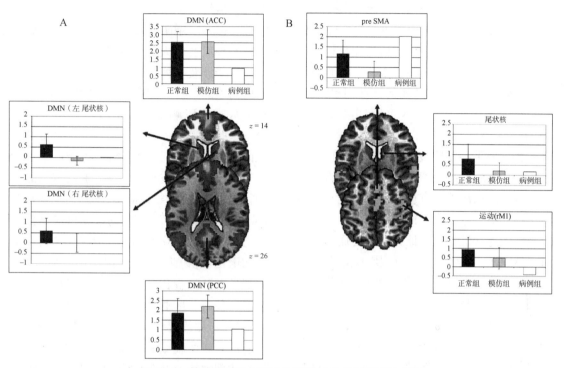

图 19.7　转换障碍组与其他组独立成分分析网络的差异

每个脑区与网络的连接强度如图所示,分别显示在不同情况下:默认模式网络(DMN;A),运动网络(B)(给定区域表达对应成分的 z-score 平均值;误差线代表不同个体间的标准差)。黑色,正常组;灰色,模拟组;白色,转换障碍组。ACC,前扣带回,PCC,后扣带回;rM1,右侧运动皮质

其他 5 个成分并未发现差异,注意网络(顶叶上部和额顶叶两侧)及独立的 VMPFC 成分均未发现不同(见图 19.6E)。这一结果(患者组脑区未受影响)乍一看似乎与我们发现的患者右侧运动皮质耦合增强相矛盾,但需要注意的是,这可能是由于该独立成分局限于 VMPFC 后部以及邻近皮质(不同于与其他默认模式网络脑区相关的 VMPFC 前部脑区)。这可能与作者此前基于种子点分析中发现的更多相位的、高频率的连接程度有关[53]。

总之,这些新的连接分析结果强调了默认模式网络相关脑区(包括后扣带回和 VMPFC)以及前运动皮质脑区的分离性改变,其转换性瘫痪和模拟的调控存在差异。相反地,原始运动皮质以及尾状核的皮质下运动传导束似乎在两种情况下均受到普遍的影响。这些数据不仅为转换和模拟之间的不同机制提供了更进一步的证据,也间接表明转换现象与默认模式网络的活动相关,该网络被认为包含内感受性和记忆自我调节功能,并可在缺乏自我意识的情况下运转[95]。相反地,模拟瘫痪被发现涉及与典型的意向运动控制相关的前运动区网络的调节。尽管

这些发现需要日后在其他患者身上进一步验证，也需要在运动转换症状以及其他类型瘫痪（如 PMDs）之间做进一步的比较[96]（参见第 21 章），目前的发现为情感应激转换导致的运动障碍和其他"癔症"行为涉及的可能神经机制提供了新的视角。

2）新趋势——以神经解剖的角度看转换

自从 20 世纪 90 年代中期，转换障碍的神经影像学研究开始发现与精神症状相关的导致感觉、运动或认知（如记忆）错乱的神经结构；然而，这些症状是如何产生的仍然未知。尽管这些研究因纳入了不同类型的患者、采用了不同的范式和方法而存在争议，但这些数据似乎都发现包括 VMPFC（前部）和后扣带回、楔前叶（后部）的中线结构的募集在各种不同情况下均有重要作用。尤其是本文中描述的一些转换性瘫痪的研究[22,41,53,97]以及新的连接性分析已证实在运动症状存在时，VMPFC 和运动通路（皮质和皮质下区域）存在功能上的交互作用。然而，这些交互作用的本质仍然未知。

值得注意的是，众多人类神经科学方面的研究表明 VMPFC 和楔前叶在自我表现和自传性记忆中起着重要作用[98]。一方面，VMPFC 既在需要对自我进行情感评判[64,99,100]或需要从既往记忆或预期记忆中提取个人信息[101]，包括情感素材[66]相关的任务中存在系统性的募集，也在受试者对自己的感受进行内省[103,104]时被激活，提示它可能初始编码或介导了与自我相关的代表情感信息的联结。重要的是，VMPFC 的反应甚至可在偶然的与自我相关的信息处理中被激活[105]，而不需要明确的任务要求或有意识的愿望。另一方面，楔前叶也与自传式记忆的获取[101]、心理意象中的自我中心策略[67]、对自我而非他人的运动代理的归属[106]以及对自由运动选择的前意识偏倚[107]密切相关。总之，这些发现表明 VMPFC 和楔前叶是与形成内部自我代表

性、从个体记忆到情感相关内容整合信息（在 VMPFC）以及感觉代理（在楔前叶）密切相关的重要脑区。这些脑区看似布局合理，形成了一个与相互联络的情感和自我记忆相关的代表同步控制行为和认知的结构网络。

然而，转换中这些脑区的意义[22,41,53,97]有待在后续其他研究中证实，其确切的功能需要被进一步阐明。基于作者对转换障碍患者的发现以及前人的结果，作者假设癔症性瘫痪可能涉及一种与自我相关的情感变化和脑区功能的"病理性"激活，其在特定的应激、环境或记忆影响下由 VMPFC 和楔前叶介导。这些代表性事件可能不仅支配患者的意识内容，也通过调节运动通路的活动[通过投射于皮质和（或）皮质下区域]激发特定的运动行为模式，最终导致瘫痪体验、运动异常和（或）感觉损害。VMPFC 的改变可能是由于其与其他脑区的交互作用而激发，尤其是情感和记忆相关脑区，如杏仁核和丘脑[36,49]。其他学者已经提出[108,109]：转换症状可能代表了一种对于应激（类似于动物的某些特定运动反应，如假死和摔跤，它们分别与制动来规避危险或面临威胁逃离时的焦虑相关）应答的病理性的或夸大的反射性的行为，他们可能涉及既往暴露、经验甚至是想象某些行为的表达。

因此，经过近一个世纪关于癔症或转换的猜想，直到今天才借助神经影像学的发现提供了一个神经解剖学的框架，使人回想起 Charcot 及其学生凭直觉的猜想；同时这些数据为揭示转换行为的潜在心理动力学和神经机制提供了更加精确的线索。重要的是，对于这些机制更好的理解会成为对这类患者临床处理能力提升的关键，并且有望消除对于目前 MUS 诊治近乎绝望的现况[11,110]。

（乔 园 王 刚 译）

名词注释

1. 催眠（hypnosis）：是由催眠师诱导而出现

的一种介于清醒与睡眠之间、类似睡眠又非睡眠的意识恍惚状态。

2. 默认模式网络（default mode network，DMN）：是人脑处于静息状态时维持健康代谢活动、具有彼此高度相关性且与大脑中其他网络不同的一种脑网络，包括前额叶内侧、前扣带、后扣带及双侧顶下叶等脑区，目前研究提示其与维持意识水平、内在心理活动等过程密切相关。

3. 边缘系统（limbic system）：指高等脊椎动物中枢神经系统中由古皮质、旧皮质演化成的大脑组织以及和这些组织有密切联系的神经结构和核团的总称，主要包括海马结构、海马旁回及内嗅区、齿状回、扣带回、乳头体以及杏仁核。边缘系统是参与调控本能和情感行为、学习和记忆过程的重要结构。

参考文献

［1］Kozlowska K. Healing the disembodied mind：contemporary models of conversion disorder［J］. Harv Rev Psychiatry，2005，13：1-13.

［2］Vuilleumier P. Hysterical conversion and brain function［J］. Prog Brain Res，2005，150：309-329.

［3］Vuilleumier P. The neurophysiology of self-awareness disorders in conversion hysteria［M］// Laureys S，Tononi G. The Neurology of Consciousness. New York：Academic Press，2009：282-302.

［4］Carson A J，Ringbauer B，Stone J，et al. Do medically unexplained symptoms matter? A prospective cohort study of 300 new referrals to neurology outpatient clinics［J］. J Neurol Neurosurg Psychiatry，2000，68：207-210.

［5］Fink P，Steen Hansen M，Sondergaard L. Somatoform disorders among first-time referrals to a neurology service［J］. Psychosomatics，2005，46：540-548.

［6］Lempert T，Dieterich M，Huppert D，et al. Psychogenic disorders in neurology：frequency and clinical spectrum［J］. Acta Neurol Scand，1990，82：335-340.

［7］Nimnuan C，Hotopf M，Wessely S. Medically unexplained symptoms：an epidemiological study in seven specialities［J］. J Psychosom Res，2001，51：361-367.

［8］Factor S A，Podskalny G D，Molho E S. Psychogenic movement disorders：frequency，clinical profile，and characteristics［J］. J Neurol Neurosurg Psychiatry，1995，59：406-412.

［9］Hallett M. Psychogenic movement disorders：a crisis for neurology［J］. Curr Neurol Neurosci Rep，2006，6：269-271.

［10］Aybek S，Kanaan R A，David A S. The neuropsychiatry of conversion disorder［J］. Curr Opin Psychiatry，2008，21：275-280.

［11］Nicholson T R，Stone J，Kanaan R A. Conversion disorder：a problematic diagnosis［J］. J Neurol Neurosurg Psychiatry，2010，E-pub ahead of print.

［12］Charcot J M. Leçons du Mardìala Salpêtrière（1887-1888）［M］. Paris：Bureau du progrès médical，1892.

［13］James W. The Principles of Psychology［M］. New York：Dover Publications，1890.

［14］Babinsky J，Dagnan-Bouveret J. Emotion et hystérie［J］. J Psychol 1912，9：146.

［15］Brown R J. Psychological mechanisms of medically unexplained symptoms：an integrative conceptual model［J］. Psychol Bull，2004，130：793-812.

［16］Damasio A. Looking for Spinoza：Joy，Sorrow and the Feeling Brain［M］. New York：Harcourt，2003.

［17］Janet P. L'état Mental des Hysté riques［M］. Paris：Rueff，1894.

［18］Freud S，Breuer J. Studies on Hysteria［M］. New York：Hogart Press，1895.

［19］Ludwig A M. Hysteria. A neurobiological theory［J］. Arch Gen Psychiatry，1972，27：771-777.

［20］Sackeim H A，Nordlie J W，Gur R C. A model of hysterical and hypnotic blindness：cognition，motivation，and awareness［J］. J

Abnorm Psychol, 1979,88: 474 - 489.

[21] Spiegel D. Neurophysiological correlates of hypnosis and dissociation [J]. J Neuropsychiatry Clin Neurosci, 1991, 3: 440 - 445.

[22] Marshall J C, Halligan P W, Fink G R, et al. The functional anatomy of a hysterical paralysis [J]. Cognition, 1997,64: B1 - B8.

[23] Sierra M, Berrios G E. Towards a neuropsychiatry of conversive hysteria [M]// Halligan P W, David A S. Conversion Hysteria: Towards a Cognitive Neuropsychological Account. Hove, UK: Psychology Press, 1999. 267 - 287.

[24] Halligan P W, Bass C, Wade D T. New approaches to conversion hysteria [J]. BMJ, 2000,320: 1488 - 1489.

[25] Oakley D A. Hypnosis and conversion hysteria: a unifying model [J]. Cogn Neuropsychiatry, 1999,4: 243 - 265.

[26] Black D N, Seritan A L, Taber K H, et al. Conversion hysteria: lessons from functional imaging [J]. J Neuropsychiatry Clin Neurosci, 2004,16: 245 - 251.

[27] Tiihonen J, Kuikka J, Viinamaki H, et al. Altered cerebral blood flow during hysterical paresthesia [J]. Biol Psychiatry, 1995,37: 134 - 135.

[28] Bench C J, Frith C D, Grasby P M, et al. Investigations of the functional anatomy of attention using the Stroop test [J]. Neuropsychologia, 1993,31: 907 - 922.

[29] Carter C S, Braver T S, Barch D M, et al. Anterior cingulate cortex, error detection, and the online monitoring of performance [J]. Science, 1998,280: 747 - 749.

[30] Pardo J V, Pardo P J, Janer K W, et al. The anterior cingulate cortex mediates processing selection in the Stroop attentional conflict paradigm [J]. Proc Natl Acad Sci USA, 1990,87: 256 - 259.

[31] Horn N R, Dolan M, Elliott R, et al. Response inhibition and impulsivity: an fMRI study [J]. Neuropsychologia, 2003, 41: 1959 - 1966.

[32] Muller J L, Sommer M, Wagner V, et al. Abnormalities in emotion processing within cortical and subcortical regions in criminal psychopaths: evidence from a functional magnetic resonance imaging study using pictures with emotional content [J]. Biol Psychiatry, 2003,54: 152 - 162.

[33] Northoff G, Kotter R, Baumgart F, et al. Orbitofrontal cortical dysfunction in akinetic catatonia: a functional magnetic resonance imaging study during negative emotional stimulation [J]. Schizophr Bull, 2004,30: 405 - 427.

[34] Raine A, Yang Y. Neural foundations to moral reasoning and antisocial behavior [J]. Soc Cogn Affect Neurosci, 2006,1: 203 - 213.

[35] Stone J, Zeman A, Simonotto E, et al. FMRI in patients with motor conversion symptoms and controls with simulated weakness [J]. Psychosom Med, 2007,69: 961 - 969.

[36] Kanaan R A, Craig T K, Wessely S C, et al. Imaging repressed memories in motor conversion disorder [J]. Psychosom Med, 2007,69: 202 - 205.

[37] Burgmer M, Konrad C, Jansen A, et al. Abnormal brain activation during movement observation in patients with conversion paralysis [J]. Neuroimage, 2006,29: 1336 - 1343.

[38] Ghaffar O, Staines W R, Feinstein A. Unexplained neurologic symptoms: an fMRI study of sensory conversion disorder [J]. Neurology, 2006,67: 2036 - 2038.

[39] Mailis-Gagnon A, Giannoylis I, Downar J, et al. Altered central somatosensory processing in chronic pain patients with "hysterical" anesthesia [J]. Neurology, 2003,60: 1501 - 1507.

[40] Spence S A, Crimlisk H L, Cope H, et al.

Discrete neurophysiological correlates in prefrontal cortex during hysterical and feigned disorder of movement [J]. Lancet, 2000, 355: 1243 - 1254.

[41] de Lange F P, Roelofs K, Toni I. Increased self-monitoring during imagined movements in conversion paralysis [J]. Neuropsychologia, 2007, 45: 2051 - 2058.

[42] Saj A, Arzy S, Vuilleumier P. Functional brain imaging in a woman with spatial neglect due to conversion disorder [J]. JAMA, 2009, 302: 2552 - 2554.

[43] Vocat R, Pourtois G, Vuilleumier P. Unavoidable errors: a spatio-temporal analysis of time-course and neural sources of evoked potentials associated with error processing in a speeded task [J]. Neuropsychologia, 2008, 46: 2545 - 2555.

[44] Vuilleumier P, Chicherio C, Assal F, et al. Functional neuroanatomical correlates of hysterical sensorimotor loss [J]. Brain, 2001, 124: 1077 - 1090.

[45] Haber S N. The primate basal ganglia: parallel and integrative networks [J]. J Chem Neuroanat, 2003, 26: 317 - 330.

[46] Mogenson G J, Yang C R. The contribution of basal forebrain to limbic-motor integration and the mediation of motivation to action [J]. Adv Exp Med Biol, 1991, 295: 267 - 290.

[47] Klemm W R. Drug effects on active immobility responses: what they tell us about neurotransmitter systems and motor functions [J]. Prog Neurobiol, 1989, 32: 403 - 422.

[48] von Giesen H J, Schlaug G, Steinmetz H, et al. Cerebral network underlying unilateral motor neglect: evidence from positron emission tomography [J]. J Neurol Sci, 1994, 125: 29 - 38.

[49] Voon V, Brezing C, Gallea C, et al. Emotional stimuli and motor conversion disorder [J]. Brain, 2010, 133: 1526 - 1536.

[50] Aron A R, Robbins T W, Poldrack R A. Inhibition and the right inferior frontal cortex [J]. Trends Cogn Sci, 2004, 8: 170 - 177.

[51] Xue G, Aron A R, Poldrack R A. Common neural substrates for inhibition of spoken and manual responses [J]. Cereb Cortex, 2008, 18: 1923 - 1932.

[52] Anderson M C, Ochsner K N, Kuhl B, et al. Neural systems underlying the suppression of unwanted memories [J]. Science, 2004, 303: 232 - 235.

[53] Cojan Y, Waber L, Carruzzo A, et al. Motor inhibition in hysterical conversion paralysis [J]. Neuroimage, 2009, 47: 1026 - 1037.

[54] de Lange F P, Roelofs K, Toni I. Motor imagery: a window into the mechanisms and alterations of the motor system [J]. Cortex, 2008, 44: 494 - 506.

[55] Sagaspe P, Schwartz S, Vuilleumier P. Fear and stop: A role for the amygdala in motor inhibition by emotional signals [J]. Neuroimage, 2011, 55: 1825 - 1835.

[56] Goldstein M, Brendel G, Tuescher O, et al. Neural ubstrates of the interaction of emotional stimulus processing and motor inhibitory control: an emotional linguistic go/no-go fMRI study [J]. Neuroimage, 2007, 36: 1026 - 1040.

[57] Gusnard D A, Akbudak E, Shulman G L, et al. Medial prefrontal cortex and self-referential mental activity: relation to a default mode of brain function [J]. Proc Natl Acad Sci USA, 2001, 98: 4259 - 4264.

[58] Ochsner K N, Knierim K, Ludlow D H, et al. Reflecting upon feelings: an fMRI study of neural systems supporting the attribution of emotion to self and other [J]. J Cogn Neurosci, 2004, 16: 1746 - 1772.

[59] Johnson S C, Baxter L C, Wilder L S, et al. Neural correlates of self-reflection [J]. Brain, 2002, 125: 1808 - 1814.

[60] Kelley W M, Macrae C N, Wyland C L, et

al. Finding the self? An event-related fMRI study [J]. J Cogn Neurosci, 2002, 14: 785 - 794.

[61] Mitchell J P, Macrae C N, Banaji M R. Dissociable medial prefrontal contributions to judgments of similar and dissimilar others [J]. Neuron, 2006,50: 655 - 663.

[62] Schmitz T W, Kawahara-Baccus T N, Johnson S C. Metacognitive evaluation, self-relevance, and the right prefrontal cortex [J]. Neuroimage, 2004,22: 941 - 947.

[63] Zysset S, Huber O, Ferstl E, et al. The anterior frontomedian cortex and evaluative judgment: an fMRI study [J]. Neuroimage, 2002,15: 983 - 991.

[64] D'Argembeau A, Ruby P, Collette F, et al. Distinct regions of the medial prefrontal cortex are associated with self-referential processing and perspective taking [J]. J Cogn Neurosci, 2007,19: 935 - 944.

[65] Vogeley K, May M, Ritzl A, et al. Neural correlates of first-person perspective as one constituent of human self-consciousness [J]. J Cogn Neurosci, 2004,16: 817 - 827.

[66] Sterpenich V, Albouy G, Boly M, et al. Sleep-related hippocampo-cortical interplay during emotional memory recollection [J]. PLoS Biol, 2007,5: e282.

[67] Cavanna A E, Trimble M R. The precuneus: a review of its functional anatomy and behavioural correlates [J]. Brain, 2006,129: 564 - 583.

[68] Lou H C, Luber B, Crupain M, et al. Parietal cortex and representation of the mental self [J]. Proc Natl Acad Sci USA, 2004,101: 6827 - 6832.

[69] Laureys S, Owen A M, Schiff N D. Brain function in coma, vegetative state, and related disorders [J]. Lancet Neurol, 2004,3: 537 - 546.

[70] Voss H U, Uluc A M, Dyke J P, et al. Possible axonal regrowth in late recovery from the minimally conscious state [J]. J

Clin Invest, 2006,116: 2005 - 2011.

[71] Rainville P, Carrier B, Hofb auer R K, et al. Dissociation of sensory and affective dimensions of pain using hypnotic modulation [J]. Pain, 1999,82: 159 - 171.

[72] Halligan P W, Athwal B S, Oakley D A, et al. Imaging hypnotic paralysis: implications for conversion hysteria [J]. Lancet, 2000, 355: 986 - 987.

[73] Bell V, Oakley D A, Halligan P W, et al. Dissociation in hysteria and hypnosis: evidence from cognitive neuroscience [J]. J Neurol Neurosurg Neuropsychiatry, 2011,82: 332 - 339.

[74] Roelofs K, Hoogduin K A, Keijsers G P. Motor imagery during hypnotic arm paralysis in high and low hypnotizable subjects [J]. Int J Clin Exp Hypn, 2002, 50: 51 - 66.

[75] Roelofs K, Hoogduin K A, Keijsers G P, et al. Hypnotic susceptibility in patients with conversion disorder [J]. J Abnorm Psychol, 2002,111: 390 - 395.

[76] Derbyshire S W, Whalley M G, Stenger V A, et al. Cerebral activation during hypnotically induced and imagined pain [J]. Neuroimage, 2004,23: 392 - 401.

[77] Faymonville M E, Laureys S, Degueldre C, et al. Neural mechanisms of antinociceptive effects of hypnosis [J]. Anesthesiology, 2000,92: 1257 - 1267.

[78] Cojan Y, Waber L, Schwartz S, et al. The brain under self-control: modulation of inhibitory and monitoring cortical networks during hypnotic paralysis [J]. Neuron, 2009, 62: 862 - 875.

[79] Egner T, Raz A. Cognitive control processes and hypnosis [M]// Jamieson G. Hypnosis and Conscious States. Oxford, Oxford University Press, 2007: 29 - 50.

[80] Varela F, Lachaux J P, Rodriguez E, et al. The brainweb: phase synchronization and large-scale integration [J]. Nat Rev

Neurosci，2001，2：229 - 239.

[81] Friston K J，Buechel C，Fink G R，et al. Psychophysiological and modulatory interactions in neuroimaging ［J］. Neuroimage，1997，6：218 - 229.

[82] Friston K J，Harrison L，Penny W. Dynamic causal modelling［J］. Neuroimage，2003，19：1273 - 1302.

[83] Richiardi J，Eryilmaz H，Schwartz S，et al. Decoding brain states from fMRI connectivity graphs ［J］. Neuroimage，2011，56：616 - 626.

[84] de la Tourette G. Traité clinique et thérapeuthique de l'hystérie d'après l'enseignement de la Salpêtrière［M］. Paris：Plon，1891.

[85] Damoiseaux J S，Beckmann C F，Arigita E J，et al. Reduced resting-state brain activity in the "default network" in normal aging ［J］. Cereb Cortex，2008，18：1856 - 1864.

[86] Eryilmaz H，van de Ville D，Schwartz S，et al. Impact of transient emotions on functional connectivity during subsequent resting state：a wavelet correlation approach ［J］. Neuroimage，2011，54：2481 - 2891.

[87] Harrison BJ，Pujol J，Ortiz H，et al. Modulation of brain resting-state networks by sad mood induction ［J］. PLoS One，2008，3：e1794.

[88] Sorg C，Riedl V，Muhlau M，et al. Selective changes of resting-state networks in individuals at risk for Alzheimer's disease ［J］. Proc Natl Acad Sci USA，2007，104：18760 - 18765.

[89] Calhoun V D，Adali T，Pearlson G D，et al. A method for making group inferences from functional MRI data using independent component analysis［J］. Hum Brain Mapp，2001，14：140 - 151.

[90] Beckmann C F，DeLuca M，Devlin J T，et al. Investigations into resting-state connectivity using independent component analysis ［J］. Philos Trans R Soc Lond B Biol Sci，2005，360：1001 - 1013.

[91] Damoiseaux J S，Rombouts S A，Barkhof F，et al. Consistent resting-state networks across healthy subjects［J］. Proc Natl Acad Sci USA，2006，103：13848 - 13853.

[92] De Luca M，Beckmann C F，De Stefano N，et al. fMRI resting state networks define distinct modes of long-distance interactions in the human brain ［J］. Neuroimage，2006，29：1359 - 1367.

[93] Raichle M E，MacLeod A M，Snyder A Z，et al. A default mode of brain function ［J］. Proc Natl Acad Sci USA，2001，98：676 - 682.

[94] Grefkes C，Fink G R. The functional organization of the intraparietal sulcus in humans and monkeys ［J］. J Anat，2005，207：3 - 17.

[95] Boly M，Phillips C，Tshibanda L，et al. Intrinsic brain activity in altered states of consciousness：how conscious is the default mode of brain function? ［J］ Ann N Y Acad Sci，2008，1129：119 - 129.

[96] Voon V，Gallea C，Hattori N，et al. The involuntary nature of conversion disorder ［J］. Neurology，2010，74：223 - 228.

[97] Luaute J，Saladinic O，Cojan Y，et al. Simulation，conversion or exaggeration. Evolution of the functional investigations. About a case in a rehabilitation setting［J］. Ann Medpsychol Rev Psychiatr，2010，168：306 - 310.

[98] Northoff G，Panksepp J. The trans-species concept of self and the subcortical-cortical midline system ［J］. Trends Cogn Sci，2008，12：259 - 264.

[99] Jenkins A C，Macrae C N，Mitchell J P. Repetition suppression of ventromedial prefrontal activity during judgments of self and others ［J］. Proc Natl Acad Sci USA，2008，105：4507 - 4512.

［100］ Schneider F，Bermpohl F，Heinzel A，et al. The resting brain and our self：self-relatedness modulates resting state neural activity in cortical midline structures ［J］. Neuroscience，2008，157：120－131.

［101］ Schacter D L，Addis D R，Buckner R L. Remembering the past to imagine the future：the prospective brain ［J］. Nat Rev Neurosci，2007，8：657－661.

［102］ Macrae C N，Moran J M，Heatherton T F，et al. Medial prefrontal activity predicts memory for self ［J］. Cereb Cortex，2004，14：647－654.

［103］ Lane R D. Neural substrates of implicit and explicit emotional processes：a unifying framework for psychosomatic medicine ［J］. Psychosom Med，2008，70：214－231.

［104］ Simpson J R，Ongur D，Akbudak E，et al. The emotional modulation of cognitive processing：an fMRI study ［J］. J Cogn Neurosci，2000，12 (Suppl2)：157－170.

［105］ Moran J M，Heatherton T F，Kelley WM. Modulation of cortical midline structures by implicit and explicit self-relevance evaluation ［J］. Soc Neurosci，2009，4：197－211.

［106］ Farrer C，Frith C D. Experiencing oneself vs another person as being the cause of an action：the neural correlates of the experience of agency ［J］. Neuroimage，2002，15：596－603.

［107］ Soon C S，Brass M，Heinze H J，et al. Unconscious determinants of free decisions in the human brain ［J］. Nat Neurosci，2008，11：543－545.

［108］ Kretschmer E. Hysteria：Reflex and Instinct ［M］. London：Peter Owen，1948.

［109］ Whitlock F A. The aetiology of hysteria ［J］. Acta Psychiatr Scand，1967，43：144－162.

［110］ Stone J，Smyth R，Carson A，et al. Systematic review of misdiagnosis of conversion symptoms and "hysteria." ［J］ BMJ，2005，331：989.

第20章

转换性瘫痪的运动控制：基于运动想象的证据

转换性瘫痪（conversion paralysis，CP）是一种较常见的、损伤性的、以自主运动功能丧失为特点的精神障碍。尽管这些症状提示它是一种神经病理性状态，但这些症状并不能用神经病学或其他器质性障碍进行充分解释[1]。况且，这些症状的产生及恶化与精神压力相关，提示精神病学的机制牵涉其中。尽管 CP 患病率高，且关于 CP 病因的研究已有很长的历史[2]，但至今对其确切的本质仍知之甚少。一些神经影像学研究已经发现在没有颅内病灶的情况下，客观的神经联络机制或许可以解释 CP 的症状。这些研究中用到的一种较为直接的方法，即要求患者尝试移动其患肢，但该方法并不能区分大脑是引起运动改变的原因，还是运动改变导致了情感性/动机性的结果[3,4]。在过去的几年里，研究者做了一些尝试来探查 CP 中以缺少明显动作为表现的运动障碍。这些相关方法包括通过"被动的"运动感觉任务如运动观察[5]或感觉刺激[3]，或通过观察心理运动模拟或 CP 患侧肢体的"运动想象"[6,7]。本章将描述这些研究，并重点介绍 CP 的运动想象研究。这些研究结果表明 CP 运动反应减少可能与运动控制的改变以及自我监控或自我参照加工的提升有关。这两种机制是由前额叶皮质中解剖上两个独立的区域所参与。作者将这些结果结合现有关于转换障碍情感和认知方面的文献进行讨论，从而呈现出一个影响 CP 运动表现的相对完整的假设模型。

1. 转换性瘫痪的神经性过程：从运动执行到运动观察

Marshall 等进行的一项种子研究探究了 CP 的功能解剖，其方法是采用 SPECT 对一例左侧 CP 的患者进行功能显像[8]。当她试图移动健肢（右下肢）时，大脑活动模式正常，包括对侧初始运动皮质的激活。然而，当其试图移动患肢（左下肢）时，对侧的初始运动皮质未见激活，但是右侧前扣带回（ACC）和前额叶皮质腹侧正中部（VMPFC）出现了相对的激活增加。该结果表明 CP 中观察到的自主运动丧失是由 ACC 和 VMPFC 介导的应答抑制增加所致。另一项相关的研究也得到了类似的结果。该研究的受试者是一名被催眠诱导致左下肢瘫痪的健康人[9]。当该受试者尝试移动她的"瘫痪的"下肢时，ACC 和 VMPFC 出现了激活增加，提示催眠诱导的瘫痪与 CP 有类似的机制[9]。相反地，Spence 等[10]观察到当 CP 患者移动患肢时，相比于健康对照组，前额叶皮质背外侧部（DLPFC）出现了去激活。Burgmer 等[5]发现 CP 患者和健康对照组在执行手部运动时前额叶和运动皮质的激活并无显著差异，Stone 等[11]观察到了 CP 患者的运动和额叶脑区存在一个更加复杂和弥散的激活模式。这些矛盾的结果部分反映了小样本（1～4 例受试者）的局限性以及比较方法的不同（受试者前后比较 vs 受试者之间比较）。然而，在更加基础的水平上，重要的是这些研究均要求受试者执行一项他们不能正确完成的任务（移动/尝试移动患肢）。因此，这些结果可能反映了某项运动失败后的认知结果（如改变的努力、动机或错误处理）相关的脑活动，而非导致 CP 的原因。如 ACC 激活增加[8,9]，则反映了运动失败或冲突的运动趋向激发的监控功能的增强[3]。这种解释与最近所完成的一项包含 6 例单侧 CP 患者的事件相关电位研究发现相符合，该研究表明，与健侧肢体相比，在运动产生时，患侧肢体的运动监控增强[4]。为了避免因运动行为的欺骗性而导致对该现象的解释受限，Vuilleumier 等[3]应用 SPECT 观察到了在单侧感觉缺失的 CP 患者中大脑对于被动感觉刺激的应答。结果发现，相比于健侧肢体，刺激患侧肢体时对侧的基底节和丘脑激活减弱。转换症状恢复时，激活减弱现象消失，表明这种感觉处理的差异在 CP 的病理生理机制中可能十分重要。最后，Burgmer 等[5]通过手运动的观察探索了 CP 是否与异常脑活动相关。他们指出在观察手运动时，与健康对照组相比，仅在观察 CP 患者患侧手时出现原始运动皮质的活动减弱。然而，这些感觉和运动观察缺陷如何与 CP 的主要特征（即随意运动过程障碍）相关联，仍不十分明确。下一部分作者将回顾通过运动想象来检测自主运动模拟的新近研究。应用该方法的原理是把控与实际运动执行相关的过程，如感觉反馈的改变或对运动失败的监控增强等。

2. 转换性瘫痪中的运动想象

运动想象（motor imagery）是一种广泛应用于认知领域运动控制研究的范式，对于健康和病理性脑研究均适用。许多研究聚焦于运动想象中行为与脑的联络，以及其与实际运动执行和运动计划之间的关系（见 Jeannerod 等于 2006 年发表的综述[12]）。一项公认的可引起运动想象且对其表现进行定量的范式就是手偏侧化判断任务法（hand-laterality judgement task），在该任务中，受试者必须对于视觉呈现的旋转手的图像进行是哪侧手的判断[13,14]（图 20.1 展示了一个

图片示例）。许多研究表明，受试者完成该任务是通过想象其自己的手从现在的位置移动到图示的位置，从而与刺激手的方向匹配[13,15]。想象以及实际执行的手交叉重叠不仅在时程[13,14]，在自主应答方面也与神经元结构体系相关[17~19]。据此，既往的行为学研究已经应用运动想象任务来揭示 CP 患者患侧肢体肌肉运动模拟的损害[20,21]。作者已经应用手心理旋转任务来比较 6 例 CP 患者患侧手与健侧手的运动想象，并且发现其存在患侧手旋转的运动想象障碍[21]。

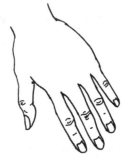

图 20.1　图示为手心理旋转任务中以旋转的左手作为刺激物

每次测试呈现一个旋转的（向左或向右旋转 0~180°）手背或手心视角的手形图，受试者需回答该图形是左手还是右手

在近期一系列的研究中，作者将该范式与 fMRI 结合，应用于 8 例单侧 CP 患者，从而对患侧与健侧手的运动想象激发的脑活动进行了比较[6,7]。研究发现，患侧与健侧手的运动想象均能引起顶叶背侧和运动前区皮质的激活增加，且其激活随着运动想象的复杂程度而递增。同一额顶叶脑网络也被应用于类似运动想象范式的早期研究中，以及从实际手运动的选择和准备[23]中发现并分离出来[17,22]，表明 CP 患者能够比较容易地对患侧和健侧手进行运动想象，并运用了与健康受试者相同的脑网络资源。重要的是，与健侧手相比，患侧手的运动想象可以导致背内侧前额叶（DMPFC）、背外侧前额叶

（DLPFC）和腹内侧前额叶（VMPFC）等部分区域的应答增强。

3. 腹内侧前额叶皮质的参与

乍看起来，VMPFC 在 CP 患侧肢体运动选择中的参与似乎与既往的研究一致，即存在相同的病理机制并累及相同的脑区[8]。事实上，这些影响反映了患侧手运动想象时该区域的去激活障碍（见图 20.2）。VMPFC以及所谓的"内部"或"默认"脑网络中的部分区域[25]，已经在研究中被重复地发现其在感觉运动和认知任务中存在生理性的代谢活动下降[26]。然而，作者的研究表明，当 CP 患者对患肢进行模拟运动时，其 VMPFC 的激活保持在静息水平。该结果与 CP 中 VMPFC 的活动反映了运动系统主动的、阶段性的抑制理论并不完全相符[8,9]。而且，该脑区已经被反复证实与自我参照加工相关[27~31]，而非与抑制性的运动控制相关。据此，VMPFC 效应与患侧手运动处理过程中自我监测的增强相关[3,4,32]似乎是可信的。该种解释指出了 CP与患侧上肢运动时自我监测增强之间一种关键性联系[5]。

第二项研究为这种解释提供了进一步的支持[7]。作者预测，如果 VMPFC 的激活模式否定与对患肢运动想象时自我监测的增强相关联，则诱导健侧肢体的自我监测活动（通过有明确线索的运动想象）应能促进该脑区的激活，并且能潜在地消除在明显的运动想象中观察到的激活差异。为了验证，作者通过有明确线索的运动想象诱导了患侧肢体和非患侧肢体运动的自我监测。患侧肢体被明确要求想象旋转自己的手，从现在的位置移动至屏幕上呈现的手的位置，并关注他们想象运动时感觉方面的变化。与预期一致，这种明显的运动想象要求消除了患侧与非患侧手VMPFC 激活的差别，提示 Lange 等发现的VMPFC 的不同效应[6]，事实上，与自我参照加工或自我监测的增强相关（见图 20.2）。这些研究共同表明，在 CP 患者中，自我参照加

工在患侧手的运动模拟表现过程中持续存在。特异性参与患侧的心理手旋转的其他额叶脑区的激活，即 DMPFC 和 DLPFC，在明显运动想象要求下的表现类似于健侧。

下一部分将通过检测患侧手旋转时额叶的运动联络模式，探索这三个前额叶亚功能区的贡献。

4. 前额叶背外侧皮质

为了研究 CP 患侧手旋转时三个独立的前额叶脑区（VMPFC、DMPFC、DLPFC）的激活[6]与是否直接参与患侧和健侧肢体运动控制的脑区相联系，研究者进行了一项连接性分析（运用心理交互分析方法，psychophysiological interaction，PPI），并以每个脑区的局部最大值作为种子区域[33]。在前述发现的患侧手运动想象时激活更多的 3 个前额叶脑区，只有 DLPFC 与运动系统存在功能上的联络，且该脑区与感觉运动系统各部分间的耦联是被受试者想象患侧或健侧肢体的运动所调节。DLPFC 出现了与运动前区背侧皮质较强的正相关，以及与原始体感皮质较强的负相关。在患侧手运动想象时，DLPFC 的激活出现更多与运动前区皮质的正相关。相反地，在患侧手运动想象时，其激活使得其与原始体感皮质的负相关增强。患侧手运动想象时 DLPFC 与运动前区背侧皮质的连接增强或许是 CP 患者在患侧肢体的运动计划产生时对运动注意增多的副产物[34]。运动前区背侧皮质参与运动想象和运动计划的产生，DLPFC - 运动前区的连接增强很有可能与代偿机制相关，反映了前额叶向运动前区的驱动增加，从而支持想象过程。DLPFC 和本体感觉皮质之间较强的负向连接或许与 DLPFC 和运动前区背侧皮质较强的正向连接直接相关。当运动计划产生时（位于运动前区背侧皮质），感觉结果同时被计算，导致感觉减退（位于本体感觉皮质）。患侧手运动想象时 DLPFC 和本体感觉皮质之间较强的抑制性联系为既往在 CP

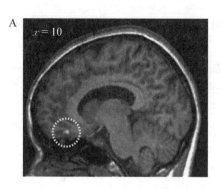

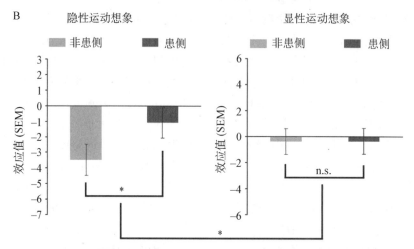

图20.2　患侧手与非患侧手以及隐性和显性运动想象的脑信号差异

　　A.前额叶腹侧正中簇集的解剖定位(10,20,24),提示患侧手在隐性运动想象任务时有普遍的(比如,非旋转相关的)去激活下降,但在显性运动现象时双手无明显的激活差异;B.患侧和非患侧手在隐性运动想象(左侧柱状体)和显性运动想象(右侧柱状体)时激活差异的效应量(±SEM)。从图中可看出,患侧手和非患侧手在隐性运动想象时前额叶腹侧正中区域有激活差异,而在显性运动想象时无差异。*显著相关;n.s.,无显著差异。进一步详细内容,参见 Lange 等[7](也见彩图)

患者中观察到的原始运动皮质的兴奋性下降[35]提供了一种很可能的解释。运动诱发电位检测发现,本体感觉皮质的激活可显著诱导运动系统的兴奋性[36]。作者的结果表明患侧手运动计划产生时兴奋性下降可能是由于其与 DLPFC 大量的耦联活动所致。该结果为既往研究发现的 CP 前额叶激活增强和运动本体感觉激活下降提供了可能的联系。

　　接下来面临的一个严峻的问题是如何将这些神经心理学的发现与 CP 的临床特征相联系。根据定义,CP 是一种精神障碍[1],但它如何被精神压力因素影响的脑机制尚不明

确。下面作者将呈现一个整合神经心理学发现与 CP 临床表型的假设模型,从而形成可供验证的猜想以期用于今后的研究。

5. 趋向整合

　　众所周知,额叶结构如 DLPFC 和 VMPFC 对情感压力的影响十分敏感。如 VMPFC 与运动和边缘叶都存在紧密的联系,并参与情感调节[24,37]。我们猜想近乎完整的心理运动呈现或许是由于在 CP 情感或其他自我相关暗示的基础上被调节或过度驱动所致[32]。事实上,CP 的运动症状可被一些环境(情感、压力)和个人(认知、遗传)因素

以及两者的相互作用所影响[38]。图 20.3 呈现了一个包含有这些因素以及它们如何影响 CP 神经心理机制的整合假设模型。在现阶段，该模型提供并定义了未来需研究的科研问题，而非提供该复杂疾患的成熟理论。

目前，文献中关于已知 CP 相关精神因素的作用（个人的和环境的，见图 20.3 上部图框）与本文前述的神经心理学研究的发现总结

（见图 20.3 下部图框）存在一个明显的鸿沟。作者的观点是，填补这条鸿沟并且能够验证该模型中相互作用的存在是未来面临的挑战。接下来我们将重点强调一个在 CP 的诱因和（或）维持方面极有可能起重要作用的环境因素——"创伤性压力"，同时，作者同意情境学习因素以及个人因素（如易暗示性）可能在症状表现中起了重要作用的观点[39~42]。

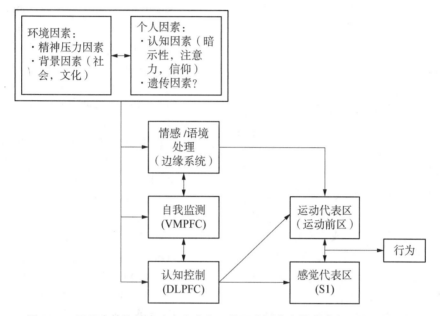

图 20.3　展示在转换性瘫痪中个人和环境因素对意志性运动表现的预测作用
　　感觉和运动代表区可能被自我监测和认知控制过程（比如，自我聚焦注意和行动监测）调节，该调节基于这些因素以及它们的相互作用。这些效应可能是通过前额叶背外侧（DLPFC）的参与而影响感觉运动过程。VMPFC，前额叶腹侧正中部；S1，初级感觉皮质

据报道转换障碍患者其伴有不良生活事件（如儿时创伤[43]）的概率较高，并且表现为更高的威胁敏感度，压力性激素皮质醇的基础水平也更高；这两者在创伤性患者中尤其多见[44~46]。因此，CP 可能是某类精神障碍中的一种，暂时的神经发育障碍产生了之后的神经生物学的改变，导致当个体在今后被其他精神刺激物致敏后会出现明显的精神障碍[47]。例如，Kanaan 等[48]观察到，受过创伤的单侧 CP 患者在回忆被压抑的创伤相关记忆时，边缘叶激活增加而运动区（患侧的对侧）激活减少。然而，目前并无研究检测 CP

患者中压力及压力性激素对额叶运动的调节功能。这是一条值得探索的路径，尤其是伴随鉴于压力/焦虑对于额叶运动监测[49]和自我参照加工[50]影响的相关研究日益增多，以及基于自我监测增强反而与运动表现减少相关的事实[51]。

6. 讨论以及对将来研究的建议
　　运动想象提供了一个可信实用的用于检测 CP 中运动计划和运动准备之间神经联络的方法。在首批一系列研究的基础上，作者提出了一个 CP 假设的整合模型，本文对其做了概述。模型中提出的相互作用仍待后续

研究来进一步验证。理想的研究将包括 CP 治疗前后的评估，从而验证该模型的效度。将来的研究也应检测目前提出的机制是 CP 的特异性解释，还是也适用于伴有阳性运动症状或感觉症状的转换障碍患者。最后，探索该模型潜在的可能性将非常有趣。比如，如果增强的自我监测和自我聚焦注意力参与运动过程，且其实现是通过改变或推翻近乎完整的感觉运动表现，则未来有可能将忽视明显的运动尝试作为一种干预选择或对患侧肢体进行训练的考虑选项。

7. 结论

CP 患者能够想象患侧肢体运动。该发现为干预提供了新起点，如想象运动训练。VMPFC 激活增加是 CP 研究中最有力的发现之一，并且很可能反映了 CP 中自我监测增强或自我参照加工增强。将来的研究应能澄清 CP 中 VMPFC 与感觉运动系统之间相互作用的本质，检测 VMPFC 是否能够介导自我相关情感及环境相关线索对近乎完整的运动表现产生的不成比例的影响。DLPFC 与感觉运动系统之间存在广泛的功能性连接，且其连接性的改变可作为 CP 患者是否具有患侧或非患侧手运动意向的功能标志。DLPFC 可更直接地参与介导在 CP 患者中所观察到的感觉和运动症状的改变，为干预提供了可能的靶点（如使用经颅磁刺激）。

未来的研究需要系统性地检测情感和压力相关因素，以及认知因素对于 CP 患者自主运动过程的影响，并且最好在成功治疗前后均做检测。

（乔园 王刚 译）

名词注释

1. 转换性瘫痪（conversion paralysis，CP）：是一种常见损伤性的、以自主运动功能丧失为特点的精神障碍，诊断需排除器质性病因，这些症状的产生与精神压力相关。

2. 运动想象（motor imagery）：指事实上无任何运动输出，而根据运动记忆在脑海中完成运动过程，从而激活脑中某一活动的特定区域。临床上，有对应的运动想象疗法，通过反复该训练可达到提高运动功能的目的。

3. 心理旋转（mental rotation）：指个体在头脑中运用表象对物体进行二维或三维旋转的想象过程，是一种想象自我或客体旋转的空间表征动力转换能力，常作为视空间能力的评估手段。

参考文献

[1] American Psychiatric Association. Diagnostic and Statistical Manual of Mental Disorders [M]. 4th ed. Washington D C：American Psychiatric Press，1994.

[2] Halligan P W，Bass C，Marshall J C. Contemporary Approaches to the Study of Hysteria：Clinical and Theoretical Perspectives [M]. Oxford：Oxford University Press，2001.

[3] Vuilleumier P，Chicherio C，Assal F，et al. Functional neuroanatomical correlates of hysterical sensorimotor loss [J]. Brain，2001，124：1077 – 1090.

[4] Roelofs K，de Bruijn E R，van Galen G P. Hyperactive action monitoring during motor-initiation in conversion paralysis：an event-related potential study [J]. Biol Psychol，2006，71：316 – 325.

[5] Burgmer M，Konrad C，Jansen A，et al. Abnormal brain activation during movement observation in patients with conversion paralysis [J]. Neuroimage，2006，29：1336 – 1343.

[6] de Lange F P，Roelofs K，Toni I. Increased selfmonitoring during imagined movements in conversion paralysis [J]. Neuropsychologia，2007，45：2051 – 2058.

[7] de Lange F P，Roelofs K，Toni I. Motor imagery：a window into the mechanisms and alterations of the motor system [J]. Cortex，2008，44：494 – 506.

[8] Marshall J C，Halligan P W，Fink G R，et al. The functional anatomy of a hysterical paralysis [J]. Cognition，1997，64：B1 – B8.

[9] Halligan P W，Athwal B S，Oakley D A，et

al. Imaging hypnotic paralysis: implications for conversion hysteria [J]. Lancet, 2000, 355: 986 - 987.

[10] Spence S A, Crimlisk H L, Cope H, et al. Discrete neurophysiological correlates in prefrontal cortex during hysterical and feigned disorder of movement [J]. Lancet, 2000, 355: 1243 - 1244.

[11] Stone J, Zeman A, Simonotto E, et al. fMRI in Patients With motor conversion symptoms and controls with simulated weakness [J]. Psychosom Med, 2007, 69: 961 - 969.

[12] Jeannerod M. Motor Cognition: What Actions Tell to the Self [M]. Oxford: Oxford University Press, 2006.

[13] Parsons L M. Imagined spatial transformations of one's hands and feet [J]. Cogn Psychol, 1987, 19: 178 - 241.

[14] Sekiyama K. Kinesthetic aspects of mental representations in the identification of left and right hands [J]. Percept Psychophys, 1982, 32: 89 - 95.

[15] Parsons L M. Temporal and kinematic properties of motorbehavior reflected in mentally simulated action [J]. J Exp Psych Hum Perc Perf, 1994, 20: 709 - 730.

[16] Decety J, Jeannerod M, Germain M, et al. Vegetative response during imagined movement is proportional tomental effort [J]. Behav Brain Res, 1991, 42: 1 - 5.

[17] de Lange F P, Hagoort P, Toni I. Neural topography and content of movement representations [J]. J Cogn Neurosci, 2005, 17: 97 - 112.

[18] de Lange F P, Helmich R C, Toni I. Posture influences motor imagery: an fMRI study [J]. Neuroimage, 2006, 33: 609 - 617.

[19] Jeannerod M. The representing brain: neural correlates of motor intention and imagery [J]. Behav Brain Sci, 1994, 17: 187 - 245.

[20] Maruff P, Velakoulis D. The voluntary control of motor imagery. Imagined movements in individuals with feigned motor impairment and conversion disorder [J]. Neuropsychologia, 2000, 38: 1251 - 1260.

[21] Roelofs K, Näring G W B, Keijsers G P J, et al. Motor imagery in conversion paralysis [J]. Cogn Neuropsychiatry, 2001, 6: 21 - 40.

[22] Johnson S H, Rotte M, Grafton S T, et al. Selective activation of a parietofrontal circuit during implicitly imagined prehension [J]. Neuroimage, 2001, 17: 1693 - 1704.

[23] Thoenissen D, Zilles K, Toni I. Movement preparation and motor intention: an event-related fMRI study [J]. J Neurosci, 2001, 22: 9248 - 9260.

[24] Ochsner K N, Gross J J. The cognitive control of emotion [J]. Trends Cogn Sci, 2005, 9: 242 - 249.

[25] Raichle M E, Mintun M A. Brain work and brain imaging [J]. Annu Rev Neurosci, 2006, 29: 449 - 476.

[26] Gusnard D A, Raichle M E, Raichle M E. Searching for a baseline: functional imaging and the resting human brain [J]. Nat Rev Neurosci, 2001, 2: 685 - 694.

[27] Goldberg I I, Harel M, Malach R. When the brain loses its self: prefrontal inactivation during sensorimotor processing [J]. Neuron, 2006, 50: 329 - 339.

[28] Amodio D M, Frith C D. Meeting of minds: the medial frontal cortex and social cognition [J]. Nat Rev Neurosci, 2006, 7: 268 - 277.

[29] Gilbert S J, Spengler S, Simons J S, et al. Functional specialization within rostral prefrontal cortex (area 10): a meta-analysis [J]. J Cogn Neurosci, 2006, 18: 932 - 948.

[30] Lombardo M V, Chakrabarti B, Bullmore E T, et al. Atypical neural self-representation in autism [J]. Brain, 2010, 133: 611 - 624.

[31] Northoff G, Heinzel A, de Greck M, et al. Self-referential processing in our brain: a meta-analysis of imaging studies on the

self [J]. Neuroimage, 2006, 15: 440 - 457.

[32] Cojan Y, Waber L, Carruzzo A, et al. Motor inhibition in hysterical conversion paralysis [J]. Neuroimage, 2009, 47: 1026 - 1037.

[33] De Lange F, Toni I, Roelofs K. Altered connectivity between prefrontal and sensorimotor cortex in conversion paralysis [J]. Neuropsychologia, 2010, 48: 1782 - 1788.

[34] Rowe J B, Toni I, Josephs O, et al. The prefrontal cortex: response selection or maintenance within working memory? [J] Science, 2000, 288: 1656 - 1660.

[35] Liepert J, Hassa T, Tüscher O, et al. Abnormal motor excitability in patients with psychogenic paresis: a TMS study [J]. J Neurol, 2009, 256: 121 - 126.

[36] Avenanti A, Bolognini N, Maravita A, et al. Somatic and motor components of action simulation [J]. Curr Biol, 2007, 17: 2129 - 2135.

[37] Urry H L, van Reekum C M, Johnstone T, et al. Amygdala and ventromedial prefrontal cortex are inversely coupled during regulation of negative affect and predict the diurnal pattern of cortisol secretion among older adults [J]. J Neurosci, 2006, 26: 4415 - 4425.

[38] Roelofs K, Spinhoven Ph. Trauma and medically unexplained symptoms: towards an integration of cognitive and neuro-biological accounts [J]. Clin Psych Rev, 2007, 27: 798 - 820.

[39] Cojan Y, Waber L, Schwartz S, et al. The brain under self-control: modulation of inhibitory and monitoring cortical networks during hypnotic paralysis [J]. Neuron, 2009, 62: 862 - 875.

[40] Oakley D A. Hypnosis and conversion hysteria: a unifying model [J]. Cogn Neuropsychiatry, 1999, 4: 243 - 265.

[41] Roelofs K, Hoogduin C A L, Keijsers G P J. Motor imagery in hypnotic paralysis [J]. Int J Clin Exp Hypnosis, 2001, 50: 51 - 66.

[42] Roelofs K, Hoogduin C A L, Keijsers G P J, et al. Hypnotic susceptibility in patients with conversion disorder [J]. J Abn Psychol, 2002, 3: 390 - 395.

[43] Roelofs K, Keijsers G P J, Hoogduin C A L, et al. Childhood abuse in patients with conversion disorder [J]. Am J Psychiatry, 2002, 159: 1908 - 1913.

[44] Bakvis P, Roelofs K, Kuyk J, et al. Trauma, stress and preconscious threat processing in patients with psychogenic non-epileptic seizures [J]. Epilepsia, 2009, 50: 1001 - 1011.

[45] Bakvis P, Spinhoven Ph, Giltay E J, et al. Basal hypercortisolism and trauma in patients with psychogenic non epileptic seizures [J]. Epilepsia, 2010, 51: 752 - 759.

[46] Voon V, Brezing C, Gallea C, et al. Emotional stimuli and motor conversion disorder [J]. Brain, 2010, 133: 1526 - 1536.

[47] Niwa M, Kamiya A, Murai R, et al. Knockdown of DISC1 by in utero gene transfer disturbs postnatal dopaminergic maturation in the frontal cortex and leads to adult behavioral deficits [J]. Neuron, 2010, 65: 480 - 489.

[48] Kanaan R A, Craig T K, Wessely S C, et al. Imaging repressed memories in motor conversion disorder [J]. Psychosom Med, 2007, 69: 202 - 205.

[49] Gehring W J, Himle J, Nisenson L G. Action-monitoring dysfunction in obsessive-compulsive disorder [J]. Psych Sci, 2000, 11: 1 - 6.

[50] Liao W, Chen H, Feng Y, et al. Selective aberrant Functional connectivity of resting state networks in social anxiety disorder [J]. Neuroimage, 2010, 52: 1549 - 1558.

[51] Jordet G, Hartman E, Visscher C, et al. Kicks from the penalty mark in soccer: the roles of stress, skill, and fatigue for kick outcomes [J]. J Sports Sci, 2007, 25: 121 - 129.

第21章

心因性运动障碍的影像学

PMD 是一种有趣的病症,其特征为无明确病因且无法解释的运动症状。本章主要从神经影像学角度探讨 PMD 的潜在机制。为了应用神经影像学来了解 PMD 的病理生理,在此提出了一些问题:运动症状是如何产生的? 为何会产生? 为什么是一些特异性症状而非其他症状出现? 症状的出现为什么是无意识的? 如何划分和为什么要划分为几个广泛的问题? 是否有运动控制受损? 如果有,是哪个区域受损,如何受损? 是计划损伤、执行损伤,还是抑制损伤? 不同的运动症状(如震颤、肌张力障碍、肌阵挛、步态异常等)是否有类似的损伤机制? 与器质性运动障碍有何异同? 与转换性瘫痪(CP)有何异同? 是缺乏运动,还是其他转化症状如感觉缺陷? 是否存在异常的上游通路来促进或干扰正常的运动功能,如情感或唤醒机制或是内部思维过程? 如果是,那边缘系统与运动系统之间又如何相互作用(如功能性联系,边缘-运动节点,白质完整性的结构差异)? 采用基于配体的成像模式测量的神经递质功能是否存在异常?

神经生理学告诉我们,尽管一些症状如心因性肌阵挛、震颤的出现是无意识的,但其与自主运动的执行有着相同的通路。比如,心因性肌阵挛与准备电位(bereitschafts potential, BP)相关,这是一种在肌电起始前 1~2 s 出现的逐渐向负向递增的电位,提示运动前区和辅助运动区参与了运动准备[1]。不同身体部位的心因性震颤频率相同[2],且与其他的身体部位发生的随意震颤频率相符,提示心因性震颤与随意运动有共同的中枢震荡机制及相同的神经网络。总之,这些观察提示 PMD 可利用随意运动通路,这也提出了一个有趣的问题:为什么这些症状的出现是无意识的? 神经影像学技术为机制探讨提供了一些思路。

1. CP 的研究

很多关于转换运动障碍的功能影像学研究集中在 CP 上,其特征是运动缺乏,其机制与异常或过度运动不同。这些研究采用不同的模型、不同的成像模式且样本量较小(1~8)。然而,影像学研究为解释 CP 提供了几个有趣的假说。主要的假说包括:①运动启动[3]或概念化[4]受损;②运动执行中断[5,6];③自我监控[6,7]或边缘信息处理受损[5,8];④从高级额叶区[9,10]自上而下的调节可能影响了运动的执行。这些研究在第 19、20 章已展开讨论,此处仅作简单综述。

现在有争议的假说假定运动意图和运动概念化都未受损,或运动意图是完整的,但运动执行受损。例如,一项研究证实,左背外侧前额叶活动减弱,这被认为是运动意图受损[3]。类似地,运动观察(手部运动)与对侧运动皮质活动减弱相关,而运动执行(观察与运动复制)并无差异,以至于作者认为是运动表现的损伤[11]。但与此相反,一项病例研究发现,准备移动患侧下肢会激活前运动皮质、小脑和背外侧前额叶皮质区域,而尝试运动则未激活前运动和初级运动皮质,提示运动准备是完整的而运动执行受损[8]。支持该假说的证据是,一项最近的研究比较了一例 CP 患者与 24 例健康志愿者,证实在一项 go-no go 任务中的 go 期,对侧初级运动皮质的活性是正常的,提示运动意图和想象动作的完整性[6]。综上所述,CP 患者运动计划、概念化及执行是否受损仍不明确。

神经影像学研究主要关注自我监控[6,7,12]、边缘信息处理或高级调控[8,9]可能的上游损伤，而这些被认为会抑制运动的执行。如在想象动作期间，CP 与休眠状态网络 VMPFC 和颞上叶皮质活动增强有关，这也提示行为监控的过度活跃[7,12]。基于同样的理念，在运动准备期间，右侧运动皮质与后扣带回之间密集的功能性联系提示了记忆的内部监控或固有状态，这可能影响了运动的执行[6]。在另一项研究中，VMPFC 的异常活化被认为在高级运动控制区域支配的运动执行中起到自上而下的抑制作用[8]。一项较新的研究证实，想象动作中 CP 的特征是 VMPFC 与感觉运动皮质的功能性联系减少，而 DLPFC 和感觉运动皮质的联系增多，因此作者推测，不同的前额叶皮质区域在高级运动控制中起到自上而下的调节作用[10]。神经影像学数据表明，边缘和运动区可能存在网络联系，这种联系可能与 CP 相关。研究证实，在 CP 中，边缘-皮质区域与尝试或运动想象（VMPFC）以及非有害刺激（尾状核、壳核）有关。这些区域被认为是情绪刺激影响运动机制的可能节点[5,7,8,12]。此外，研究发现，1 例 CP 患者杏仁核活性增强而运动皮质活性减弱，以至于回想起困扰个人情绪的事件[13]。因此，目前推测的机制多样，但这之间的联系仍未阐明。

2. PMD 研究

与健康志愿者相比，在面对觉醒刺激时，PMD 患者有更强烈的眨眼惊恐反应，将觉醒与反射运动反应联系在一起[14]。这些发现与之前的一项研究结果是相符的，通过皮肤电反应[15,16]、基础皮质醇水平测定[17,18]等方法发现，具有多种症状的转换性障碍患者在疾病状态时觉醒增多，心率变异性减少，威胁警觉增多。在一项大样本 fMRI 研究中，与正向情感刺激相比，负向情感刺激并未引起运动转换性障碍患者（仅纳入 PMD 患者及有异常或过度运动症状如震颤或步态障碍者，而非 CP 患者）杏仁核活性的增高（见图 21.1A）。这些发现提示觉醒刺激增加了杏仁核活性[19]。有文献报道，急性期及缓解期转换性障碍的患者对声音刺激的皮肤电反应缺失，这与杏仁核习惯性损伤是一致的[15,16]。此外，与中性刺激相比，在面对情感刺激时，右侧杏仁核与辅助运动区之间的边缘-运动功能性联系增强（见图 21.1B）。辅助运动区与运动启动相关，特别是参与了自我驱动，以及潜意识运动反应的抑制。这项研究阐述了 PMD 症状发展的原因和形式：觉醒或潜在损伤造成的杏仁核活性增强影响了下游参与运动启动和无意识反应抑制的运动区域。因此，PMD 的病因包括了正向或负向情绪事件，重大个人相关危机或微小重复性日常紧张刺激，生理性觉醒事件（如缺乏睡眠或抑郁症状的神经生物学再现）；所有的这些可能导致了觉醒和转换运动症状的出现或恶化。从这个研究中无法推断这些现象是发病前状态（如内在表型）和危险因素，还是首发（致病的）或继发症状。尽管这项研究

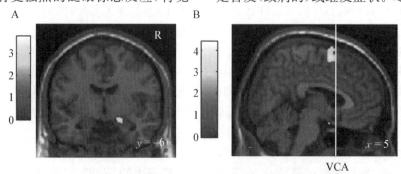

图 21.1 fMRI 在运动转换性疾病中的应用

A. 与正向情感刺激相比，负向情感刺激未引起杏仁核活性增高；B. 与中性刺激相比，
在面对情感刺激时，右侧杏仁核与辅助运动区之间的边缘-运动功能连接增强

纳入了转换障碍患者(心因性因素导致了症状出现或恶化的患者),但该研究也提示潜在的高度特异和主观性事件及紧张性刺激会引起这种觉醒状态,而且这些事件或刺激也并非临床医师或患者认识或诊断疾病的必要条件。这也符合 PMD 的诊断标准,心因性因素为支持证据而非诊断标准。这也为转换性疾病的诊断标准中去除"需要提供与转换症状相关的心因性因素"提供了证据。

一项独立研究描述了症状的无意识特征。采用 fMRI 研究发现,与有意模仿震颤相比,8 例心因性震颤患者的无意震颤与右侧颞顶叶连接强度降低有关[20]。虽然这是一些可能的推断,但颞顶叶连接在比较预测和实际结果中起关键作用。行动的感觉或个体控制自己运动的感觉被认为是以运动的预测结果和真实感觉结果为基础的。作者推测颞顶叶连接活动的减少可能是因为转换震颤时缺少恰当的预测结果的信号。由于缺少预测结果的信号,转换运动的预测结果和真实感觉结果就没有了比较。这种比较的缺失可能造成了颞顶叶连接的失活和无法控制运动的感觉。关于运动的进一步研究将有助于了解 PMD 无意识状态的本质。

3. 神经影像学研究在 PMD 中的局限性

采用 fMRI 研究 PMD 也存在一些局限性。fMRI 研究中,过度运动可能导致运动假象,PET 可避免这一问题,但其时间分辨率较差。慢性 PMD 患者的评估也是一个问题,因为慢性病程本身可能造成神经可塑性改变,且其可能是下游的改变而非是反映病因。肌张力障碍的电生理研究中也会遇到同样的问题[21,22]。我们应该关注特异性运动症状,还是探讨普遍存在的症状,需要根据假说来确定。如在一项研究中,我们关注了情感或觉醒刺激的影响,一系列心因性运动症状的纳入看似是针对普遍机制的研究,但高度特异性的纳入标准则可能会限制对患者的招募和研究项目的推广。例如,在上述震颤研究中,尽管有来自专注于人体运动控制的专病门诊(PMD 专业中心)的 150 例受试者

数据,但招募过程耗时近 7 年时间,且地域跨越整个北美。另一个问题是需要确定针对运动症状组的合适对照组,当然这也取决于假说提出的问题。在震颤研究中,我们采用了自身前后对照设计,患者执行相同的模拟自主运动。其他对照包括了器质性运动障碍可以作为运动障碍的对照。然而,这本身也存在问题,因为 PMD 的运动有着不同的表现。假设静息时不存在运动,人们可以在静息时研究受试者,但是,这也意味着人们不再关注活动时的症状。因为 PMD 中常存在抑郁症状,并且抑郁症本身有与转化障碍相关区域重叠的特异性神经标记,理想的患者招募应该排除严重抑郁患者,或是将抑郁评分作为无意义协变量。然而,严重抑郁本身也可能引起心因性症状,这也值得探讨。

4. 结论

应用功能影像研究 PMD 尚处于初级阶段。神经生理学研究提示心因性震颤和肌阵挛可能与自主运动有着相同的运动通路。心因性肌张力障碍的进一步研究表明慢性肌张力障碍症状可能导致与器质性肌张力障碍相似的神经可塑性改变,或这些神经可塑性差异代表了肌张力障碍症状发展的内在表型风险标志。基于 fMRI 研究,我们姑且认为 PMD 患者可能对觉醒刺激有着更高的边缘活性以及边缘-运动联系(杏仁核-辅助运动区),提示内部或外部觉醒刺激可能是引起 PMD 症状的潜在机制。我们也推测预测结果信号的受损伴随着心因性运动,可能导致了不自主运动或运动不受控制的感觉。病理生理学的研究有望为这种疾病提供特异性的治疗靶点。

(尹　豆　王　刚　译)

┃ 参考文献 ┃

[1] Terada K, Ikeda A, Van Ness P C, et al. Presence of Bereitschaft spotential preceding psychogenic myoclonus: clinical application of jerk-locked back averaging [J]. J Neurol Neurosurg Psychiatry, 1995,58: 745 - 747.

[2] O'Suilleabhain P E, Matsumoto J Y. Time-

frequency analysis of tremors [J]. Brain 1998,121: 2127 - 2134.

[3] Spence S A, Crimlisk H L, Cope H, et al. Discrete neurophysiological correlates in prefrontal cortex during hysterical and feigned disorder of movement [J]. Lancet, 2000,355: 1243 - 1244.

[4] Roelofs K, de Bruijn E R, van Galen G P. Hyperactive action monitoring during motor-initiation in conversion paralysis: an event-related potential study [J]. Biol Psychol, 2006,71: 316 - 325.

[5] Vuilleumier P, Chicherio C, Assal F, et al. Functional neuroanatomical correlates of hysterical sensorimotor loss [J]. Brain, 2001,124: 1077 - 1090.

[6] Cojan Y, Waber L, Carruzzo A, et al. Motor inhibition in hysterical conversion paralysis [J]. Neuroimage, 2009, 47: 1026 - 1937.

[7] de Lange F P, Roelofs K, Toni I. Increased selfmonitoring during imagined movements in conversion paralysis [J]. Neuropsychologia, 2007,45: 2051 - 2058.

[8] Marshall J C, Halligan P W, Fink G R, et al. The functional anatomy of a hysterical paralysis [J]. Cognition, 1997, 64: B1 - B8.

[9] Tiihonen J, Kuikka J, Viinamaki H, et al. Altered cerebral blood flow during hysterical paresthesia [J]. Biol Psychiatry, 1995,37: 134 - 135.

[10] de Lange F P, Toni I, Roelofs K. Altered connectivity between prefrontal and sensorimotor cortex in conversion paralysis [J]. Neuropsychologia, 48: 1782 - 1788.

[11] Roelofs K, van Galen G P, Keijsers G P, et al. Motor initiation and execution in patients with conversion paralysis [J]. Acta Psychol, 2002,110: 21 - 34.

[12] de Lange F P, Roelofs K, Toni I. Motor imagery: a window into the mechanisms

and alterations of the motor system [J]. Cortex, 2008,44: 494 - 506.

[13] Kanaan R A, Craig T K, Wessely S C, et al. Imaging repressed memories in motor conversion disorder [J]. Psychosom Med, 2007,69: 202 - 205.

[14] Seignourel P J, Miller K, Kellison I, et al. Abnormal affective startle modulation in individuals with psychogenic [corrected] movement disorder [J]. Mov Disord, 2007,22: 1265 - 1271.

[15] Horvath T, Friedman J, Meares R. Attention in hysteria: a study of Janet's hypothesis by means of habituation and arousal measures [J]. Am J Psychiatry, 1980, 137: 217 - 220.

[16] Lader M, Sartorius N. Anxiety in patients with hysterical conversion symptoms [J]. J Neurol Neurosurg Psychiatry, 1968, 31: 490 - 495.

[17] Bakvis P, Spinhoven P, Giltay E J, et al. Basal hypercortisolism and trauma in patients with psychogenic nonepileptic seizures [J]. Epilepsia, 2010, 51: 752 - 759.

[18] Bakvis P, Roelofs K, Kuyk J, et al. Trauma, stress, and preconscious threat processing in patients with psychogenic nonepileptic seizures [J]. Epilepsia, 2009,50: 1001 - 1011.

[19] Voon V, Brezing C, Gallea C, et al. Emotional stimuli and motor conversion disorder [J]. Brain, 2010,133: 1526 - 1536.

[20] Voon V, Gallea C, Hattori N, et al. The involuntary nature of conversion disorder [J]. Neurology, 2010,74: 223 - 228.

[21] Espay A J, Morgante F, Purzner J, et al. Cortical and spinal abnormalities in psychogenic dystonia [J]. Ann Neurol, 2006, 59: 825 - 834.

[22] Hallett M. Physiology of psychogenic movement disorders [J]. J Clin Neurosci, 2010,17: 959 - 965.

第22章

影像学检查在癔症性、催眠暗示性和假性肢体瘫痪中的应用

18世纪晚期,弗兰兹・安东・麦斯默(Franz Anton Mesmer)医师诊所中的患者,其行为最与众不同的是"危急",尤其是涉及一系列类似癫痫的运动痉挛[1,2]。英国皇家委员会成立并审查了Mesmer的临床实践后得出结论,他所声称的"动物磁力"在治疗中的应用并没有依据,并且也不能解释产生的现象,明显的疗效只是作为期望、承诺和最重要的想象的结果。伴发身体效应和心理效应的癫痫,换句话说可以看作是心因性的。当时的记载也很清晰,明确的和含蓄的暗示都是麦斯默疗法的核心特征(参见第41章)。一个世纪之后,杰出的神经病学大师让-马丁・夏科(Jean Martin Charcot)在他诊治的癔症患者身上也观察到类似的痉挛性行为,尤其是当他们接触到神经性癫痫患者时。Charcot注意到他的癔症患者都很容易受到暗示的影响,并且症状多样,尤其是肢体瘫痪、挛缩和麻木,都是心因性的,并且在催眠中利用暗示可以诱发,就像麦斯默学说之前提到的那样。他对催眠现象和癔症症状的相似性的解释是,催眠属于另一种形式的癔症,并且两者有共同的特征,即潜在的神经病易感体质导致易被暗示。他的这些观察对在法国巴黎特里埃医院(Salpêtrière Hospital)工作的神经病学家组成的权威组织产生了深刻的影响,这些专家包括乔治・吉尔斯・德・拉・图雷特(Georges Gilles de la Tourette),约瑟夫・巴彬斯基(Joseph Babinski),阿尔弗雷德・比奈(Alfred Binet)和皮埃尔・让内(Pierre Janet)。

在来访特里埃的一批杰出专家中,有西格蒙德・弗洛伊德(Sigmund Freud),他和约瑟夫・布鲁尔(Joseph Breuer)一起,把Charcot的观点引用到催眠和癔症上,从而发展出了他们自己创立的有影响力的理论,并给我们提供了新术语"转换性癔症",从而奠定了精神分析的理论基础[3]。

Charcot方法的一个重要观点是,他坚信催眠和癔症有着共同的作用机制,并且他运用催眠创立了专门的转换障碍综合征的精神分析法。催眠逐渐作为一种检查临床症状和心理过程的工具,并从那时起被一些研究者所倡导。如Reyher[4]曾质疑过催眠术引起的精神病理的案例,并提出了一个确保其临床相关性的模式,而Kihlstrom[5]针对将催眠作为临床研究工具作出了乐观的评论。最近,催眠已经常常和神经影像学结合,用来检查功能性疼痛和意志/运动控制障碍患者[6~9];催眠作为一种工具用来研究认知神经科学家感兴趣疾病的常规病症,如妄想症、共感觉(synesthesia)、色彩处理(color processing)、注意力冲突和记忆[10~12];并成功创造了符合临床和神经心理条件的实验类似物[11](参见第17章)。

催眠产生心因性/转换障碍的实验清晰地说明了催眠暗示现象与转换障碍具有一些相同的特征[13,14]。值得注意的是,在尚未出现明显的解剖学或生理学病变时,两者均会造成类似神经样改变(瘫痪、震颤、失明等)。此外,它们都表现出对暗示处理的保留,并且如果客观测试表明患者保留着显著的"假性

神经病"时,暗示处理过程就会娴熟得像无意识反应一样快速[13]。同时,两种系列现象中都涉及同一种形式的分离症状[15,16]。

Bell 等综述了分离症、转换障碍和催眠之间关系的神经心理学证据[16]。他们综述了转换障碍的相关文献,包括功能性运动障碍(肢体瘫痪、运动受限、震颤、肌张力障碍和步态异常)、功能性感觉综合征(麻醉和视觉丧失)和健忘症,也总结了一些采用催眠模拟的研究。这篇综述遵循 Charcot 概述的方法,更进一步地观察了运动转换障碍与可催眠性的关系,探索了利用转换障碍和催眠暗示建立临床现象的直观模拟方法。

1. 催眠、癔症和运动障碍

Charcot 的工作有一个清晰的预言,诊断为癔症(转换性障碍)的患者更容易被催眠,很多研究支持此假说[17~19]。更加明确的预测是,有心因性假性癫痫发作临床症状的个体在催眠测试时其暗示感受性的评分会更高,但此预言支持性结果较少。Kuy 等[20]报道,假性癫痫发作的患者比癫痫患者更容易被催眠,但是随后的两项研究[21,22]未能证实它们之间的关系。

有人确实有兴趣去尝试 Charcot 的建议,检测催眠和癔症现象的脑活动。1997年,Marshall 等采用 PET 技术进行了一项研究,纳入右利手的女性患者,她们满足转换性障碍的所有临床条件,并且表现为左下肢瘫痪、不能运动至少 2.5 年。患侧肢体的腱反射是完整的,也没有躯体感觉的缺失。在扫描时,双下肢均被固定以防右下肢的不自觉运动。如预期一样,准备移动右下肢激活了大脑的感觉运动区域,除外左侧初级感觉运动皮质。准备移动左下肢激活了同样的区域,尤其是左外侧前运动皮质和双侧小脑半球,作者将此作为患者尝试移动左下肢的证据和区别假象的指征。当她挣脱束缚移动右下肢时,激活的脑区包括了 DLPFC、双侧小脑区域、左外侧前运动区域、左侧初级感觉运动皮质(S1 和 M1)以及双侧感觉运动区域。肌电图(EMG)记录证实当患者尝试移动时,患侧肢体并无肌肉活动,并且右侧前运动区域或初级感觉运动皮质都没有激活,而左侧 DLPFC 和双侧小脑都激活了,这可作为区别假象的进一步证据。有意思的是,与准备移动的右下肢相比,前扣带回和眶额皮质的同侧也会显著激活。当尝试移动左侧麻痹肢体时,与右侧肢体的情况相比,这两处前额叶皮质区域是仅有的异常激活区域。作者注意到这两个区域此前已被公认为与功能、情绪和运动控制有关,DLPFC 激活以及下游小脑的激活起着抑制左下肢运动的作用。前扣带回激活,特别是与悲痛体验中的患者按指令尝试移动患侧下肢相关联的激活,在检测中出现可能性降低的原因包括,一是在扫描的任一阶段她都没有呈现出焦虑的表现,二是没有其他边缘结构的激活,而预期会伴随情绪反应的增加。

在 Marshall[23]的随访研究中,Halligan 等[24]在另一个案研究中对右利手男性受试者采用催眠暗示的方法诱发了左下肢的完全瘫痪。受试者先前已经体验过催眠暗示性的运动瘫痪,并且很熟悉扫描环境,这样可最大限度地降低操作期间患者焦虑和痛苦的可能性。初始的神经系统评估用以确认双下肢的正常功能。在扫描开始前实施催眠诱导和深化,涉及一套标准化的闭眼和数数(1~10)的流程,并且包括放松肌肉的暗示。然后给予暗示,以模拟弛缓性瘫痪,等同于转换障碍患者所表现的受累肢体无躯体感觉的缺失。在这些暗示之后再次做神经系统评估,确认受试者尽管仍然可以正常移动右下肢,但在被要求时还可以移动他的左下肢。如此前双侧下肢被固定束缚的研究,本研究采用了相同的统计分析方法、PET 技术和 Marshall 曾使用的试验方案[23]。

当右下肢想挣脱束缚"尝试移动"的时候,作者如预期地发现了运动和前运动区域的激活。当试图移动瘫痪的左下肢时，肌电图记录证实了肌肉活动的缺失，并且运动皮质也未出现活动。然而，在确证 Marshall 等[23]的研究时，发现在右侧眶额皮质和右侧前扣带回有选择性地激活，而在右下肢尝试移动时并未激活。近期的一项利用单个和配对脉冲 TMS 检测转换障碍性瘫痪和控制患者皮质脊髓运动兴奋性的研究[25]也提供了运动抑制的证据。患者想象躯体运动与皮质脊髓运动兴奋性的降低有关，并与正常控制下的兴奋性增加有关。

这些结果为 Charcot 的主张提供了清晰的支持，即催眠和转换障碍两种现象的机制存在重叠，至少在躯体瘫痪病例上是如此，且机制涉及对侧前额叶区域。Halligan 等[24]也赞同 Marshall 等[23]的提议，对结果最可能的解释是前扣带回和眶额激活"代表神经活动，并负责抑制受试者自发尝试移动左下肢"。他们也提出催眠和癔症现象存在其他共性的可能性，比如心理失调或心理冲突，也许这种情况都是由一种可能的主观经验调节的，即不能移动但是在被要求时能积极尝试着去做。这种解释也许普遍适用于催眠现象和转换障碍而不是只针对肢体瘫痪。

最近，Cojan 等[26]报道了一例女性病例。该患者左手和腕关节呈现不明原因的虚弱无力，保留了手指运动的部分功能但并无感觉损伤。采用 fMRI 检测，当她尝试移动虚弱的左手时，作者发现在其右侧运动皮质有预备性的激活，并且与动机和情感处理相关的腹内侧前额叶皮质区域的活动也增加了。在一项"go-no go"的任务中，在 go 测试中没能移动左手伴随着楔前叶和腹外侧前额回的激活，但是并未伴随与抑制相关的右侧额叶区域的正常激活。然而，针对功能正常的右手进行 no go 测试时，右侧额叶区域不出意料地被激活了。神经投射分析发现该患者右侧运动皮质和扣带回后部、楔前叶和 VMPFC 的联系增强。与 Marshall 等[23]的

解释相比，作者认为，其患者的转换症状不是由通常的通过认知抑制通路调节的，而是涉及"自我呈现"和"情绪调节"相关的多脑区的激活。

该研究团队还报道了 fMRI 结合"go-no go"任务的平行研究，纳入 12 例受试者被催眠暗示左手瘫痪或在非催眠条件下双手运动功能正常[27]。正如此前转换障碍性瘫痪的研究[23,26]，当受试者尝试移动他们"瘫痪"的左上肢时，观察到伴随移动意向出现右侧运动皮质预备性的激活。同时，与转换障碍的患者[27]一样，发现在催眠组通常认为与意象和自我意识相关的楔前叶的活动增强，这也是楔前叶与右侧运动皮质的功能联系增强的证据。同样地，与转换障碍患者相似，针对"瘫痪的"左手进行 go 测试时，并没有发现对侧运动皮质激活或者认知或运动抑制相关脑区激活的证据。然而，在非催眠状态下，同样的受试者进行 no go 测试时，观察到了抑制性激活。

2. 诈病

除暗示以外，如果不考虑特定临床症状或暗示效应，也许存在更进一步的可能原因可解释转换障碍和催眠暗示现象中不同于特殊症状表现和暗示作用的类似脑活动。Terao 和 Collinson[28]提出，Marshall 等报道的转换性癔症临床案例[23]，以及催眠暗示性瘫痪的平行试验案例[24]，发生的原因明显具有共同大脑机制，即这两种案例中受试者均存在诈病的情况。作者用 Spence 等[29]的 PET 研究发现来支持他们的观点，该研究于 Halligan 等[24]的文章发表之后得以发表。Spence 等[29]报道，与两例假装相同症状情况的受试者，以及 6 例正常对照相比，两例表现为不明原因左臂无力的转换障碍男性患者当尝试执行移动操纵杆任务（他们能够做到但是有些困难）时，他们的左 DLPFC 出现了活化的减低。相同对比情形下，两例假装者表现为右前额叶皮质前部的活性减低。将

1 例癔症性右臂无力的男性和假装右手臂无力的 2 例受试者纳入其研究样本。数据整合的分析结果显示,不论症状的偏侧性,3 例癔症患者在执行任务期间均出现了同样的左侧前额叶功能减低。而相反的是,不考虑偏侧性,正常受试者有意识地假装表现也与右侧前额叶功能减低有关。当得知两组研究的任务要求不相同时,Terao 和 Collinson[28] 认为,仅就偏侧性而言,Marshall 等[23] 的癔症患者和 Halligan 等[24] 的催眠受试者身上均发现"右侧皮质异常",这与 Spence 等[29] 的研究中假装瘫痪的情形更为一致。在他们的反馈中,Halligan 等指出[30],撇开偏侧性,两组研究涉及不同的大脑区域。另外,他们指出 Terao 和 Collinson 的批判性评论[28] 似乎暗示了两方面的问题,即不仅他们自己的催眠受试者在假装瘫痪,同时,尽管采用了类似的临床诊断标准,但 Marshall 等[23] 的研究中患者被误诊为转换性障碍,而 Spence 等[29] 研究的 3 例患者都得到了正确的诊断。

然而,诈病(malingering)或装病(faking)始终是一个重要的问题,这点值得一谈。Spence 等[29] 的 PET 研究证据很清晰地支持了一个结论:完成一项运动任务时引起的大脑激活,在确实存在转换障碍性肢体无力的患者与假装相同症状表现的正常受试者身上的表现是不同的。催眠案例中更需要一种类似的示范,因为暗示反映的有效性主要基于被催眠者个体的非正式证据;相比而言,转换障碍的症状分类是建立在神经生理学和神经解剖学研究普遍证实的诊断标准基础上的。在催眠案例中排除假装的可能性也是非常重要的,尤其是当它作为一种模拟转换障碍症状的有效手段被使用时。

诈病的问题在 Ward 等[31] 的一项 PET 研究中得到直接解决,纳入的 12 例催眠受试者接受了两种条件下的测试:①被暗示左下肢瘫痪;②假装左下肢瘫痪。为了使伪装更为逼真,试验规定如果独立的神经病学检测

不能把他们和被催眠暗示瘫痪者大脑激活的情形区分开,则伪装者会得到一份现金奖励。尽管神经病学检测不能可靠地区分这两种情形,但与模拟情形相比,催眠暗示性瘫痪中受试者的右侧眶额皮质、右侧小脑、左侧丘脑以及左侧硬膜的脑区活动更强。相比而言,模拟情形表现为 VMPFC 和右后侧皮质的一些脑区的活动相对增强。与早期的研究相一致,暗示性瘫痪条件下的受试者表现为运动控制区域的预备性激活,说明两种条件下均不能运动是由运动触发而不是运动预备的失败造成的。这个结果清晰地支持了以下观点,即客观经历的催眠性瘫痪与故意模拟的情形具有不同的调节机制。同样值得注意的是,尽管之前报道右侧前扣带回皮质未被激活,但右侧眶额皮质,即先前报道在癔症(Marshall 等[23])和催眠暗示性(Halligan 等[30])瘫痪期间均被激活的一个区域,在更大样本的人群中也发现了激活现象。

在其个案研究中,Cojan 等[26] 也总结了正常对照人群的情况,他们亦被要求假装左手瘫痪无力。不同于患者,在 go 测试时使用"瘫痪"的左手和在 no go 测试时随意使用一只手,对照组表现为相同的额回下部的抑制性活动。这说明假装的无力与转换性症状是不同的机制在调节。

在其催眠性瘫痪研究中,Cojan 等[27] 发现,尽管试验组"瘫痪"左手进行 go 测试时对侧抑制性区域没有出现激活,但是对照组 6 例非催眠受试者在左侧 go 测试中被要求假装类似的左侧运动无力(表现出"好像"他们运动无力和手指不能运动)时,却能表现出右侧抑制性区域的激活(比如,额下回和下顶叶)。这又一次说明催眠性瘫痪涉及的机制与自主模拟类似情形的机制是不同的。

3. 讨论

这一章节中综述的 5 项主要研究[23,24,26,27,31] 有 3 个重要的结果:第一,尽管每个研究小组均存在报道的不一致

性[26,27,31],但转换障碍性瘫痪和催眠暗示性瘫痪的大脑活动却惊人的一致。第二,对转换障碍组和催眠组受试者在试验设计要求移动而未能移动患侧肢体时,大脑活动形式差异的解释也存在惊人的一致性。第三,不同研究的结论一致表明,有意模仿肢体瘫痪或无力伴发的脑活动不同于转换性障碍或催眠暗示性瘫痪的脑活动。

首先,这些结果对 Charcot 在这一领域开创性的研究及地位进行了确认。不论 5 项研究之间的差异,他们都支持暗示在催眠中的运用,其可作为一种有说服力和潜在价值的模拟物用来剖析和理解转换障碍[11],也就是暗示治疗方法[14]。该方法中使用的催眠暗示的一个最大优势是,其提供了将模仿情形变成转换障碍患者目标症状的可能性。例如,Halligan 等[24]使用催眠暗示使得左下肢出现完全无力性瘫痪,不同于 Cojan 等使用催眠产生以迟钝、僵硬为特点的左手瘫痪。我们所总结的这些研究已经初步涉及转换障碍或催眠暗示的产物,即转换性症状或催眠暗示性的对应情形。催眠暗示或许也能提供功能性疾病进展阶段的模型。这样的话,通过获取一种能接受的类似于催眠诱导引起的精神专注状态,就能预测疾病的发展。同时,一些内部或外部产生的暗示形式也是需要的。

转换障碍性症状和催眠暗示现象之间存在广泛的相似点,这一点很重要[16]。最引人注意的是,转换障碍性症状具有长期性的特征,而催眠暗示现象在较短的时间内容易逆转。此外,典型的催眠暗示来自与另一个体之间的相互作用,而转换障碍性症状也许看似是“自我暗示”,但根本病因是心理冲突或痛苦[13]。

关于所列的第二项研究结果,Marshall 等[23]和 Halligan 等[24]都认为,肢体移动不能归因于右扣带回和眶额皮质被激活引起的抑制作用,而尝试移动瘫痪肢体时 Cojan

等[26,27]并没有观察到相关的激活。相反地,后者发现,在自我监控过程增强时,楔前叶和其他脑区出现激活,他们猜想这可能是通过暗示引起的内部表现来指引行为,从而引起肢体无法移动。尽管两项研究涉及的受累躯体都是左侧肢体,但是存在很多不同点,比如肢体本身(上下肢的不同)、肢体的呈现形式(转换性障碍中是“瘫痪”,催眠中是“无力”)以及症状的持续时间(转换性障碍是慢性的,催眠是急性的)。也许从表面上看,以上这些都对所报道的定位激活脑区没有什么显著意义。此外,更有意义的不同点可能是所采用的试验流程(在口头指令中是抵抗固定束缚的尝试性移动,在 go-no go 试验设计中是按按钮)。基于这一点也值得回顾一下 Halligan 等[24]的推测,即他们报道的前扣带回和眶额叶皮质的激活,也许反映了催眠暗示性作用和转换障碍性症状相关的“心理失常或心理冲突”,而不是认知或运动抑制的具体形式。一个更深入的猜测是,这些激活也许普遍存在于所有暗示和自我暗示的现象(催眠和转换障碍)。基于此,也有一种可能性,即 Cojan 等[26,27]报道的激活可能与暗示的普遍机制有关,而不是特异性的运动抑制相关机制。同时,很明显的是,针对转换性障碍更广泛的综合征以及对应的催眠暗示性现象,需要更多的研究来解决这类问题。然而,有意思的是,Cojan 等[27]确实发现在比较催眠加瘫痪暗示情形和非催眠、非暗示情形时,右侧前扣带回和双侧眶额叶皮质的活动增强,这或许能说明这些区域可能与催眠、暗示或两者相关,甚至与不论何种表现症状的转换障碍都相关。

最后,有可靠证据表明,作者感兴趣的临床以及催眠暗示现象不是伪装的结果(即为了功利而伪造“症状”[31]),也不是单纯要求模拟的目标状态[26,27]。同样值得注意的是,在催眠引起功能性疼痛的案例中,脑激活的情况类似于躯体性的疼痛刺激[8,32],但是显然不同于同一个催眠受试者仅仅被要求去清晰地想象同样的疼痛体验[8]。将转换障碍、催眠暗示性瘫痪与它们各自的想象情形之间作同样的比较研究将会很有意义。在意向模拟的案例中,尽管到目前为止,运动瘫痪或无力的证据看似清晰,研究者们应该考虑将模拟或伪装对照组纳入以后类似的研究中。一个更深入的考虑是,在催眠暗示现象的案例中,模拟是应该在非催眠状态下进行[27],还是应该在催眠状态下进行[31]。类似地,采用不同的模拟者组别[27]还是采用个体自身前后对照的方法[31]也存在选择。尽管催眠暗示提供了更大的灵活性(因为暗示产生的"症状"可以轻易地消除),但原则上相同的设计选择也适用于转换障碍,只是在这种情况下模拟可能必须施用于另一侧躯体,即个体自身对照的方法。

(尹 豆 王 刚 译)

名词注释

1. 妄想症(delusional disorder):又称妄想性障碍,指一组病因未明、以系统妄想为主要症状的精神疾病。

2. 共感觉(synesthesia):指一种形态的感官刺激(如听觉),引发另一种形态的感觉(如视觉或味觉等),属于感觉混合的心理症状。

参考文献

[1] Gauld A. A History of Hypnotism [M]. Cambridge, UK: Cambridge University Press, 1992.

[2] Pintar J, Lynn S J. Hypnosis: A Brief History [M]. Chichester, UK: Wiley-Blackwell, 2008.

[3] Ellenberger H F. The Discovery of the Unconscious: The History and Evolution of Dynamic Psychiatry [M]. London: Fontana, 1994.

[4] Reyher J. A paradigm for determining the clinical relevance of hypnotically induced psychopathology [J]. Psychol Bull, 1962, 59: 344 – 352.

[5] Kihlstrom J F. Hypnosis and psychopathology: retrospect and prospect [J]. J Abnorm Psychol, 1979, 88: 459 – 473.

[6] Blakemore S-J, Oakley D A, Frith C D. Delusions of alien control in the normal brain [J]. Neuropsychologia, 2003, 41: 1058 – 1067.

[7] Derbyshire S W G, Whalley M G, Stenger VA, et al. Cerebral activation during hypnotically induced and imagined pain [J]. Neuroimage, 2004, 23: 392 – 401.

[8] Derbyshire S W G, Whalley M G, Oakley D A. Fibromyalgia pain and its modulation by hypnotic and non-hypnotic suggestion: an fMRI analysis [J]. Eur J Pain, 2009, 13: 542 – 550.

[9] Haggard P, Cartledge P, Dafydd M, et al. Anomalous control: when "free-will" is not conscious [J]. Conscious Cogn, 2004, 1: 646 – 654.

[10] Oakley D A. Hypnosis as a tool in research: experimental psychopathology [J]. Contemp Hypnosis, 2006, 23: 3 – 14.

[11] Oakley D A, Halligan P W. Hypnotic suggestion and cognitive neuroscience [J]. Trends Cogn Sci, 2009, 13: 264 – 270.

[12] Terhune D B, Cardeña E, Lindgren, M. Disruption of synaesthesia by posthypnotic suggestion: an ERP study [J]. Neuropsychologia, 2010, 48: 3360 – 3364.

[13] Oakley D A. Hypnosis and conversion hysteria: a unifying model [J]. Cogn Neuropsychiatry, 1999, 4: 243 – 265.

[14] Oakley D A. Hypnosis and suggestion in the treatment of hysteria [M]// Halligan P W, Bass C, Marshall J W. Contemporary Approaches to the Study of Hysteria: Clinical and Th eoretical Perspectives. Oxford: Oxford University Press, 2001: 312 – 329.

[15] Holmes E A, Brown R J, Mansell W, et al. Are there two qualitatively distinct

forms of dissociation? A review and some clinical implications [J]. Clin Psychol Rev, 2005,25: 1-23.

[16] Bell V, Oakley D A, Halligan P W, et al. Dissociation in hysteria and hypnosis: evidence from cognitive neuroscience [J]. J Neurol Neurosurg Psychiatry, 2011,82: 332-339.

[17] Bliss E L. Hysteria and hypnosis [J]. J Nerv Mental Dis, 1984,172: 203-206.

[18] Roelofs K, Hoogduin K A, Keijsers G P, et al. Hypnotic susceptibility in patients with conversion disorder [J]. J Abnorm Psychol, 2002,111: 390-395.

[19] Roelofs K, Keijsers G P, Hoogduin K A, et al. Childhood abuse in patients with conversion disorder [J]. Am J Psychiatry, 2002,159: 1908-1913.

[20] Kuyk J, Spinhoven P, van Dyck R. Hypnotic recall: a positive criterion in the differential diagnosis between epileptic and pseudoepileptic seizures [J]. Epilepsia, 1999,40: 485-491.

[21] Goldstein L H, Drew C, Mellers J, et al. Dissociation, hypnotizability, coping styles and health locus of control: characteristics of pseudoseizure patients [J]. Seizure, 2000,9: 314-322.

[22] Litwin R, Cardeña E. Demographic and seizure variables, but not hypnotizability or dissociation, differentiated psychogenic from organic seizures [J]. J Trauma Dissoc, 2001,1: 99-122.

[23] Marshall J C, Halligan P W, Fink G R, et al. The functional anatomy of a hysterical paralysis [J]. Cognition, 1997,64: B1-B8.

[24] Halligan P W, Athwal B S, Oakley DA, et al. Imaging hypnotic paralysis: Implications for conversion hysteria [J]. Lancet, 2000, 355: 986-987.

[25] Liepert J, Hassa T, Tüscher O, et al. Motor excitability during movement imagination and movement observation in psychogenic lower limb paresis [J]. J Psychosom Res, 2011,70: 59-65.

[26] Cojan Y, Waber L, Carruzzo A, et al. Motor inhibition in hysterical conversion paralysis [J]. Neuroimage, 2009, 47: 1026-1037.

[27] Cojan Y, Waber L, Schwartz S, et al. The brain under self-control: modulation of inhibitory monitoring cortical networks during hypnotic paralysis [J]. Neuron, 2009,62: 862-875.

[28] Terao T, Collinson S. Imaging hypnotic paralysis [J]. Lancet 2000,356: 162-163.

[29] Spence SA, Crimlisk HL, Cope H, et al. Discrete neurophysiological correlates in prefrontal cortex during hysterical and feigned disorder of movement [J]. Lancet, 2000,355: 1243-1244.

[30] Halligan, P W, Oakley D A, Athwal B S, et al. Imaging hypnotic paralysis: authors' reply [J]. Lancet, 2000,356: 163.

[31] Ward N S, Oakley D A, Frackowiak R S J, et al. Differential brain activations during intentionally simulated and subjectively experienced paralysis [J]. Cogn Neuropsychiatry, 2003,8: 295-312.

[32] Raij T T, Numminen J, Narvanen S, et al. Brain correlates of subjective reality of physically and psychologically induced pain [J]. Proc Natl Acad Sci USA, 2005,102: 2147-2151.

第23章

心因性和假性无力的功能成像

心理因素在转换障碍综合征的病理进展中至关重要，但我们对它转变为躯体症状的神经机制却了解甚少。采用 PET 和 MRI 手段进行的功能成像研究产生了一些多变的、不确定的结果[1~6]。本章将报道 5 例依据《DSM Ⅳ》诊断为转换障碍性无力的患者和 10 例健康志愿者在有或者没有伪装无力的条件下完成单手和双手敲击任务中的初步发现。

1. 方法

采用 fMRI，将 3 例左侧无力（2 例为女性）和 2 例右侧无力（均为女性）的转换障碍患者与 10 例健康受试者的对照组进行比较。患者的平均年龄是（41±14）岁，对照组的平均年龄是（38±14）岁。受试者跟随听到的音调，以每秒 1 次的频率，依次用右手、左手、双手拇指敲击或在拇指敲击时伪装无力，如此交替成串地休息和运动。先采用标准化的蒙特利尔神经病学研究所（Montreal Neurological Institute，MNI）制定的大脑模板、运用高斯核函数进行预处理，再采用 SPM5 软件[7]进行分析。运动参数作为回归变量加入。以对照组的个体结果进行随机效应二级分析的方式进行群组分析，来比较正常敲击和伪装敲击，总结患者组和对照组的结果进行二级分析来比较转换障碍和对照组的伪装无力。

2. 结果

对照组受试者作出了要求数量的敲击，但是转换障碍患者偶尔遗漏敲击，尤其是患侧肢体的敲击。在此，作者报道了联合单-双手敲击任务的初步发现。

对照组联合左手、右手、双手的敲击与包括中央前回、中央后回、左额内侧回和前小脑（z 值 3.43~7.28；显著性 $P<0.001$；FDR 矫正）（数据未列出）等运动区域的激活有关。用伪装无力的手进行敲击与对照组正常敲击相比，感觉运动皮质和小脑的激活减弱，而左侧中央前回和顶下小叶的激活增强（见图 23.1A 和表 23.1）。

患者组和对照组的敲击（依次左手、右手、双手）相比较，说明中央后回和右侧岛叶的激活在对照组更多，而右侧中央前回在患者组的激活更多（见图 23.1B 和表 23.1）。与对照组伪装无力相比较，患者组表现出在左侧顶下小叶、左侧扣带回、右侧岛叶、左侧中央前回和右额内侧回的激活更少。患者敲击伴随着更多右侧额下回的激活（见图 23.1C 和表 23.1）。

3. 讨论

本研究的样本量较小，但和之前的研究具有可比性，反映了招募这种疾病患者的难度[1~6]。患者单手无力，左右手变换，但显像并没有翻转，这意味着过于强调了独立于无力侧的脑激活而忽视了单侧依赖性差异。

心因性和伪装无力均与感觉运动皮质和小脑的激活减弱有关，这一发现和绝大多数前期研究相一致[5,6]。相比而言，Burgmer 和同事[1]发现转换障碍患者在执行运动过程中有运动皮质的正常激活，他们将其归因于拮抗肌和协同肌的同时收缩。

转换障碍和伪装无力都与背外侧前额叶皮质的激活有关。与其他区域一起，比如前辅助运动区、前扣带皮质、顶下小叶、岛叶和

A
伪装无力 vs
正常敲击
红色：正常敲击>伪装无力
绿色：伪装无力>正常敲击

B
患者 vs
对照正常敲击
蓝色=患者
红色=对照

C
患者正常敲击 vs
对照伪装无力
蓝色=正常敲击
绿色=伪装无力

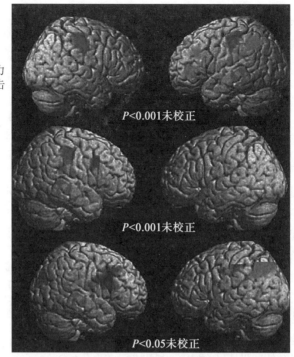

图 23.1　分析比较转换障碍患者和对照在联合左手、右手和双手敲击中的情形
标准脑模板上将激活区域进行颜色标记。A. 对照组中伪装无力和正常敲击相比较；B. 患者敲击和对照敲击做比较；C. 患者敲击和对照伪装做比较。图中已标识每一种比较的阈值。使用 GE 公司 Signa 1.5 T MRI 进行功能性成像，采用单发梯度回波、平面回波成像序列（回波时间，40 ms；重复时间，2 000 ms；翻转角度，90°；8 层厚度，5 mm（10 mm 间隙）；视野，240 mm；分辨率 64×64）。每一个系列包含 128 层图像，并且由 6 个交替的 20 s 成块暂停和活动组成

表 23.1　分析比较联合左手、右手、双手敲击情景下患者组和对照激活最显著的脑区[a]

区域	BA	作用	MNI 坐标			体素	Z 值	P 值
			x	y	z			
对照敲击 vs 伪装								
右侧中央前回	4	敲击>伪装	40	−20	55	68	5.08	<0.005
左侧中央后回	2	敲击>伪装	−52	−20	45	37	4.83	<0.005
左侧顶下小叶	40	伪装>敲击	−48	−56	45	26	4.13	<0.01
左侧额中回	10	伪装>敲击	−40	44	5	6	3.57	<0.05
左侧额中回	9	伪装>敲击	−40	32	30	3	3.53	<0.05
小脑右后部		敲击>伪装	12	−52	−40	3	3.52	<0.05
患者敲击 vs 对照敲击								
右侧中央后回	40	对照>患者	−42	−24	48	52	4.94	<0.02
右侧岛叶	13	对照>患者	−48	−36	21	15	3.63	<0.001[b]
右侧额中回	9	患者>对照	−51	15	33	20	3.47	<0.001[b]
左侧中央后回	2	对照>患者	−60	−24	42	16	3.40	<0.001[b]
患者敲击 vs 对照伪装								
左侧顶下小叶	40	对照伪装>患者敲击	−48	−57	51	357	4.44	<0.05
左扣带	24	对照伪装>患者敲击	−27	−12	42	19	3.76	<0.05

（续表）

区域	BA	作用	MNI 坐标			体素	Z 值	P 值
			x	y	z			
右侧岛叶	13	对照伪装＞患者敲击	51	−33	21	19	3.62	＜0.05
左侧中央前回	44	对照伪装＞患者敲击	−54	3	0	12	3.62	＜0.05
右侧额中回	6	对照伪装＞患者敲击	6	9	51	11	3.28	＜0.001[b]
右侧额下回	44	患者敲击＞对照伪装	−57	12	21	2	3.16	＜0.001[b]

注：MNI,蒙特利尔神经病学研究所大脑模板；BA,布罗德曼分区系统；[a] 功能性成像的细节详见图 23.1；[b] 未校正

颞顶交界处,其在 Go-No go 任务中也许作为一个抑制性的系统被激活[8,9]。这个系统的激活也许与通常的运动抑制有关,而不仅针对转换障碍综合征。

对照组伪装无力和转换障碍患者的功能性无力相比,发现左侧扣带回的激活在伪装无力中更明显,而右侧额下回的激活在心因性无力中更明显。尽管抑制性系统的激活看似是心因性和刻意伪装性无力的一个共同特征,但在转换障碍的病理进展上可能存在不同,这些数据的分析有待更进一步的深入研究。

（尹 豆 王 刚 译）

名词注释

1. 布罗德曼分区(Brodmann area)：解剖学上以细胞结构将大脑皮质划分为一系列区域的系统。

2. Go-No go 任务：又称 GO/NO-GO 联想任务(GNAT),由 NosekBanaji 在 2001 年提出,是一种基于内隐联想测试内隐性社会认知的方式,让受试者对任务指定的刺激反应(go)和另一种刺激不反应(no go)。

参考文献

［1］Burgmer M, Konrad C, Jansen A, et al. Abnormal brain activation during movement observation in patients with conversion paralysis ［J］. Neuroimage, 2006,29：1336－1343.

［2］Marshall J C, Halligan P W, Fink G R, et al. The functional anatomy of a hysterical paralysis ［J］. Cognition, 1997,64：B1－B8.

［3］Spence S A, Crimlisk H L, Cope H, et al. Discrete neurophysiological correlates in prefrontal cortex during hysterical and feigned disorder of movement ［J］. Lancet, 2000,355：1243－1244.

［4］Halligan P W, Athwal B S, Oakley D A, et al. Imaging hypnotic paralysis：implications for conversion hysteria ［J］. Lancet, 2000, 355：986－987.

［5］Ward N S, Oakley D A, Frackowiak R S, et al. Differential brain activations during intentionally simulated and subjectively experienced paralysis ［J］. Cognit Neuropsychiatry, 2003,8：295－312.

［6］Stone J, Zeman A, Simonotto E, et al. fMRI in patients with motor conversion symptoms and controls with simulated weakness ［J］. Psychosom Med, 2007,69：961－969.

［7］Members and Collaborators of the Wellcome Trust Centre for Neuroimaging. SPM5. London：Wellcome Trust Centre for Neuroimaging, University College London ［EB/OL］ 2010 http://www. fil. ion. ucl. ac. uk/spm/soft ware/spm5/（accessed 12 May 2011）.

［8］Nakata H, Sakamoto K, Ferretti A, et al. Somatomotor inhibitory processing in humans：an event-related functional MRI study ［J］. Neuroimage, 2008,39：1858－1866.

［9］Coxon J P, Stinear C M, Byblow W D. Stop and go：the neural basis of selective movement prevention ［J］. J Cogn Neurosci, 2009,21：1193－1203.

第24章

一项针对转换障碍人群回忆因果性生活事件的 fMRI 研究：眶额皮质和顶叶皮质激活增加的初步证据

有假说认为转换障碍是由重大生活事件导致的巨大心理压力引起的，但是转换障碍从心理创伤到神经症状的神经机制尚不清楚。在运动症状的案例中，通过中断动机或运动计划/执行所新获得的数据可以支持额叶皮质在这一作用机制中的潜在地位[1]。其他脑区尤其是运动环路的位置，以及与注意力相关区域（如顶叶皮质）的作用也有一些相关证据的支持[2]。然而，尚未证实心理压力或重大生活事件和这种潜在机制的联系。单个案例初步研究发现回忆创伤性事件与情绪激发有关，并伴随右侧下脑叶的激活[3]。本章将描述一项研究，通过回忆生活事件，来探究功能解剖学和运动转换障碍这一假设的病因学关系。

1. 方法

对于运动转换障碍发病 2 年内的患者，采用《生活事件和困难量表》（LEDS）半结构化访谈的方式评估此前存在的心理应激事件[4]，并邀请参加功能性神经成像的研究。研究包含症状发病前的 2 年，由公认的独立小组对生活事件的潜在病因性影响进行了盲法评估，充分考虑以下情形：①事件与症状发作时间的前后关系；②回避有害事件的可能（逃避或继发获益）；③患者对事件严重性的低估（抑郁）。这些事件，如被发现，则命名为"转换性事件"。选择那些不太可能成为病因的、发生在相同时间段的"对照事件"，作为患者转换性事件的类似环境对照。基于对特定生活事件的严重程度和它们与抑郁[4]及其他心理疾病关系的研究，对环境进行评级，反映一个特定事件如何影响一个个体。

扫描前的 2~4 周，将获得的转换性事件和对照事件的细节，整理成 24 段长度相当的单个事件描述，其中 6 个事件（25%）因改变了陈述上的关键因素而呈现错误（如，"那是一个寒冷潮湿的天气"被改成"那是一个温暖阳光的天气"），且需要身临其境地去回忆事件[5]。在被直观地展示这些描述时，受试者接受 3T fMRI，他们需要确定事件是真是假并且在设备上按键作为反馈。采用 SPM5 软件中的一个模块设计来比较回忆转换性事件和对照事件时大脑激活的情况。从当地的初级卫生服务中心招募到健康且年龄和性别匹配的对照者，在扫描前经历相同的流程。

2. 结果

招募的 3 例运动性转换障碍患者（2 例右侧偏瘫，1 例截瘫）都有可识别的转换事件和对照事件。偏瘫的 2 例患者在成像扫描时仍然有显著症状。招募了 2 例年龄和性别可比的对照者，每人都曾经历 2 起可识别的对照事件。在 2 例有症状的患者中，固定效应分析揭示，与回忆对照事件时相比，回忆转换事件时双侧眶额皮质和顶叶皮质的脑区激活更为显著。这种模式的激活在同一组的 3 例患者中都很显著，但是在康复的患者中并未观察到。有症状的 1 例患者的脑区激活情况可见图 24.1 和 24.2，表现为眶额皮质和顶叶皮质的分别激活。在 2 例对照受试者中，比较他们的重大对照事件时，没有观察到这种模式的激活。

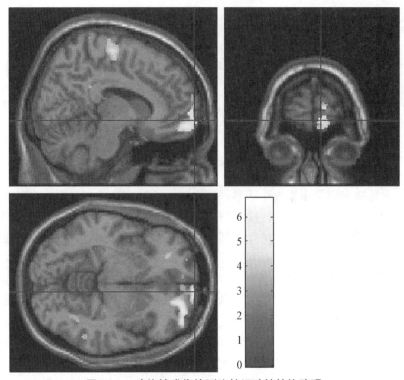

图 24.1 功能性成像检测比较运动性转换障碍

患者回忆他们经历的转换事件和回忆同一时间段发生的严重程度相当的对照事件时眶额皮质的激活模式

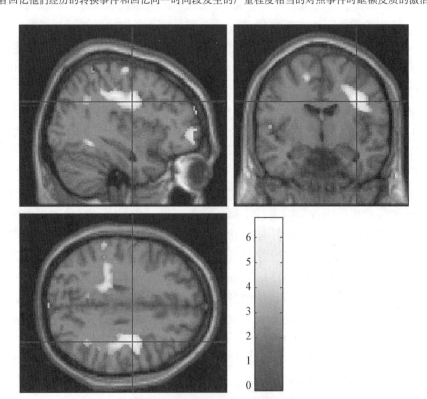

图 24.2 功能性神经成像检测比较运动性转换障碍

患者回忆他们经历的转换事件和回忆同一时间段发生的严重程度相当的对照事件时顶叶皮质的激活模式

3. 结论

本研究提供了进一步证据，说明额叶和顶叶在运动转换障碍作用机制中的作用。额叶激活可能意味着运动或情绪过程的抑制，顶叶激活意味着注意力的产生。仅在有症状患者中存在这些差异化的激活，说明这些脑区与转换性症状的病因和(或)维持有关。另外，这也许反映了转换性事件恢复至正常状态的不同情绪过程。这些初步的发现是否在其他转换障碍患者中普遍存在尚需要进一步的研究确定。

（尹　豆　王　刚　译）

参考文献

[1] Veuillemier P. Hysterical conversion and brain function [J]. Prog Brain Res，2005，150：309－329.

[2] Sierra M，Berrios G E. Conversion hysteria：the relevance of attentional awareness [M]// Halligan P W，Bass C，Marshall J. Contemporary Approaches to the Study of Hysteria：Clinical and Theoretical Perspectives. Oxford：Oxford University Press，2001：192－202.

[3] Kanaan R A，Craig T K，Wessley S C，et al. Imaging repressed memories in motor conversion disorder [J]. Psychosom Med，2007,69：202－205.

[4] Brown G，Harris T. The Social Origins of Depression：A Study of Psychiatric Disorder in Women [M]. London：Tavistock，1978.

[5] Maguire E A，Mummery C J，Buchel C. Patterns of hippocampal-cortical interaction dissociate temporal lobe memory subsystems [J]. Hippocampus，2000,10：475－482.

第**25**章

心因性非痫性发作患者的皮质醇、创伤和威胁警觉

心因性非痫性发作（PNES）被认为是一种以认知功能改变为特点的阵发性分离性症状。尽管按照定义，PNES 与精神应激因素相关（由 Roelofs 和 Spinhoven 综述，2007[1]），但是人们就应激对 PNES 认知进程的影响知之甚少。作者近期在一系列研究中调查了 PNES 患者是否显示出认知和神经生物学应激敏感性增高的迹象。本章提供了近期 4 项有关 PNES 患者认知和神经生物学应激敏感性的实验研究发现的简要总结，以及一些未来的研究方向。

1. 认知应激敏感性

第一项研究测试了 PNES 患者对社会威胁线索的注意处理以检查他们的认知应激敏感性。19 例未服药的 PNES 患者和 20 例配对的健康对照接受了一项情感 Stroop 测试，将颜色延迟命名和愤怒、高兴及中性表情的人脸图片进行对比。相比健康对照，患者显示出特定于愤怒面容的阳性注意偏差。注意偏差的大小在患者中与性创伤的比例有明确的相关性[2]。这些结果提示 PNES 患者对于威胁存在过度警觉的状态，并首先提出了增高的认知应激敏感性与心理创伤有关。另一项研究显示，PNES 患者的工作记忆表现会被干扰的人脸刺激影响，而健康对照不会[3]。

2. 神经生物学应激敏感性

只有少数研究调查了 PNES 和神经生物学应激系统。例如，下丘脑 - 垂体 - 肾上腺（HPA）轴以及它的终产物皮质醇之间的联系。大部分此类研究关注于发作对皮质醇水平的影响，多数研究发现 PNES 患者中存在

与发作相关的皮质醇水平上升[4,5]。到目前为止，只有两项研究调查了 PNES 患者基础的 HPA 轴活性[5,6]，但结果存在争议。因此，我们进一步在 18 例 PNES 患者和 19 例匹配的健康对照的唾液样本中测试日间（7 个时间点）皮质醇基础水平，发现 PNES 患者的基础皮质醇水平有增高的迹象。当控制了抑郁症状、药物使用和急性应激（包括发作）等相关变量，结果的差异依然显著。此外，这个效应在报告了性创伤的患者中最为显著，他们的皮质醇水平轻微高于没有报告性创伤的患者。这些结果表明基础 HPA 轴活性可作为重要的 PNES 神经生物学标志物。

3. 认知和神经生物学应激敏感性的关联

由于升高的皮质醇水平被证明会增强对愤怒面容的处理[8]，作者进一步测试了之前观察到的对于愤怒面容的注意偏差是否与 PNES 患者基础（任务前）皮质醇水平存在明确的相关性[2]。作者重新分析了之前 PNES 患者注意威胁警觉的数据，将对愤怒面容的注意偏差和新分析的基线皮质醇水平进行关联，且新增了一组 17 例癫痫发作患者作为对照组。结果显示，PNES 患者中基线皮质醇水平和对于威胁刺激的注意偏差存在相关性。这种效应不存在于健康对照和癫痫对照组中[9]。另一项研究显示，轻度的应激感在健康个体中可提高工作记忆的表现，但在 PNES 患者中不会[3]。应激诱导的皮质醇与恶化的表现相关。

4. 讨论和未来方向

PNES 患者中认知和神经生物学应激敏

感性的升高为这种复杂疾病整合的精神神经生物学理论提供了最早的经验基础[1]。这些理论将为调整 PNES 相关药物和心理干预提供一个出发点。为了进一步说明 PNES 患者中皮质醇和认知应激敏感性之间的联系，检测 PNES 患者中摄入外源性皮质醇产生的作用也是有必要的。调查威胁线索如何干涉 PNES 患者的实际行为和复杂认知功能同样必要。此外，为了更深入洞察 PNES 患者增强的威胁处理的神经关联，可通过神经影像检查 PNES 患者增强的威胁处理是否与升高的杏仁核活性[10,11]或降低的额叶调节功能之一相关，或同时相关。最终，为了测试本研究发现的临床关联，需要通过对患者治疗前后进行评估来研究患者升高的认知和神经生物学应激敏感性与他们症状学之间的关联，以及检查其与发作频率的关系。

（邹　扬　王　刚　译）

名词注释

1. 情绪 Stroop 测试（emotional Stroop test）：由学者 Stroop 于 1935 年提出，他发现，说字的颜色时会受到字义的干扰，称为 Stroop 效应。情绪 Stroop 效应主要是指刺激中的情绪信息对非情绪信息的影响，是经典 Stroop 模式的变异，主要用表示情绪信息的图（表情图）或情绪词作为启动刺激，颜色块作为目标刺激，要求受试对色块进行颜色命名。

2. 下丘脑-垂体-肾上腺轴（the hypothalamic-pituitary-adrenal axis，HPA axis）：包括下丘脑、脑垂体以及肾上腺。HPA 轴是神经内分泌系统的重要部分，参与调控应激反应，并调节多种生理活动，如消化、情绪、性行为以及能量贮存和消耗等。

参考文献

[1] Roelofs K，Spinhoven P. Trauma and medically unexplained symptoms towards an integration of cognitive and neuro-biological accounts [J]. Clin Psychol Rev，2007,27：798 - 820.

[2] Bakvis P，Roelofs K，Kuyk J，et al. Trauma，stress，and preconscious threat processing in patients with psychogenic nonepileptic seizures [J]. Epilepsia，2009，50：1001 - 1011.

[3] Bakvis P，Spinhoven P，Putman P，et al. The effect of stress induction on working memory in patients with psychogenic nonepileptic seizures [J]. Epilepsy Behav，2010,19：448 - 454.

[4] Mehta S R，Dham S K，Lazar A I，et al. Prolactin and cortisol levels in seizure disorders [J]. J Assoc Physicians India，1994,42：709 - 712.

[5] Tunca Z，Ergene U，Fidaner H，et al. Reevaluation of serum cortisol in conversion disorder with seizure（pseudoseizure）[J]. Psychosomatics，2000,41：152 - 153.

[6] Tunca Z，Fidaner H，Cimilli C，et al. Is conversion disorder biologically related with depression?：A. DST study [J]. Soc Biol Psychiatry，1996,39：216 - 219.

[7] Bakvis P，Spinhoven P，Giltay E J. et al. Basal hypercortisolism and trauma in patients with psychogenic non epileptic seizures [J]. Epilepsia，2010,51：752 - 759.

[8] Van Peer J M，Roelofs K，Rotteveel M，et al. The effects of cortisol administration on approach-avoidance behavior：an event-related potential study [J]. Biol Psychol，2007,76：135 - 146.

[9] Bakvis P，Spinhoven P，Roelofs K. Basal cortisol is positively correlated to threat vigilance in patients with psychogenic nonepileptic seizures [J]. Epilepsy Behav，2009,16：558 - 560.

[10] Kanaan R A，Craig T K，Wessely S C，et al. Imaging repressed memories in motor conversion disorder [J]. Psychosom Med，2007,69：202 - 205.

[11] Voon V，Brezing C，Gallea C，et al. Emotional stimuli and motor conversion disorder [J]. Brain，2010,133：1526 - 1536.

第**26**章

自主运动的组分

几乎可以肯定的是，PMD 是有意识思维和动作之间联系出现异常而引起的病症。意图、运动以及伴随一般自主动作的体验似乎变得与产生运动的环路分离了。本章将首先简要概述有意识思维和动作之间的联系。一般动作中，这种联系的本质尚不清楚，在神经科学和哲学中，这种联系甚至还是一个有争议的话题。然而，现有的数据指出，有意识的意图在人脑内的感知是内侧额叶和顶叶环路被激活的结果。近年来，业内提出了一个由意图（intention）、动作控制（action control）和动作归因（agency attribution）三部分组成的自主动作执行过程的简单模型。该模型被用于检查包括 PMD 在内的许多意志性有关的疾病，可以认为这些疾病的发生是模型中一个组分不足或组分之间的联系失效所致。

1. 运动生理学

动作按照其产生方式可以分为刺激驱动或自主产生。刺激驱动动作是对于外界刺激的直接反应。这种外界刺激，通过一种目前尚无法证实的联系，引起机体完成一种特定的动作。相对而言，自主运动并不是由任何明显的外界刺激引起。相反地，自主运动可以视为对许多不同信息来源整合而不是任何单独的显著原因能够引起的结果。大众心理学通常试图解释，但却无法解释自主动作的起源，于是使用诸如"我做了"这样的词语评述。因此，自主运动比刺激驱动运动更加难以预测，也更难以解释。

刺激驱动和自主运动涉及不同的神经环路。刺激驱动运动中，刺激激活了初级感觉皮质。该刺激随后将感觉信息从感觉皮质传输到联系刺激和反应的"中间区域"，尤其是顶叶和前运动皮质（premotor cortex）。另一个完全不同的系统潜藏于自主动作之中，它以基底节和前辅助运动区（pre-SMA）为基础。相比于受指示的相似躯体动作[1]，这些结构在自主或自主节律的动作中显示出更高程度的激活。上述脑区和脑的其他前运动区域的神经激活被认为是在自主运动前用 EEG 捕捉到的准备电位神经信号的来源[2]。

2. 自主动作和意识体验

意识体验是运动控制的一个重要方面。我们一般都会意识到自己的自主动作。自主动作的意识体验的神经机制可以参考其他文献[3]。这里有两个发现需要特别指出：首先，个体预备进行一次自主动作的体验，我们称为有意识性意图，可以在准备电位出现之后但在动作产生瞬间之前显现。在著名的 Benjamin Libet 实验中，受试者看着屏幕上时钟的指针旋转，每当他们"感到有欲望"时就按按钮[4]，然后受试者报告他们意识到自己行动意图的时间。这项实验的结果显示：无意识的预备性脑活动[体现为一种被称为准备电位（第 7 章有专门的名词解释——准备电位）的负向波]在受试者意识到自己意图很久之前（>500 ms）就开始了。这些结果似乎否定了意图的随意性特性，与"意识决定意图"的日常理论（我们的意图是动作的触发因素）相矛盾。

第二项发现是对于皮质的直接刺激可以

诱发特定肢体动作的意识上的欲望。如果刺激电流增加,实际的动作就会发生。这种奇妙的现象最初由植入于 pre-SMA 网格状刺激器实现,之后也有在手术中刺激外侧运动前区[6]以及刺激顶叶的类似报道[7]。刺激结果提示,有意识性意图是由于引起了通常主导自主运动的额叶活动的结果。因此,从理论上说,自主动作可以在没有意识性意图的情况下启动。所以,个人的"自主"动作可能看来是非自主的,PMD 的患者被认为出现了相同形式的现象[8]。

3. 抑制的角色

动作的抑制和意图均是自主动作系统的重要组分。动作的抑制可以通过外界的停止信号[9]或需要"内部产生"抑制的模式来研究。

有趣的是,皮质刺激也能造成运动骤停,这主要通过对植入硬膜下网格状刺激器的癫痫患者进行的探索性实验而得知。直接刺激额下回和 SMA 可以使正在进行的自主运动显著减缓甚至骤停。这些特定的区域被称为"运动否定区",似乎这些区域还存在一定程度的躯体定位结构。

4. 一个有关 PMD 意志力的功能模型

我们已经识别出自主动作系统中三个独立但相互作用的与自主动作体验有关的组分。这 3 个组分可按照它们的不同功能命名并区分:意图、动作控制和动作归因(见图 26.1)。

意图组分包括意图生成(例如,动作的计划和启动)的机制。在自主动作的经典观点中,意图应当在动作之前出现。意图的定义曾被长期讨论过。在此,我们将"意图"定义为与启动自主动作关联的有意识的精神状态。意图显然与动作的提前计划相连接。如最近有文献将意图[12]描述为包含越来越多细节水平的级联,回想一次动作计划中的运动参数的提前计划。

动作组分与运动执行相关联,这是公认

的自主运动的中心点。

第三项意志组分是动作归因(在此我们称为归因,但有时也被叫作"动作的来源"[13])。归因是指个体自身是否对某项被执行动作的原因能够清楚地判断或了解。

这 3 个组分在近期运动控制的计算理论中被连接在一起。这些理论指出:对自我启动的动作的感知可以通过一个内在模型基础上运动指令的传出拷贝而预测。传出拷贝是意图的外在表示。这些理论认为存在一个比较器将动作执行时的感觉反馈和通过传出拷贝而得到的预测反馈进行比较。如果两者重合,感觉反馈相当于由传出指令引起,动作则可以归因于是自身有意图地执行。

5. 神经基础

如果这个有关意志的三项模型确实存在,我们可以预期每一个组分拥有独立的神经关联。另外,它们应当互相作用以产生自主运动的体验。

一般认为,准备电位体现了意图和预备的神经关联。准备电位这一事件相关电位也是之前 Libet 等的研究关注点。它可在受试者按自己的节奏做简单运动(如手指敲击)时被识别(而且一般在 Pre-SMA、SMA 和其他运动前区出现[15]),但这一准备电位在对外界刺激反应而做相同动作时却不出现。

也有研究报道了介导自我启动动作的监视和归因的生理学机制,传出拷贝的预测理论与精神分裂症患者中获得的数据非常吻合[16]。但是,识别传出拷贝在脑中的位置是困难的。然而,Haggard 和 Whitford[17]报道了作用在 SMA 的单脉冲 TMS 降低本体感受刺激的感觉抑制,这强烈提示 SMA 在传出拷贝的产生过程中扮演了一定的角色。

6. 意志力的病理:一个三向分类

如果这个模型的 3 个组分(意图、动作和归因)确实是独立的,每个组分的受损都应该会引起不同的意志性病变。

并不是 3 个组分的所有组合都有对应的

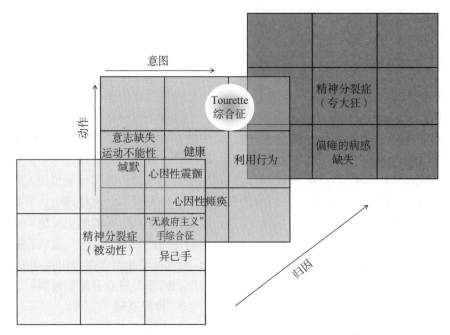

图 26.1　描述的模型显示 3 个组分——意图、动作控制(动作)和动作归因(归因)的相互作用

特定运动障碍症状。然而,研究模型内组合的各种可能性可以为与自主动作相关的脑系统功能的损伤提供信息。

因此,以下讨论是对已知意志障碍的分析,并试图以 3 个组分和它们之间连接来解释脑功能系统参与自主动作的必要性和充分性。

1) 意志缺失

意志缺失被定义为一种意愿或积极性的缺乏[18]:通常是活动或言语的自发性降低,对询问、指令和其他刺激的反应潜伏期延长,以及坚持完成一项任务的能力下降。

因此,意志缺失是一个意图产生系统受损的状态。该状态下动作未被执行,是因为没有下决心去执行。基本上,除了意图,另外两个组分均不存在功能障碍。然而,意志缺失有时难以被确定,因为缺乏执行动作的积极性意味着动作和归因无法被轻易完全分开进行研究。

2) 无动性缄默

在极端的案例中,运动不能性缄默可被误认作昏迷[19]。患者可以正确地回答询问,

但他们仅用单音节词回答,而且有很长的延时。他们的运动表现出极少且缓慢的倾向。运动不能性缄默的患者在肢体受到了有害刺激的时候可以缩回该肢体,但是没有明显的情感反应迹象(面部表情、流泪或发声)。这种状况与意志缺失非常类似,患者存在意图产生功能的显著减少但其他功能组分无明显受损。

3) 心因性瘫痪

心因性瘫痪是转换障碍分类中的一种综合征:这类状况似乎没有潜在的结构性病变。当使用"瘫痪的"肢体执行运动时,患者普遍报告"已经很努力"但是无法移动。然而,使用现有方法尚无法检测到患者运动环路中的生理学损伤。在一个心因性瘫痪的病例中,Marshall 等[20]报道了患者尝试移动她瘫痪的下肢时,存在有运动计划和运动准备过程的影像学证据。然而,患者也出现了与抑制相关区域(眶额叶皮质和前扣带回)激活的降低。Marshall 等提出这些区域的活性变化有效地抑制了一个已经准备好的动作计划。在我们提出的有意图动作的模型中,心

因性瘫痪代表了一种意图和归因功能保留，但由于异常的额叶抑制水平导致动作模块受损的情况。

4）精神分裂症

出于本项分析的目的，应当区分两种不同形式的精神分裂症。一方面，控制妄想可以导致精神分裂症，这种患者感到思想、意图或动作被"植入"到他们身体里。他们体验着被动感，同样他们并不认为自己要对他人看来完全是自主的运动或动作负责。另一方面，有些精神分裂症患者会宣称一些完全在他们可及范围之外的事件是他们造成的，这种情况被称为夸大狂[21]。在两类案例中，都存在动作的错误归因。在第一类情况中（控制妄想），个体无法认识到他们的动作是自己生成的。在第二类情况中（夸大狂），个体过度地将事件归因于自己。这种损伤的核心在归因组分，虽然动作和意图模块一般来说是完好的。意图和动作归因模块的联系障碍也可以解释这类疾病。有意图动作正在产生，但动作监视系统无法察觉到相应的意图，这将导致患者否认看似自主的动作来源于自己。另外，这个解释也可以说明精神分裂症中异常的归因之感[22]。

5）利用行为

利用行为是由外界暗示自动引出的行为。例如，给予利用行为患者一颗钉子和一把锤子，他会将钉子钉进墙壁并将地上放着的画挂上去[24]，尽管没有人要求他做这些事。这些刺激引出的动作并不是奇怪的实验环境人为引起的，或是患者方面误解了自己被要求做的事，虽然这种偶然的状况也发生过[25]。重要的是，这些动作不是自主的或内在产生的，正如本章起始部分提出的：患者存在更强的感觉输入，但是它们更易涉及由环境物体触发组分间的相互作用。有趣的是，患利用行为的患者并没有缺乏控制感的主诉。扩大到意志存在问题的范围，我们认为患者存在意图抑制的缺乏，因此意图被"超

额"产生。然而，患者好像没有体验到一个外界的动力源控制着他们的动作。因此，归因系统似乎未受影响。

6）"无政府主义"手综合征

"无政府主义"手综合征患者展示出一种不同的情况。当患者的手表现出反射性的抓取或强迫性的工具操作动作，且他们报告说该动作无法阻止时即可诊断[26]。

在"无政府主义"手综合征中，手"自己"执行动作。这些"异己的"动作，正如病例中的利用行为一样，是由外界环境中明确的暗示所驱动的。然而与利用行为患者相反的是，"无政府主义"手综合征患者清晰地认识到他们的手是在违背他们意图地移动。事实上，患者经常使用他们的健侧手约束患侧手。所以在"无政府主义"手综合征中，刺激驱动的意图超额产生，但患者没有将这些意图归因于自己。因而该病的意图和归因系统都无法行使正常功能。

7）异己手综合征

一个与前两种综合征相关的综合征是异己手。异己手和"无政府主义手"在很多文献中很难区分，易于混淆。异己手类似"无政府主义手"，附加丧失自己而由"异己"占据肢体所有权的感觉。事实上，当明显的视觉暗示被移除时，他们可能无法将肢体识别为自己的，这一现象提示患者动作障碍之外同时存在身体所属认知的障碍。

也许鉴别异己手和"无政府主义"手综合征的关键点是两者包含不同类型的归因。在"无政府主义"手综合征中，患者无法归因意图而且可能说他们的手有"自己的想法"。然而，他们正确地将动作归因于自身并认识到正在移动的手是他们自己的而不是别人的。在异己手综合征中，意图归因和动作归因都受损了。

8）心因性震颤

心因性震颤可能类似器质性震颤，但是两种震颤是可以区分的，主要根据心因性震

颤更高的可干扰性和可暗示性[28]。心因性震颤的可干扰性和缺乏明显的器质性特性可以从神经心理学的角度出发进行解释,首先,这些运动是自主的。PMD 的震颤与自主运动的神经生理通路相同,却被患者体验为非自主的。这一临床表现使心因性震颤作为一种和"无政府主义"手综合征一样的意图归因障碍置于我们的模型中,成为一种有趣的可能。相反,之前包含了其他分组办法的研究结果证实了患者自主运动的合理性未被正常地感知到。首先,Haggard 等[29]显示催眠暗示也许能够分离自主运动的发起过程和意识体验。其次,Dirigu 等[30]在局灶性顶叶损伤患者中研究了执行自主运动时有意识性意图的感知时间。他们的结果提示这些患者缺乏对自身执行自主运动意图的清晰预期体验。根据这些证据,我们推测心因性震颤可由自主运动系统造成,未知的异常可能阻止自主运动系统触发正常的自主动作的主观体验。

9)Gilles de la Tourette 综合征

Gilles de la Tourette 综合征是一种以抽动为特征的运动障碍,抽动种类可以从相对简单的运动到相当复杂的运动序列[31]。抽动有一种爆发性的特质,患者通常报告为了满足一个强烈的欲望而进行抽动。一些关于抽动是否是自主性质的争论经常出现[32,33]。由于这种争议性,不知将 Tourette 综合征置于我们阐述的这个模型中是否合理。鉴于患者在认知自身才是抽动的动作归因这一点上没有困难,我们认为患者归因模块没有受到影响。而且,患者对于动作过度这点没有怀疑。目前尚不清楚的是意图模块是否受到影响。由于患者的内省报告因人而异,有可能 Tourette 综合征患者展现出不同分级,不同分级患者对意图生成的影响程度会发生变化。

10)偏瘫的病感缺失

偏瘫患者的病感缺失对我们的模型是一个有趣的挑战。通常患者无法意识到他们肢体瘫痪,他们可能宣称自己可以移动了,但实际上没有,患者也可能将无法移动归因于其他原因(例如,轻微疼痛等)[34]。

用什么机制解释偏瘫的病感缺失一直存在争议。一种观点认为组分间的正反馈有重要的作用。也就是说如果最初没有移动的意图,就没有意识到移动失败的可能[35]。另一种观点倾向于用归因机制解释该状况的出现[36]。为了解决这种分歧,近期一项研究[37]评估了患者在有无移动肢体计划的前提下是否在察觉肢体的移动上有差别。结果指示患者更倾向于忽视静止的假肢引起的视觉反馈信息,而是根据他们移动肢体的意图进行判断。这些结果支持了偏瘫患者虽然有病感缺失,但患者事实上生成了意图。问题似乎是意图被"误解"为一次完整的运动[38]。因此,偏瘫病感缺失可以理解为一种动作的过度归因,而不是意图生成的缺失。

7. 结论

以实验数据为基础的心因描述还需要对意志进行科学分析的方法支持。尽管还有很多未知数,定量自主动作体验和识别其神经基础的研究在近期仍有新的进展,但这些研究仍需要使用更巧妙的测量方法以避免结果被普遍存在的对于意志的信念所主导。我们提出了一个三部分组成的意志模型,提供了一个实用的从神经和精神角度比较不同自主运动障碍的概念框架。

（邹 扬 王 刚 译）

名词注释

1. 意志缺失(abulia):表现为患者对周围事物缺乏兴趣,对外界环境及其变化缺乏任何情感反应,对任何活动都缺乏明显的动机和目的。常见于精神分裂症以及某些器质性精神病。

2. 运动不能性缄默(akinetic mutism):是意识障碍的一种特殊类型,也称醒状昏迷(coma vigil),表现为尽管对刺激可有反射性四肢运动,但无随意运动、自发言语以及任何的情绪反应,可有类似觉醒时的自发性睁眼等动作。

参考文献

[1] Jahanshahi M，Jenkins I H，Brown R G，et al. Selfinitiated versus externally triggered movements：I. An investigation using measurement of regional cerebral blood flow with PET and movement-related potentials in normal and Parkinson's disease subjects [J]. Brain，1995，118：913 - 933.

[2] Shibasaki H，Hallett M. What is the Bereitschaft spotential？ [J] Clin Neurophysiol，2006，117：2341 - 2356.

[3] Haggard P. Human volition：towards a neuroscience of will [J]. Nat Rev Neurosci，2008，9：934 - 946.

[4] Libet B，Gleason C A，Wright E W，et al. Time of conscious intention to act in relation to onset of cerebral activity（readiness-potential）：the unconscious initiation of a freely voluntary act [J]. Brain，1983，106：623.

[5] Fried I，Katz A，McCarthy G，et al. Functional organization of human supplementary motor cortex studied by electrical stimulation [J]. J Neurosci，1991，11：3656 - 3666.

[6] Penfield W，Rasmussen T. The Cerebral Cortex of Man [M]. New York：Macmillan，1950.

[7] Desmurget M，Reilly K T，Richard N，et al. Movement intention after parietal cortex stimulation in humans [J]. Science，2009，324：811.

[8] Peckham E L，Hallett M. Psychogenic movement disorders [J]. Neurol Clin，2009，27：801 - 819.

[9] Logan G D，Cowan W B. On the ability to inhibit thought and action：a theory of an act of control [J]. Psychol Rev，1984，91：295 - 327.

[10] Brass M，Haggard P. To do or not to do：the neural signature of self-control [J]. J. Neurosci，2007，27：9141 - 9145.

[11] Lüders H O，Dinner D S，Morris HH，et al. Cortical electrical stimulation in humans. The negative motor areas [J]. Adv Neurol，1995，67：115.

[12] Pacherie E. The phenomenology of action：a conceptual framework [J]. Cognition，2008，107：179 - 217.

[13] Wegner D M. The Illusion of Conscious Will [M]. Cambridge，MI：MIT Press，2003.

[14] Blakemore S J，Wolpert D，Frith C. Why can't you tickle yourself? [J] Neuroreport，2000，11：R11.

[15] Yazawa S，Ikeda A，Kunieda T，et al. Human supplementary motor area is active before voluntary movement：subdural recording of bereitschaft spotential from medial frontal cortex [J]. Exp Brain Res，2000，131：165 - 177.

[16] Frith C. The self in action：lessons from delusions of control [J]. Conscious Cogn，2005，14：752 - 770.

[17] Haggard P，Whitford B. Supplementary motor area provides an efferent signal for sensory suppression [J]. Cogn Brain Res，2004，19：52 - 58.

[18] Al-Adawi S，Dawe G S，Al-Hussaini A A. Aboulia：neurobehavioural dysfunction of dopaminergic system? [J] Med Hypotheses，2000，54：523 - 530.

[19] Shetty A C，Morris J，O'Mahony P. Akinetic mutism：not coma [J]. Age Ageing，2009，38：350 - 351.

[20] Marshall J C，Halligan P W，Fink G R，et al. The functional anatomy of a hysterical paralysis [J]. Cognition，1997，64：B1 - B8.

[21] Koehler K，Jacoby C. Acute confabulatory psychosis：a rare form of unipolar mania? [J] Acta Psychiatr Scand，1978，57：415 - 425.

[22] Farrer C，Franck N，Frith C D，et al. Neural correlates of action attribution in schizophrenia [J]. Psychiatry Res Neuroimaging，2004，131：31 - 44.

[23] Lhermitte F. "Utilization behaviour" and its relation to lesions of the frontal lobes

[J]. Brain, 1983,106: 237.

[24] Lhermitte F. Human autonomy and the frontal lobes. Part II: Patient behavior in complex and social situations: the "environmental dependency syndrome." [J] Ann Neurol, 1986,19: 335 - 343.

[25] Shallice T, Burgess P W, Schon F, et al. The origins of utilization behaviour [J]. Brain, 1989,112: 1587.

[26] Della Sala S, Marchetti C. The anarchic hand syndrome [M]// Freund H-J, Jeannerod M, Hallett M, Leiguarda R. Higher-Order Motor Disorders: From Neuroanatomy and Neurobiology to Clinical Neurology. New York: Oxford University Press, 2005: 293 - 301.

[27] Marchetti C, Della Sala S. Disentangling the alien and anarchic hand [J]. Cogn Neuropsychiatry, 1998,3: 191 - 207.

[28] Kenney C, Diamond A, Mejia N, et al. Distinguishing psychogenic and essential tremor [J]. J Neurol Sci, 2007,263: 94 - 99.

[29] Haggard P, Cartledge P, Dafydd M, et al. Anomalous control: when "free-will" is not conscious [J]. Conscious Cogn, 2004,13: 646 - 654.

[30] Sirigu A, Daprati E, Ciancia S, et al. Altered awareness of voluntary action after damage to the parietal cortex [J]. Nat Neurosci, 2004,7: 80 - 84.

[31] Robertson M M. The Gilles de la Tourette syndrome: an update [J]. Psychiatry, 2004,3: 3 - 7.

[32] Obeso J A, Rothwell J C, Marsden C D. Simple tics in Gilles de la Tourette's syndrome are not prefaced by a normal premovement EEG potential [J]. BMJ, 1981,44: 735 - 738.

[33] Fattapposta F, Restuccia R, Colonnese C, et al. Gilles de la Tourette syndrome and voluntary movement: a functional MRI study [J]. Psychiatry Res Neuroimaging, 2005,138: 269 - 272.

[34] Marcel A J, Tegnér R, Nimmo-Smith I. Anosognosia for plegia: specificity, extension, partiality and disunity of bodily unawareness [J]. Cortex, 2004,40: 19 - 40.

[35] Heilman K M, Barrett A M, Adair J C. Possible mechanisms of anosognosia: a defect in self-awareness [J]. Philos Trans R Soc Lond B Biol Sci, 1998,353: 1903 - 1909.

[36] Frith C D, Blakemore S J, Wolpert D M. Abnormalities in the awareness and control of action [J]. Philos Trans R Soc Lond B Biol Sci, 2000,355: 1771 - 1788.

[37] Fotopoulou A, Tsakiris M, Haggard P, et al. The role of motor intention in motor awareness: an experimental study on anosognosia for hemiplegia [J]. Brain, 2008,131: 3432 - 3442.

[38] Jenkinson P, Fotopoulou A. Motor awareness in anosognosia for hemiplegia: experiments at last! [J] Exp Brain Res, 2010,204: 295 - 304.

第27章

心因性运动障碍的动作选择

转换障碍,或与精神原因相关的无法解释的神经症状,可追溯到精神病学和神经病学创建伊始 Freud 和 Janet 的描述。虽然转换障碍有漫长的发现史、高发病率和高经济负担,但我们对转换障碍却仍然知之甚少[1,2]。

目前,对转换障碍的功能性成像研究以无法运动的转换性瘫痪为重点。解释转换性瘫痪的主要假设包括运动意图生成障碍[3~5]或运动意图完好但执行被中断[6,7]。转换性瘫痪也与皮质兴奋性改变相关,表现为进行运动想象时受累手指的皮质兴奋性与未受影响的手指相比降低。这些发现类似于健康受试者对已准备实行动作的意志被抑制时("no-go"信号)其皮质间抑制会升高,这些发现都支持皮质抑制功能的潜在作用[8,9]。

有文献记载自我监控[7,10,11]、边缘处理[6,12]或高级指令调节[6,13]可以抑制运动执行(由 Nowak 和 Fink 综述,2009[14])。而运动准备[7]、尝试运动[6]和运动想象[10,11]提升腹内侧前额叶的激活程度,尽管不是所有实验都支持这一观点[15],这提示此种激活会受到其他方式干扰。特别是,尝试运动时腹内侧前额叶皮质激活会被异常的眶额叶和前扣带回皮质激活所干扰,这种干扰可能抑制来自高级指令区域的指令,从而使其失去在运动执行中发挥的作用[6]。另一种可能是,这些区域作为运动网络边缘调整的通路位于同一个运动-边缘界面[6]。与未受影响手相比,转换性瘫痪患者在执行受影响手,并暗示精神想象任务时显示出腹内侧前额叶皮质和颞

上皮质的过度激活,这种激活在采用详述想象任务时消失,因此这种激活可能代表了自我监控的增强[10]。转换性瘫痪患者运动准备时也存在腹内侧前额叶、眶额叶和后扣带回皮质的过度激活,并伴有后扣带回和运动皮质的功能连接的增强[7]。这种腹内侧前额叶和后扣带回的激活显示内部异常的自我监控或与自身记忆有关的自我监控,并可能干扰到运动执行[7,10,11]。需要注意的是,这些结果是否代表转换症状的维持还是随意效应尚不清楚。

大部分影像学研究关注转换性瘫痪或感觉症状以及为什么运动意图失效,而最近的研究则聚焦于异常或过度运动的症状,包括震颤、肌张力障碍、舞蹈症、抽动和步态障碍,以及为什么这些症状会产生。转换性运动阳性症状的产生可能与转换性运动在脑内的代表区域有关,也有可能通过暗示学习过程产生,或涉及异常动作选择过程。与转换性瘫痪的假设相似,上游脑区的输入,例如情感、觉醒或过度活跃的自我监控可能在干扰这些进程中起到作用。关于这些上游输入,最近的研究表明,与健康志愿者相比,有转换性运动阳性症状但不并发抑郁的患者对唤醒刺激的习惯性下降,患者存在右杏仁核活性升高[16]。就对比中性刺激而言,唤醒性刺激时,右杏仁核活性的上升与右辅助运动区存在更强的功能性连接。这个发现与既往研究证明的运动转换性障碍中被压抑的记忆与增强的杏仁核活性以及杏仁核和感觉运动区之间的连接性相对应[17]。

此外，夹带(entrainment)的临床症状，即转换性震颤频率与患者进行的任何自主节律性运动具有相同频率，是转换性震颤的主要特征，也是诊断的重要指征[18]。夹带不是由神经系统疾病(例如，帕金森病或原发性震颤)引起的不自主运动造成的。这提示了转换性震颤可能与自主运动共用了相同的神经通路并依从于脑中枢起源的震颤震荡机制。一项近期研究调查了转换性运动障碍患者自主运动生成的潜在机制，结果显示，自主运动的异常也许和不自主运动的生成有关[18]。该研究还发现，相对于健康个体而言，转换性运动障碍患者在对于内源和外源运动的自主运动选择时，在与运动准备和抑制关联的区域(左辅助运动区)存在活性降低，而在与情感处理关联的区域(包括右杏仁核、左前脑岛和双侧后扣带回)则存在活性升高。这些结果提示患者也许通过异常学习或神经编码产生了内源性症状的表现，在一些异常突出的内在状态(例如，担心某一个事件已经发生)或外界唤醒性刺激(例如，观察到一个应激事件)作用下，这些症状会被触发，而且被异常触发的症状在动作选择上还会被异常地促进或不恰当地抑制。这一系列的异常状态可能加重特定的转换性运动表现或在患者动作选择中影响边缘运动区的活性。

(邹 扬 王 刚 译)

名词注释

夹带(entrainment)现象：指的是心因性震颤与患者的自主节律性运动频率相同的现象，是PMD的主要特征和诊断性标志，提示心因性震颤与自主运动拥有共同的机制和通路。

参考文献

[1] Bass C, Peveler R, House A. Somatoform disorders: severe psychiatric illnesses neglected by psychiatrists [J]. Br J Psychiatry, 2001, 179: 11-14.

[2] Carson A J, Ringbauer B, Stone J, et al. Do medically unexplained symptoms matter? A prospective cohort study of 300 new referrals to neurology outpatient clinics [J]. J Neurol Neurosurg Psychiatry, 2000, 68: 207-210.

[3] Burgmer M, Konrad C, Jansen A, et al. Abnormal brain activation during movement observation in patients with conversion paralysis [J]. Neuroimage, 2006, 29: 1336-1343.

[4] Spence S A, Crimlisk H L, Cope H, et al. Discrete neurophysiological correlates in prefrontal cortex during hysterical and feigned disorder of movement [J]. Lancet, 2000, 355: 1243-1244.

[5] Roelofs K, van Galen G P, Keijsers G P, et al. Motor initiation and execution in patients with conversion paralysis [J]. Acta Psychol, 2002, 110: 21-34.

[6] Marshall J C, Halligan P W, Fink G R, et al. The functional anatomy of a hysterical paralysis [J]. Cognition, 1997, 64: B1-B8.

[7] Cojan Y, Waber L, Carruzzo A, et al. Motor inhibition in hysterical conversion paralysis [J]. Neuroimage, 2009, 47: 1026-1027.

[8] Liepert J, Hassa T, Tüscher O, et al. Electrophysiological correlates of motor conversion disorder [J]. Mov Disord, 2008, 23: 2171-2176.

[9] Liepert J, Hassa T, Tüscher O, et al. Abnormal motor excitability in patients with psychogenic paresis. A TMS study [J]. J Neurol, 2009, 256: 121-126.

[10] de Lange F P, Roelofs K, Toni I. Increased selfmonitoring during imagined movements in conversion paralysis [J]. Neuropsychologia, 2007, 45: 2051-2058.

[11] de Lange F P, Roelofs K, Toni I. Motor imagery: a window into the mechanisms and alterations of the motor system [J]. Cortex, 2008, 44: 494-506.

[12] Vuilleumier P, Chicherio C, Assal F, et al. Functional neuroanatomical correlates

of hysterical sensorimotor loss [J]. Brain, 2001,124: 1077 - 1090.

[13] Tiihonen J, Kuikka J, Viinamaki H, et al. Altered cerebral blood flow during hysterical paresthesia [J]. Biol Psychiatry, 1995,37: 134 - 1345.

[14] Nowak D, Fink G. Psychogenic movement disorders: aetiology, phenomenology, neuroanatomical correlates and therapeutic approaches [J]. Neuroimage, 2009, 47: 1015 - 1025.

[15] Stone J, Zeman A, Simonotto E, et al. fMRI in patients with motor conversion symptoms and controls with simulated weakness [J]. Psychosom Med, 2007,69: 961 - 969.

[16] Voon V, Brezing C, Gallea C, et al. Emotional stimuli and motor conversion disorder [J]. Brain, 2010,133: 1526 - 1536.

[17] Kanaan R A, Craig T K, Wessely S C, et al. Imaging repressed memories in conversion disorder [J]. Psychosom Med, 2007,69: 202 - 205.

[18] Hallett M. Physiology of psychogenic movement disorders [J]. J Clin Neurosci, 2010,17: 959 - 965.

第28章

生理学的发现：震颤和肌阵挛

心因性震颤和肌阵挛是过度运动的代表，患者没有任何可感知的意志尝试，症状也不被意识控制所影响。从定义上它们可与假性病证区分，因为后一类患者具备可认识到的意识控制特性[1]。重要的是，和其他 PMD 相似，心因性震颤和肌阵挛与病理性震颤和肌阵挛的不同之处在于它们可以在适当的心理干预后迅速消失。

通常认为，健康的运动神经系统是一组能够将意志性指令转换成特定肌肉收缩的神经环路。根据本章的目的，作者认为这些环路包括运动前、辅助运动和运动皮质，以及同它们关联的基底节和小脑，外加脑干和脊髓在内的神经结构。病理性震颤和肌阵挛由这些内在运动神经环路中的异常引起。这种异常可导致一系列问题，例如对外界意志性输入的不恰当的肌肉活动反应（例如，动作性肌阵挛）或没有任何输入的持续运动输出（例如，静止性震颤，见图 28.1）。与之相反，心因性运动患者没有运动环路自身的缺损。因此，可以假设症状来自对环路的异常输入。而且心因性运动的指令与意志性运动的指令不同，它们不伴随任何可认识到的意识性尝试，也不能随意愿尝试改变。图 28.1 展示的模型未能表明导致心因性运动的输入是个体无法认识到的意志性输入，还是完全产生于另一个系统。另外，运动如何被准确地感知为"自主"这个问题可以参考前面的章节[1]。

下文将讨论，这个模型作为鉴别特定形式的心因性运动是十分有效的，但它还无法完全解释一些最近的研究结果。尽管如此，由于它是现在较为公认的模型，作者将用它来概述这个领域的问题。

1. 鉴别心因性震颤和肌阵挛的电生理方法学

图 28.1 展示了两种鉴别心因性震颤和肌阵挛的途径。第一种途径认为，病理性进程可以改变运动环路运作方式，因此不自主运动肯定存在独特的病理生理学标志，例如，可以用 EMG 记录到多块肌肉超同步的放电或高频脑电图（EEG），从而记录到多信道的同步脑活动。从定义上讲，心因性运动是由正常工作的环路生成的，因此无法产生类似标志。反过来说，心因性运动患者正常工作环路中启动的运动也有可能存在病理性运动中没有的独特标志。这种潜在标志的一个表现是准备电位（BP），即在自我启动的自主运动之前缓慢上升的 EEG 负电位（见下文）[2]。

第二种鉴别心因性震颤或肌阵挛的途径利用了它们与随意运动享有相同环路的假设。如果这个假设属实，那么当随意运动和心因性运动同时发生时，它们之间应当存在互相干扰。

2. 器质性震颤和肌阵挛的独特生理学表现

1）震颤

对于诊断来说，困难之处在于许多器质性震颤，除了那些与周围神经病和神经传导受损有关的类型以外，其余并没有独特的病理生理学标志。因此，意志性震颤（volitional tremors）与帕金森病和原发性震颤引起的器质性震颤的频率和肌电图放电模

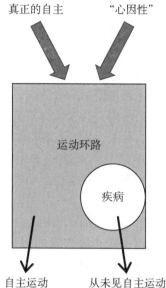

图 28.1 生理学家所采用的鉴别心因性震颤和肌阵挛的标准模型

灰色盒子代表运动环路，由运动指令接入。意志性指令引发准备电位（BP），这是一个自主运动的肌电图"标志"。器质性疾病导致部分环路表现出异常，因此可以通过它们异常的生理学表现区分。它们不引发 BP。心因性运动指令和意志可接入相同的运动环路；这导致有企图的运动和心因性震颤或肌阵挛间出现互相干扰。心因性运动应当引发 BP

式基本相同。事实上，只有直立性震颤（orthostatic tremor）是明显的例外，这是一种位于下肢肌肉通常频率为 16 Hz 的震颤，由于过于高频，这种震颤不可能是自主诱发的[3,4]。

在双侧器质性震颤的独特案例中，还存在一个有时可以用来鉴别心因性震颤的特征：在几乎所有的病理性震颤中（除了直立性震颤和部分伴额外肢体震颤的上颚震颤案例以外[5]），每个肢体的抖动都是独立的，肢体间不存在一致性[1]。此外，不同肢体的震颤频率经常存在轻微区别。例如，左上肢4.5 Hz，右上肢 5 Hz。大部分意志性的双侧震颤，每个肢体相互一致，因此频率相同。

最后一点是某些震颤形式对负荷的不敏感性[6,7]。许多实验显示，当肢体承受了额外的负荷时，由反射性输入驱动的外周性震颤频率会降低。相反，中枢生成的震颤频率

如 PD 或原发性震颤，尽管其幅度通常会降低，但它不会受负载影响。然而，这些鉴别方法不能区分器质性和意志性震颤，因为意志性震颤对负载的反应可能为上述两种方式之中任意一种。

所有其他形式的震颤，尤其是肌张力障碍震颤，尚没有鉴别的生理学方法。它们甚至在同一个体中的幅度和频率都可能发生变化，在不同程度的外力下尤其如此[8,9]。但它们可以通过后文叙述的干扰途径来鉴别。

2）肌阵挛

许多形式的肌阵挛通过 EMG 或 EEG 能够记录到独有的特征，这可以用来与随意肌肉抽搐相鉴别。例如，皮质性肌阵挛通常产生短至 50 ms 的超同步 EMG 放电，在手部肌肉中尤其容易被记录到[10-12]。相对而言，最短的意志性 EMG 放电，例如快速投掷运动，通常也需要 80 ms 以上[13,14]。皮质性肌阵挛还伴发比上肢抽搐提前约 25 ms、比腿部抽搐提前约 40 ms 的对侧感觉运动皮质的 EEG 峰电位。

器质性肌阵挛的第二个特点是不同肌肉中 EMG 放电的延迟性。具体来说，皮质性肌阵挛中刺激引起的抽搐（反射性肌阵挛）在手部肌肉中有 50 ms 左右的延迟且不同研究间的差别很小，而不同研究无一例外地显示感觉刺激的自主反应时间超过 100 ms 且相互间存在 10% ～20% 的差异。使用这个结论可以成功地鉴别器质性和心因性过度惊跳症（hyperekplexia）[15]。在过度惊跳症中，从起始刺激到反射性抽搐的潜伏期相对变长，其潜伏期处在快速自主反应时间的范围内。然而，不同研究间肌肉动员的模式以及每次抽搐中激活的不同肌肉间的延迟都相对固定[16-18]。心因性抽动的患者有变化性更大的肌肉动员模式和发作潜伏期。相同的方法可以鉴别器质性脊髓固有性肌阵挛，它的特点是肌阵挛最初开始于中腹肌，然后以一个相对慢的脊髓传导速度向尾端和头端

扩展[19,20]。

肌阵挛与肌张力障碍可能共存。例如，肌张力障碍性震颤，生理学方法很难与意志性抽动进行鉴别。在大多数肌张力障碍性震颤患者中，EMG 放电在潜伏期和时程上都有延长；此外，EEG 中没有迹象表明皮质受到牵连[21,22]。目前尚不能通过神经生理学方法区分器质性和心因性肌阵挛—肌张力障碍。

3) 准备电位

准备电位（bereitschaftspotential，BP）是通过 EEG 记录到的自我启动的自主运动前 1~1.5 s 开始缓慢上升的负性电位。它包含反映辅助和前辅助运动区活动的一个较早、较慢上升的阶段（BP1），和一个可能反映前运动和运动区活动的更快上升的阶段（BP2）[2]。过去许多人认为，BP 缺失是产生病理性运动的标志，而 BP 存在（尤其是 BP1 可被辨认）表明涉及自主运动系统。可以推论：如果一个被怀疑是心因性运动的患者存在 BP，那么它一定是心因性的，而如果没有 BP，那它更像是器质性的。比如，Tourette 综合征患者的简单运动抽动过程中没有 BP，因此这种抽动很可能是由不同于随意活动的机制所产生的[23,24]。与此相反，一些脊髓固有性肌阵挛患者的腹肌抽搐之前会出现明显的 BP，这种抽搐很可能是心因性的[25]。

3. 意志性运动和心因性震颤或肌阵挛之间的干扰

经常用一种干扰途径来检测不常见震颤是否存在心因性来源[1]。有研究指出，单侧器质性震颤的频率不会受健侧肢体节律性的随意运动影响。相反，大部分单侧自主心因性震颤会被另一侧肢体不同的意志性节律夹带。因此，患者用健侧手进行节律性意志性运动时心因性震颤的频率应该会改变。这个论点与前文提出的鉴别双侧心因性震颤的观点相似。McAuley 和 Rothwell[26] 报道了"一致性夹带测试"，即意志性节律性地敲击或摆动运动可以混入单侧心因性震颤，该现象出现于所有被测试的临床确诊和临床可能的心因性肌张力障碍性震颤病例中。

第二种检测心因性震颤（单侧或双侧）的方法是要求患者未受累的身体部分尽可能快地对刺激作出反应。心因性震颤患者的反应时间较正常人延长，而且受累肢体中还存在震颤的短暂中断[27,28]。这似乎也显示双重任务干扰是心因性和意志性运动共享运动环路的结果。

意志性运动和震颤之间相互作用的最后一个例子来源于自主启动阵挛的特殊病例。在某些病例中，患者会将腿部保持特定姿势而产生踝关节震颤，这通常产生于坐姿。尽管震颤本身是非自主的，我们却可以通过观察它的发生来与真正的阵挛相鉴别：在意志性启动的阵挛中，震颤之前会出现一次短时间的同步收缩，这有时也被称作"同步收缩现象（co-contraction sign）"[6]。

自主运动和肌阵挛之间相互作用的确诊案例还未见报道。肌阵挛性抽动通常呈原发性，且持续时间较短，无法确保一次自主运动的启动能够与一次肌阵挛性抽动同步。

4. 有关病理性或意志性运动的生理学标志性概念的常见疑难问题

1) 肌阵挛

病理性抽搐的发生时间、时长和肌肉抽动的顺序比意志性运动具有更小的变异性，然而事实上这个分界线非常模糊。另外，只有很少的数据可以用来描述这些参数的正常变异性，因为无论是在健康个体，还是有器质性肌肉抽动的个体中，相关研究都不多。过度惊跳症和脊髓固有性肌阵挛的抽搐在发作潜伏期，甚至在肌肉聚集模式方面，都处于频繁变化的状态中。因此，在实践中很难将这些与意志性抽搐相鉴别。

2) 震颤

双侧器质性震颤通常在不同肢体间没有一致性；然而，Raethjen 等[29] 报道了他们诊断为心因性震颤的个体中有 50% 双上肢间频率也不同。根据图 28.1 显示的模型,可以假设受过高度训练的健康个体(例如,钢琴家)有能力在双上肢间维持不同频率的意志性"震颤",这种情况下心因性"震颤"依旧表现为正常的自主运动;另一方面,双上肢存在不同频率震颤的患者中许多人没有受过钢琴训练,却可以意志性地产生这种形式的震颤。有一种可能是,患者由于某种原因训练自己生成了这种非一致性的震颤,或这种"训练"是在震颤的过程中下意识地发生的。另一种可能是,对自主运动系统再次的心因性输入可以导致不同意志性尝试的输出结果,这可以参照下文修订后的模型(例如,通过利用阵挛或生理性震颤的机制)。

3) 准备电位

识别出 BP,尤其是较早出现的 BP1,是运动存在意志性成分的良好生物学标志物。但是,反之并不亦然:BP 的缺失不能说明运动是病理性的。得出这个结论有两个理由:其一是 BP 并不容易被记录到,尤其是在运动障碍疾病的患者中,所以假阴性的概率较高;另一个理由是许多意志性运动。例如,那些对反应信号的响应,不会产生清晰的 BP。如 Esposito 等[25]近期检查了 20 例脊髓和(或)脊髓固有性肌阵挛的患者,发现 BP 是否出现与怀疑是心因性,还是器质性抽搐之间的一致性非常低。可以认为相当数量器质性抽搐的患者在抽搐发生前存在 BP,那么抽动似乎也有心因性。作者根据该证据总结,许多临床上认为是器质性轴向肌肉抽搐的患者可能实际上存在心因性抽搐。

5. 干扰概念的问题

例如,使用 BP 观察干扰,当结果呈现干扰(BP)时,这一概念运作良好。在这种情况下,似乎两种运动(例如,震颤和抽搐)共享某些意志性组分。然而,干扰(BP)的缺乏并不保证震颤或抽搐是器质性的。这一点在上文一些双上肢频率不同的双侧心因性震颤病例

中就明确地显示了,音乐家训练有素的双手可以弹奏不同节奏音乐的案例也支持这一点。

6. 模型是否正确

图 28.1 的模型还遗留了一个很重要的问题。这个问题与上文讨论的临床诊断高度相关,即意志性输入是否能接入运动环路的所有部分,或是否有一些部分通常不能被自主指令接入,而只接受心因性输入的定位?如果我们假设(见图 28.1)意志性输入可以定位到所有的运动环路,那么任何心因性运动都可以被自主运动模仿,而且当心因性和意志性运动试图同时接入同一环路时,它们之间会互相干扰。但是,心因性输入是否只能接入到不受意志影响,或只有在高强度训练后受其影响的运动环路呢(见图 28.2)?在这种情况下,心因性运动无法自主地模仿且不与意志性运动互相干扰。

图 28.2 没有标记出可接入无法自主定位运动环路的心因性指令的位置和性质。鉴于这类环路一般在自主运动中不被使用,它们是否真的存在会被质疑。一种可能是这些环路通常被用于躯体的自动运动。例如,在手臂意志性运动之前会出现躯干肌肉的期前收缩[30,31]。另一种可能是这些环路是由更高级别的意志性指令定位的亚环路。第二种机制类似于收音机,意志性运动通过打开或关闭开关来接入环路,而心因性运动或一个高度受训个体的意志性运动可以通过拆掉收音机后盖而直接接入类似于内在电子元件的亚环路而实现。

图 28.2 也可以解释 BP 和心因性运动之间联系的问题。只有依从于 BP 是由意志性和心因性指令定位的运动环路产生的逻辑,BP 应当出现于心因性运动的论断才成立。然而如果 BP 仅是由与意志性指令相关活动而产生的(例如,输入箭头),那心因性运动中就可能没有 BP。与图 28.2 相似,如果 BP 由意志性运动环路中的活动生成,那么通

常不由意志性指令接入的环路生成的运动将不生成 BP。虽然看起来有些复杂,但 BP 的缺失并不意味着对应的不自主运动必然是器质性的。

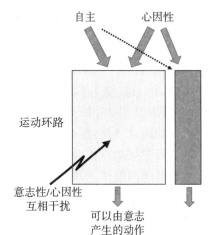

图 28.2 解释为什么假定的心因性震颤和肌阵挛可能不与自主运动互相干扰或符合诱发准备电位(BP)所提出的模型

在这个模型中,运动环路包括可以被意志轻易接入的(亮灰色)和通常无法被意志接入的部分(暗灰色)或需要高强度训练才能达到的自主控制。如果一次心因性运动是通过可以被意志轻易接入的环路中的活动产生的,那么该运动将像图 28.1 中一样显示出 BP、互相干扰等。如果心因性指令可以接入通常无法被意志接入的部分,那么这些指令可能不伴 BP 并不显示出与自主运动互相干扰。

7. 结论

现在主要有 3 种神经生理学方法能够鉴别心因性和器质性震颤和肌阵挛:特殊的生理学表现、BP 以及自主和不自主运动之间相互干扰的出现/缺失。所有这些方法参照图 28.1,在所有情况下阳性的结果都是有意义的。伴随特殊生理学表现的震颤或肌肉抽搐可以被认为是器质性的,而 BP 的出现以及与意志性运动的互相干扰可以用来检测心因性运动。但是,这些命题的反命题并不一定

正确,这可能是由于 BP 和干扰效应的检查方法复杂且容易出错。当然这也可能是由于我们有关意志性、心因性以及震颤和肌阵挛的器质性变量的模型(见图 28.1)过于简单造成的。图 28.2 展示了部分运动系统不能正常将意志性输入接入,或在能够自主掌控之前需要长时间训练的模拟构想。这些环路可以被心因性指令接入,在这种情况下,我们无法通过常用的心因性运动的生理学测试对这些患者进行鉴别。他们的运动也可能被感知为与意志性运动不同且"无法控制"。

(邹 扬 王 刚 译)

参考文献

[1] Hallett M. Physiology of psychogenic movement disorders [J]. J Clin Neurosci, 2010,17: 959 – 965.

[2] Shibasaki H, Hallett M. What is the bereitschaft spotential? [J] Clin Neurophysiol. 2006,117: 2341 – 2356.

[3] Gerschlager W, Munchau A, Katzenschlager R, et al. Natural history and syndromic associations of orthostatic tremor: a review of 41 patients [J]. Mov Disord, 2004,19: 788 – 795.

[4] Thompson P D, Rothwell J C, Day B L, et al. The physiology of orthostatic tremor [J]. Arch Neurol, 1986,43: 584 – 587.

[5] Deuschl G, Toro C, Valls-Sole J, et al. Symptomatic and essential palatal tremor. 1. Clinical, physiological and MRI analysis [J]. Brain, 1994,117: 775 – 788.

[6] Deuschl G, Koster B, Lucking C H, et al. Diagnostic and pathophysiological aspects of psychogenic tremors [J]. Mov Disord, 1998,13: 294 – 302.

[7] Deuschl G, Raethjen J, Lindemann M, et al. The pathophysiology of tremor [J]. Muscle Nerve, 2001,24: 716 – 735.

[8] Munchau A, Schrag A, Chuang C, et al. Arm tremor in cervical dystonia differs

from essential tremor and can be classified by onset age and spread of symptoms [J]. Brain, 2001,124: 1765 - 1776.

[9] Deuschl G. Dystonic tremor [J]. Rev Neurol, 2003,159: 900 - 905.

[10] Cassim F, Houdayer E. Neurophysiology of myoclonus [J]. Neurophysiol Clin, 2006,36: 281 - 291.

[11] Hallett M, Chadwick D, Marsden CD. Cortical reflex myoclonus [J]. Neurology, 1979,29: 1107 - 1125.

[12] Shibasaki H, Hallett M. Electrophysiological studies of myoclonus [J]. Muscle Nerve, 2005,31: 157 - 174.

[13] Hallett M, Marsden CD. Ballistic flexion movements of the human thumb [J]. J Physiol (Lond), 1979,294: 33 - 50.

[14] Berardelli A, Rothwell J C, Day BL, et al. Duration of the first agonist EMG burst in ballistic arm movements [J]. Brain Res, 1984,304: 183 - 187.

[15] Thompson P D, Colebatch JG, Brown P, et al. Voluntary stimulus-sensitive jerks and jumps mimicking myoclonus or pathological startle syndromes [J]. Mov Disord, 1992,7: 257 - 262.

[16] Brown P, Rothwell J C, Thompson P D, et al. The hyperekplexias and their relationship to the normal startle reflex [J]. Brain, 1991, 114: 1903 - 1928.

[17] Matsumoto J, Fuhr P, Nigro M, et al. Physiological abnormalities in hereditary hyperekplexia [J]. Ann Neurol, 1992,32: 41 - 50.

[18] Tijssen M A, Voorkamp L M, Padberg GW, et al. Startle responses in hereditary hyperekplexia [J]. Arch Neurol, 1997,54: 388 - 393.

[19] Brown P, Thompson P D, Rothwell J C, et al. Axial myoclonus of propriospinal origin [J]. Brain, 1991,114: 197 - 214.

[20] Chokroverty S. Propriospinal myoclonus [J]. Clin Neurosci, 1995,3: 219 - 222.

[21] Kinugawa K, Vidailhet M, Clot F, et al. Myoclonusdystonia: an update [J]. Mov Disord, 2009,24: 479 - 489.

[22] Roze E, Apartis E, Clot F, et al. Myoclonus-dystonia: clinical and electrophysiologic pattern related to SGCE mutations [J]. Neurology, 2008,70: 1010 - 1016.

[23] Hallett M. Neurophysiology of tics [J]. Adv Neurol, 2001,85: 237 - 244.

[24] Obeso J A, Rothwell J C, Marsden C D. Simple tics in Gilles de la Tourette's syndrome are not prefaced by a normal premovement EEG potential [J]. J Neurol Neurosurg Psychiatry, 1981,44: 735 - 738.

[25] Esposito M, Edwards M J, Bhatia K P, et al. Idiopathic spinal myoclonus: a clinical and neurophysiological assessment of a movement disorder of uncertain origin [J]. Mov Disord, 2009,24: 2344 - 2349.

[26] McAuley J, Rothwell J. Identification of psychogenic dystonic and other organic tremors by a coherence entrainment test [J]. Mov Disord, 2004,19: 253 - 267.

[27] Kumru H, Begeman M, Tolosa E, et al. Dual task interference in psychogenic tremor [J]. Mov Disord, 2007,22: 2077 - 2082.

[28] Kumru H, Valls-Sole J, Valldeoriola F, et al. Transient arrest of psychogenic tremor induced by contralateral ballistic movements [J]. Neurosci Lett, 2004,370: 135 - 139.

[29] Raethjen J, Kopper F, Govindan RB, et al. Two different pathogenetic mechanisms in psychogenic tremor [J]. Neurology, 2004, 63: 812 - 815.

[30] Forget R, Lamarre Y. Anticipatory postural adjustment in the absence of normal peripheral feedback [J]. Brain Res, 1990, 508: 176 - 179.

[31] MacKinnon C D, Bissig D, Chiusano J, et al. Preparation of anticipatory postural adjustments prior to stepping [J]. J Neurophysiol, 2007,97: 4368 - 4379.

肌张力障碍是一种以持续的肌肉收缩、常引起扭曲姿势和重复运动为特点的综合征。肌张力障碍有多种原因。多个基因的突变为原发性肌张力障碍的原因[1]。肌张力障碍也可以继发于局灶性脑损伤、代谢性疾病或神经退行性疾病例如 PD。肌张力障碍可以根据症状的分布分为局灶性、节段性或全身性肌张力障碍。大部分成人期始发的局灶性肌张力障碍没有其他明确的病因，因此被认为是原发性的。有理论认为这些成人的肌张力障碍可能由一系列因素联合引起。例如，基因的易感性和重复练习之类的环境因素。

心因性肌张力障碍是一种运动障碍专科的常见疾病。心因性肌张力障碍的常见表现是症状的迅速出现和伴随着痛苦姿势的固定性肌张力障碍，而且它常与其他精神疾病相关联。它通常造成严重的功能丧失，而且难以治疗。本章将对器质性肌张力障碍的病理生理学和近期有关心因性肌张力障碍病理生理学的研究做一综述。

1. 器质性肌张力障碍的病理生理学

肌张力障碍与神经系统中多种水平的生理学改变相关。在肌肉水平，EMG 研究显示出主动肌与拮抗肌的同步收缩和运动任务中不必要的肌肉活动的外溢。此外，EMG 的放电通常会延长，肌张力障碍患者在复杂任务之间切换的时间也会延长。这些表现似乎导致肌张力障碍患者的运动缓慢和多变。

多项研究测试了肌张力障碍的脊髓抑制机制。交互抑制可测量主动肌和拮抗肌之间的相互神经支配。在上肢交互抑制体现为刺激（试验刺激）正中神经后在桡侧腕屈肌记录到 H 反射被作用于支配腕伸肌的桡神经上的条件刺激所抑制。根据桡神经的条件性刺激和正中神经试验刺激的间隔时间，可以辨认出交互抑制的 3 个阶段：第一个阶段涉及甘氨酸介导的双突触抑制，第二个阶段是突触前抑制的结果，但第三个阶段的生理学机制尚不清楚。既往的研究发现，脊髓交互抑制在肌张力障碍中降低，而且这种异常在局灶性任务特异性肌张力障碍患者患侧和健侧都存在[4,5]。另一种脊髓抑制的测量方法是体表皮肤刺激后 EMG 静息期（cutaneous EMG silent period，CuSP），即刺激靶肌肉附近的皮肤后 EMG 活动的中断期。一项研究显示臂部肌张力障碍患者的患侧和健侧 CuSP 都存在延长。

脑干水平的抑制也在肌张力障碍中受损。例如，肌张力障碍患者显示出更快的瞬目反射恢复，这与患者抑制降低的基本病理生理机制相符[7]。

许多研究报道了肌张力障碍中的皮质异常。配对脉冲 TMS 研究发现了患者由 γ-氨基丁酸（GABA）的 $GABA_A$ 受体介导的短间隔皮质内抑制降低[8]。此外，由 $GABA_B$ 受体介导的长间隔皮质内抑制和皮质静息期在肌张力障碍中同样受损[9,10]。近期发现，局灶性肌张力障碍患者的外周输入性皮质抑制在运动启动时也显示受损[11]。

有证据表明，大脑可塑性在肌张力障碍中存在异常。研究发现，由成对关联刺激引起的长时程增强类的脑可塑性,在局灶性肌张力障碍中升高[12,13]。此外,患者的长时程抑制类的可塑性亦可能增强[13]。

简而言之,肌张力障碍的生理学研究发现了神经系统多个水平的抑制缺乏。这似乎与肌张力障碍中肌肉的过度活跃有关,这可能是基底节功能异常后的继发性现象[2]。过度的可塑性也可能是导致肌张力障碍发生的原因。

2. 心因性肌张力障碍的病理生理学

心因性肌张力障碍的病理生理学最早由Espay 等[14]研究。研究纳入了 10 例临床确诊的心因性肌张力障碍患者,将他们的结果与 8 例器质性肌张力障碍患者和 12 例年龄配对的健康对照进行比较。器质性和心因性肌张力障碍的患者与对照相比,在静息和肌肉收缩时均存在短间隔皮质内抑制的下降。相似的是,在器质性和心因性肌张力障碍患者中均存在长间隔皮质内抑制下降的趋势。皮质静息期在器质性和心因性肌张力障碍中均缩短。关于脊髓抑制,在器质性和心因性肌张力障碍中 EMG 皮肤刺激后静息期延长,而交互抑制降低。这个研究一方面证实了既往器质性肌张力障碍研究报道的异常皮质和脊髓抑制,另一方面也显示了心因性肌张力障碍患者也存在类似异常。

Espay 等[14]的研究只检测了器质性肌张力障碍患者的患侧,而 Avanzino 等[15]检查了 12 例固定性肌张力障碍患者的患侧和健侧,并将这些发现与 10 例典型肌张力障碍患者和年龄匹配对照的结果相比较。在固定性肌张力障碍患者中,有 8 例符合心因性肌张力障碍的诊断标准[16]。有趣的是,固定性肌张力障碍患者存在短间隔皮质内抑制的降低和皮质静息期的缩短,与典型肌张力障碍患者中的发现相似。另外,这些异常在患侧和健侧同时存在。该研究中没有检测脊髓抑制。

Quartarone 等[17]在 10 例心因性肌张力

障碍患者、10 例器质性肌张力障碍患者和 10 例健康对照中,使用配对关联刺激研究长时程增强类皮质可塑性。作者证实了两组肌张力障碍患者的短间隔皮质内抑制均降低。有趣的发现是皮质可塑性在器质性肌张力障碍患者中上升,这和之前报道[12,13]一致,但在心因性肌张力障碍中皮质可塑性正常。

3. 对研究的解释

对心因性或固定性肌张力障碍的研究显示了之前发现的器质性肌张力障碍患者中的异常皮质和脊髓抑制在心因性肌张力障碍中也存在[14,15]。这些发现有几种可能的解释,且它们并不互相排斥。一种可能性是这些生理学改变是长时间维持肌张力障碍姿势的结果。发生于成人的大脑可塑性变化是机体内对变化的应对,这些变化包括短暂性缺血性神经阻滞[18,19]、截肢[20]和肌肉移植术[21]。固定性肌张力障碍的个体健侧也存在皮质抑制降低的现象支持了这个可能性。因为,生理学改变可以在肌张力障碍性姿势的对侧发生。

另一种解释是异常的抑制和兴奋性可能代表了内在表型特征。这些表现可使个体同时倾向于器质性和心因性肌张力障碍。与此假设一致的是无症状 *DYT*1 基因携带者的双侧[22]和固定性肌张力障碍患者健侧的皮质抑制也降低[15]。然而,无症状 *DYT*1 基因携带者的脊髓抑制是正常的[22],而心因性肌张力障碍患者健侧的脊髓抑制是否异常目前仍不清楚。

心因性肌张力障碍中,生理学异常可能同时代表了潜在的精神障碍。比如说,精神分裂症[23]和 Tourette 综合征[24]患者存在皮质抑制降低。然而,异常的脊髓抑制不太可能和精神障碍相关。

器质性肌张力障碍长时程性可塑性异常上升而心因性肌张力障碍可塑性正常提示过度的可塑性可能是器质性肌张力障碍的生物标志物。器质性肌张力障碍的症状可能与可塑性增加及抑制降低相关,而心因性肌张力障碍的症状与皮质和脊髓抑制缺乏以及其他特征(如心理因素)相关。

4. 结论

心因性肌张力障碍患者显示出生理学指标的异常,在皮质和脊髓抑制环路中的发现和器质性肌张力障碍相似,而皮质可塑性仅在器质性而非心因性肌张力障碍中升高。未来的研究需要明确器质性和心因性肌张力障碍间的区别。这些结果也提出了对于心因性肌张力障碍,纠正生理学异常的疗法是否真的有效的问题。

(邹 扬 王 刚 译)

名词注释

1. H反射(H reflex):是脊髓的单突触反射,代表脊髓前角运动神经元的兴奋性。电刺激外周神经直接引起其支配肌肉的诱发电位成为 M 波,此后经过一段潜伏期又出现第二个诱发电位,称 H 波(刺激 I A 类传入纤维,冲动进入脊髓后逆向激发运动神经的兴奋产生的反射性肌肉收缩)。H反射是上运动神经元病变时诊断的重要电生理学指标,也是周围神经病变的参考指标之一。

2. 配对脉冲经颅磁刺激(paired pulse transcranial magnetic stimulation,ppTMS):经颅磁刺激技术(TMS)是一种无创的非药物治疗方法,磁信号可以无衰减地透过颅骨而刺激到脑区。配对脉冲经颅磁刺激输出两个成对脉冲,两个脉冲的间歇从 0~50 ms,两个脉冲可以输出到同一个刺激线圈,成对刺激同一个部位,也可以分别输出到两个刺激线圈,成对相继刺激不同部位。第一个刺激为条件刺激,第二个刺激为实验刺激。

参考文献

[1] Muller U. The monogenic primary dystonias [J]. Brain, 2009,132: 2005 – 2025.

[2] Berardelli A, Rothwell J C, Hallett M, et al. The pathophysiology of primary dystonia [J]. Brain, 1998,121: 1195 – 1212.

[3] van der Kamp W, Berardelli A, Rothwell J C, et al. Rapid elbow movements in patients with torsion dystonia [J]. J Neurol Neurosurg Psychiatry, 1989,52: 1043 – 1049.

[4] Nakashima K, Rothwell J C, Day B L, et al. Reciprocal inhibition between forearm muscles in patients with writer's cramp and other occupational cramps, symptomatic hemidystonia and hemiparesis due to stroke [J]. Brain, 1989,112: 681 – 697.

[5] Panizza M E, Hallett M, Nilsson J. Reciprocal inhibition in patients with hand cramps [J]. Neurology, 1989,39: 85 – 89.

[6] Pullman S L, Ford B, Elibol B, et al. Cutaneous electromyographic silent period findings in brachial dystonia [J]. Neurology, 1996,46: 503 – 508.

[7] Berardelli A, Rothwell J C, Day B L, et al. Pathophysiology of blepharospasm and oromandibular dystonia [J]. Brain, 1985, 108: 593 – 608.

[8] Ridding M C, Sheean G, Rothwell J C, et al. Changes in the balance between motor cortical excitation and inhibition in focal, task specific dystonia [J]. J Neurol Neurosurg Psychiatry, 1995,39: 493 – 498.

[9] Chen R, Wassermann E M, Caños M, et al. Impaired inhibition in writer's cramp during voluntary muscle activation [J]. Neurology, 1997,49: 1054 – 1059.

[10] Curra A, Romaniello A, Berardelli A, et al. Shortened cortical silent period in facial muscles of patients with cranial dystonia [J]. Neurology, 2000,54: 130 – 135.

[11] Beck S, Richardson S P, Shamim E A, et al. Short intracortical and surround inhibition are selectively reduced during movement initiation in focal hand dystonia [J]. J Neurosci, 2008,28: 10363 – 10369.

[12] Quartarone A, Bagnato S, Rizzo V, et al. Abnormal associative plasticity of the human motor cortex in writer's cramp [J]. Brain, 2003,126: 2586 – 2596.

[13] Weise D, Schramm A, Stefan K, et al. The two sides of associative plasticity in writer's

cramp［J］. Brain，2006，129：2709 - 2721.

［14］Espay A J，Morgante F，Purzner J，et al. Cortical and spinal abnormalities in psychogenic dystonia ［J］. Ann Neurol，2006，59：825 - 834.

［15］Avanzino L，Martino D，van de Warrenburg B P，et al. Cortical excitability is abnormal in patients with the "fixed dystonia" syndrome ［J］. Mov Disord，2008，23：646 - 652.

［16］Fahn S，Williams D T. Psychogenic dystonia ［J］. Adv Neurol，1988，50：431 - 455.

［17］Quartarone A，Rizzo V，Terranova C，et al. Abnormal sensorimotor plasticity in organic but not in psychogenic dystonia ［J］. Brain，2009，132：2871 - 2877.

［18］Ziemann U，Corwell B，Cohen L G. Modulation of plasticity in human motor cortex after forearm ischemic nerve block ［J］. J Neurosci，1998，18：1115 - 1123.

［19］Levy L M，Ziemann U，Chen R，et al. Rapid modulation of GABA in sensorimotor cortex induced by acute deafferentation ［J］. Ann Neurol，2002，52：755 - 761.

［20］Chen R，Corwell B，Yaseen Z，et al. Mechanisms of cortical reorganization in lower-limb amputees ［J］. J Neurosci，1998，18：3443 - 3450.

［21］Chen R，Anastakis D J，Haywood C T，et al. Plasticity of the human motor system following muscle reconstruction：a magnetic stimulation and functional magnetic resonance imaging study ［J］. Clin Neurophysiol，2003，114：2434 - 2446.

［22］Edwards M J，Huang Y Z，Wood N W，et al. Different patterns of electrophysiological deficits in manifesting and non-manifesting carriers of the DYT1 gene mutation ［J］. Brain，2003，126：2074 - 2080.

［23］Daskalakis Z J，Christensen B K，Chen R，et al. Evidence for impaired cortical inhibition in schizophrenia using transcranial magnetic stimulation ［J］. Arch Gen Psychiatry，2002，59：347 - 354.

［24］Ziemann U，Paulus W，Rothenberger A. Decreased motor inhibition in Tourette's disorder：evidence from transcranial magnetic stimulation ［J］. Am J Psychiatry，1997，154：1277 - 1284.

第30章

诱发电位在心因性感觉症状患者评估中的作用

感觉诱发电位（evoked potential，EP）是神经系统对感觉输入反应产生的电信号。对于视觉（VEP）、听觉（AEP）和躯体感觉（SEP）的诱发电位是临床最常使用的。它们用于评估神经系统内相对应的感觉通路。

当使用 EP 作为疑似心因性感觉症状的评估手段时，必须考虑以下几个问题：EP 是否总是在感觉通路病变中存在异常，或这种病变是否能在不引起异常 EP 的情况下引起异常感官知觉？如果后者是正确的，那么正常的 EP 可能无法充分证明个体的能力缺损是心因性的。如果一例患者存在的感觉症状是由器质性疾病引起的，但表现出更为严重的能力缺损，EP 是否可以用来表现夸大的症状呢？另外，重要的是在可能为假性症状的患者中，正常人是否也可以人为让 EP 表现为异常？如后文将要说的，这些问题的答案在不同形式的 EP 中存在差异。

为了回答这些问题，理解如何记录和评估 EP 是非常重要的。如果使用相同的检查规范，不同个体间的诱发电位潜伏期大致相同，而其波幅值却变异性较大。后者反映出记录到的多个 EP 组分是电极间的电位差，个体间脑解剖结构和电极摆放位置的差异可以对波幅造成较大的影响。另外，记录 EP 使用的刺激强度不同，所以不同个体传入纤维被激活的百分比也不同。因此，通常要根据组分的潜伏期而不是组分的绝对波幅对 EP 进行解读[1]。但是如果病变使部分感觉纤维传导阻滞，但剩余的纤维以正常速度传导，EP 可能波幅下降但是潜伏期正常，于是

EP 将被误解为正常，而部分的功能丧失也能够引起患者的症状。

诱发电位通常由放置在头皮上的电极记录，另外记录 SEP 还会将电极置于周围神经和脊柱上。这些电极也接受其他不同来源的电信号。例如：①脑电图（EEG），代表了与感觉输入无关的不间断脑电活动；②来自心脏的心电图；③来自记录电极附近肌肉的电信号，即肌电图（EMG）；④来自电线、荧光灯和仪器的交流电信号（在西半球大约 60 Hz，其他地方或为 50 Hz）；⑤其他来源的噪声。频闪器闪光刺激引发的巨大 VEP 有时在未处理的 EEG 中可以作为光驱动反应分析，但直接用原始数据评估 VEP 很困难，而脑干 AEP（BAEP）和 SEP 不太可能通过头皮记录的原始数据直接读取。信号平均技术（见图 30.1）用于从混有其他电信号的记录中提取 EP。运用该技术时先执行多次刺激，每次刺激相关的数据片段在去除伪迹（即异常噪声片段）之后进行总体平均。各个片段间一致的 EP，在平均处理后显现。在每次刺激中随机的噪声，通过平均处理后大幅降低——平均后的噪声大小是原始数据中噪声的量除以平均时纳入片段数量的平方根[3,4]。所以，剩余的噪声随着平均次数的增加而减少，但永远不会完全消失。由于剩余噪声可以和 EP 的某个组分很相似，平均后的 EP 波形应当叠加，以确保波峰确实代表了 EP[1]。

在到达一定的片段数量后，再增加片段数以降低噪声是不切实际的。比如说，要将噪声降低一半，需要记录 4 倍于原来的片段

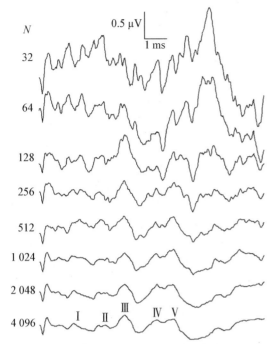

图 30.1　伴随着越来越多刺激次数的平均后脑干听觉诱发电位（BAEP），显示出信号平均在提高信噪比中的效果

　　N 代表平均次数；信噪比的提升与 N 的平方根成比例。刺激在右耳，记录电极位于颅顶和右乳突。在本图以及之后的 BAEP 图片中，正向波向上，波峰的组分由罗马数字标记。根据 Jewett 和 Williston 的研究[2]（修改自 Legatt[3]）

数。如果平均化处理已经包含了 250 个片段，那么需要额外的 750 片段，总数将达到 1 000。剩余噪声的再次减半将需要 3 000 个额外片段，而下一次减半还需要 12 000 片段。如果原始数据噪声很多（例如，患者的肌肉紧张），即使 EP 本身是正常的，剩余的噪声也可能足以影响 EP 的评估。

　　在神经系统疾病的患者中，病理改变、感觉性 EP 的发现和患者症状之间的关系是复杂的，EP 的发现取决于病变的解剖位置和感觉通路的关系以及病变影响神经功能的方式。病变可以在不阻滞传导的情况下造成传入神经的传导减慢，或可以通过传导阻滞或破坏神经组织造成传入信号的丢失。不伴传导阻滞的传导减慢，如脱髓鞘疾病，由于传入信号能到达感觉皮质，一般是无症状的，因此患者仍然存在感觉知觉。这种无症状状态包

括了引起症状的脱髓鞘后的髓鞘再形成（见图 30.2，例如早期加剧然后缓解），以及亚临床脱髓鞘病变（未达到引起传导阻滞和症状程度的脱髓鞘病变）。这种传导减慢的影响在常规神经科检查中无法发现。而 EP 检测可以发现亚临床脱髓鞘病变使其在脱髓鞘性疾病的诊断中占有地位。

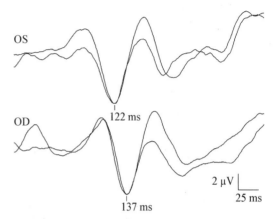

图 30.2　在 27 岁多发性硬化女性记录到图形翻转视觉诱发电位

　　患者右眼有过视神经炎发作，但后来视力恢复；测试时双眼视敏度是 20/20。在本图以及之后的视觉诱发电位图片中，正向波向下，P100 组分被潜伏期标记于峰值。患者左眼 P100 的潜伏期正常，但右眼出现异常延迟，尽管该眼的视敏度已经提升到正常水平（转载自 Legatt 2003[3]）

　　传导阻滞或神经组织损坏导致传出信号丢失与麻木等阴性感觉症状。而导致感觉神经元自发放电的病变会造成感觉异常等阳性症状。如果造成自发激动的病变没有同时阻滞普通的传入神经信号传导，它将不会改变 EP。

　　单个神经元的微小活动无法从头皮中记录识别，我们记录的 EP 是成百上千神经元同步活动的总和。神经元一致的传导减慢将使 EP 潜伏期延长。尽管感觉通路的传导还存在，不一致的传导减慢会造成短暂的离散，从而使 EP 变得难以检测。因此，EP 波峰的完全消失不意味着在信号发生水平没有传入神经活动，但它的确指示感觉传入通路中存在病变。

1. 脑干听觉诱发电位

短暂的声音刺激可以产生一系列潜伏期长达几百毫秒的复杂的 AEP。由于它们易于记录并在正常个体间高度一致,其中正常成年人潜伏期低于 10 ms 的短潜伏期 AEP 在临床中最为实用。尽管它们不是完全由脑干生成,但它们通常被称为脑干 AEP。BAEP 通过在颅顶和耳垂或乳突的电极直接记录,波形中的正向峰通常标示为向上的曲线,并按照 Jewett 和 Williston[2] 的共识使用罗马数字标记(见图 30.3)。临床最多使用的波峰是波 I、波 III 和波 V。波 I 由第 VIII 对脑神经末梢产生。波 III 主要反映脑桥下部的上橄榄复合体水平的活动。波 V 主要反映中脑的下丘水平的活动[6]。波 VI 和波 VII 分别被归因于内侧膝状体和听辐射。这两个波在受到这些结构作用的同时,也受到中脑水平活动的作用,可能在尾端损伤的时候保留。相反,波 VI 和波 VII 可能在正常个体中缺失。因此,波 VI 和波 VII 并不能可靠地评估尾端至中脑的听觉结构,BAEP 只能用于评估中脑水平以上的听觉通路。一个仅由影响听觉通路尾端至中脑的病变引起症状的患者将拥有正常的 BAEP。有报道完全双侧听觉皮质损伤引起失聪的患者拥有正常的 BAEP[7]。

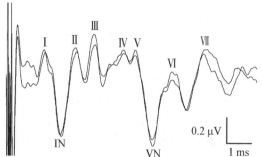

图 30.3 23 岁女性,电极置于颅顶和右耳垂之间记录脑干听觉诱发电位,刺激右耳后电位正常

波 I 和 V 后向下的曲线分别被标记为 IN 和 VN。电刺激的伪迹出现于轨迹图的起始处。绘图标识如图 30.1 所示(转载自 Legatt[5])

上行的听觉投射在脑桥下部,上橄榄复合体水平以上变为双侧。在病变影响耳、第 VIII 对脑神经或耳蜗的患者中,对损伤同侧给予刺激时将会发现 BAEP 异常。当存在脑干中更尾端部位的损伤,单侧 BAEP 的异常通常(尽管不是一定的)出现于对损伤同侧进行刺激时[5]。然而,脑干内存在双侧上行听觉通路,因此,即使单侧脑干损伤,对任何一侧的听觉刺激都可能产生正常的 BAEP。另外,脑干听觉通路上有一个功能性神经节,其中的神经元拥有可以最快速短暂离散的形态学和生理学特点,它们对于声音定位是必要的,有研究证实它们就是生成 BAEP 的神经元[8~10]。影响其他更短暂离散的神经元亚系统的病变可能不影响 BAEP。鉴于听觉系统的解剖和生理特性,在大多数主诉听觉丧失的患者中记录到正常的 BAEP 并不能排除脑干病变的可能性。然而这种情况也有例外。

由于脑桥下部以上的上行脑干听觉通路及听觉皮质的投射是双侧的,单侧的失聪只能是耳、第 VIII 对脑神经或耳蜗病变的结果。单侧的完全失聪意味着没有传入信号抵达大脑皮质,因此也没有来自耳蜗的听觉输出。在这些患者中,波 I 也许因为第 VIII 对脑神经末梢完好而存在(见图 30.4),但波 III 和波 V 会缺失。另一侧耳的听力完好,因此从脑桥下部到听觉皮质存在功能性投射。于是,刺激一侧出现正常 BAEP 的现象(包括波 V)与该耳失聪是矛盾的,所以可以认为单侧失聪是心因性的。

由于 BAEP 很微小(通常波幅低于 1 μV),如果受试者在头颅和颈部的肌肉维持一定的张力,EMG 活动会掩盖 BAEP。然而有一点必须注意,患者不可能通过主观意志使自己的 BAEP 出现异常(例如,导致某些组分延迟或缺失)。

2. 体感诱发电位

电刺激外周混合神经,例如手臂的正中

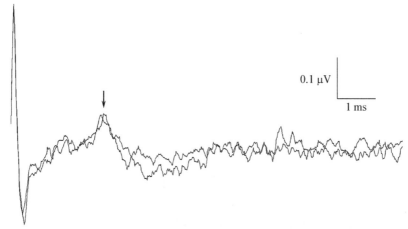

0.1 μV

1 ms

图 30.4　左前庭神经鞘瘤手术时左侧刺激后记录到的脑干听觉诱发电位,显示波Ⅰ的保留(箭头),但是第Ⅷ对脑神经入颅后激发的波Ⅲ和波Ⅴ缺失。这是为保证肿瘤的彻底切除而导致的神经损伤,记录电极置于颅顶和左耳垂。图示方法如图 30.1 所示(修订自 Legatt[11])

神经和腿部的胫后神经后,可以记录到在周围神经、脊髓、脑干以及大脑皮质产生的 SEP 组分[12]。最早的皮质 SEP 组分,来自初级体感皮质的激活。这些组分根据它们的极性和在正常成年个体中的波峰潜伏期命名。例如,正中神经腕部刺激后产生 N20,以及胫后神经踝部刺激后产生 P37。这些初级皮质 SEP 的极性取向与它们来源神经组织解剖结构的三维定向有关。长潜伏期皮质组分有很大的个体间变异,在常规神经科诊断中并不实用。脊髓和脑干的组分不是在所有患者中都能辨识,但它们的潜伏期可以用于计算波峰间间隔;这些间隔代表了体感通路不同水平之间的传导时间,利用皮质 SEP 不同组分潜伏期的延迟可以确定异常发生的位置。

在脊髓中,体感信息通过两条不同的路径上行至大脑皮质:脊髓前部的脊髓丘脑束和脊髓后部的背柱。背柱中上行的大部分纤维是大直径、快速传导的初级传入神经元发出的轴突,轴突上行至延髓下部的背柱核水平进行突触转换[13]。而对于脊髓丘脑束而言,在神经根传入端附近至少存在一个突触连接产生了延迟。脊髓丘脑束纤维传导速度比背柱系统中的慢而且更不

统一,导致了脊髓丘脑束传入活动的进一步短暂离散以及抵达体感皮质更迟。由于短暂离散和皮质激活的潜伏期延长,脊髓丘脑束中的活动无法对临床分析初级皮质 SEP 组分起作用。动物研究显示了这些初级皮质 SEP 完全由背柱介导[14];也就是说,临床 SEP 研究只能评估背柱系统[15]。因此,脊髓前部的损伤,例如脊髓前动脉供血的区域发生梗死造成严重神经功能缺损,甚至累及皮质脊髓束和脊髓丘脑束,导致截瘫和躯体感觉缺损,却不一定引起 SEP 异常[16~18]。必须注意,在主诉感觉减退的患者中记录到正常的 SEP 并不能排除病变影响到躯体感觉系统的可能。

由于背柱也将体感信息传送至脑部,正常的 SEP 意味着背柱功能的完好。因此,正常 SEP 与感觉完全丧失不可能同时存在。肢体中完全感觉丧失的患者检查到正常 SEP 的存在指示这些体感症状的消失并非器质性。

和 BAEP 的情况相同,如果患者保持一定程度的肌肉张力,EMG 活动可能足以掩盖 SEP。患者也不能通过主观意志使自己的 SEP 异常(例如,某些组分的延迟或缺失)。

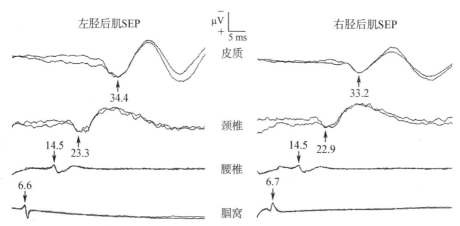

图 30.5　在病程中反复截瘫和下肢感觉完全丧失的 11 岁少女胫后神经记录到的体感诱发电位（SEP）

　　症状可能是心因性。SEP 记录于病程中，尽管患者自身无法感觉到刺激，这些 SEP 却完全正常。脑和颈、胸、腰椎的磁共振影像正常。腘窝波形的电压刻度是 6 μV，其他是 1.5 μV。正向波向下。每个波形的最初 2 ms 被去除以消除伪迹。箭头边的数字代表波峰潜伏期（毫秒数）

3. 视觉诱发电位

　　VEP 根据脑波 P100 组分解读，因为视觉皮质生成波峰潜伏期约 100 ms 的枕部正向组分。也有更长潜伏期的 VEP 组分，但它们的个体间变异使它们不适合用于 VEP 的生理学评估。

　　尽管 VEP 可以由频闪观测仪的闪光刺激引发，临床上常用图形翻转刺激测试 VEP，因为它产生的 VEP 比闪光刺激拥有更小的个体间变异[19]；刺激特异性的 VEP 正常值范围缩小，测试发现脱髓鞘疾病的敏感性增加。测试中通常使用黑白的棋盘图形激发 VEP。覆盖了大约 30' 视角（30' 的弧线或半度）的棋格是最常使用的，但可以使用不同棋格（10'～50'）[20] 评估视网膜的不同部分。区域维度和棋格相似的视网膜神经节细胞被优先刺激。另外，小棋格评估中央视觉而大棋格评估离中央凹更远的视网膜。总体来说，VEP 评估的仅是正中央 10° 的视野[21]（见图 30.6）。

　　由于个体间的初级视觉皮质的位置和定向的差异，不同个体间的 VEP 波幅的变异性非常显著。VEP 异常表现为 P100 组分缺失、P100 组分潜伏期延长或双眼间异常的潜伏期差异（即使双侧 P100 的绝对潜伏期都在正常范围内）。视觉刺激只针对一侧眼睛，这便于对双眼的潜伏期差异进行评估。

　　在偏盲患者中，全视野刺激可能利用完好的半视野输入产生正常 VEP。其他的视野缺损，例如象限盲和扇形视野缺损也类似，患者只要还保留部分视觉系统即可显示正常 VEP。另外，如果这部分视觉系统中的传导被减慢而非阻滞，可能会在正常潜伏期的 VEP 波峰（由未受影响的视觉神经元引起）之外产生一个延迟的 VEP 波峰。由于延迟的波峰可能无法与正常的 VEP 组分分开，波形很可能误读为正常。总而言之，视觉系统疾病患者即使出现明显视觉症状仍然可能记录到正常 VEP。

　　VEP 的存在是视觉信息抵达初级视觉皮质的证据，因此与全盲是无法并存的。罕见的例外是双侧后半球梗死切断了主要视觉皮质与其他脑区联系的病例；清晰的图形翻转刺激患者，VEP 可能存在甚至潜伏期正常[22,23]。然而，这种病变在神经影像检查中会很明显。VEP 也可能出现于皮质盲的脑病儿童中，这可能是因为病变使其余脑区获取主要视觉皮质信息发生了障碍[24]。闪光

VEP 的特异性较小,可能存在于图形翻转 VEP 缺失的脑损伤患者中[25,26]。如果没有双侧半球障碍的证据,正常图形翻转 VEP 表明视觉刺激的信息能够抵达视觉皮质,可以被感知。因此,这种情况不支持严重的视觉缺损。有报道称视敏度低于 20/120 的患者不可能产生完整的的 VEP[26,27]。

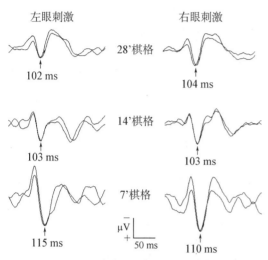

图 30.6 双眼进行性视觉丧失并患有甲状腺相关眼病的 45 岁女性的图形翻转视觉诱发电位
患者视敏度(根据主观测试)为双眼 20/200,而且没有随针孔校正而提升。P100 组分的潜伏期正常。在 7'棋格刺激条件下增加了垂直增益;7'棋格刺激条件的电压刻度是 10 μV,其他刺激条件是 5 μV。图示方法参见图 30.2

记录图形翻转 VEP 时,受试者必须保持视线固定并聚焦在刺激出现的屏幕上。因此,利用散焦或注意力不集中、不保持视线固定在刺激屏幕等方法,受试者可在不让检查者(技师)发现的情况下通过主观意志使自己的 VEP 异常甚至缺失[28,29]。

4. 结论

EP 异常包括组分延迟和缺失,反映了感觉通路中传入信号的传输障碍。EP 的测量并不直接测试异常的传入神经元的自发放电,所以阳性感觉现象(例如,感觉异常)可以在没有 EP 改变的情况下发生。然而,异常的传入神经元的自发放电和感觉传导障碍可以同时存在。比如说,SEP 异常提示器质性

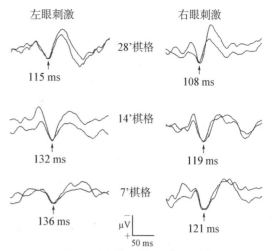

图 30.7 左眼视力模糊以及手脚麻木的 35 岁男性的图形翻转视觉诱发电位(VEP)
患者视敏度左眼 20/20,右眼 50/200。在所有刺激条件下,包括非常小(7')的棋格都能记录到清晰的 VEP。然而,左眼 14'棋格刺激的 VEP 存在异常;14'棋格刺激条件下的双眼间的潜伏期差异和左眼 14'棋格刺激的绝对 P100 潜伏期都异常巨大。其他 P100 潜伏期和双眼间潜伏期差异都在正常范围内。图示方法参见图 30.2

的感觉异常可能更大,但也可能由 SEP 异常的相同病变引起。

如果病变仅涉及部分传入通路而另一部分传入通路生成正常的 EP,或如果病变涉及的部分感觉系统无法由 EP 检查评估,感觉性 EP 可以在有感觉症状主诉的患者中保持正常。BAEP 的测量只能评估中脑水平以上的听觉通路,而 SEP 和 VEP 只能评估各自感觉通路直到初级感觉皮质的水平。因此,正常的感觉性 EP 一般不能证明患者的感觉性主诉是心因性的。

在特殊情况下,EP 可以用于证明患者主诉的感觉损伤是心因性的。这些包括:①单侧失聪而另一侧听力良好的患者中,刺激"失聪"耳得到清晰的 BAEP Ⅴ波;②患者主诉肢体感觉完全丧失且无法感知刺激,刺激该肢体神经却得到清晰的皮质 SEP;③刺激一只(主观)视敏度低于 20/120 的眼睛得到清晰的图形翻转 VEP,但是必须排除能够将初级视觉皮质和其他脑区隔绝的广泛性双侧大脑损伤。另外,在这些情况下,如果 EP 异常

（潜伏期延迟）但依然存在,提示感觉通路的确存在障碍,但患者夸大了损害的程度。

在记录时保持较高肌张力的患者中,原始数据可能混入过多噪声使 EP 很难解读。这只是检测不成功,但不是结果异常。另外,患者不可能通过主观意志使自己的 BAEP 或 SEP 结果异常。然而,他们可以使自己的 VEP 图形翻转显示出异常。

在成功的检查中,异常的 BAEP 或 SEP 指示听觉或体感通路的障碍,这可以作为患者主诉的感觉障碍是器质性而非心因性的证据。异常的 VEP 需要更谨慎地解读,因为视觉功能正常但具有夸大性的患者可以用主观意志使自己的 VEP 结果异常。

（邹　扬　王　刚　译）

名词注释

1. 脑干听觉诱发电位(brainstem auditory evoked potential, BAEP):由声刺激引起的神经冲动在脑干听觉传导通路上的电活动,记录听觉传导通路中的神经电位活动,反映耳蜗至脑干相关结构的功能状况。

2. 体感诱发电位(somatosensory evoked potential, SEP):指对机体感觉系统的任何一点给予刺激,在该系统的特定通路上的任何部位均能检测出的生物电反应,常用的是皮质诱发电位(CSEP)及脊髓诱发电位(SSEP),前者记录电极置于头皮,后者置于脊柱。用于对受试感觉神经传导功能进行评判,对受损部位进行定位。

3. 视觉诱发电位(visual evoked potential, VEP):在视野范围内,以一定强度的闪光或图形刺激视网膜,可在视觉皮质或头颅骨外的枕区记录到电位变化,用于了解从视网膜到视觉皮质,即整个视觉通路功能完整性检测。临床常通过特定的棋盘格翻转模式分别刺激左、右眼在视觉皮质记录诱发电位(P100),并依据 P100 潜伏期和波幅评估损害水平、程度。

参考文献

[1] American Clinical Neurophysiology Society. Guideline 9A: guidelines on evoked potentials [J]. J Clin Neurophysiol, 2006,23: 125 - 137.

[2] Jewett D L, Williston J S. Auditory-evoked far fields averaged from the scalp of humans [J]. Brain, 1971,94: 681 - 696.

[3] Legatt A D. Evoked potentials (EPs) [M]// Aminoff M J, Daroff R. Encyclopedia of the Neurological Sciences. San Diego: Elsevier Science, 2003: 309 - 313.

[4] Epstein C M, Boor D R. Principles of signal analysis and averaging [J]. Neurol Clin, 1988,6: 649 - 656.

[5] Legatt A D. Brainstem auditory evoked potentials: Methodology, interpretation, and clinical application [M]// Aminoff MJ. Electrodiagnosis in Clinical Neurology, 5th ed. New York: Churchill Livingstone, 2005: 489 - 523.

[6] Legatt A D, Arezzo J C, Vaughan H G, Jr. The anatomic and physiologic bases of brain stem auditory evoked potentials [J]. Neurol Clin, 1988,6: 681 - 704.

[7] Özdamar Ö, Kraus N, Curry F. Auditory brain stem and middle latency responses in a patient with cortical deafness [J]. Electroencephalogr Clin Neurophysiol, 1982,53: 224 - 230.

[8] Evans E F, Nelson P G. On the functional relationship between the dorsal and ventral divisions of the cochlear nucleus of the cat [J]. Exp Brain Res, 1973,17: 428 - 442.

[9] Hausler R, Levine R A. Brain stem auditory evoked potentials are related to interaural time discrimination in patients with multiple sclerosis [J]. Brain Res, 1980,191: 589 - 594.

[10] Trussell L O. Synaptic mechanisms for coding timing in auditory neurons [J]. Annu Rev Physiol, 1999,61: 477 - 496.

[11] Legatt A D. Mechanisms of intraoperative brainstem auditory evoked potential changes [J]. J Clin Neurophysiol, 2002,19: 396 - 408.

[12] American Clinical Neurophysiology Society. Guideline 9D: guidelines on short-latency somatosensory evoked potentials [J]. J Clin Neurophysiol, 2006,23: 168 - 179.

［13］ Davidoff R A. The dorsal columns ［J］. Neurology, 1989,39: 1377 - 1385.

［14］ Cusick J F, Myklebust J B, Larson S J, et al. Spinal cord evaluation by cortical evoked responses ［J］. Arch Neurol, 1979,36: 140 - 143.

［15］ Emerson R G. Anatomic and physiologic bases of posterior tibial nerve somatosensory evoked potentials ［J］. Neurol Clin, 1988,6: 735 - 749.

［16］ Ben-David B, Haller G, Taylor P. Anterior spinal fusion complicated by paraplegia: a case report of a false-negative somatosensory-evoked potential ［J］. Spine, 1987, 12: 536 - 539.

［17］ Jones S J, Buonamassa S, Crockard H A. Two cases of quadriparesis following anterior cervical discectomy, with normal perioperative somatosensory evoked potentials ［J］. J Neurol Neurosurg Psychiatry, 2003,74: 273 - 276.

［18］ Zornow M H, Grafe M R, Tybor C, et al. Preservation of evoked potentials in a case of anterior spinal artery syndrome ［J］. Electroencephalogr Clin Neurophysiol, 1990,77: 137 - 139.

［19］ Halliday A M, Barrett G, Halliday E, et al. A comparison of the flash and pattern-evoked potential in unilateral optic neuritis ［J］. Wiss Z Ernst-Mortiz-Arndt Univ, 1979,28: 89 - 95.

［20］ American Clinical Neurophysiology Society. Guideline 9B: guidelines on visual evoked potentials ［J］. J Clin Neurophysiol, 2006,23: 138 - 156.

［21］ Celesia G G. Visual evoked potentials in clinical neurology ［M］// Aminoff MJ.

Electrodiagnosis in Clinical Neurology, 5th ed. New York: Churchill Livingstone, 2005. 453 - 471.

［22］ Celesia G G, Archer C R, Kuroiwa Y, et al. Visual function of the extrageniculo-calcarine system in man ［J］. Arch Neurol, 1980,37: 704 - 706.

［23］ Fera L, Bonito V, Fiorentini E, et al. VEP and EEG in cortical blindness: a case with a complicated course ［J］. Ital J Neurol Sci, 1990,11: 617 - 621.

［24］ Wygnanski-Jaffe T, Panton C M, Buncic JR, et al. Paradoxical robust visual evoked potentials in young patients with cortical blindness ［J］. Doc Ophthalmol, 2009,119: 101 - 107.

［25］ Hess C W, Meienberg O, Ludin H P. Visual evoked potentials in acute occipital blindness. Diagnostic and prognostic value ［J］. J Neurol, 1982,227: 193 - 200.

［26］ Howard J E, Dorfman L J. Evoked potentials in hysteria and malingering ［J］. J Clin Neurophysiol, 1986,3: 39 - 49.

［27］ Halliday A M, McDonald W I. Visual evoked potentials ［M］// Stålberg E, Young R R, Clinical Neurophysiology. London: Butterworths, 1981. 228 - 258.

［28］ Tan C T, Murray N M, Sawyers D, et al. Deliberate alteration of the visual evoked potential ［J］. J Neurol Neurosurg Psychiatry, 1984,47: 518 - 23.

［29］ Bumgartner J, Epstein C M. Voluntary alteration of visual evoked potentials ［J］. Ann Neurol, 1982,12: 475 - 478.

第31章

描述和评估心因性运动障碍中意志力的谱系

PMD代表一类无法识别出神经机制的症状和病症的集合。它们可能显示出各种各样的异常运动现象,包括震颤、抽动、肌张力障碍、瘫痪或步态障碍。我们对导致PMD的生理学机制知之甚少,尽管这类疾患有两个特点是共同的:第一,PMD显示出与自主运动相似的限制条件。这些限制条件包括夹带(不会同时在不同肢体中生成不同的运动频率)、易受干扰以及在许多情况下存在与运动相关的皮质电位;第二,PMD病例中共同的特点是患病个体认为运动是非自主的,而实际上运动的表现是自主的,其与PMD患病个体否认自主控制之间的矛盾依然是可供研究和探讨的焦点。

广泛接受的假设是PMD患者患有躯体形式障碍而PMD凭此在患者无法意识到的情况下发生,这可以将患者的不自主运动病史和生理表现联系起来。躯体形式障碍参考《DSM-Ⅳ-TR》[1]中的描述,将潜在的心理或精神障碍导致的躯体或器质性变化作为一个必要的条件。这些潜在障碍的框架最初由Freud提出,压抑的情感以社会更接受的形式的症状表现出来,而且这类疾病没有潜在的结构性病因。这个观点与Hippocrates更早的理论不同,他认为这类疾病本质上是器质性的,它们的出现是由于子宫中血流的异常(当时认为这些疾病只影响女性),所以被命名为歇斯底里[2](译者注:歇斯底里"hysteria"一词源于子宫"hystero")。

潜在生理学病因(例如,常被推测为创伤性起源)的治疗可能解决PMD[3~5]。本章讨论的是意志的作用也许有助于描述PMD患者意志水平的方法。

躯体形式障碍包括躯体化障碍、转换障碍、做作性障碍、疼痛障碍、疑病症和躯体变形障碍[1]。障碍代表了从患者角度对不同层面的认识,临床医师几乎无法检测,也不可能查明。转换障碍,根据定义,"症状或缺损不是主动产生或假装的",而人为障碍(DSM)标准描述为"身体或心理症状或病症是主动产生或假装的",通常为了获得家庭成员或照料者的注意、同情或宽容[1]。装病或诈病传统上也在这些诊断的范畴内,尽管它们没有在DSM中被正式归类为一类障碍。装病比人为障碍有另一个更实际的目的,可能包括获得法定的残疾人身份或通过多种手段获得经济利益。然而最近,这个诊断分类在解释PMD的生理学潜在机制的实用性和有效性上受到了质疑[6,7]。尽管存在潜在的临床应用价值和很大的争议性,但至今还没有明确的针对在欺诈的情况下区分获得种类的研究(做作 vs 装病);因此,我们强烈建议在PMD生理学研究中排除这两类人群[8]。

在继续讨论之前,有必要定义"意志的谱系"是什么?尽管神经科学在持续探究自由意志和自我动因的意义和生理机制,我们目前对这个谱系的理解来自意志或动因的完全丧失,也就是自由意志的极端对立面。在PMD的状况中,异常运动的起源可以被认为是无意识的,不被患者认识到的,或是有意识的、完全自主的,于是中间的灰色地带可能存在于谱系的两个端点之间。神经系统疾病中也能发现一个类似的谱系。例如,癫痫患者可以在一次部分发作时体验到完全的意志丧失,完全无法控制意志。相反,伪装的病例如Munchausen 综合征伴随着明确的欺骗或收益目的,并有意识地介导。代表不完全意志的疾病包括 Tourette 综合征和早期亨廷顿病,患者主诉也许能够部分控制或抑制他们的抽搐或舞蹈症状[9]。

1. PMD 人口学信息及其病因

调查 PMD 患者人口学信息的研究强调了起病时大跨度的年龄范围(10~83 岁;平均 50 岁)以及女性(61%)比男性偏高的比例[10]。根据临床调查推测,PMD 患病率还不清楚,依旧是个有争议的话题:如神经内科所有门诊患者的 20% 存在 MUS[11],16%存在功能性或心因性症状[12],而 5% 的住院患者是由于心因性症状入院[13]。在为期 3个月内 198 例首次转诊至神经内科的患者中,69 例(35%)符合《DSM Ⅳ-TR》的躯体形式障碍的标准[14]。尽管神经内科实践中有 2% 的患者被诊断为转换障碍[15,16],但临床医师仍对可能的误诊、医-患关系和患者对疾病的恐惧等表示担忧。Stone 及其同事回顾了 20 世纪 50 年代以来初诊为转换障碍的患者"误诊"的比例[17]并发现总体的误诊率为 8.4%,而从 20 世纪 70 年代以来降低至4%。这个结果提示过度诊断也许不是一个问题。另外,临床医师没有必要因为害怕漏诊而执行不必要的检查。尽管在非精神病患者中存在较高的转换障碍发生率,但还没有关于 PMD 中转换障碍、做作性障碍和装病相对患病率的信息,因为即使不是全部,大部分病例也都被首先假定为转换性的。

大部分关于 PMD 病因学的讨论认为部分显著的案例可能是明显的装病或诈病。对于人类已进化出了欺骗的能力这点无可争议。研究发现,一个人平均每天撒谎 2 次,或每 4 次与他人交流就会撒谎 1 次[18]。很少有关于诈病的已知信息或研究。对于诈病患

病率的研究推测其占所有医学病例统计中的1%~8%[19,20]。然而,这类推测会被临床医师的主观看法和诈病的偏倚混淆,而缺乏客观的标准。

2. 挑战

我们对于 PMD 病因的理解仍然十分有限,缺乏一个将生理学以及行为和意图相结合的框架系统。我们知道患者主诉 PMD 是非自主的,尽管表现出与自主运动相似的生理学限制条件。虽然大部分病例被假定为转换障碍,但我们对于 PMD 中转换障碍、做作性障碍和诈病的相对患病率还是知之甚少。客观描述意志水平的方法对于 PMD 研究非常关键,而且临床医师也能避免不必要的检查和治疗的延迟。所有这些首先都离不开确诊诈病的检测手段。

目前,尚没有探查诈病的客观手段,疾病检查主要依赖临床医师。然而,临床医师并不是"测谎仪"。事实上,人类有所谓原理上的限制,即不擅长察觉欺骗而有"真相偏倚"[21]。此外,人类通常会根据无关的因素评估真相,如性格和外表(先入为主、以貌取人)。Ekman 和 O'Sullivan 指出[22]:"这个限制部分体现在我们脑海中缺乏对于那些"成功的谎言是如何以假乱真的"这一基本概念,因为我们几乎不会收到对我们说过的谎言的反馈。我们建立一个欺骗的内部模型的能力进一步被限制在"最好的谎言是不会被识破的"这个事实之上[23]。尽管临床医师拥有更多的经验和检查技巧,研究显示,他们辨别谎言的能力其实只能依赖于主观猜想[22]。

3. 潜在的解决方法

古往今来,人类一直都有研发"测谎仪"的兴趣。获得描述 PMD 中意志谱系的能力只是这个古老难题中的一个简单最新应用。我们对 PMD 中诈病的患病率了解很少,文献档案中罕有能证明为诈病的报道[24]。由于这种数据的缺乏,此处回顾的研究主要来源于其他领域,包括法医、法律和军事情报。

许多策略被用于侦测欺骗。部分已经被开发的方法包括测谎仪、姿势或声音压力分析、认知测时法（又称反应时间测量）、功能神经影像和神经心理学勾画。大多数方法基于欺骗需要更多的认知需求并可能引起认知或自主的压力反应。然而与通常的观点相反，似乎没有任何独特的标志是与欺骗相关联的。必须强调，通常这些方法不被承认为法庭证据，因为目前国际上认为，支持测谎仪的使用是"有缺陷和科学上薄弱的"[25]。

相比既往方法评估下游自主神经系统信号而不是大脑本身，fMRI 等方法也许能提供更直接和可靠的侦测欺骗的手段。Spence 等[26]统计发现已有超过 60 篇关于 fMRI 在谎言探测中应用的文献发表（精选的案例[27~31]）。已有的发现显示，当受试者说谎时，将优先涉及前额叶皮质。其他显示出更多激活的区域包括前扣带回、海马和舌回。总的来说，说谎比说真话引起更多的脑区激活，这也证实了说谎有更多认知需求的观点。虽然这项新技术很有前景，但在临床人群或其他人群中使用 fMRI 进行测谎依然存在大量的限制。至今大部分研究并没有使用有效的生态学模式，而集中于以医学为基础的范式或使用模拟犯罪（如犯罪知识测试的标准法）。测试的可靠性目前也是有限的，大部分研究显示出只有当多次和多对象试验平均后才能获得适当的统计显著性。这些方法学问题使得 fMRI 在实验室条件以外难以推广。此外，即使解决了这些限制，鉴于个体内和个体间的认识水平很可能随着时间变化，我们也仍然不清楚转换障碍或自我欺骗的对象与诈病之间有什么区别。最终，关于知情同意、揭露欺骗的法律后果以及受试者、临床医师和研究者间的伦理学担忧也非常棘手。因此，虽然前景看好，但要使这项技术在研究之外获得广泛接受，依然有许多工作要做。

与常见的测谎手段相对的是，使用神经心理学测试来评估，其可信度已经比较完善。

有大量关于诈病的神经心理学检测的文献。然而，该领域的研究复杂，因为通常没有明确的划界值来区分诈病（有意识的意图）和转换障碍（缺乏意识的意图）。认识到这个限制很重要，因为这些表现并不一定互相排斥，一些个体会夸大真实存在的神经系统问题[32]。此外，人口学因素例如低教育程度、种族和高龄都可能影响测试表现而必须在欺骗评估中考虑。

在检测无意识或有意识的欺骗中，敏感性最高的方法是联合使用多种方法，关于这一点各方面达成了共识。谨慎选择数个评估总体神经心理学功能的不同核心的神经心理学量表对于测试个体的认知水平是必需的，评估个体单个认知域内和不同认知域之间的一致性的衡量标准也是如此。此外，关于个人精力和反应偏差的直接评估和性格筛查也是重要的。然而，仅使用测试评分通常是不合适的，因为有时大部分有用的信息来自对背景信息的详细评估，包括患者的病史和详尽的面对面访谈。

有充分理论支持不能单独依靠测试评分来评估诈病。首先，诈病的检测通常有赖于数个神经心理学评分之间的相关性和一致性、叙述主观症状和相关背景信息时受试者的情感表现、动机状态以及情绪和（或）性格测试；其次，有证据显示，包括既往史在内的附属信息的纳入提升了涉及诈病的临床判断的准确性[33]；第三，不要认为受试者对于测试材料和神经疾病或脑损伤对行为的影响是完全不知情的。在网络上寻找有关不同疾患的神经科表现的测试和文献相当容易，这为寻求次要收益的个体提供了丰富的资源。这个情况在法医案例中尤其真实，因为律师会试图学习尽可能多的关于神经心理学检查的知识[34]。在美国的一些州，律师会请求法庭允许第三方（例如，律师自己、法庭记录员或摄影师）在他的委托人接受神经心理学测试时旁听并记录。这引起了一些关于律师可能通过暗示或明显的指导直接影响评估进程的担忧。这两种干扰都可以使测试结果变得不可靠,但后一种情况对临床医师尤为麻烦,因为他们需要开放交流与研究方法相符的信息以及与这些测试相关的解读方法[36,37]。

神经心理学家评估诈病的方法一般可以细分为两类:设计用来评估夸大症状的问卷和直接评估表现的测试[38]。尽管描述每一种方法和它们的心理测量性质超出了本篇综述的范围,但挑选出高敏感性(能测出诈病)和高特异性(低假阳性率)的方法非常重要。近期对神经心理学家的调查[39]指出5个最常用于评估是否处于次优努力状态(suboptimal efforts)的方法是记忆伪装测试(TOMM)、明尼苏达多项人格测验(MMPI-2)的F-K比率、MMPI-2的诈病量表(FBS)、15项Rey测试以及加利福尼亚言语学习测试(CVLT)。有意思的是,评价实际的反应偏差或精力降低最为精确的测试是TOMM、真实性指标测试、Victoria症状真实性测试和计算机化反应偏差评估。

评估反应偏差的一种通用途径是症状真实性测试。这个术语由Pankratz[40]提出,涉及检查患者主诉的技术。最常见的精神状态主诉是记忆障碍,但这个技术可以应用于大部分症状。一些涉及感觉和知觉的主诉并不一定需要正式的检查。当需要检查来正式地评估一个问题时,许多检查者倾向于使用强制选择的范式,要求对象在两个选项之间进行选择。这种范式可以最小化任何犹豫不决或提供"不知道"反应的机会。单纯从概率来看,至少有50%的反应是正确的;低于50%的总分提示对象主动避免正确反应的可能性。另外,一些强制选择测试使用了可以轻松回忆的材料,健康的正常人预期表现为接近100%正确。在这种情况下,低于85%总分可能提示诈病。这类途径可能在显示出运动障碍主诉的患者中尤其有效。

考虑到上述说明,我们前瞻性地研究了8例根据Fahn和Williams标准[41]列为很可能、临床确诊或疑诊的PMD患者。没有一例受试者已知处于任何医学、法律或经济索求的等待期中。这项研究的目的是确定神经心理学测试(NPT)是否可以鉴别PMD意志性病因表现中的不一致性,并提供神经科检查发现确凿证据的方法。除NPT外,所有的受试者还接受了运动障碍性疾病专家的完整神经科检查。这组NPT针对多种神经心理学能力评估,包括发病前功能的评估、一般知识的丰富程度、特定的语言技能(词语检索和语言流利性)、语言学习和记忆、视空间功能(视空间知觉和视结构)、精细运动技能(利手和非利手)、注意力、执行功能、精力和诈病、情绪以及性格筛查。表31.1概括了用于每个认知域的测试。每位个体也接受了一次正式的详细面谈,包括详细的病史、目前主诉的描述和相关的背景信息。

表31.1 除了动机、欺骗和性格之外用于评估多个认知域而执行的神经心理学测试成组量表

认知域	使用的神经心理学测试
发病前功能	北美成人阅读测试(NART)
精神状态	简易精神状态检查(MMSE)
一般知识的丰富程度	《WAIS-Ⅲ》,信息部分
语言	波士顿命名测试(BNT)
	对照口头词语联系测试
	动物流利性
	《WAIS-Ⅲ》:计算、相似性

（续表）

认知域	使用的神经心理学测试
	希普利生活研究所量表(SHIP)：词汇
记忆	加利福尼亚语言学习测试，第二版《CVLT‑Ⅱ》
	韦氏记忆量表，第三版《WMS‑Ⅲ》：逻辑记忆(WM)、言语成对关联(VPA)、视觉复制(VR)
视空间技能	《WAIS‑Ⅲ》：组块设计
	Rey 复杂图形测试(RCFT)
	Hooper 视觉定向测试(HVOT)
	线段定向判断(JLO)
注意力和执行功能	《WAIS‑Ⅲ》：数字广度
	希普利生活研究所量表《SHIP》：抽象
	图案流畅性测试
	Stroop 色词测试
	连线测试(TMT)
	威斯康星卡牌分类测试(WCST)
精细运动技能	沟槽钉板测试(Groove pegboard test，GPT)
动机和夸大	记忆和夸大测试，第二版《TOMM‑2》
	15 项 Rey 测试
情绪和影响	Beck 抑郁测试，第二版《BDI‑Ⅱ》
	Beck 焦虑测试(BAI)
人格测试	明尼苏达多项人格测验，第二版《MMPI‑2》

《WAIS‑Ⅲ》：韦氏成人智力量表，第三版

研究显示出不同组间的受累肢体和健康肢体中运动表现均受损(见图 31.1)。值得重视的是，所有对象均在特定的挑战性任务中显示出正常的表现。例如，希普利生活研究所抽象量表和韦氏成人智力量表(WAIS)Ⅲ相似性部分。2 例受试者(S2 和 S8)的表现检查提示诈病。在每个病例中，TOMM 得分低于预期，提示故意出错。同样的 2 例受试者显示出在不同认知域和不同难度的测试间较差的一致性。这两人拥有最低的简易精神状态检查得分，低于痴呆划界值(<26)，而且在 WAIS 计算、组块设计和数字广度部分、波士顿命名测试、动物流利性、CVLT 的亚组，均比其他人不成比例地表现更差。然而，在这 2 例病例中，受试者均展示出个体内和个体间子测试的广泛变异度。如

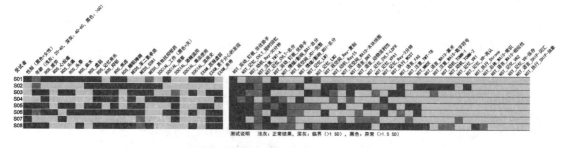

图 31.1　PMD 患病个体临床和神经心理学特点总结

临床简况提供了人口学信息、症状主诉(ROS)、用药史(MEDS)、职业史、物质滥用史(SOCIAL)和相关神经科检查发现(EXAM)。神经心理学简况(NST)按照升序列出了测试表现(从最差到最好)(使用的评估工具的更多细节见表 31.1)。两例患者在广谱测试中展示出较差且不一致的表现，但在高级认知功能包括抽象、视空间记忆和语言成对关联中表现完好。

2 例受试者均没有完成简单的题目却成功完成了复杂的题目,而且在测试相似认知域的不同测试中显示出相反的表现。如同之前所说,尽管 S2 由于该疾病出现持久的残疾状态,但两个人都没有与任何组内其他人不同的突出诉求。这些初步结果强调了在多个临床和神经心理学领域评估 PMD 患者的需要性,因为单个领域测试缺乏足够的敏感性和特异性来描述特定个体的意志水平。常规使用 NPT 来评估 PMD 目前比较困难,因为这需要患者和心理学家双方面都投入时间和精力。另外,这些测试的费用在保险公司和卫生系统中的报销依然有限。然而,在未确诊的病例中,NPT 测试获得的信息却可以节省费用,否则需要做神经影像学、实验室测试和生理学测试。这些将非常昂贵。

4. 结论

PMD 包含了多种多样的神经科症状和体征。我们对 PMD 的生理学基础依然知之甚少,尽管这些运动表现出和自主运动相似的局限性,患者仍主诉不自主运动。PMD 与躯体形式障碍的相关性强调了意志力的连续谱系,即不同个体可能从转换障碍跨越到明显的诈病。我们需要进一步的病因学研究来检测 PMD 中转换障碍和诈病的相对患病率。为了鉴别诈病病例,开发描述受试者体验到的意志水平的客观测试方法对于 PMD 研究至关重要。多种客观测试方法可以评估意志和辨别诈病,其中神经心理学测试和功能神经成像显示出良好的前景。然而这些测试可能导致不一致的结果并限制其在该疾病中辨别新症状的能力。因此,这些测试的有效性尚待检验。总之,描述意志的客观测量方法为早期诊断提供了可能,也可减少不必要的测试,缩短治疗延迟并提升总体预后。

(邹 扬 王 刚 译)

名词注释

1. 次优努力(suboptimal efforts):神经心理学评估的专有名词,指检查者通过评估测试无法获得受试者真正的最佳状态(最优努力),检测结果无法反映受试者的实际能力或实际缺陷;受试者的检测成绩变异也不符合正常变异或者在实际能力或缺陷的正常预期范围内。通常患者处于次优努力状态提示可能为诈病。

2. 沟槽钉板测验(groove pegboard test, GPT):又称普渡钉板测验(Purdue pegboard test, PPT)。是在 1948 年由普渡大学的 Joseph Tiffin(约瑟夫·蒂芬)博士设计发明,开始主要用于对组装、打包、流水线作业工人的技能检测,并建立了年龄、性别及职业相关的数据常模。后来广泛用于医学领域,特别是运动障碍病情评价、康复运动功能评估等。主要反映手部和手臂的整体运动功能和手指运动的灵活性,具有良好的重测信效度。

参考文献

[1] American Psychiatric Association. Diagnostic and Statistical Manual of Diseases [M]. 4th ed, text revision. Washington DC: American Psychiatric Press, 2000.

[2] Halligan P W, Bass C, Oakley D A. Malingering and Illness Deception [M]. Oxford: Oxford University Press, 2003.

[3] Hinson V K, Weinstein S, Bernard B et al. Single-blind clinical trial of psychotherapy for treatment of psychogenic movement disorders [J]. Parkinsonism Relat Disord, 2005, 12: 177 - 180.

[4] Thomas M, Jankovic J. Psychogenic movement disorders: diagnosis and management [J]. CNS Drugs, 2004, 18: 437 - 452.

[5] Williams D T, Ford B, Fahn S. Treatment issues in psychogenic-neuropsychiatric movement disorders [J]. Adv Neurol, 2005, 96: 350 - 363.

[6] Stone J, LaFrance W C, Levenson J L, et al. Issues for DSM - 5: conversion disorder [J]. Am J Psychiatry, 2010, 167: 626 - 627.

[7] Nicholson T R, Stone J, Kanaan R A. Conversion disorder: a problematic diagnosis [J]. J Neurol Neurosurg

Psychiatry, 2010; E-pub ahead of print.

[8] Bass C, Halligan P W. Illness-related deception: social or psychiatric problem? [J] J R Soc Med, 2007,100: 81 – 84.

[9] Hallett M. Volitional control of movement: the physiology of free will [J]. Clin Neurophysiol, 2007,118: 1179 – 1192.

[10] Mendoza-Rodriguez A, Riveira-Rodriguez C, Castrillo-Sanz A. Psychogenic movement disorders [J]. Rev Neurol, 2009, 48: S49 – S55.

[11] Mace C J, Trimble M R. "Hysteria", "functional" or "psychogenic"? A survey of British neurologists' preferences [J]. J R Soc Med, 1991,84: 471 – 475.

[12] Stone J, Carson A, Duncan R, et al. Who is referred to neurology clinics? The diagnoses made in 3781 new patients [J]. Clin Neurol Neurosurg, 2010,112: 747 – 751.

[13] Lempert T, Dieterich M, Huppert D, et al. Psychogenic disorders in neurology: frequency and clinical spectrum [J]. Acta Neurol Scand, 1990,82: 335 – 340.

[14] Fink P, Steen Hansen M, Sondergaard L. Somatoform disorders among first-time referrals to a neurology service [J]. Psychosomatics, 2005,46: 540 – 548.

[15] Binzer M, Kullgren G. Motor conversion disorder. A prospective 2- to 5-year follow-up study [J]. Psychosomatics, 1998, 39: 519 – 527.

[16] Ron M A. Somatisation in neurological practice [J]. J Neurol Neurosurg Psychiatry, 1994,57: 1161 – 1164.

[17] Stone J, Smyth R, Carson A, et al. Systematic review of misdiagnosis of conversion symptoms and "hysteria" [J]. BMJ, 2005,331: 989.

[18] DePaulo B M, Kashy D A, Kirkendol S E, et al. Lying in everyday life [J]. J Pers Soc Psychol, 1996,70: 979 – 995.

[19] Mittenberg W, Patton C, Canyock E M, et al. Base rates of malingering and symptom exaggeration [J]. J Clin Exp Neuropsychol, 2002,24: 1094 – 1102.

[20] Keiser L. The Traumatic Neurosis [M]. Philadelphia, PA: Lippincott, 1968.

[21] Vrij A. Detecting Lies and Deceit: Th e Psychology of Lying and Implications for Professional Practice [M]. Chichester, UK: John Wiley, 2000.

[22] Ekman P, O'Sullivan M. Who can catch a liar? [J] Am Psychologist, 1991,46: 913 – 920.

[23] Talbot M. Duped: can brain scans uncover lies? [J] New Yorker, 2007, July: 2.

[24] Kurlan R, Brin M F, Fahn S. Movement disorder in reflex sympathetic dystrophy: a case proven to be psychogenic by surveillance video monitoring [J]. Mov Disord, 1997,12: 243 – 245.

[25] Board on Behavioral Cognitive, and Sensory Sciences and Education and Committee on National Statistics. The Polygraph and Lie Detection [M]. Washington, DC: National Academies Press, 2003.

[26] Spence S A, Farrow T F, Herford A E, et al. Behavioural and functional anatomical correlates of deception in humans [J]. Neuroreport, 2001,12: 2849 – 2853.

[27] Gamer M, Bauermann T, Stoeter P, et al. Covariations among fMRI, skin conductance, and behavioral data during processing of concealed information [J]. Hum Brain Mapp, 2007,28: 1287 – 1301.

[28] Kozel F A, Johnson K A, Mu Q, et al. Detecting deception using functional magnetic resonance imaging [J]. Biol Psychiatry, 2005,58: 605 – 613.

[29] Langleben D D, Loughead J W, Bilker W B, et al. Telling truth from lie in individual subjects with fast eventrelated fMRI [J]. Hum Brain Mapp, 2005, 26: 262 – 272.

[30] Mohamed F B, Faro S H, Gordon N J, et al. Brain mapping of deception and truth telling about an ecologically valid

situation: functional MR imaging and polygraph investigation: initial experience [J]. Radiology, 2006,238: 679 - 688.

[31] Priori A, Mameli F, Cogiamanian F, et al. Lie-specific involvement of dorsolateral prefrontal cortex in deception [J]. Cereb Cortex, 2008,18: 451 - 455.

[32] Lezak M D, Loring D W, Howieson D B, et al. Neuropsychological Assessment [M]. Oxford: Oxford University Press, 2004.

[33] Garb H N, Schramke C J. Judgement research and neuropsychological assessment: a narrative review and meta-analyses [J]. Psychol Bull, 1996,120: 140 - 153.

[34] Miller R D. Hidden agendas at the law-psychiatry interface [J]. J Psychiatry Law, 1990;18: 35 - 58.

[35] Pope K S, Butcher J N, Seelen J. The MMPI, MMPI - 2 and MMPI-A in Court: A Practical Guide for Expert Witnesses and Attorneys [M]. 3rd ed. Washington, DC: American Psychological Association, 2006.

[36] Ben-Porath Y S, McCully E, Almagor M. Incremental validity of the MMPI - 2 content scales in the assessment of personality and psychopathology by self-report [J]. J Pers Assess, 1993,61: 557 - 575.

[37] Berry D T R, Lamb D G, Wetter M W, et al. Ethical considerations in research on coached malingering [J]. Psychol Assess, 1994,6: 16 - 17.

[38] Borckardt J J, Engum E S, Lambert E W, et al. Use of the CBDI to detect malingering when malingerers do their "homework" [J]. Arch Clin Neuropsychol, 2003,18: 57 - 69.

[39] Sharland M J, Gfeller J D. A survey of neuropsychologists' beliefs and practices with respect to the assessment of effort [J]. Arch Clin Neuropsychol, 2007, 22: 213 - 223.

[40] Pankratz L. Symptom validity testing and symptom retraining: procedures for the assessment and treatment of functional sensory deficits [J]. J Consult Clin Psychol, 1979,47: 409 - 410.

[41] Fahn S, Williams D T. Psychogenic dystonia [J]. Adv Neurol, 1988,50: 431 - 455.

第三部分

评估

第32章
心因性运动障碍量表

PMD 的表现能够模仿所有传统结构性或已知的以神经生化障碍为基础的疾病[1]，它可影响正常的运动功能，包括整体运动和精细运动[2]。此外，一些 PMD 具有与其他运动障碍特征不同的特异性运动模式[3]。随着对 PMD 病因的了解以及治疗策略的改进，需要采用评估工具对这些运动症状在客观严重性（损伤）和对功能的影响（残疾）方面进行评估。目前，有 3 种辅助方法可以利用：第一种，由其他运动障碍量表改编的量表，当队列研究仅有一种表现时，可用于 PMD；然而，当患者间运动障碍类型不同或个体患者同时患有超过一种 PMDs 时，无法使用这种方法；第二种，使用综合量表，这种方法不局限于运动障碍，而是对整体病情和改变进行评分；第三种，选择使用 PMD 量表，这种量表涵盖了各种运动障碍的类型，发病时间和对功能结果的影响，并基于客观观察提供各项的独立评分。

这一章着重讨论 PMD 的评价策略和运动方面的监测。而诊断标准问题将在本书其他章节中予以讨论[1~3]。并且，我们也未将运动障碍和精神病共病的潜在精神病理学的评估方法纳入考虑[2]。许多生理测试可用以评估震颤、肌阵挛和其他运动障碍，但其更多适用于诊断的基础而非运动障碍的评估，故未做考虑[4]。

1. PMD 评估量表

鉴于 PMD 术语中基于运动现象学的描述性分类通常隐含于报告的病例或队列，因此这些描述性分类可以帮助临床医师和研究人员选择一种合适的工具来评估运动障碍的严重性。PMD 报告首先建立在运动障碍的基本定义上，包括震颤、舞蹈症、肌阵挛、抽动和帕金森综合征[2]。在神经病学疾病分类中，这些名词在教科书中已被充分定义并被接受，尽管没有像运动障碍疾病协会（movement disorders society，MDS）这样的国际性组织所建立的独立现象学词汇。另外，除了已被接受的多种类型的不自主运动的定义，这些名称都是基于非心因性状态下建立的；因此对于 PMD 的运动改变，这些定义并不能完全适用。此外，PMD 的运动常混杂了自身运动的特点，所以可能无法完全归类于已有的运动障碍分类中[3]。在这种情况下，许多对 PMD 的报道常附有录像或其他图像资料说明[5,6]。当临床医师或研究人员选择一种评估工具来评估 PMD 严重性时，这些问题都是需要考虑的。

许多量表可用来评估主要的运动障碍，包括帕金森综合征、抽动、异动症、肌张力障碍和肌阵挛。这些量表常用于特定疾病（如帕金森病），但有时也着重于主要症状（如震颤）的评估。它们主要基于专家的意见建立，经学会官方推介后，经临床检验其效度。与核心疾病具有相同临床症状的运动障碍疾病也适用于这些特定疾病量表，如进行性核上性麻痹（PSP）患者可以使用统一帕金森病评定量表（UPDRS）来评估[7,8]。这种情况下，已有量表的可靠性、有效性和因子结构无法完全应用于评估新的疾病，因此需要额外的定义来对其进行临床计量学描述。

PMD 的评级是特别复杂的。因为这些运动症状常属于许多可能的现象学范畴，并因此可能需要应用多个同一类型的量表。本部分首先回顾了可用于评估不同类型运动障碍的严重程度，并在已确诊的运动障碍人群中具有良好效度的量表。它们是 PMD 潜在的评级工具，但暂时缺乏临床效度研究。单个量表可以应用和测试患者 PMD 和已知症状，如震颤、肌阵挛、抽动等。当队列研究包括不同类型的运动时，需要不同的量表来减少统计学的影响。评估 PMD 的第二种方法是忽视个体运动本身而只对运动障碍整体严重性进行评估。本章的第二部分总结了可使用的量表。最后，PMD 评定量表（PMDRS）[91] 作为最重要的复合量表，可以同时评估多种运动障碍表现。它考虑这些运动障碍对特定活动的影响，并综合客观地提供一个单一的测量评分。

2. 其他运动障碍的量表

大多数运动障碍的评定量表是用于评估运动障碍的严重程度，包括客观的严重程度和对日常功能的影响。因此，运动障碍评分传统上是基于评定者对患者表现的观察评估，包括静息时、任务动作（手指动作、说、走）时的表现和诱发运动。通常，在 UPDRS[7] 及其修订版《MDS - UPDRS》[10] 中，这些评级从正常（0）到重度（4）。残疾评分传统上是在基于评定者和患者之间问卷或访谈（有或没有照料者的参与）。在某些情况下，如《急性运动障碍评定量表》，评分是基于评定者对患者日常生活活动的观察[11]。在统一运动障碍评定量表中，患者问卷调查和对患者任务动作（说话、饮酒、穿衣、步行）的直接观察共同构成伤残评定[12]。表 32.1 总结了多个运动障碍常用量表及其在可由量表捕捉到的症状学范畴内的 PMD 研究中可能的应用。表中包括量表的参考来源，但由于这些量表并没有被广泛应用在 PMD 的研究或临床中，故这里不再进一步讨论。

3. 评估整体疾病严重程度而非单一运动症状的量表

在评定 PMD 的严重程度时，也可以使用整体性方法，即运动本身不分类而是基于整体功能生成一个总分。这些量表可以由评估者和患者共同完成。比如，《临床总体印象严重程度亚量表》（clinical global impression severity scale，《CGI - S》），将疾病的严重程度从"正常"（得分为 1 分），到"极严重"（得分为 7 分）[23]。该量表已被广泛应用于运动障碍疾病，并可用于多种症状学，如 PMD，因为其严重程度评级是整体性，而不是与任何单一的运动症有关。此量表的第二个组成部分——变化亚量表（the change scale，《CGI - C》）即评估干预后或一段时间中的变化。同样地，此量表也可以由评价者和患者分别独立完成，评分从 1 到 7 分不等，1 分代表"明显改善"，而 7 分代表"明显恶化"。在这个量表中，"没有变化"被记为 4 分。《CGI 量表》已应用于一项抗抑郁治疗 PMD 的研究中，通过《CGI - S》和《CGI - C》分数监测整体变化和运动改变[24]。《CGI》也在一项关于躯体化运动障碍及其对奈法唑酮反应的双盲试验中得到应用[25]。

《日常生活能力评定量表》可以独立评估患者活动，并不局限于任何单一的疾病[26]。此量表从 100%（完全正常）到 90%（一定程度上迟缓但能够完全独立完成所有家务活动）到 0（完全卧床和自主神经功能丧失，如吞咽、二便障碍）。一些整体性评估包括生活质量评分是完全依赖于患者的整体状态，而有一些生活质量量表可以评估特定的疾病，如《帕金森病生活质量问卷-39》[27]；通用的量表可能更适用于 PMD 的评估。例如，《疾病影响量表》和《36 项健康调查简表》《SF-36》[28,29]。一些作者还使用了 McMaster 健康指数调查问卷[30]。

4. PMD 评定量表

目前，有两个成熟且经临床效度验证的

量表可以评估 PMD 的类型和严重程度。第一个,《运动转换症状的视频评定量表》(video rating scale for motor conversion symptoms,VRMC),是专对运动转换性障碍患者疗效进行评估,运动转换性障碍是 PMD 大类下的一个小分支[31]。该量表要求对患者分别在治疗前后的症状和动作进行录像。动作的数量取决于症状确切性质和复杂性,因此每一个患者的测试范式都是独一无二的。此量表基于评分者的临床综合判断,可评估最多 3 种不同类型的运动障碍。基于对治疗前和治疗后视频表现的评定,产生一个 CGI - C 评分。在多个动作障碍的情况下,取不同运动(不超过 3 个)的平均改变得分作为最终的结果。该量表的可靠性为 0.89,应用于国际运动残损-残疾-残障分类(荷兰版)的同期效度良好,其 Spearman 相关性系数达到-0.433。

作为专门治疗和干预效果评定的量表,VRCM 中不包括通过视频进行 CGI - S 评定的方法。

第二个专门用于 PMD 的量表是《PMDRS》[9]。此量表并不局限于 3 种运动类型而是采集多种类型的信息从而得到一个整体得分。它评估并分级了 6 种类型的信息:运动现象、解剖分布、严重程度、持续时间、运动功能的影响和运动功能的丧失,从而产生一个涵盖各种类型的 PMD 的总成绩,可以对患者各种表现进行评估。

PMDRS 第一部分通过神经系统检查和观察评估了 10 种现象:静止性震颤、动作性震颤、肌张力障碍、舞蹈症、运动迟缓、肌阵挛、抽动、手足徐动症、颤搐和协调性,共 14 个身体部位(口角以上面部、嘴唇和口周区域、下颌、舌、颈部、头、左/右肩,左/右上肢,左/右下肢,躯干及其他身体部位)。对于每个身体部位的每种运动,其严重程度评分从 0 分(没有)到 4 分(严重)。然后,得出每一种现象的整体评分。每一个现象也给出了一

个持续时间因子得分来描述有多少检查出现异常运动,从 0 分(从来没有)到 1 分(25% 的检测时间)和 4 分(75% 的检查时间)。整体失能评分也是对检查期间各种运动障碍产生的整体影响进行评估,评分从 0 分(完全没有)到 4 分(严重)。对 10 种局部现象和 3 个整体的评分的总和产生最终的症状学总得分(得分范围 0～680 分)。第二部分主要针对步态和言语障碍并评估其严重程度,持续时间及在目标活动中的功能缺失。这些目标活动对整体功能都很重要,并且与多种运动障碍有关。每个活动根据 3 个方面:严重程度、持续时间和功能丧失,评分从 0 分到 4 分。最后产生总功能评分(得分范围 0～24 分)。第一部分和第二部分的总和为总 PMDRS 总分(得分范围 0～704 分)。

PMDRS 已经过临床检验,并成功地证明了其评价者间信度、结构效度和对治疗干预的响应[9]。它同样也可使用于 PMD 的跨文化分析中[32]。与非特异性量表《CGS - S》相比,PMDRS 评估者间一致度更高,Spearman 相关系数为 0.81～0.90[9]。常模的开发者认为,PMDRS 范围(范围为 0～704 分,而 CGI 是从 0～7 分)对微小变化更敏感。然而,两个量表间的高度相关性表明 PMDRS 可以评估 PMD 的整体严重程度,是一个有效的评估标准。

开发者已将 PMDRS 评分作为主要结果应用于一项心理疗法治疗 PMD 的单盲治疗计划中[33]。观察者通过观看患者心理干预前后的动作录像进行盲法评估。在这项研究中,所有受试者均具有多个运动障碍现象(范围 2～6;中位数 3),因而不使用任何单一疾病或现象的特有量表。总 PMDRS 评分与基线相比显著改善(P＜0.02)。

5. 未来展望

作为 PMD 领域体现发展的严谨性和治疗研究拓展性的标志,评估量表的重要性日益增加。而 PMDRS 是建立一个统一的、综

合的运动障碍评估工具的第一步,它未来仍需要研究人员和临床医师而非开发者的进一步检验。若专注于单一形式的 PMD 研究,其关键是将其迹象征兆与传统的运动障碍疾病区分,那么疾病特有量表更适用于此类问题的研究。例如,如果患者队列仅表现为震颤,那么即使 PMDRS 可以良好捕捉这一行为,并将其他现象评分标记为 0 分,但是当问题的关键主要集中在帕金森病和心因性帕金森综合征之间的差异时,那么 PMDRS 也应与一个标准的帕金森病评定量表如《MDS-UPDRS》连用。在临床实践中,若目的在于纵向监测和整体评估而非具体的细节,那么《CGI》可能更为适用。在任何情况下,量表与临床及研究目标的匹配将指导医师做出适当的选择。

表 32.1　基于症状学和特殊疾病的运动障碍评估量表

现象学分类	主要疾病	量　　表	参考文献
帕金森综合征	帕金森病	《统一帕金森病评定量表》(UPDRS)	7
		《运动障碍协会-UPDRS(MDS-UPDRS)》	10
		H&Y 分期量表》	13
震颤	特发性震颤	《临床震颤评定量表》(CTRS)	14
		《统一震颤评定量表》(UTRS)	15
抽动	抽动-秽语综合征	《耶鲁整体抽动评估量表》(YGTSS)	16
		《抽动秽语综合征综合量表》(TSGS)	17
肌阵挛	缺氧后肌阵挛	《统一肌阵挛评定量表》	18
肌张力障碍	全身或局部肌张力障碍	《伯克-法恩-马斯登量表》(BFMS)	19
		《多伦多西部痉挛性斜颈评定量表》(TWSTRS)	20
		《统一肌张力障碍评定量表》(UDRS)	21
异动症	迟发性异动症,左旋多巴诱导的异动症	《异常不自主运动量表》(AIMS)	22
		《UPDRS,第四部分》	7
		《MDS-UPDRS,第四部分》	10
		《急性异动症评定量表》(RDRS)	11
		《统一异动症评定量表》(UDysRS)	12

（张月琪　王　刚　译）

名词注释

1. 范式(paradigm):指特定的科学共同体从事某一类科学活动所必须遵循的公认的"模式",包括共有的世界观、基本理论、范例、方法、手段和标准等。

2. 结果效度(consequential validity):指一个测验实际测到所要测量的理论结构和特质的程度,或测验分数能够说明心理学理论的某种结构或特质的程度;反映了实验与理论之间的一致性,即实验是否真正测量到假设(构造)的理论。

参考文献

[1] Factor S, Podskalny G, Molho E. Psychogenic movement disorders: frequency, clinical profile and characteristics [J]. J Neurol Neurosurg Psychiatry, 1995,59: 406-412.

[2] Williams D T, Ford B, Fahn S. Phenomenology and psychopathology related to psychogenic movement disorders [J]. Adv Neurol, 1995.65: 231-257.

[3] Marjama J, Troester A, Koller W. Psychogenic movement disorders [J]. Neurol Clin, 1995,13: 283-297.

[4] Deuschl G, Raethjen J, Kopper F, et al. The diagnosis and physiology of psychogenic tremor [M]// Hallett M, Fahn S, Jankovic

J，et al. Psychogenic Movement Disorders：Neurology and Neuropsychiatry. Philadelphia：Lippincott Williams & Wilkins，2006：265－273.

［5］ Hayes M W，Graham S，Heldorf P，et al. A video review of the diagnosis of psychogenic gait：appendix and commentary ［J］. Mov Disord，1999,14：914－921.

［6］ Kurlan R，Brin M F，Fahn S. Movement disorder in reflex sympathetic dystrophy：a case proven to be psychogenic by surveillance video monitoring ［J］. Mov Disord，1997,12：243－245.

［7］ Fahn S，Elton R L，for the UPDRS Development Committee. Unified Parkinson's disease rating scale［M］// Fahn S，Marsden C D，Calne D，et al. Recent Developments in Parkinson's Disease，Vol. 2，Florham Park，NJ：Macmillan Healthcare Information，1987：153－163.

［8］ Cubo E，Stebbins G T，Golbe L I，et al. Application of the Unifi ed Parkinson's Disease Rating Scale in progressive supranuclear palsy：factor analysis of the motor scale ［J］. Mov Disord，2000，2：276－279.

［9］ Hinson V K，Cubo E，Comella C L，et al. Rating scale for psychogenic movement disorders：scale development and clinimetric testing ［J］. Mov Disord，2005，20：1592－1597.

［10］ Goetz C G，Fahn S，Martinez-Martin P，et al. Movement Disorder Society-sponsored revision of the Unified Parkinson's Disease Rating Scale （MDS-UPDRS）：process，format，and clinimetric testing plan［J］. Mov Disord，2007,22：41－47.

［11］ Goetz C G，Stebbins G T，Shale H M，et al. Utility of an objective dyskinesias rating scale for Parkinson's disease inter- and intrarater reliability assessment ［J］. Mov Disord，1994,9：390－394.

［12］ Goetz C G，Nutt J G，Stebbins. The Unified Dyskinesia Rating Scale ［J］. Mov Disord，2008,23：2398－2403.

［13］ Hoehn M M，Yahr M D. Parkinsonism：onset，progression，and mortality ［J］. Neurology，1967,17：427－442.

［14］ Fahn S，Tolosa E，Martin C. Clinical rating scale for tremor ［M］// Jankovic J，Tolosa E. Parkinson's Disease and Movement Disorders. Munich：Urban and Schwarzenberg，1988：225－234.

［15］ Bain P G，Findley L J，Atchison P，et al. Assessing tremor severity ［J］. J Neurol Neurosurg Psychiatry，1993,56：868－873.

［16］ Leckman J F，Riddle M A，Hardin M T. The Yale Global Tic Severity Scale：initial testing of a clinician-rated scale of tic severity ［J］. J Am Acad Child Adolesc Psychiatry，1989,28：566－573.

［17］ Harcherik D F，Leckman J F，Detlor J. A new instrument for clinical studies of Tourette's syndrome ［J］. J Am Acad Child Psychiatry，1984,23：153－160.

［18］ Frucht S J，Leurgans S E，Hallett M，et al. The Unified Myoclonus Rating Scale ［J］. Adv Neurol，2002,89：361－376.

［19］ Burke R E，Fahn S，Marsden C D，et al. Validity and reliability of a rating scale for the primary torsion dystonias ［J］. Neurology，1985,35：73－77.

［20］ Consky E S，Basinki A，Belle L，et al. The Toronto Western Spasmodic Torticollis Rating Scale （TWSTRS）：assessment of validity and inter-rater reliability ［J］. Neurology，1990,40(Suppl 1)：445.

［21］ Comella C L，Leurgans S，Chmura T，et al. The Unified Dystonia Rating Scale：initial concurrent validity testing with other dystonia scales ［J］. Neurology，1999;52 (Suppl2)：A292.

［22］ Gardos G，Cole J O，Rapkin RM. Anticholinergic challenge and neuroleptic withdrawal ［J］. Arch Gen Psychiatry，1984,41：1030－1035.

[23] Guy W. ECDEU Assessment Manual for Psychopharmacology [M]. Washington, DC: US Government Printing Office, 1976.

[24] Voon V, Lang A E. Antidepressant treatment outcomes of psychogenic movement disorder [J]. J Clin Psychiatry, 2005,66: 1529-1534.

[25] Menza M, Lauritano M, Allen L, et al. Treatment of somatization disorder with nefazodone [J]. Ann Clin Psychiatry, 2001,13: 153-158.

[26] Schwab J F, England A C. Projection technique for evaluating surgery in Parkinson's disease [M]// Billingham FH, Donaldson MC. Third Symposium on Parkinson's Disease. Edinburgh: Livingstone, 1969: 152-157.

[27] Peto V, Jenkinson C, Fitzpatrick R, et al. The development and validation of a short measure of functioning and well being for individuals with Parkinson's disease [J]. Qual Life Res, 1995,4: 241-248.

[28] Bergner M, Bobbit R A, Pollard W E. The Sickness Impact Profile: validation of a health status measure [J]. Med Care, 1981,14: 57-67.

[29] Stewart A L, Hays R D, Ware J E. The MOS Short-Form General Health Survey: reliability and validity in a patient population [J]. Med Care, 1988,26: 724-735.

[30] Jankovic J, Vuong K D, Thomas M. Psychogenic tremor: long-term outcome [J]. CNS Spectr, 2006,11: 501-508.

[31] Moene F C, Spinhoven P, Hoogduin K A L, et al. A randomized controlled clinical trial on the additional effect of hypnosis in a comprehensive treatment programme for in-patients with conversion disorder of the motor type [J]. Psychother Psychosom, 2002,71: 66-76.

[32] Cubo E, Hinson V K, Goetz CG, et al. Transcultural comparison of psychogenic movement disorders [J]. Mov Disord, 2005,20: 1343-1345.

[33] Hinson V K, Weinstein S, Bernard B, Single-blind clinical trial of psychotherapy for treatment of psychogenic movement disorders [J]. Parkinsonism Rel Disord, 2006,12: 177-180.

第**33**章

心理疾病的生活质量：成因而非影响

生活质量（quality of life，QoL）是个人或群体感知幸福的程度。它包含损伤、残疾和缺陷等元素，但最重要的是对健康和幸福的主观感受。因此，既然 QoL 是主观的定义，那么 QoL 就无法客观评估。当评估罹患心理疾病的患者时，临床医师可以评估与该病症相关的损伤或残疾的水平（如间歇性震颤或严重的步态障碍），但只有患者才可以评估他们的生活质量。

1. 生活质量的研究

Anderson 等[1]检查了 66 例 PMD 患者的 QoL，并将这些患者的健康相关 QoL 评分与 704 例 PD 患者的评分做了比较。两组的人口统计学比较显示，PMD 组年龄较小［49.6 岁（13.0）和 65.5 岁（SD，10.3）］，受教育程度较低的（教育低于 12 年比例分别为 36% 和 26%,），收入较少（家庭年收入低于 5 万美元比例分别为 60% 和 27%），女性较多（75% 和 36%）。在《SF - 12》健康状况调查中，PMD 患者和 PD 患者的身体健康 QoL 评分接近［分别为 38.9（SD，14.5）和 39.8（SD，11.6）；$P=0.19$］。然而，PMD 患者心理健康 QoL 评分比 PD 更差［分别为 41.6（SD，13.4）和 48.9（SD，11.0）；$P<0.001$；见图 33.1］，这些结果表明，PMD 和 PD 患者的身体健康 QoL 评分相似，均下降超过 1 SD。在 PMD 受试者中心理健康 QoL 评分也降低了接近 1 SD，但是在 PD 受试者中，其心理健康 QoL 评分在正常范围内。这些结果表明，PMD 和 PD 的身体健康 QoL 评分均显著降低，但仅在 PMD 患者中出现心理健康 QoL 评分降低。比较 PMD 和 PD 组的精神症状和缺陷，PMD 患者比 PD 患者具有严重的抑郁、焦虑和躯体化障碍，但自述性伤残水平相似（见图.33.1）。因此，PMD 患者与渐进性神经退行性疾病中身体损伤和残疾水平相当，且伴有更大程度的精神压力。

PNES 和癫痫的 QoL 之间的关系以类似的方式做了比较[2,3]。基于《癫痫特异性 QoL 量表》（QOLIE89），PNES 患者的健康相关 QoL 评分比癫痫患者差［41.0（SD，15.6）对比 57.6（SD，18.2）；$P<0.001$］。PNES 中更低的 QoL 评分（即更差）可能是由于更严重的抑郁症、药物不良作用和躯体化的存在。同样，在 PNES 组中有更多的女性，癫痫发作的年龄更晚；而与癫痫相比，PNES 每周癫痫发作的次数更多。

针对这两种不同心理疾病的比较研究所发现的相似性，提出了 PMD 和 PNES 是否应该真正"集中"在一起而不是"分离"的问题。为了研究这两种心理性疾病之间的相似性和差异，对 21 例 PNES 患者和 104 例 PMD 患者的社会心理和人口统计学特征进行了比较[4]。PNES 和 PMD 组均表现出低水平的身体和精神健康 QoL，以及高水平的躯体化症状、抑郁和焦虑。两组中关于年龄、教育、婚姻状况和就业的人口数据是相似的；然而，PNES 患者较 PMD 患者女性更多。因此，认为这两种通常分开单独研究的心理性疾病实际上是同一疾病的观点是合理的。在心因性障碍症状学中一个有趣的差异，PNES 患者表现出更多的发作性症状，这提示具有

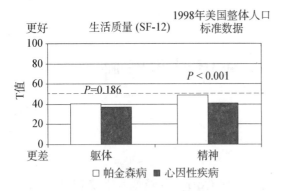

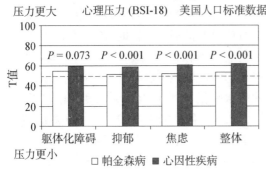

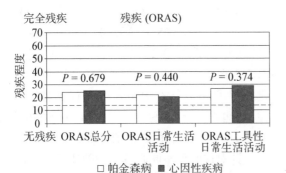

图 33.1 比较 PD 与心因性疾病患者生活质量、心理健康及残疾程度

结果显示,心因性疾病患者的健康生活质量、精神症状及残疾程度与 PD 患者相当,但精神类并发症更多,心理健康生活质量评分更差。每张图片上的水平线分别代表健康调查简表(SF-12)和简明症状目录(BSI-18)D 第 50 百分位数,以及美国老年资源服务残疾子量表中与无残疾相关的分值。ADL,日常生活活动;IADL,工具性日常生活活动

更多发作性症状的患者更可能与癫痫有关,而连续症状较多的患者更可能与运动障碍有关,尽管他们的运动表现(如震颤、肌阵挛、肌张力障碍)可能类似。

这些研究表明,转化障碍的特征在于与严重的躯体疾病相当的 QoL 评分的下降与残疾,但是转化障碍也与更严重的精神症状

负担相关。为了扩展这一主题,作者进行了一项文献回顾,旨在调查其他以 MUS 为特征的疾病,如纤维肌痛症和肠易激综合征是否与 PMD 和 PNES 具有类似的概况。事实上,纤维肌痛症和类风湿关节炎的比较研究总结了许多之前的结果。患有纤维肌痛症的患者较类风湿关节炎患者 QoL 评分更低,残疾水平持平或更高以及精神病合并症更多[5~8]。此外,与 CRPS 和慢性腰痛相比,纤维肌痛症的 QoL 评分更低,心理压力更大[9]。而在另一项研究中,对 5 种疾病(纤维肌痛症,椎间盘突出,上髁炎,膝关节骨关节炎和类风湿关节炎)比较了两种不同的 QoL 量表评估,即《SF-36》和《EQ-5D》。这项研究发现,纤维肌痛的 QoL 评分低于其他 4 种肌肉骨骼疾病[10]。

与对照组相比,肠易激综合征患者的身体和精神健康 QoL 评分也均下降,并且 QoL 评分与肠易激综合征患者的症状严重程度、焦虑和癔症有关[11]。患有一系列躯体疾病的患者被问道:"在过去 30 天中,有多少天身体或精神异常使你不能进行常规活动?"肠易激综合征患者每月平均有 15 天活动受限,多于关节炎、糖尿病、心脏病、卒中或癌症的受访者。在一项比较研究中,基层医疗中患有 MUS 的患者和医学上可解释症状的患者相比,具有 MUS 的患者具有更低的 QoL 评分,更多的躯体症状,和更严重的焦虑和抑郁。

总之,多重比较研究表明,与医学上可解释症状的病证相比,具有 MUS 的患者具有更多的精神病共病和更低的精神健康 QoL 评分,而两种心因性疾病(PMD 和 PNES)的比较显示其精神共病和精神健康 QoL 评分水平持平(见表 33.1)。

2. 生活质量的决定因素

QoL 的常见预测因子包括疾病严重性和抑郁。QoL 的另一个重要决定因素是自我效能,即个人对成功执行某些任务或行为

的能力的看法。在疾病自我管理中，自我效能被更具体地定义为可执行某种行为以实现与个人健康相关的期望目标的信念。自我效能是人类行为的主要决定因素，并且是获得自我管理必要技能的关键协调因素。在实现所期望的结果时，较低的自我效能与较低的生活质量相关。横断面和纵向研究均显示，在许多慢性疾病中，自我效能与更好的健康结果和更多的幸福感有关。自我效能具有两个显著特征：①它是人类行为的关键协调因素；②它已被证明可以通过对自我管理技能的干预来改善。

一项研究强调了 QoL 和纤维肌痛症之间的关系。该研究显示纤维肌痛症患者对其症状几乎没有个人控制能力（低自我效能），并对治疗效果无期望；这些因素都与他们的 QoL 相关[13]。自我效能在 PMD 中发挥什么作用？在 PMD 和 PD 的比较研究中发现，PMD 患者自我效能低于 PD 患者（即使对 PMD 患者更严重的精神症状进行了数据校正[14]）。对 4 种运动障碍（PD、PMD、特发性震颤和非典型性帕金森综合征）的比较发现，PD 和特发性震颤患者的 QoL 和自我效能更好。相反，PMD 和非典型性帕金森综合征患

者的 QoL 和自体效能较差（Shulman L. M.，未发表的数据，2009）。这些结果表明，对日常活动健康和管理缺乏信心和控制可能是过度躯体化和心因性障碍出现的一个风险因素。因此，提高自我效能的干预可有效预防或减轻转换障碍症状的观点是合理的。这些干预措施可能包括解决问题、建立信任、做出决策、掌握技能和对症状重新解释等方面的培训。

3. 结论

因为这些疾病既高度流行又常难以管理，因此确立预防和治疗心因性疾病的新方法是十分重要的。Carson 报道，在神经病学诊疗中，30%的新患者（90/300）具有 MUS，其中超过一半在 8 个月的随访中未获改善[15,16]。Stone 报道，83%患有心源性虚弱或感觉丧失的患者在 12 年后未得到改善，其中大多数患者随着时间的推移出现了多种 MUS 和残疾[17]。

总之，以 MUS 为特征的多种疾病与更严重的精神病症状和残疾以及比通常认为的器质性疾病更差的生活质量相关。一系列相似性心理性疾病及其与健康相关的 QoL 的关系表明，与较差的自我效能相关的较低幸福感可能是心因性疾病发展的关键风险因素。

表 33.1　患医学可解释疾病(MES)与医学无法解释症状(MUS)的患者间精神症状、生活质量和残障的比较

特征	MUS 与 MES 比较		两 MUS 比较		
	PMD 与 PD	PNES 与癫痫	FM 与 RA	IBS 与对照	PMD 与 PNES
精神症状	PMD＞PD	PNES＞E	FM＞RA	IBS＞C	PMD＝PNES
精神健康 QoL 评分	PMD＜PD	PNES＜E	FM＜RA	IBS＜C	PMD＝PNES
身体健康 QoL 评分	PMD＝PD	PNES＜E	FM＞RA	IBS＜C	PMD＝PNES
残障	PMD＝PD	PNES＞E	FM≥RA	IBS＞C	PMD＝PNES

C,对照组；E,癫痫；FM,纤维肌痛症；IBS,肠易激综合征；MES,医学可解释症状；MUS,医学不可解释症状；PD,帕金森病；PMD, PMD；PNES,心因性非癫痫发作；QoL,生活质量；RA,类风湿关节炎。

（张月琪　王　刚　译）

名词注释

自我效能（self-potency）：指个体对自身能否利用所拥有的技能去完成某项任务的自信程度。

它可决定人们对行为任务的选择及对该任务的坚持和努力程度，同时也影响人们在执行任务过程中的思维模式和情感反应模式。

参考文献

[1] Anderson K E, Gruber-Baldini, Vaughan C G, et al. The impact of psychogenic movement disorders on psychiatric co-morbidity, disability and quality of life compared to Parkinson's disease [J]. Mov Disord, 2007,22: 2204 - 2209.

[2] Szaflarski J P, Hughes C, Szaflarski M, et al. Quality of life in psychogenic nonepileptic seizures [J]. Epilepsia, 2003,44: 236 - 342.

[3] Testa S M, Schefft B K, Szaflarski J P, et al. Mood, personality, and health-related quality of life in epileptic and psychogenic seizure disorders [J]. Epilepsia, 2007,48: 973 - 982.

[4] Hopp J, Price M, Anderson K E, et al. Psychogenic nonepileptic seizures and psychogenic seizure disorders [J]. Neurology, 2009,72 (Suppl 3): A262.

[5] Tander B, Cengiz K, Alayi G, et al. A comparative evaluation of health-related quality of life and depression in patients with fibromyalgia syndrome and rheumatoid arthritis [J]. Rheumatol Int, 2008,28: 859 - 865.

[6] Birtane M, Uzunca K, Tastekin N, et al. The evaluation of quality of life in fi bromyalgia syndrom: a comparison with rheumatoid arthritis by using SF - 36 Health Survey [J]. Clin Rheumatol, 2007, 26: 684.

[7] Strombeck B, Ekadhl C, Manthorpe R, et al. Health-related quality of life in primary Sjögren's syndrome [J]. Scand J Rheumatol, 2000,29: 20 - 28.

[8] Walker E A, Keegan D, Gardner G, et al. Factors in fibromyalgia compared with rheumatoid arthritis. I. Psychiatric diagnoses and functional disability [J]. Psychosom Med, 1997,59: 565 - 571.

[9] Verbunt J A, Pernot D H, Smeets R J. Disability and quality of life in patients with fibromyalgia [J]. Health Qual Life Outcomes, 2008,6: 8.

[10] Picavet H S J, Hoeymans N. Health related quality of life in multiple musculoskeletal disease: SF - 36 and EQ - 5D in the DMC3 study [J]. Ann Rheum Dis, 2004,63: 723 - 729.

[11] Rey E, Garcia-Alonso M O, Moreno-Ortega M, et al. Determinants of quality of life in irritable bowel syndrome [J]. J Clin Gastroenterol, 2008,42: 1003 - 1009.

[12] Duddu V, Husain N, Dickens C. Medically unexplained presentations and quality of life: a study of a predominantly South Asian primary care population in England [J]. J Psychosom Res, 2008,65: 311 - 317.

[13] van Wilgen C P, van Ittersum M W, Kaptein A A, et al. Illness perceptions in patients with fibromyalgia and their relationship to quality of life and catastrophizing [J]. Arthritis Rheum, 2008,58: 3618 - 3626.

[14] Anderson K E, Gruber-Baldini, Mullins JR, et al. Self-efficacy: a marker for psychogenic movement disorders [J]. Mov Disord, 2008, 23: S253.

[15] Carson A J, Ringbauer B, Stone J, et al. Do medically unexplained symptoms matter? A prospective cohort study of 300 new referrals to neurology outpatient clinics [J]. J Neurol Neurosurg Psychiatry, 2000, 68: 207 - 210.

[16] Carson A J, Best S, Postma K, et al. The outcome of neurology outpatients with medically unexplained symptoms: a prospective cohort study [J]. J Neurol Neurosurg Psychiatry, 2003,74: 897 - 900.

[17] Stone J, Sharpe M, Rothwell P M, et al. The 12 year prognosis of unilateral functional weakness and sensory disturbance [J]. J Neurol Neurosurg Psychiatry, 2003, 74: 591 - 596.

第 **34** 章

精神心理测试

PMD 常与其他精神障碍同时存在。在 PMD 患者的研究中,很少对常见精神症状如抑郁、焦虑等进行系统评价。一项前瞻性研究发现,在 PMD 患者中,有 12% 的患者患有抑郁症,38% 伴有焦虑症,同时伴焦虑和抑郁的有 12%[1]。在该组患者中,一生中 43% 曾被诊断为抑郁症,62% 为焦虑症,27% 同时合并焦虑症和抑郁症。其他的研究还表明,抑郁和焦虑是该群体的主要精神疾病[2~4]。PMD 患者的自杀倾向和自杀的报道表明其存在严重的潜在精神共病[1]。进行 PMD 情绪症状的评估对伴发情绪症状的特征和未来治疗的研究都是有帮助的。评定量表有助于区分由其他精神疾病引起的症状和纯粹心因性症状。由于 PMD 症状改善不一定与其他精神症状变化有关[5,6],所以这对设计 PMD 具体的干预措施是很有意义的。最后,诈病作为 PMD 中一个重要且复杂的问题,可以通过使用 PMD 患者标准化测试解决[7]。

本章将回顾在 PMD 研究中最常实用的几个量表,评估其效用,及其对今后工作的意义。

1. 在 PMD 研究中常用的精神病评定量表

1) 结构式临床访谈量表

结构式临床访谈量表(structured clinical interview,SCID-Ⅰ)是基于美国精神病协会的 DSM 标准建立的,已应用于许多 PMD 终生和现况背景下轴Ⅰ型精神疾病研究中[8,9]。SCID 数据发现,与一般人群和许多其他神经疾病群体相比,PMD 主要的

精神疾病发病率增高[1,10]。SCID 的简化版本,即《简易国际神经精神访谈量表》(mini international neuropsychiatric interview,MINI),已被成功地用于 PMD 研究中确定轴Ⅰ型精神病理学[11]。需要指出的是,MINI 不包括躯体形式障碍的诊断;使用 MINI 时需要进行单独诊断。

还有些研究也使用了《SCID-Ⅱ》量表,用来评估人格特质与轴Ⅱ型疾病情况[12]。《SCID-Ⅱ》表明 PMD 患者中具有较高的精神病理学水平[1]。如果面谈无法进行,此量表可以作为患者的自检问卷。

2) 抑郁评定量表

多种抑郁量表已应用于 PMD 所伴随的情绪障碍的研究。《汉密尔顿抑郁量表》(Hamilton depression scale,HDS)[13] 是一种常见量表,现已应用于 PMD 研究[4,10,14]。此外还有由 Voon 和 Lang[11] 使用的《MontgomeryAsberg 抑郁量表》(MADRS[15]),Seignourel 等使用的《Beck 抑郁问卷》(BDI[16])[17],这些研究表明抑郁评估对治疗具有帮助。

3) 焦虑评定量表

《贝克焦虑量表》(Beck anxiety inventory,BAI)[18] 已被用于 PMD 治疗性研究中[10,11]。在最近一项关于锻炼活动对 PMD 治疗作用的研究中,它被用来作为一项次要终点指标[14]。PMD 患者进行低强度的锻炼可改善焦虑。《状态-特质焦虑问卷》(state-trait anxiety inventory,STAI[19])可用于区分焦虑症状与 PMD 核心症状[17]。

4) 症状自评量表

《症状自评量表》（symptom check list-90，SCL-90）可用于许多精神症状的自我评估，是一种极有价值的筛选工具。它包括8个分量表以评估不同类型的症状。《SCL-90》有多种语言版本。它可以在多种语言版本下检测出 PMD 患者的多重精神症状[6,7,20]。

5) 催眠状态评定量表

催眠已被建议作为一种治疗 PMD 的治疗方法。《斯坦福催眠易感性量表》（Stanford hypnotic susceptibility scale，SHSS[21]）已用于评估 PMD 患者的催眠易感性。SHSS 可评估 5 种不同的催眠现象，且根据研究的需要，拥有多个可选择的版本。Moene 及其同事发现[6]，在 PMD 患者中，催眠能力并没有明显升高且 SHSS 评分无法预测 PMD 患者的催眠易感性。而在另一项研究中，Roelofs 及其同事[20]使用《SHSS》《分离体验量表》（dissociative experiences scale，DES[22]）和《分离问卷》（dissociation questionnaire，DIS-Q[23]），结果发现 PMD 患者对催眠建议的反应比对照组更灵敏。他们还发现，SHSS 评分与躯体形式分离障碍问卷（somatoform dissociation questionnaire，SDQ[24]）评定出的转换型症状的数量呈正相关。

6) 其他量表

《一般健康问卷》（general health questionnaire，GHQ[25]）通过分量表评估焦虑、抑郁、躯体症状和社会功能从而评价患者的整体心理状况。该量表表明 PMD 患者的心理应激水平升高[1]。Anderson 等[26]使用《简明症状问卷 18》（brief symptom inventory 18，BSI-18[27]）在 PMD 与 PD 患者间进行了比较。量表评估了抑郁、焦虑和躯体化症状。除了这 3 个分量表，《BSI-18》还给出的患者精神症状的总体评价。一些研究表明，PMD 患者的生活质量有所下降。

Jankovic 等[3]在研究中还使用了《McMaster 健康指数问卷》[28]，Anderson 等使用了《SF-12 健康问卷》[29]。

PMD 患者经常被怀疑为诈病。Van Beilen 等[7]在 PMD 和心因性瘫痪患者中研究这个问题。他们使用的是 Amsterdamse Korte Termijn Geheugen 试验（荷兰语，《阿姆斯特丹短时记忆测试》，Amsterdam short-term memory test）（AKTG[30]），它看似为记忆测试，实际上可检测学业/成就不良。通过该量表发现患者的表现低于预期值。同时他们还使用了《诈病症状学结构式量表》（structured inventory of malingered symptomatology，SIMS[31]）。这个测试建立在诈病者并不熟悉真正的疾病症状，并因此表现出奇怪症状的概念之上。《SIMS》有 5 个分量表，分别评估智力、情感障碍、神经功能损害、精神障碍和陈述性记忆障碍。任何一个分量表中，受试者的非典型症状都要被高度怀疑为诈病。多个非典型症状可表明为诈病。通过这些方法，Van Beilen 等发现 PMD 患者的精神症状和诈病表现最多，而于正常对照相比非心因性神经障碍的患者也表现出更多的精神病症状和诈病表现[7]。这项研究表明，不管病因如何，这些特征都可能是患者痛苦的标志。

2. 综合精神病学评定研究

迄今最广泛使用的精神病评定量表已用于 PMD 患者的治疗研究。在 Hinson 等的一项研究中[10]，其主要目的是探究心理疗法对 PMD 的疗效。试验中使用了《汉密尔顿抑郁量表》《贝克焦虑量表》《明尼苏达多项人格调查表》[32]、《整体功能评估量表》（GAF）和《SCID》。在这项研究中，心理治疗可改善 HDS、BAI 和 GAF 评分。Voon 和 Lang[11]使用一套同样全面的测试以评估了抗抑郁治疗 PMD 的效果，包括《MINI》《MADRS》《BAI》《临床总体印象严重程度量表和变化量表》（CGI-S 和 CGI-C[33]）。CGI-S 和

CGI-C 是临床医师分别用以评估患者较正常功能（CGI-S）和患者原有症状（CGI-C）相比的改变。该研究表明抗抑郁药物治疗可改善 PMD 患者的 MADRS 评分。

3. 精神病评定量表在病理生理研究中的应用

心因性病理生理学研究中也使用了精神病学的评估量表。Seignourel 等[17] 的研究表明，抑郁水平（基于 BDI 评估）和焦虑水平（基于 STAI 评估）与情感惊吓调节无关。这有助于确保研究重心落在实际的心理原因，而非所伴随的抑郁焦虑症状。

4. 今后研究思考的展望

精神病评估量表可能更侧重于情绪或焦虑的评估，因而对 PMD 的核心症状并不是特别敏感。当然，对抑郁和焦虑障碍共病的评估和治疗是非常重要的，但即使这些症状有所改善，也并不意味着 PMD 患者的好转[5,6]。应对技能和适应力可能才是更好的 PMD 治疗效果的评估标准。通过对其他心因性障碍如非痫性发作和慢性疲劳等患者应对策略的评估表明，心因性障碍患者与健康对照组相比表现出较为被动而非积极主动的应对[34,35]。Van Beilen 等[7] 日前进行了一项有关 PMD 患者应对的研究。他们通过 Utrechtse 应对清单（utrechtse coping list，UCL[36]），一份包含 47 项问题的调查问卷用于评估应对问题的各种方式，包括积极解决问题、分散注意力、逃避、寻求社会帮助、焦虑而无行动、表达情绪以释放压力、自我安慰。他们发现，PMD 患者与健康对照组相比，其 IQ 更低，积极应对的技巧更差，但与那些非心因性神经疾病患者相比无差别。因此，非主动应对并非 PMD 患者所特有。相反，缺乏积极性可能是疾病的一个特点。既然这是一个潜在的治疗方向，有效的干预以提高应对技巧可使心因性和非心因性障碍患者均从中获益。

5. 结论

迄今为止，标准评定量表用于 PMD 的

研究较少。使用标准的精神评定量表来评估抑郁、焦虑等精神症状有助于区分疗效是源于特异的心因性症状改善，还是与其他精神共病有关。使用有效的评估量表可以帮助解决 PMD 相关的临床问题，如推断可催眠性和诈病。未来，关于应对技巧和患者如何对待疾病的评估工作可能是 PMD 领域最有价值的研究。

（张月琪　王　刚　译）

名词注释

陈述性记忆（declarative memory）：又称述说记忆、外显记忆（explicit memory），指的是能够明确想起某个事件或事实的一种记忆，这是人类长时记忆形式的一种，与无意识的程序记忆（内隐记忆）相对应。

参考文献

［1］ Feinstein A, Stergiopoulos V, Fine J, et al. Psychiatric outcome in patients with a psychogenic movement disorder：a prospective study ［J］. Neuropsychiatry Neuropsychol Behav Neurol，2001,14：169-176.

［2］ Thomas M, Vuong K D, Jankovic J. Long-term prognosis of patients with psychogenic movement disorders ［J］. Parkinsonism Relat Disord，2006,12：382-387.

［3］ Jankovic J, Vuong KD, Thomas M. Psychogenic tremor：long-term outcome ［J］. CNS Spectr，2006,11：501-508.

［4］ Grimaldi I, Dubuc M, Kahane P, et al. Anxiety and depression in psychogenic movement disorder and non-epileptic seizures：a prospective comparative study ［J］. Rev Neurol（Paris），2010,166：515-522.

［5］ Kroenke K, Swindle R. Cognitive-behavioral therapy for somatization and symptom syndromes：a critical review of controlled clinical trials ［J］. Psychother Psychosom，2000,69：205-215.

［6］ Moene F C, Spinhoven P, Hoogduin K A, et al. A randomised controlled clinical trial on the additional effect of hypnosis in a comprehensive treatment programme for in-patients with conversion disorder of the motor type [J]. Psychother Psychosom, 2002,71: 66 - 76.

[7] van Beilen M, Griffioen B T, Gross A, et al. Psychological assessment of malingering in psychogenic neurological disorders and non-psychogenic neurological disorders: relationship to psychopathology levels [J]. Eur J Neurol, 2009,16: 1118 - 1123.

[8] American Psychiatric Association. Diagnostic and Statistical Manual of Diseases, 4th ed [M]. Washington DC: American Psychiatric Press, 1994.

[9] First M B, Spitzer R L, Gibbon M, et al. Structured Clinical Interview for Axis I DSM - Ⅳ Disorders, patient edition (SCID - I/P, version 2. 0) [M]. New York: New York State Psychiatric Institute, 1994.

[10] Hinson V K, Weinstein S, Bernard B, et al. Single-blind clinical trial of psychotherapy for treatment of psychogenic movement disorders [J]. Parkinsonism Relat Disord, 2006, 12: 177 - 180.

[11] Voon V, Lang A E. Antidepressant treatment outcomes of psychogenic movement disorder [J]. J Clin Psychiatry, 2005,66: 1529 - 1534.

[12] First M B, Gibbon M, Spitzer R L, et al. Structured Clinical Interview for DSM - Ⅳ Axis Ⅱ personality disorders (SCID -Ⅱ) [M]. Washington, DC. American Psychiatric Press, 1997.

[13] Hamilton M. Development of a rating scale for primary depressive illness [J]. Br J Soc Clin Psychol, 1967,6: 278 - 296.

[14] Dallocchio C, Arbasino C, Klersy C, et al. The effects of physical activity on psychogenic movement disorders [J]. Mov Disord, 2010,25: 421 - 425.

[15] Davidson J, Turnbull C D, Strickland R, et al. The Montgomery-Asberg Depression Scale: reliability and validity [J]. Acta Psychiatr Scand, 1986,73: 544 - 548.

[16] Beck A T, Steer R A, Brown G K. Manual for Beck Depression Inventory II (BDI - Ⅱ) [M]. San Antonio, TX, Psychology Corporation, 1996.

[17] Seignourel P J, Miller K, Kellison I, et al. Abnormal affective startle modulation in individuals with psychogenic movement disorder [J]. Mov Disord, 2007,22: 1265 - 1271.

[18] Beck A T, Epstein N, Brown G, ET AL. An inventory for measuring clinical anxiety: psychometric properties [J]. J Cons Clin Psychol, 1988,56: 893 - 897.

[19] Spielberger C D, Gorsuch R L, Lushene P R, et al. Manual for the State-Trait Anxiety Inventory (Form Y) [M]. Palo Alto, CA: Consulting Psychologists Press, 1983.

[20] Roelofs K, Hoogduin K A, Keijsers G P, et al. Hypnotic susceptibility in patients with conversion disorder [J]. J Abnorm Psychol, 2002,111: 390 - 395.

[21] Weitzenhoffer A, M. Higard E, R. Stanford Hypnotic Susceptibility Scale: Forms A and B [M]. Palo Alto, CA: Consulting Psychologists Press, 1959.

[22] Bernstein E M, Putnam F W. Development, reliability, and validity of a dissociation scale [J]. J Nerv Ment Dis, 1986,174: 727 - 735.

[23] Vanderlinden J, van Dyck R, Vandereycken W, et al. The Dissociation Questionnaire (Dis-G): development, reliability and validity of a new self-reporting Dissociation Questionnaire [J]. Acta Psychiatr Belg, 1994,94: 53 - 54.

[24] Nijenhuis E R, Spinhoven P, van Dyck R, et al. The development and psychometric characteristics of the Somatoform Dissociation Questionnaire (SDQ - 20) [J]. J Nerv Ment Dis, 1996,184: 688 - 694.

[25] Goldberg D P, Hillier V F. A scaled version of the General Health Questionnaire [J]. Psychol Med, 1979,9: 139 - 145.

［26］Anderson K E，Gruber-Baldini A L，Vaughan CG，et al. Impact of psychogenic movement disorders versus Parkinson's on disability, quality of life, and psychopathology［J］. Mov Disord, 2007,22：2204 - 2209.

［27］Zabora J，BrintzenhofeSzoc K，Jacobsen P，et al. A new psychosocial screening instrument for use with cancer patients ［J］. Psychosomatics, 2001,42：241 - 246.

［28］Chambers L W，Macdonald L A，Tugwell P，et al. The McMaster Health Index Questionnaire as a measure of quality of life for patients with rheumatoid disease ［J］. J Rheumatol, 1982,9：780 - 784.

［29］Ware JE，Kosinski M，Turner-Bowker DM，et al. How to Score Version 2 of the SF - 12 Health Survey［M］. Lincoln, RI： Quality Metric, 2002.

［30］Schagen S，Schmand B，De Sterke S，et al. Amsterdam Short Term Memory test. A new procedure for the detection of feigned memory deficits ［ J ］. J Clin Exp Neuropsychol, 1997,19：43 - 51.

［31］Smith G P，Burger G K. Detection of malingering：validation of the Structured Inventory of Malingered Symptomatology （SIMS）［J］. J Am Acad Psychiatry Law，

1997,25：2：183 - 189.

［32］Butcher J N，Dahlstrom W G，Graham J R， et al. MMPI － 2：Minnesota Multiphasic Personality Inventory-2 Manual for Administration and Scoring ［ M ］. Minneapolis, MN：University of Minnesota Press, 1989.

［33］Guy W. ECDEU Assessment Manual for Psychopharmacology-Revised. ［Department of Health, Education, and Welfare publication （ADM） 76 - 338］Rockville, MD：National Institutes of Mental Health，1976.

［34］Goldstein L H，Drew C，Mellers J，et al. Dissociation, hypnotizability, coping styles and health locus of control：characteristics of pseudoseizure patients ［J］. Seizure, 2000,9：314 - 322.

［35］Nater U M，Wagner D，Solomon L. Coping styles in people with chronic fatigue syndrome identified from the general population of Wichita, KS［J］. J Psychosom Res, 2006, 60：567 - 573.

［36］Schreurs P J G，ve de Willige G，Brosschot J F，et al. Utrecht Copinglist：UCL/De Utrechte Copinglist［M］. Lisse：Swetz & Zeitlinger, 1993.

第35章

在心因性运动障碍的背景下评估诈病的诊断学考虑

PMD 是神经科医师、精神科医师和其他医疗工作者所面临的一种相对罕见但复杂的综合征。鉴于其高度多样化和非典型的表现，PMD 表现的合理性有时受到质疑。本章概述了目前关于 PMD 诈病（又称诈病性 PMD）和 PMD 相关疾病治疗的知识，以为进一步研究确定潜在的检测策略。

1. 概念问题

PMD 诈病的准确评估充满了临床挑战。例如，PMD 缺乏许多精神和神经障碍的诊断精确性。《DSM-Ⅴ》躯体形式障碍工作组的成员 Sharpe 将目前的 PMD 心理因素描述为"几乎不可能实现"[1]。因此，PMD 诊断缺乏明确的边界。例如，如《DSM-Ⅳ》的纳入和排除标准。当考虑 PMD 诊断时，这种精确性的缺乏产生了一个重要疑问，即一种非典型表现是否代表了一种真实的 PMD 变异型，或是其他相关疾病，或不完全的诈病。除了诊断不明确之外，PMD 诊断还包括非典型的表现，这些表现将在下一节中进一步探讨。

1) 诊断挑战

PMD 通常包括非典型表现和刻板的诊断特征。Lang[2] 描述了与 PMD 相关的非典型表现，"突然发作通常由轻微损伤引发，为诉讼目的会快速进展到最大残障表现。"非典型表现还包括与神经学数据的不一致，以及体检结果的矛盾。此外，还包括刻板行为。根据 Lang 的观点，PMD 患者可以表现出附加症状以及其他无序运动、假性虚弱和虚假感觉。经验丰富的临床医师可以立即认识到诊断困境。由于真正的 PMD 患者也会产生假性症状，那么应如何准确地将其与 PMD 诈病者区分呢？

对反应类型的评估更复杂，因为许多可能是真正 PMD 的患者反而被临床医师质疑他们的可信度。Stone 和 Sharpe[3] 显示了医学上真正的 PMD 如何被神经科患者诠释为诈病（"夸张"）和操纵（能够"控制症状"）。当身心虚弱被用作 PMD 的医学解释时，24% 的患者认为他们被控"夸大"他们的症状，40% 的人虚构了他们的症状。一个重要但尚未解决的问题是被指责诈病将如何影响 PMD 患者的临床表现及其随后对治疗的反应[4]。

在确定 PMD 的有效诊断中，临床医师面临着几个额外的诊断挑战。这种疾病是相对罕见的，即使在运动障碍[5]（即 4.1%）和神经系统疾病中[6]（2.2%）。在初诊和精神病学评估时常常捕捉不到这些罕见疾病，从而增加了诊断的不确定性。诊断流程由于广泛的合并症而更加复杂化[7]。此外，前瞻性研究[8] 表明，神经科医师和精神科医师之间的实质性诊断并不一致，这增加了 PMD 诊断的复杂性。

下一节将介绍诈病、继发症状和诈病域。该概述提供了用于 PMD 诈病的临床研究框架。

2) 诈病和继发获益（secondary gain）

《DSM-Ⅳ》[9] 将诈病定义为"由外因所激发的故意产生虚假或严重夸张的躯体或心理症状"。重要的是，诈病是一种分类而不是正式诊断。因此，其缺乏诊断所必需的纳入和排除标准。相反，其被认为具有成为"临床关注焦点"的条件。这些条件包括许多与诊断无关问题,包括:①学术和职业问题;②宗教或精神问题;③文化适应问题。

不幸的是,一些临床医师错误地将诈病筛选指标和纳入标准混淆。这些指标仅是为了提高对可能诈病的怀疑指数。但是,这些指标的执行性很差。当面对可能的诈病时,已有的数据表明其错误率可达八成[10]。因此,医疗专业人员不应草率地接受医疗记录中诈病这一分类。相反,他们必须仔细分析临床数据以确认这种分类。在研究评估方法之前,先区分诈病和附带症状是很重要的。

诈病是一种明确定义的反应形态,它必须清楚地区别于继发症状——一种具有 3 种不同概念化的临床结构:心理动力学、行为医学和法医学[11]。从心理动力学的角度来看,继发症状服务于内心需要,保护患者以避免受到进一步的精神伤害。从行为医学的角度来看,继发症状被定义为可由医护人员和其他人所强化的疾病行为。虽然主观上真诚地希望能够帮助患者缓解疾病,但心理和社会层面的强化刺激却潜意识地通过增加患者对他人的依赖反而促进和延长了患者的残障角色。从法医学角度来看,经济收益被认为是长期残障的有意动机。与其他两个模型不同,法医学观点缺乏坚实的理论和研究基础。这种有意动机推断过于简单,而没有仔细审查对方的解释。此外,它混淆了概率的可能性。尽管特定患者功能的恢复会因残疾抚恤金的推迟发放而延迟显然是有可能的,但仍不能简单地将其认定为事实。做一个类比,许多医疗专业人员有机会夸大其服务来获取更多的经济收益。将概率上的可能性混淆并指责医疗顾问广泛欺诈是一个可怕的错误。

PMD 文献中偶尔会在检查继发症状时混淆概率的可能性。如 Factor 及其同事[12]得出结论,在超过 60% 的病例中发现了继发症状。然而,他们有时简单地将继发症状等同于工人的索赔要求,甚至失业救济。因为其概念化的差异以及承担需要证明的严重风险,继

发症状的结构不应该适用于医疗保健行业。

诈病的人并不能伪装一切。即使是最不成熟的诈病者也不想伪装出每一种可能的心理和身体症状。此外,如果他们伪装 PMD 而不是幻觉或记忆缺陷,他们需要完成不同的任务。了解这些任务即可洞察如何检测诈病者。Rogers[10]确定了在临床实践中 3 个常见的诈病领域:精神障碍、认知障碍和躯体疾病。伪装精神障碍的诈病者(如模拟精神分裂症)必须考虑如何表现症状,以及疾病的发作和过程及其对日常功能的影响。与此形成鲜明对比的是,伪装认知损伤的诈病者(例如,模拟记忆丧失)具有完全不同的考虑。他们必须决定记忆丧失的领域(例如,个人还是程序记忆),其对日常功能的影响,以及如何在认知测试时看起来可信。伪装躯体疾病的诈病者则拥有无数的选择。Rogers 认为[10]:“患者可以专注于一种使人虚弱的症状(例如,疼痛),描绘出一系列普通但令人痛苦的疾病(例如,头痛、无力以及胃肠道不适),或者专注于复杂的症状(例如,纤维肌痛症)。”伪装 PMD 通常表现为复杂的综合征,但是诈病者也会添加其他躯体症状。伪装 PMD 的主要挑战是许多所声称具有的症状(即躯体运动)可被其他人直接观察到。这些症状通常难以长时间维持。慢性且高度可观察性使大多数 PMD 诈病者比其他疾病诈病者面临更大的挑战。尚没有数据解释患者为什么会选择 PMD 这样困难的疾病来伪装。

许多诈病者也患有真正的疾病。鉴于 PMD 的复杂性及其广泛的共病性,3 个领域中的诈病和真正患病的病理学均必须考虑。即使在相同的综合征中,如 PMD,一些症状可能是伪装的,而其他一些是真实的。

2. 评估问题

不同伪装领域和各种评估方法的复杂性对医护人员造成了巨大的挑战。作为概述,本节探讨了诈病评估方法的演变。它还包括最

初为检查假装的精神障碍而开发的检测策略。然而，这些策略可能也适于检测伪装的 PMD。

第一个用来评估诈病的方法是基于病例的观察。根据 Geller 及其同事[13]的记载，19 世纪的医护人员试图通过诈病者不寻常的表现、非典型的症状和意想不到的完整区域功能来识别诈病者。医护人员建议采取干预措施，例如要求思想混乱的患者重复他们的话；有时可以通过其优异的表现（如，咬文嚼字地回忆）来识别诈病者。病例研究方法是评估诈病者的第一个阶段。然而，没有标准化的方法，医护人员的观察结果就无法被严格确认。

诈病评估的第二个阶段是组间差异的系统检查[14]。从 1947 年应用明尼苏达多相人格检查（MMPI 检测）开始，研究人员探讨了被要求伪装精神障碍个体和真正精神障碍患者之间的群体差异。Rogers 在 1984 年的综合评价[15]揭示了 26 项 MMPI 研究中的组间差异和一些其他测试结果。虽然这种方法的优势是标准化，但它往往因缺乏强大的概念框架而受到限制。

对于第三个阶段即当前阶段来说，Rogers[16]主张开发特定领域的检测策略来评估诈病。检测策略通过其概念基础和相关标准组的严格测试来定义（例如，伪装的和真正的创伤后应激障碍）。它们的有效性应横跨多个维度进行交叉验证。Rogers[10]对两个领域的检测策略进行了全面分析：假装的精神障碍和假装的认知损伤。

对这三个阶段的理解对于伪装 PMD 的新领域至关重要。伪装躯体疾病的评估最具挑战性，它的评估落后于其他两个领域。作为一种复杂且相对罕见的综合征，对真正的 PMD 与伪装 PMD 的研究面临巨大的挑战。因此，除了一般描述和个案研究[17,18]之外，关于伪装 PMD 知之甚少。因此，医护人员必须谨慎做出伪装 PMD 的结论，并且不要尝试跨域推断。下一节主要面向研究人员，讨论开发伪装 PMD 检测策略的潜在途径。

3. 伪装的 PMD 以及检测策略建议

本节提供了一个概念框架，介绍了用于识别伪装的 PMD 的潜在检测策略。此前的研究[10]已经建立了检测策略的两个一般类别：增强的（amplified）和非增强的（不太可能的，unlikely）。增强的检测策略基于症状表现的量级来识别诈病者。增强检测策略的一个实例是症状选择性（例如，比大多数患者表现出更多的症状）。直观地，增强检测策略不能有效区分真正的和伪装的 PMD。具有广泛合并症的真正 PMD 的特征在于许多症状和临床特征。此外，对于真正的 PMD 来说，一些继发的症状是常见的[2]。鉴于真正的 PMD 呈现为这种强度的症状，增强的检测策略的有效性受到质疑。

非增强的检测策略由继发的一般类别构成，可能代表了 PMD 诈病研究的一个新兴途径。非增强策略仅通过①存在高度异常，②有时难以置信，③几乎从未在一般患者群中出现这三方面临床特点识别诈病患者。在《报告症状的结构性访谈》的第 2 版（*Structured interview of reported symptoms*，2nd ed，《SIRS-2》)中，Rogers 及其同事[19]确定了几种伪装精神障碍的非增强策略。即使住院患者也很少报告与非增强检测策略相关的内容[20]。

基于其他两个诈病领域，总结了 4 个潜在的检测策略。

① 罕见症状。

指的是在真正的患者中很少发生的临床特征。诈病的人若伪装 PMD，他们并不知道哪些症状是非常罕见的；这些罕见的表现模式几乎从未发生在真正的患者身上。确立 PMD 罕见症状的第一步是系统检查 PMD 所特有的临床特征（常见和罕见），否则，共病体征可能会使罕见症状策略检查无效。

② 不可能的或荒谬的症状。

可以针对患者奇怪的或荒谬的表现进行一组关于临床特征的询问，这些不可能的症状需要编造，并基于 PMD 的表现进行试点测试(例如,"是否有过当你尝试'某种运动',体温波动超过几度?"),因为真正的 PMD 也可能具有很少见到症状,所以必须对患者进行严格测试,以确保区分伪装的和真正的 PMD。

③ 伴随症状。

在伪装的精神障碍中,一些症状本身是常见的,但很少同时出现。这是一个非常复杂的策略,对于诈病者来说发现这一点很难。研究人员仍需要测试这种检测策略对 PMD 和相关综合征的适用性。

④ 难以置信的案例。

功能完整。从案例研究中得出[13],由于诈病者完成某些任务的能力与其他能力完全不同,可以通过这种方法来识别诈病者。对于躯体障碍的病例,监控录像偶尔可捕捉到患者精神饱满并协调地进行一些本应受限的可导致疼痛的运动(如打网球)。

总之,检测策略效度的验证是 PMD 标准化评估的下一个关键步骤。此外,需要进行研究以测试伪装的 PMD 是否可以被认为是单一型,或对于特定类型的 PMD 是否需要不同的策略。

接下来的两节将讨论心理测试在 PMD 评估中的作用。首先,我们认为它们作为 PMD 诊断的辅助措施是有效的。这种效果在于可以帮助识别真正的 PMD。第二,我们研究这些潜在有效的测试在于区分伪装的和真正的 PMD。

4. 心理测试和 PMD 的测定

临床医师经常使用心理咨询来进行辅助鉴别诊断。除了传统的测试,结构轴Ⅰ和轴Ⅱ访谈可通过标准化的询问和伴随评级帮助做出高度可靠的诊断[21]。目前的研究没有聚焦于 PMD,但是它包含了更广泛的类别,如躯体形式障碍。结合其发现,作者研究了 3 个相关问题:①躯体形式和其他 PMD 相关疾病的合理性;②PMD 相关疾病在评估诈病时可能会混淆;③伪装躯体疾病的潜在指标。

1) 心理措施能帮助作出 PMD 的诊断吗?

MMPI[22]和 MMPI - 2[23]代表了几十年来用于评估精神病理学模式的标准心理测试,包括疑病症(量表 1)和歇斯底里(量表 3)。对于量表 1,Greene[24]指出,有生理疾病的个体"仅有合理的体征,而不会出现各种模糊的体征";这些特征可以用于操纵或控制其他重要的特征。根据 Greene 的观点[24],量表 3 测试了表演型特征和对心理障碍的否认。因为其 1/3 的项目也出现在量表 1 中,所以它提供了额外的覆盖范围和一些躯体症状的重复。医护人员需要认识到这些量表评分在正常和精神患者群中常常都有升高。"因此,他们的解释并不是 PMD 相关疾病所特有,不能用于诊断目的"。

对 PMD 相关疾病的 MMPI - 2 和 MMPI - 2 评分进行了多项研究。Brandwin 和 Kewman[25]对 11 例运动障碍患者进行了小规模的 MMPI 研究。他们证明了量表 1 评分升高,其中包括许多关于躯体功能的模糊关注点。所有其他临床和有效量表评分都在正常范围内。一项使用 MMPI - 2 对转换障碍的研究发现,在确定患有转换障碍的患者与具有 CRPS 的患者之间没有显著差异[26]。转化障碍患者量表 3 分数有所升高。最后,Wetzel 及其同事[27]检查了 39 例诊断为转换障碍的女性门诊患者的 MMPI - 2 评分特征,发现她们量表 1 和量表 3 的评分有所升高。在这些研究中观察到两个重要发现:第一,PMD 相关病症的患者在有效性量表(包括量表 F)中并没有表现出更高的分数;第二,临床量表的模式并非这些疾病所特有,在其他患者人群中也经常出现。

心理评估量表(psychological assessment inventory,PAI)[28,29]是一种新一代多维度量表,包括一个反映躯体障碍心理反应的子量表[29]。基于与 PMD 相关疾病的关联性,该表可进一步分为 3 个子量表:

转换(SOM - C)、躯体化(SOM - S)和健康问题(SOM - H)。SOM - C量表侧重于记忆和运动障碍,与其他子量表相比,它很少涉及抑郁和焦虑[30];SOM - S量表包括严重的体征和不同寻常的感觉以及运动症状,它有助于区分躯体形式障碍和PTSD。最后,SOM - H量表评估了健康状况和生理问题。

对于结构化访谈,医护人员可以在一般性轴Ⅰ访谈(general axis Ⅰ interview)、《DSM - Ⅳ》焦虑障碍访谈表(anxiety disorders interview schedule for《DSM - Ⅳ》,《ADIS - Ⅳ》[31])和躯体形式障碍量表(somatoform disorders schedule,SDS[32])中进行选择。《ADIS-Ⅳ》对躯体化障碍具有良好的覆盖:它可对症状进行广泛系统地检查,包括严重性评级(例如,轻度至非常严重)、与已知的躯体疾病的关系。几种假性神经病学症状与其密切相关(如运动、癫痫发作和感觉障碍)。相反,SDS着重于疼痛和身体不适,故SDS的覆盖和有效性均有限[33],所以《ADIS-Ⅳ》被认为是更好的躯体化症状量表。

为了明确诊断PMD相关疾病,推荐两种量表——《PAI》和《ADIS - Ⅳ》。《PAI》为转化和躯体化提供有效的临床关联,而《ADIS-Ⅳ》为检查体躯体症状和诊断躯体化障碍提供了可能。

2) PMD与诈病的评估相混淆了吗?

在一项MMPI - 2和诈病的荟萃分析中,Rogers及其同事[34]发现,具有某些诊断(如PTSD和精神分裂症)的真实患者在诈病量表上评分明显升高。这个发现对量表的有效性提出了质疑。

由于与PMD相关的非典型和多样的表现,一个主要的问题就是真正PMD的患者有可能被错误划分为诈病。

本小节重点强调已经提供PMD相关疾病测试的量表:MMPI - 2和诈病量表(fake bad scale,FBS)。一个重要的警告是,FBS可适当地用于伪装的精神障碍的评估,而其对伪装的PMD检测的有效性尚未进行测试。

FBS[35]用于评估伪装的损伤后残疾和功能障碍。Greiffenstein等检查了与PMD相关疾病关联的不同组(例如,精神病、创伤性脑损伤和躯体障碍)共1 049例患者的数据。他们发现FBS评分大于30分时,无论他们的诊断为何,几乎都不会将真正的患者误诊(假阳性率为0.003)。伪装认知损害的评估方法尚未在PMD相关疾病的样本中进行广泛测试。两个有前景的评估量表分别是词语记忆测试(word memory test,WMT[37])和"b"测试[38]。WMT已经在一系列诊断类别和大量病例中进行了检测[36];它也可用于评估癫痫患者和PNES患者[39]。"b"测试还没有被广泛应用,但其标准组包括头部损伤和卒中组。

总之,目前的数据表明FBS不太可能将PMD相关疾病混淆。因此,我们建议在怀疑或诊断PMD时用该量表评估假性精神障碍。

3) 诊断伪装的躯体疾病的潜在指标是什么?

尽管有大量的文献和研究,但我们目前仍没有通过心理测试来诊断伪装PMD的临床研究。医护人员必须对心理学家或其他临床医师提出他们的测试可以确诊或支持PMD诈病的声明持怀疑态度。

只有少数研究对多种类别做了测试,如伪装的躯体障碍。Larrabee[40]测试了12例患者躯体化诈病的MMPI和MMPI - 2评分。重要的是,躯体化诈病者FBS分数升高,但在其他诈病量表中无改变。临床资料中,量表1和量表3的分值明显升高。虽然结果鼓舞人心,但该研究仍受限于小样本和有限的组别。Nelson等的荟萃分析[41]表明FBS可以用于一系列包括慢性疼痛在内的疾病。尽管它有很多的优势,但FBS只应被视为可能的躯体障碍诈病的初步筛选。其分数不应被视为直接或间接诊断PMD诈病的证据。

最近发表的MMPI - 2 - RF[42],包括一

个躯体性诈病的特殊量表（Fs-r量表），该量表包括16项"罕见的躯体症状"。其在项目选择标准上不严谨（如报道中少于25%的真实患者），在应用于罕见和复杂的综合征例如PMD时也是无效的。如果这是正确的，Fs-r可能将真正的PMD误分类为躯体诈病。第二个问题是Fs-r与精神障碍诈病量表评分高度相关；它提出了一个重要的问题，即Fs-r是否可以专门用于躯体化诈病。对于临床人群中的标准误差[43]，只有极度升高才可能是有意义的，从而做出非特定的解释（如"可能是伪装的躯体或精神症状"）。

未来的方向可能包括使用其他心理评估，如来自PSI[44]的健康问题夸大子量表或心理生理学方法。关于后者，初步工作已经研究了评估真实性瘫痪时脑活化的区域[45]。然而，这样的研究尚未被充分优化以用于临床实践中。

5. 结论

在将我们的一般评估方法应用于PMD这种复杂且罕见的综合征时，无论患者的表现是真实的，还是虚假的，都应该"以首要任务便是不伤害为原则（primum non nocere）"。因为这些评估方法缺乏对真正和伪装PMD之间系统差异的广泛验证，所以很可能会错误分类。由于真正的PMD多样的表现和其广泛的并发症，使得精确分类更加复杂。检测策略为有疑问的PMD症状的临床研究提供了有效的出发点。躯体形式障碍的评估方法（例如，《ADIS-IV》和《PAI》）为评估广泛类别的躯体形式障碍提供了有效且可靠的方法，其可以跨时间和信息来源进行评估。此外，FBS可能有助进一步评估有疑问的PMD。然而，医护人员需要对量表的缺点有充分的认识，这些评估可以看作是对可疑PMD研究标准化的一小步进展。

（张月琪　王　刚　译）

名词注释

行为医学（behavioral medicine）：是行为科学与医学相结合而发展起来的一门新兴边缘性学科，主要研究行为因素在疾病的发生、发展、治疗和转归中的作用和机制，以及如何利用行为理论和技术来促进个体的健康。

参考文献

[1] Sharpe M. Somatoform disorders and DSM-IV[C]// Proceedings of the 2nd International Conference on Psychogenic Movement Disorders and Other Conversion Disorders, Washington, DC, April 2009.

[2] Lang A E. General overview of psychogenic movement disorders: Epidemiology, diagnosis, and prognosis [M]// Hallett M, Fahn S, Jankovic J, et al. Psychogenic Movement Disorders: Neurology and Neuropsychiatry. Philadelphia, PA: Lippincott Williams & Wilkins, 2006: 35-41.

[3] Stone J, Sharpe M. Functional paralysis and sensory disturbance [M]// Hallett M, Fahn S, Jankovic J, et al. Psychogenic Movement Disorders: Neurology and Neuropsychiatry. Philadelphia, PA: Lippincott Williams & Wilkins, 2006: 88-111.

[4] Stone J. Presenting the diagnosis In Proceedings of the 2nd International Conference on Psychogenic Movement Disorders and Other Conversion Disorders [M]. Washington, DC, April 2009.

[5] Thomas M, Banuelas P A, Vuong K D, et al. Long-term prognosis of psychogenic movement disorders [M]// Hallett M, Fahn S, Jankovic J, et al. Psychogenic Movement Disorders: Neurology and Neuropsychiatry. Philadelphia: Lippincott Williams & Wilkins, 2006: 344-345.

[6] Baez-Torres S, Galvez-Jimenez M. Psychogenic movement disorders: Is there a changing frequency and clinical profile? [M]// Hallett M, Fahn S, Jankovic J, et al. Psychogenic Movement Disorders: Neurology and Neuropsychiatry. Philadelphia, PA: Lippincott Williams & Wilkins, 2006: 83.

［7］ Thomas M，Jankovic J. Psychogenic movement disorders：diagnosis and management［J］. CNS Drugs，2004，18：437 - 452.

［8］ Savard G，Panisset M. Simultaneous examination of patients by neurologist and psychiatrist provides clues for the diagnosis of psychogenic movement disorder［M］// Hallett M，Fahn S，Jankovic J，et al. Psychogenic Movement Disorders：Neurology and Neuropsychiatry. Philadelphia，PA：Lippincott Williams & Wilkins，2006：339.

［9］ American Psychiatric Association. Diagnostic and Statistical Manual of Diseases［M］. 4th ed，text revision. Washington DC：American Psychiatric Press，2000，739.

［10］ Rogers R. Detection strategies for malingering and defensiveness［M］// Rogers R. Clinical Assessment of Malingering and Deception，3rd ed. Boston，MA：Guilford Press，2008：14 - 35.

［11］ Rogers R，Reinhardt V. Conceptualization and assessment of secondary gain［M］// Koocher G P，Norcross J C，Hill SS. Psychologist's Desk Reference. New York：Oxford University Press，1998：57 - 62.

［12］ Factor S，Podskalny G，Molho E. Psychogenic movement disorders：frequency，clinical profile，and characteristics［J］. J Neurol Neurosurg Psychiatry，1995，59：406 - 412.

［13］ Geller J L，Erlen J，Kaye N S，et al. Feigned insanity in nineteenth-century America：tactics，trials，and truth［J］. Behav Sci Law，1990，8：3 - 26.

［14］ Rogers R，Correa A A. Determinations of malingering：evolution from case-based methods to detection strategies［J］. Psychiatry Psychol Law，2008；15：213 - 223.

［15］ Rogers R. Towards an empirical model of malingering and deception［J］. Behav Sci Law，1984，2：93 - 111.

［16］ Rogers R. Current status of clinical methods［M］// Rogers R. Clinical Assessment of Malingering and Deception，3rd ed. Boston，MA：Guilford Press，2008，373 - 397.

［17］ Kapfhammer H，Rothenhäusler H. Malingering/Münchausen：factitious and somatoform disorders in neurology and clinical medicine［M］// Hallett M，Fahn S，Jankovic J，et al. Psychogenic Movement Disorders：Neurology and Neuropsychiatry. Philadelphia，PA：Lippincott Williams & Wilkins，2006：154 - 162.

［18］ Nowak D，Fink G. Psychogenic movement disorders：aetiology，phenomenology，neuroanatomical correlates and therapeutic approaches［J］. Neuroimage，2009，47：1015 - 1025.

［19］ Rogers R，Sewell K W，Gillard N. Structured Interview of Reported Symptoms-2（SIRS - 2）and Professional Manual［M］. Odessa，FL：Psychological Assessment Resources，2010.

［20］ Rogers R，Payne J W，Correa A A，et al. A study of the SIRS with severely traumatized patients［J］. J Personality Assess，2009，91：429 - 438.

［21］ Rogers R. Handbook of Diagnostic and Structured Interviewing［M］. New York：Guilford Press，2001.

［22］ Hathaway S R，McKinley J C. A Multiphasic Personality Schedule（Minnesota）：I. Construction of the schedule［J］. J Psychol，1940，10：249 - 254.

［23］ Butcher J N，Dahlstrom W G，Graham J R，et al. MMPI - 2：Manual for Administration and Scoring［M］. Minneapolis，MN：University of Minnesota Press，1989.

［24］ Greene R L. The MMPI - 2：An Interpretive Manual［M］. 2nd ed. Needham Heights，MA：Allyn & Bacon，2000.

［25］ Brandwin M A，Kewman D G. MMPI indicators of treatment response to spinal epidural stimulation in patients with chronic pain and patients with movement disorders［J］. Psychol Rep，1982，51：1059 - 1064.

［26］ Shiri S，Tsenter J，Livai R，et al. Similarities

between the psychological profiles of complex regional pain syndrome and conversion disorder patients [J]. J Clin Psychol Med Settings, 2003, 10: 193 - 199.

[27] Wetzel R D, Brim J, Guze S B, et al. MMPI screening scales for somatization disorder [J]. Psychol Rep, 1999, 85: 341 - 348.

[28] Morey L C. The Personality Inventory: Professional Manual [M]. Odessa, FL: Psychological Assessment Resources, 1991.

[29] Morey L C. Essentials of PAI Assessment [M] New York: John Wiley, 2003.

[30] Morey L C. An Interpretive Guide to the Personality Assessment Inventory [M] Odessa, FL: Psychological Assessment Resources, 1997.

[31] Brown T A, DiNardo P, Barlow D H. Anxiety Disorders Interview Schedule Adult Version (ADIS - Ⅳ): Client Interview Schedule [M] New York: Oxford University Press, 2004.

[32] Janca A, Burke J D, Isaac M, et al. The World Health Organization Somatoform Disorders Schedule: a preliminary report on design and reliability [J]. Eur Psychiatry, 1995, 10: 373 - 378.

[33] Phillips K A, Fallon B. Somatoform and factitious disorders and malingering measures [M]// Rush J A, Jr., First M B, Blacker D. Handbook of Psychiatric Measures. Washington, DC: American Psychiatric Press, 2005: 591 - 616.

[34] Rogers R, Sewell K W, Martin M A, et al. Detection of feigned mental disorders: a meta-analysis of the MMPI - 2 and malingering [J]. Assessment, 2003, 10: 160 - 177.

[35] Lees-Haley P R, English L T, Glenn W J. A fake bad scale on the MMPI - 2 for personal-injury claimants [J]. Psychol Rep, 1991, 68: 203 - 210.

[36] Greiffenstein M F, Fox D, Lees-Haley P R. The MMPI - 2 Fake Bad Scale in

detection of noncredible claims [M]// Boone K B. Assessment of Feigned Cognitive Impairment. New York: Guilford Press, 2007: 210 - 235.

[37] Green P. Green's Word Memory Test for Microsoft Windows [M]. Edmonton, Alberta: Greens Publishing, 2003.

[38] Boone K B, Lu P, Sherman D, et al. Validation of a new technique to detect malingering of cognitive symptoms: The b Test [J]. Arch Clin Neuropsychol, 2000, 15: 227 - 241.

[39] Williamson D J, Dran D L, Strong E S. Symptom validity tests in the epilepsy clinic [M]// Boone K B. Assessment of Feigned Cognitive Impairment. New York: Guilford Press, 2007: 346 - 365.

[40] Larrabee G J. Somatic malingering on the MMPI and MMPI - 2 in litigating subjects [J]. Clin Neuropsychologist, 1998, 12: 179 - 188.

[41] Nelson N W, Sweet J J, Demakis G J. Meta-analysis of the MMPI - 2 Fake Bad Scale: Utility and forensic practice [J]. Clin Neuropsychol, 2006, 20: 39 - 58.

[42] Ben-Porath Y S, Tellegen A. Minesota Multiphasic Personality Inventory-2 Restructured Form (MMPI - 2 - RF) [M]. San Antonio, TX: Pearson Assessments, 2008.

[43] Tellegen A, Ben-Porath Y S. Minnesota Multiphasic Personality Inventory-2 Restructured Form: Technical Manual [M]. Minneapolis, MN: University of Minnesota Press, 2008.

[44] Lanyon R I. Assessing the misrepresentation of health problems [J]. J Person Assess, 2003, 81: 1 - 10.

[45] Oakley D A, Ward N S, Halligan P W, et al. Differential brain activations for malingered and subjectively "real" paralysis [M]// Halligan PW, Bass C, Oakley DA. Malingering and Illness Deception. Oxford: Oxford University Press, 2003: 267 - 284.

第四部分

治疗

第36章

心因性运动障碍的预后

本章主要阐述成人 PMD 的表现。PMD 疾病或运动转换性障碍的病情较稳定，一般不会有明显的进展[1]。

PMD 的患病率与多发性硬化（MS）相似。事实上，研究表明慢性功能性运动障碍相关的残疾负担远高于临床精神科医师预估的或在教科书中所反映的数字[2]。令人遗憾的是，分配到治疗此病的医疗资源较少，可能是导致该病预后较差的原因之一。

PMD 是一组异质性疾病，包括功能性肌无力、无器质性基础的运动障碍、反射性交感神经营养不良（CRPS-Ⅰ）伴异常运动[3]、术后或外伤后异常运动或瘫痪[4]。

多个影响预后的因素都需要考虑，如主要症状的结果、疾病随着时间的进展、预后的预测因素。此病的预后受到多方面的影响，包括需要神经病学专科医师确诊，最初的诊断方式，以及诊断后与患者的沟通方式，后两者影响许多与预后有关的因素（包括患者进行治疗的依从性）。

1. 早期随访研究

Ljungberg 报道的一篇关于此病的随访研究，是最早的相关研究之一[5]。此研究随访了 381 例患有 PMD 的患者 15 年。这些患者都是经神经科或精神科医师确诊，表现形式多种多样。其中一个重要的发现是疾病的缓解倾向发生在早期，多为出现症状后第 1 年（62% 的症状消失）。最近的一篇系统分析再次证实此发现（R. Ruddy, A. House, L. Madeley，未发表）。总体来说，该病的明显改善多发生在疾病第 1 年，随着时间的推移，改善的可能性变小。

在 Ljungberg 的研究之后，1965 年 Slater 公开发表了类似研究[6]。Slater 随访了 85 例 20 世纪 50 年代以来伦敦国立医院神经病科就诊的患者。令人惊讶的是，60% 的患者在随访过程中出现可以解释之前症状的神经系统疾病。其中 19 例患者症状消失，12 例死亡，40 例患者出现了不同程度的残疾。Slater 总结认为癔症是"临床错误的丰富源泉……不仅是错觉，也是陷阱。"虽然 Slater 的研究在此后的 30 年里具有一定的影响力，但现在看来也有些缺陷。近来越来越多的研究反驳了 Slater 的结论，事实上转换性障碍的误诊率并非如此之高[7,8]。

2. 近期随访研究

临床诊断技术尤其是影像技术的提升，为在疾病早期安全检测出神经疾病的存在提供了条件。除此之外，分子基因学的进步使那些曾被认为"癔症"的疾病被重新归为器质性疾病（如某些类型的肌张力障碍）。被广泛使用的标准化精神疾病诊断标准影响着精神疾病的检测[1]。Carson 最近的随访研究发现，约一半的患者就诊时其大部分或全部症状不能用医学解释，这些患者在接下来 8 个月的随访过程中病情没有进展。显而易见，没有一个病例表述的症状能用一种疾病来解释[9]。

一项总结了自 1998 年发表的随访研究的荟萃分析发现，PMD 总的预后较差，其中超过一半的患者出现症状和功能障碍，许多人无法工作。在接下来 6 年的随访中，大部分患者遗留有慢性症状，52% 的患者症状加重[7]。表 36.1 总结了自 1998 发表的随访研究。

一篇 2007 年的系统总结（R. Ruddy，A. House，L. Madeley，未发表）对 PMD 结果和预后相关因素进行了叙述性回顾，包括了 2007 年发表的 2 501 篇文献中的 34 篇（虽然只有 16 篇讨论了预后相关因素）。研究根据背景（精神病学或神经病学）和随访时间来分组讨论与预后的潜在关系。根据随访时间，研究分为＜6 月，0.51～3 年，3.1～7 年和＞7 年 4 个组别。表 36.2 显示了这 4 组痊愈的加权百分比。这些结果提示，约 40% 的痊愈发生在最初的 6 月内；另外有 20% 在随后 7 年的随访中可以痊愈。由于巨大的标准差，这只是初步的结论。此外，许多研究在长期的随访过程中会发布出现的新数据。

表 36.1　1998—2010 间关于转换性障碍的随访研究总结

研究	患者数量（随访患者数）	平均随访时间/年	轴Ⅰ诊断（精神疾病）/%	轴Ⅱ诊断（人格障碍）/%	随访预后/残疾
Crimlisk, et al., 1998[7], UK	73(64)	6.0	75	45	50% 的患者因存在症状而病退
Binzer and Kullgren., 1998[10], Swenden	30(30)	3.8	33	50	13 例（43%）患者在第 1 年便不再工作，3 例（10%）无明显改善或者变差
Feinstein et al., 2001[11], Canada	88(42)	32	95	45	超过 90% 的患者存在持续性异常运动，57% 残疾，75% 无法工作
Stone et al., 2003[12], UK	60(56)	12.5（中位数）	—	—	83% 的患者存在无力或感觉异常主诉，30% 的患者病退
Jankovic et al., 2006[13], USA	517(228)	3.4	—	—	56% 的患者病情改善
Sharpe et al., 2010[14], UK	1 144(716)	1.0	—	—	67% 的患者预后差（无改善或变差）

这些数据揭示虽然在各个研究中痊愈的比例差别较大，但即使在长期的随访时间中仍有一大部分遗留有慢性症状，其中一些患者被诊断为慢性转换性障碍或躯体化障碍。

表 36.2　不同随访时间缓解和转变为慢性症状比率

随访时间/年	研究数量	总样本量	加权完全缓解率/%(SD)	转化障碍慢性症状加权转变率/%(SD)
＜0.5	7	655	40(29)	30(23)
0.51～3	5	232	50(24)	20(3)
3.1～7	11	631	33(25)	36(17)
＞7	10	918	63(20)	25(11)

Crimlisk 等[15]的研究也证实了较差的预后。他们曾在伦敦国立医院神经内科和神经外科住院的患者中进行了约 6 年的随访，其中 75% 的患者经过了精神科医师的诊治并启动了相关治疗。尽管如此，在接下来 6 年的随访里，大部分患者仍就诊于神经科医师或其他专家，很少一部分患者转诊至精神科医师。大部分人（61%）出院后更换了签约的全科医师，而多数不适当转诊都由与患者相识小于 6 个月的全科医师引起。症状的心理归因较少见，而且与转诊的形式无关。在随访中只有 14% 的患者得到了精神护理。本研究中的不良结果可能与症状的长期持续

有关。有这些症状的患者需要转诊到专门诊治功能性运动障碍的三级医疗中心。

在这些患者中，医源性损害的可能性似乎是无限的。这在转诊至联合精神病科门诊进行评估的患有转换性障碍的长期失能患者中被证实[16]。这些患者占用了大量的医疗资源，多数失业且接受社会福利。

就诊的科室可能对患者的预后有一定影响，就诊于精神病专科的患者预后较好。在上述提及的系统性回顾中，5/8 来自精神病学专科的研究的痊愈率大于 50%，而仅有 3/10 来自神经病专科的研究的痊愈率大于 50%。在剩下的 14 项来自不同医疗环境的研究中，只有 6 项研究的痊愈率在 50% 及以上。

在一项最近发表的研究中，作者随访了 1 年的神经内科门诊患者，其中 2/3 的患者认为自己的病情未改变或恶化或极度恶化。基线水平上患者的信念（对不能痊愈的预期）、不承认症状与心因性因素有关以及疾病相关的经济效益是强烈的独立预测因素[14]。这些因素解释了 13% 的变异。作者认为与症状数量、残疾和痛苦程度相比，疾病信念和金融效益更能预测预后。尽管近来的研究发现了很多预后相关因素。比如，疾病信念与预期、疾病相关经济效益、先前经历的生活事件等，更丰富的预测因素仍有待探索。

3. 伴有心因性肌张力障碍的患者

心因性肌张力障碍的特征为固定性肌张力障碍（包括满足 CRPS－Ⅰ诊断标准[3]）。大部分累及四肢，尤其是足部，外伤是常见的诱发因素。虽然躯体化障碍的诊断较为常见，但部分躯体化障碍或心因性障碍的决定性特征还未找到，以致诊断仍然存疑[17]。这种疾病也出现在青少年中，且常伴有明显的心理疾病[18]。两个附加因素是相关的。首先，由于外伤常为诱因，患者多有诉讼以期获得赔偿的背景；其次，在少数情况下可出现诈病的可能，隐藏录像可监视到相关情况[3]。

尽管这些患者的随访数据十分稀少，但最近的一项研究提示其预后差。Ibrahim 等[19]历时 7.6 年随访了 41 例伴有固定性肌张力障碍的患者，发现 31% 的患者出现恶化，46% 的患者病情稳定，23% 的患者有改善。在改善的患者中，6% 的患者得到了明显缓解。基线水平出现 CRPS 的患者预后较差。作者总结认为此病预后差，小于 1/4 的患者可缓解，一些患者甚至出现了新的神经系统症状。

4. 其他影响预后的因素

许多因素可影响预后，包括运动症状的形式及病程长短，共存的精神疾病，起始治疗的有效性及阶段。社会因素，尤其是法律和福利系统，也起一定作用。医源性因素也会对预后产生影响，但很难量化。

Feinstein 等[11]的一项平均随访 3.2 年研究提示极差的预后，超过 90% 的患者出现持续的异常运动。与正常人相比，PMD 患者精神疾病包括人格障碍、心理感受性缺乏的患病率较高，这些因素与预后相关。Binzer 和 Kullgren[10]也发现较差的预后与人格障碍有关。

上述研究发现年龄是唯一与个人相关的影响预后的因素。至于社会环境、婚姻状况的改变、良好的家庭功能和应激因素的消除对预后起积极作用，而接受利益和未决诉讼则起负面作用。尽管大多数人认为家庭功能对疾病有益，以及利益及诉讼不利于疾病好转，但只有 2 项研究证实了这种假设[14]。

这篇调查引用的 9 篇文章一致认为较短的病程与良好的预后有关。一些作者聚焦于具体的症状，如 Stone 等[12]发现相较于运动症状或运动和感觉共存，单纯的感觉症状预后较好。

与治疗相关因素的调查证实良好的依从性具有较好的预后，而非精神疾病药物的运用和对临床医师的不满具有消极的作用。关于合并的精神疾病对预后的影响目前仍存在争议,人格障碍和躯体疾病与不良预后有关,而较高的焦虑水平则被认为是积极因素[13,20]。

5. 结论

在 PMD 疾病预后预测因子方面,较小的年龄和较短的病程对疾病有利。较短的病程对预后有益的事实提示早期治疗应被提倡,同时认识到一些患者需要被长期随访。多模式干预和精神病学专家的参与也十分必要。目前一致认为治疗需指向病因。近年来,更多研究发现疾病信念和残疾津贴对预后有重要影响。未来的研究需要包含这些相关的信息。

(崔诗爽 王 刚 译)

名词注释

1. 五轴诊断法(five-axis diagnostic method):美国精神医学会(APA)在编订《DSM》时采用五轴诊断法,从 5 个轴向去评估受试者的心身功能:①轴Ⅰ:主要诊断,用来呈现受试者心身疾病的主要诊断;②轴Ⅱ:智能与人格障碍,用来呈现智能和人格障碍的诊断;③轴Ⅲ:心理疾病,呈现受试者的一般生理疾病的诊断;④轴Ⅳ:心理社会与环境问题,呈现影响受试者心理疾病诊断、治疗和预后的心理社会和环境问题;⑤轴Ⅴ:功能整体评估,指受试者在心理、社会和职业上的功能。

参考文献

[1] Ron M. The prognosis of hysteria/somatization disorder [M]// Halligan P, Bass C, Marshall J. Contemporary Approaches to the Study of Hysteria: Clinical and Theoretical Perspectives. Oxford: Oxford University Press, 2001: 271 - 282.

[2] Akagi H, House A. The epidemiology of hysterical conversion [M]// Halligan P, Bass C, Marshall J. Contemporary Approaches to the Study of Hysteria: Clinical and Theoretical Perspectives. Oxford: Oxford University Press, 2001:

73 - 87.

[3] Verdugo R, Ochoa J. Abnormal movements in complex regional pain syndrome: assessment of their nature [J]. Muscle Nerve, 2000,23: 198 - 205.

[4] Stone J, Carson J, Aditya H, et al. The role of physical injury in motor and sensory conversion symptoms: a systematic and narrative review [J]. J Psychosom Res, 2009,66: 383 - 390.

[5] Ljungberg L. Hysteria: a clinical, prognostic and genetic study [J]. Acta Psychiatr Neurol Scand, 1957, 32 (Suppl112): 1 - 162.

[6] Slater E. Diagnosis of hysteria [J]. BMJ, 1965,1: 1395 - 1399.

[7] Crimlisk H, Bhatia K, Cope H, et al. Slater revisited: 6 year follow up of patients with medically unexplained motor symptoms [J]. BMJ, 1998,316: 582 - 586.

[8] Stone J, Smyth R, Carson A, et al. Systematic review of misdiagnosis of conversion symptoms and "hysteria" [J]. BMJ, 2005,331: 989.

[9] Carson A, Best S, Postma K, et al. The outcome of neurology outpatients with medically unexplained symptoms: a prospective cohort study [J]. J Neurol Neurosurg Psychiatry, 2003,74: 897 - 900.

[10] Binzer M, Kullgren G. Motor conversion disorder. A prospective 2- to 5-year follow up study [J]. Psychosomatics, 1998,39: 519 - 527.

[11] Feinstein A, Stergiopoulos V, Fine J Lang A. Psychiatric outcome in patients with a psychogenic movement disorder [J]. Neuropsych Neuropsychol Behav Neurol, 2001,14: 169 - 176.

[12] Stone J, Sharpe M, Rothwell P, et al. The 12-year prognosis of unilateral functional weakness and sensory disturbance [J]. J Neurol Neurosurg Psychiatry, 2003, 74: 591 - 596.

[13] Jankovic J, Vuong K, Thomas M. Psychogenic tremor: long-term outcome [J]. CNS Spectr, 2006,11: 501 − 508.

[14] Sharpe M, Stone J, Hibberd C, et al. Neurology outpatients with symptoms unexplained by disease: illness beliefs and financial benefits predict one-year outcome [J]. Psychol Med, 2010,40: 689 − 698.

[15] Crimlisk H, Bhatia K, Cope H, et al. Patterns of referral in patients with medically unexplained motor symptoms [J]. J Psychosom Res, 2000,49: 217 − 219.

[16] Allanson J, Bass C, Wade D. Characteristics of patients with severe disability and medically unexplained neurological symptoms: a pilot study [J]. J Neurol Neurosurg Psychiatry, 2002,73: 307 − 309.

[17] Schrag A, Trimble M, Quinn N, et al. The syndrome of fixed dystonia: an evaluation of 103 cases [J]. Brain, 2004, 127: 2360 − 2372.

[18] Majumdar A, Lopez-Casas J, Poo P, et al. Syndrome of fixed dystonia in adolescents: short term outcome in 4 cases [J]. Eur J Paed Neurol, 2008,30: 1 − 7.

[19] Ibrahim N, Marino D, van den Warrenburg B, et al. Th e prognosis of fixed dystonia: a follow up study [J]. Parkinsonism Relat Disord, 2009,15: 592 − 597.

[20] Mace C, Trimble M. Ten-year prognosis of conversion disorder [J]. BMJ, 1996, 169: 282 − 288.

第37章

心因性运动障碍：解释诊断

诊断 PMD 或其他转化性障碍存在一定的困难。当被告知神经系统方面的检查没有明显异常以致无法做出器质性疾病诊断时，患者往往较为愤怒，或患者会觉得十分不安，因为他们认为"心因性"等同于"发疯"或"假装"。

最近运动障碍协会纳入 519 例对象的研究发现，疾病解释在 PMD 中有重要作用[1]。在神经内科医师提出的 11 项与预后有关的因素中，"接受诊断"具有压倒性优势，"患者教育"位列第二有效的措施（在避免医源性损害之后）。同一篇文章显示了神经科医师相互以及与患者交流时使用的术语变化广泛。如 83% 的神经内科医师与同事交流时使用"PMD"，但只有 59% 的神经内科医师在与患者交流时使用上述术语。相反地，只有 10% 的临床医师在同事间交流时使用"应激相关"这个术语，而 67% 的临床医师会运用此术语向患者说明病情。实际上只有 34% 的临床医师使用《DSM-Ⅳ》术语"转换性障碍"（见图 37.1）。

关于告知患者具体内容的争论也反映了临床医师理解"心因性"症状的方式。本章会尽可能避免讨论不同理论概念的优劣，更着重于实用性：①患者和临床医师认为 PMD 是一个棘手问题的原因。②目前，关于不同解释与疾病预后关系的研究证据。③临床医师在阐述此诊断时可用的选择。④在初始和接下来的解释中存在万全之策的可能性。

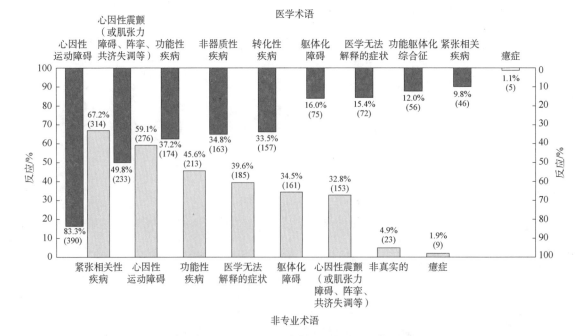

图 37.1　运动障碍协会 519 例对象的研究最常用的关于 PMD 的术语

1. PMD 为何成为棘手的临床问题？

1）患者视角

对一个体征做出心因性疾病的诊断在临床中是相当困难的。打个比方，一个瘫痪或震颤的患者由于各种各样的原因，在听到这个诊断时会十分不安。

（1）患者认为临床医师在暗示其在装病

患者会因认为临床医师在暗示其在装病而感到不安，因为：①他们并没有装病而感到十分委屈和冤枉；②他们自己也认为在一定程度上可控制他们的症状，比如他们会发现当想到症状时症状会加重，提示他们并不愿面对自己。

（2）患者会反复考虑临床医师漏掉一个引起此症状的更凶险的疾病

患者可能已了解相关可能疾病，比如帕金森病或多发性硬化。尽管当他们被诊断为这些器质性疾病时会觉得不安，但他们仍会因未被诊断为器质性疾病而失望[2]。如一例有亨廷顿病家族史且确诊为心因性舞蹈症的患者仍会坚信他患有器质性疾病[3]。像多发

性硬化之类的诊断可被公众认可，带来资金支持和治疗。当患者被诊断为 PMD 时，他们也会觉得根本未得到任何诊断，仍旧处于诊断不明的境况[4]。

（3）患者强烈认为他们没有心因性问题

越来越多的证据支持下述临床经验，伴有转换障碍的患者常认为他们的疾病与心理或精神无关（见表 37.1）。比如，Kapfhammer 等[5]调查了 103 例患有转换障碍的患者，发现 78 例患者（76%）认为他们的症状是由躯体疾病引起的，15 例患者（15%）认为精神心理因素参与其中，只有 7 例患者（7%）认为压力是主要的原因。其他研究也发现比起伴有相同症状的躯体疾病患者，伴有转换疾病的患者更少认为精神心理性因素参与其中[7,8,10,11]。一些研究比较了慢性疲劳综合征、多发性硬化[12]或纤维肌痛或类风湿关节炎的患者，发现躯体形式障碍的患者和相应的器质性疾病患者的体验相似，他们有相同的身体体验，不能理解为什么自己的症状会被认为是心因性的。

表 37.1 研究表明只有少部分患者能接受心因性病因，远少于疾病对照组

研　　究	患者数	发　　现
Kapfhammer, et al. , 1992[5]	运动/非痫性发作（103）	76%的患者坚信是躯体原因，15%的患者认为有心理因素参与，只有 7%的患者认为压力是主要原因
Ewald, et al. , 1994[6]	神经科住院的躯体化患者（40）与疾病对照组（60）比较	36%存在转化障碍的神经科住院患者认为心因性是重要原因，76%的疾病组患者认为心因性是重要原因
Bibzer, et al. , 1998[7]	瘫痪（30）与疾病对照组（30）比较	转化障碍的患者较疾病对照组患者存在更强的罹病信念[illness conviction, 通常采用疾病行为问卷（illness behavior questionairre, IBQ）]和外控感
Crimlisk, et al. , 2000[9]	无力/运动障碍	5%的患者认为心因性因素重要，22%的患者认为心因性具有一定的作用，73%的患者认为心因性无明显相关性
Stone, et al. , 2003[10]	非痫性发作（20）与癫痫（20）对比	非痫性发作的患者较癫痫患者存在更强的罹病信念（IBQ）和外控感
Stone, et al. , 2010[11]	无力（107）与疾病对照（85）对比	24%的肌无力患者认为压力是潜在因素，56%的疾病-对照认为压力是潜在因素

（4）公众对心身疾病具有偏见

所有精神疾病患者尤其是心因性疾病患者都会受到社会的歧视。我们的 2 项试验研究了公众对心身疾病的印象[13,14]，发现诸如

"心身的"或"歇斯底里的"这种曾被形容瘫痪的词语,多等同于"疯狂的"或"想象的症状"(见表 37.2 和表 37.3)。除此之外,英美报刊使用"心身的"这个词语时,34%的文章都

以消极的方式运用[15]。根据我们的经验,一些患有转换性障碍的患者对精神疾病更加敏感,多因家庭中有成员对此种疾病有看法或家庭中有成员患有精神疾病。

表 37.2 86 例门诊患者对"若你有肌无力,但各项检查正常,医师告诉你患有 X,他是否在暗示你患有 Y 反应"的调查结果

诊断/X	暗示/Y%反应					冒犯分数/%	冒犯次数/95%CI
	夸张(是)	生气(是)	想象出的症状(是)	医疗条件(否)	病休的好理由(否)		
想象出的症状	83	31	87	66	70	93	2(2~2)
癔症性无力	45	24	45	33	42	50	2(2~3)
医学无法解释的无力	24	12	31	37	41	42	3(2~4)
躯体化无力	24	12	40	21	28	35	3(3~4)
抑郁相关的无力	21	7	20	15	28	31	4(3~5)
紧张相关的无力	9	3	14	14	23	19	6(4~9)
慢性疲劳	9	1	10	19	14	14	8(5~13)
功能性无力	7	2	8	8	20	12	9(5~16)
卒中	2	5	5	6	12	12	9(5~16)
多发性硬化	0	1	3	3	8	2	43(13~∞)

表 37.3 102 例门诊患者对"若你出现黑矇,检查都正常,医师认为你患有 X,他是否在暗示你患有 Y 反应"的调查结果

诊断/X	暗示/Y%反应						冒犯分数/%(95%CI)
	夸大(是)	医生不知道我的疾病(是)	生气(是)	医疗条件(否)	想象出的症状(是)	病休的好理由(否)	
想象的症状	74	55	29	70	70	67	89(82~94)
癔症性癫痫	38	34	12	32	30	55	48(38~58)
假性癫痫	29	25	6	23	21	46	33(24~43)
心因性癫痫	22	17	5	10	16	27	26(18~36)
非痫性发作	17	21	2	15	17	38	22(15~32)
强直-阵挛发作	8	10	3	8	6	31	12(6~20)
紧张相关性癫痫	6	18	0	10	5	21	8(3~15)
功能性癫痫	3	7	0	5	4	30	6(2~12)
癫痫大发作	4	4	3	5	3	28	5(2~11)
癫痫	0	0	0	1	0	31	0(0~4)

(5)患者(或家庭成员)认为自己确有心因性问题,这个诊断明确了他们最大的担忧

一些有童年受虐经历的患者可能认为这些经历与他的症状有关,但他们尤其害怕承认,因为他们认为若是这样,那他们的诊断便

会变为不可逆的。

做出运动神经元病或终末期肿瘤的诊断十分困难,但是患者的坦率、他们的意志和想法,以及他们对临床医师的信任能使他们不那么绝望。如果患有肿瘤的患者认为诊断是

错误的,那么他们常常会不顾一切地寻思也许诊断并不像临床医师所做的那么糟糕。

2）临床医师的视角

临床医师在诊断中的困境与患者较相似,但是更能反映对疾病分类及理解的不确定性:这些症状是否仅仅是"心因性的"或"转换行动"? 生物因子有多重要以及在如何改变我们对这些疾病的看法?

（1）神经内科医师对诊治心因性疾病没有兴趣。转换性疾病最近被定义为精神疾病而非神经疾病。许多神经科医师认为他们只看神经系统疾病。他们认为诊治精神疾病不是他们的工作,应该转诊至精神科医师。

（2）神经内科医师不知道他们在这一领域的作用。转换障碍在神经科临床训练项目或研究议程中并不重要。因此神经内科医师不知道如何治疗患者(也不知道如何干预患者周围的其他人)。我们的一项研究发现,患者难以解释的症状越多,临床医师越觉得这个患者难以处理(见图 37.2)[16]。

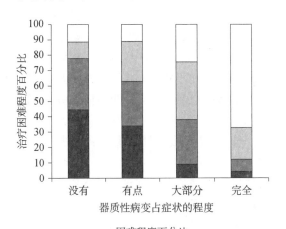

图 37.2　神经科医师(n＝299)认为器质性病变占症状的程度与治疗难易程度的关系

如果神经科医师对他们所处理的疾病类型不了解,即使他们对这个问题感兴趣或同情,他们在与患者交流时也会无所适从。

（3）临床医师会认为患者的症状是他们"有意为之"。对于 PMD 和其他转换性疾病,即使与其他躯体转换形式相比,患者是否有意为之仍是十分重要的。Kanaan 及其同事的发现证实临床医师的这些想法的存在。原因如下:

① 转化障碍是一组自发功能的疾病,因此,患者的症状可被故意模仿;

② 不像慢性疲劳综合征或纤维肌痛,PMD 的诊断根据症状的不一致性。症状可暂时改善。如 Hoover 征让心因性髋关节伸展无力短暂性加重或注意力分散可暂时改善心因性震颤;

③ 鉴别心因性疾病和器质性疾病的方法并不能鉴别转换性症状和诈病的症状;

④ 许多临床医师都能理解转换性症状的心因性模型,但由于有些临床医师认为患者的症状是有意为之[17],因而常会带有"欺骗"的偏见。《DSM－Ⅳ》中关于心因性疾病的定义提到临床医师需排除患者诈病。这样的诊断标准未被运用到其他精神疾病中。

（4）临床医师不愿意做出"心因性"的诊断。许多临床医师不愿意做出 PMD 或其他转换性疾病的诊断,原因如下:

① 认识到心因性神经症状尤其是运动障碍的诊断十分困难,需要丰富的经验;

② 一项自 20 世纪 60 年代的研究证实误诊率较高[19];

③ 一些情况如任务特异性肌张力障碍根据心理动力学曾被错误阐释为心因性疾病;

④ 认为将器质性疾病误诊为心因性疾病较将心因性疾病误认为器质性疾病更为严重[18];

⑤ 认为做出心因性疾病的诊断会使患者不满,甚至会来信投诉。

2. 良好的沟通是否影响预后

直观来看,对诊断的良好解释十分重要,这会让患者觉得临床医师信任他,使他更相信接下来不需要更多的检查,并且他能够获得好转。与此相关的证据十分稀少,主要依赖于预后研究。

一项关于心因性震颤的研究，通过 Logistic 分析发现，临床医师治疗的感知有效性是良好预后的预测因素[20]。在一项纳入 84 例非痫性发作研究对象的回顾性研究中，20% 的患者对诊断感到气愤，40% 的患者感到疑惑，21% 的患者觉得如释重负[21]。2/3 的患者接受诊断。愤怒和疑惑与持续的癫痫有关。如释重负的感觉预示着好的预后。其他关于非痫性发作的研究发现，相信诊断或接受解释和治疗的患者预后更好[22,23]。

这些数据并没有告诉我们在初始解释中出现的错误与患者的反应有密切关系，以及临床医师可以完全预防的程度。无论说什么，一些患者仍然会生气。

Salmon 及其同事对基层医院 228 例躯体化障碍患者在基层医师的解释下对疾病的认识情况进行了调查[24]。患者对疾病的认识分为 3 类：第一类是驳斥（rejection）（疾病是想象的，是不存在的）；第二类是共谋（collusion）（临床医师认为是一种特别的诊断，如纤维肌痛症或肌痛性脑脊髓炎，但患者并不真正理解它）；第三类是授权（empowering）。在最后一种类型中，临床医师为患者的症状提供一个可被理解的机制，避免患者蒙受污名，但是同时强调这个疾病需要更多的自我管理。

此外，大量的研究对此进行了调查。Nettleton 等的一项纳入 18 例伴有躯体化障碍患者的研究发现，患者知道他们的症状被认为是不存在的或是虚假的，他们会感到病史是不合理的[25]。这篇文献以及其他文献所提及的常见的主题还有患者认为他们处于诊断的边缘[4]。

3. 阐述诊断的方式选择

有许多方法可以向患者解释 PMD 或其他转化障碍疾病。在讨论这些可以选择的方法之前，我们先总结争议相对较少的建设性解释的构成。

1）解释的主要构成部分

① 说明他们患的疾病是什么：选择见如下讨论。

② 说明如何做出的诊断：展示 hoover 征，或者分离性癫痫的视频。

③ 说明他们未患什么疾病："你并未患多发性硬化、癫痫等"。

④ 告诉他们你相信他们："我不认为这些症状是你想象的或编造的"或"我不认为你发疯了"。

⑤ 强调这个疾病是常见的："我看到很多患者都有相似的问题"。

⑥ 强调疾病的可逆性："既然你的大脑并没有受损，你有好转的可能"。

⑦ 强调自我帮助的重要性："虽然这不是你的错，但你可以使情况好转"。

⑧ 介绍焦虑/抑郁在其中的作用："情绪低落/担忧会使症状更恶化"。

⑨ 使用书面资料：把诊室通讯或传单或网站介绍给患者。

⑩ 停止任何可能提示疾病诊断的药物：比如，停止非痫性发作患者的抗癫痫药。

⑪ 建议使用抗抑郁药物：所谓的抗抑郁药物常有助于症状的好转，即使是在没有抑郁情绪的患者身上，无抑郁情绪并非用药禁忌证。

⑫ 建议就诊精神科专家："我并不认为你疯了，但是 Dr. X 在此方面经验丰富，同时他也很喜欢帮助像你这样的人以管理和克服症状。不知你是否愿意考虑通过他们的专业知识来克服症状并使病情好转？"

⑬ 家庭/朋友的参与：一并向患者的家人或朋友解释病情。

上述条目中争议较少的元素表明，关于转换性疾病患者的结论的大部分可能有共识[26,27]。尤其是最近的一项研究首次总结了向非痫性发作患者提供关于疾病的书面信息更易被接受[28]。但是，在初次会诊时，不同医师间对于症状的主要解释仍存在争议

（通常为神经内科医师）。即使步骤②～⑩顺利进行,患者仍会询问一些问题,如"我到底得了什么病?"。大概有3种方法可以回答这些问题。

① 解释症状主要是精神性的。

② 解释症状是由神经功能性疾病引起的。

③ 告知患者这些症状无法解释,如"我不知道"。

这些解释并没有互相矛盾,第一个解释即病因;第二个解释更侧重于机制。他们可以同时应用,也可以依次使用。但是我们应该看到这些解释的优缺点。

在充分考虑此事时,也应该考虑谁在解释诊断。是否是神经内科医师做出的诊断?他们在此方面是否有经验?是否有万全之策来解释?临床医师解释病情的方式是否比准确的语言更重要?既然许多观点都与症状的病因有关,而对此的观念也不一致,因此向患者的解释也有差异。

2) 心理学解释

心理学解释有多种多样的形式,从预先对转换性疾病或心因性疾病的解释到描述躯体化症状或说明应激可影响大脑。比如:

你患的疾病是 PMD。你的运动症状是应激或情感的外在表现。当你觉得低落、不安或压力大时,你的身体会出现变化,这些变化可以引起许多不愉快的症状和体征,比如当人们感到害怕时,他们会觉得不舒服。你的震颤就是由这类问题引起的。

4. 对心因性诊断进行解释的潜在优势

① 这有助于患者接受和转诊,以进行旨在改善症状的心理治疗。转诊给心理学家或精神科医师符合这种解释。如上所述,约1/4的具有转化症状的患者已经得出结论,至少部分症状是由心理上介导的。

② 帮助患者将他们的身体症状和情绪联系起来。如果没有人提出情绪和躯体症状之间联系的可能性,那么也许患者不会想到它。

③ 对于疾病的可能性没有混淆的余地。应清楚告知患者他们存在精神健康问题。

④ 他们可能会发现更容易获得有关自己病情的信息。目前,对这些情况的描述主要是基于心理学理论。因此,这种解释将与他们在互联网上找到的一致。

⑤ 患者对"心理性"解释有负面反应。无论对他们说什么,这些患者都可能有不良的结果。

5. 对心因性诊断进行解释的潜在劣势

① 缩小了病因讨论的范围。临床医师提出的纯粹的心理解释可能是错误的。关于这些症状的更广泛的生物心理社会模型可能比纯粹"心理原因"的解释更正确。使用功能成像和神经生理学的研究为生物因子的作用提供更多的支持[29,30]。

② 患者更易认为临床医师确认他们疯了或者虚构症状。原因如上所述。

③ 患者更易认为临床医师确认他们装病。原因如上。

④ 医患关系恶化。作为前两点的结果,对其他较少争议的方面,患者也可能倾向于不相信。例如,并不存在疾病或有恢复的可能性,并且可能不太愿意与他们的家人或雇主共享关于疾病的信息。这种解释也使得患者难以心平气和地通过描述其病史的临床信件(clinic letters)和医师进行信息沟通。

6. 总结

诊断解释的心理模型,即躯体症状被重新归因于心理原因,仍然十分流行[31]。在社区医院进行的一项关于"再归因"的大型试验,发现处理有躯体症状的患者,可以锻炼培养临床医师,使其在处理此种患者时更加有信心,但丝毫不影响患者的预后[32]。

1) 功能/机制解释

在功能/机制方法中,给予患者对症状机制的解释,而不必纠缠他们为什么有这些症状。这种类型的解释围绕神经系统中的功能变化,比如:

① 你有功能性瘫痪,即你的神经系统有功能性问题,而不是器质性损害。

② 你有分离性障碍,这个疾病既有功能性因素,也有器质性因素参与其中,也可以用相似的方法解释。

③ 你有分离性障碍发作,发作时你将进入一个恍惚状态,有点像一个被催眠的人。

2) 功能性解释的潜在优势

① 患者不易产生临床医师认为他疯了或虚构症状的想法。原因如上。

② 患者不易产生临床医师认为他装病的想法。原因如上。

③ 在解释引起症状的机制时,对多种潜在的原因保留了可能性。使用"功能"这一用语时并未假设任何的病因,它同样也适合生物学解释。虽然一些医师认为患者的症状是心因性的[18],但其他医师也许会认为生物心理社会的模式更合适,并不确定患者产生这些症状的原因。同时由于神经与症状的联系仍有许多地方值得探索,这个方式相对学术准确性更强一些,在未来更能被证明如此。功能性的解释将探讨从"这是躯体的还是心理的问题?"变为"这是结构性的还是功能性的问题?"(虽然这种解释也有缺点,见下文)正如偏头疼、多发性硬化或运动神经元病,诊断不是病因而是问题的描述。

④ 更易用比喻进行说明。比如,若临床医师可以跟一个患有 PMD 患者交流,告诉他是"软件而不是硬件有问题"或他的问题"就像走音的钢琴"。患有假性癫痫的患者有"短路"。

⑤ 更好地适应潜在的可逆性。一些患者可能会认为心理问题是不可逆的,尤其从小就形成的。相反,"不起作用但未被损坏"的东西仍具有再次发挥作用的潜力。

⑥ 不是复制先前已由其他人创建或优化的基本方法。这种解释并不新颖。在 19 世纪末,术语"功能性神经障碍"是常见的。在这个时候心理理论是新兴的"歇斯底里",但还没有达到他们后来的霸主地位。

3) 功能性解释的潜在劣势

① 延迟心理治疗的心理因素。仅因为患者满意这种解释并不能表示他们预后较好。一个更倾向于机制的解释可能延迟或阻止合适的心理治疗。如果临床医师把功能性解释当成心因性解释的委婉说法,患者以后可能会感觉被欺骗。

② 诊断易被误解为器质性疾病。患者会认为他真的患有某种疾病,这样就会影响康复。最近常探讨与癫痫十分相像的分离性障碍/非痫性发作/心因性障碍是否应被称为"惊厥"或"发作"[33,34],"发作"一词十分强烈地意味着癫痫。

③ 太多政治正确性。一些作者认为为了顾虑患者对这个诊断的看法,政治正确性考虑得太过[35]。一个观点是,如果这些术语以负面的方式融入媒体中[36],这种观点很可能随时间而改变。

④ 术语范围太宽泛。在某些情况下,"功能性"这个术语范围太广。无论症状是否由疾病引起,任何症状都必定由神经功能障碍引起。尤其是偏头痛、肌张力障碍和癫痫都可以认为由功能障碍引起,事实上,19 世纪的人们也是这么认为的。对一些临床医师而言,这样的重新分组并不是问题,但对另一些临床医师而言,就可能存在问题了。分离性障碍这个术语也可能有宽松的定义。许多转化型障碍的患者除了存在的神经症状之外没有特异性分离症状。

4) 解释"我不知道"

许多医师认为患有转换性障碍的患者屡次寻求的主要是他们没有疾病的保证。但是这种保证是不充分的。患者有症状,且想要关于这些症状的解释。然而,临床医师却往往仅说"我不知道"或"在神经疾病层面无法解释这种症状",即使当他们意识到这些症状的本质[37]。临床医师甚至可能觉得他们的工作是在诊断别的疾病。

Thomas 在基层医师中的一项随机试验

发现,比起被告知"我不确定你到底有什么病"的患者(39%),2 周后经过面对面解释的患者预后较好(64%)[38]。

一部分医师坚持认为：既然我们的确对人们患转换障碍的原因知之甚少,我们就应该坚持 MUS 这个术语。虽然这听起来十分合理,但它实际上促进了二元思维,在临床实践中存在很大问题。这个回答不仅表示我们对患者患此类疾病的原因毫无所知,而且暗示患者我们对诊断他的疾病把握不大,并且也不清楚到底他们得了什么疾病。显而易见,对多数神经系统疾病,如运动神经元病、多发性硬化、偏头痛,我们的确不知患者患病的原因,但我们可以在床边识别他们,并进行相应的处理,获得不同程度的成功。在这个意义上,患者的转化症状没有什么不同。最近一份来自积极参与该领域研究的作者的共识文件也得出结论,不再推荐 MUS 这个术语(虽然他们并未提出另一种选择)[39]。

5) 解释的组合模型：得到蛋糕并吃掉它

如上所述,除非你打算只给患者看一次,否则不必在心理解释和功能解释之间做出明显的选择。实际上,许多患者都对精神性因素这个解释有敌意,即使它只作为一个贡献因素,故第一次面谈时可以采用功能性模型。

然而,随后的会面就变得不一样。根据我们的经验,在得知自己的病证被认真对待后(尤其是当他们收到真实信件或其他自助资料后),许多患者自发地想要讨论相关的心理社会因素,并认为这些心理社会因素与疾病有关。这些可以包含在问题的生物-心理-社会模型里。

另外,也有一部分患者可以在第一次交流时毫无困难地进行心理因素的解释(约1/4)。在评估中可以通过询问患者并了解他们认为引起症状的原因来识别出这些人。实际上,该解释可以适合于这类患者,但是默认情况是进行机制解释。这或许是最好的解决方案。表 37.4 进行了总结。

表 37.4　不同解释的优缺点

	短期结果	长期结果
心因性解释	较不能接受	更易明白
功能性解释	更能接受	更不易明白
先功能性解释后介绍心理因素	更能接受	更易明白
个体化解释：默认功能性解释,但一些患者需先介绍心因性因素,而其他可放在后面接受	更能接受	更能接受

Simon Wessely[2] 曾探讨过在伦理层面上向伴躯体化症状障碍的患者进行精神或机制性解释的两难境地。他指出告知患者可导致不良后果(放弃治疗)的诊断看似是不道德的；然而,告知患者一个并未如医师所见真实反映患者病情的诊断是否也是不道德的呢(如假如他们认为这些症状完全是心因性的)？他总结道："告知的目的就是帮助患者好转"。

最后,"你说的话,它是你说的方式"在这方面可能有特别的相关性。一个临床医师若只说"正确"的事,而对患者的问题没有兴趣或同情,则远不如一个共情的、虽然总说"错"的医师。若临床医师对伴有躯体化症状的患者采取消极的态度,那么他就会越来越觉得这种患者难以处理[40]。

6) 检查和安慰

在解释诊断时,有时会忽略告知患者需进一步做相关检查的问题。辅助检查是十分必要的,但是临床医师多半并未意识到这些检查对伴有转换性症状患者的伤害,它们延长了上述诊断的僵局,增加了患者的焦虑以及更加对临床医师缺乏信心,并且偶尔会发现一些异常,从而进一步加重焦虑。

若一定要检查的话,需在咨询的基础上尽快完成。关于胸痛患者的随机试验发现检查前咨询不仅能提高对结果的信任度(当结果为阴性时),还能改善预后[41]。如果患者被怀疑转换性障碍,临床医师则需在床边解释他们相信这些检查会是正常的。

一些医师专门通过测试安抚患者。一项关于消化不良患者的研究,发现低度健康焦虑的患者可通过正常的内镜检查得到安慰,但那些高度焦虑的患者只能通过内镜检查得到短暂的安慰,平均小于一周[42]。这与伴有严重健康焦虑的患者总想获取安慰的观念一致,即病程越长、疗效越差。另一项对紧张性头痛的患者行影像学检查的研究发现,检查平均能降低数月的担忧,但是在一年后,与未行头颅扫描的患者相比,患者不再获得更多的安慰[43]。

7) 其他棘手的问题

最后需要提醒的是,在最初的解释过程中,患者仍会提出一些其他棘手的问题。

①"我需要轮椅吗?"一些临床医师认为功能性障碍的患者不应使用轮椅或助行器。作者认为在是否需要轮椅或助行器这方面没有确定的答案。一些患者在使用后病情恶化,但另一些患者却因使用轮椅而不那么依赖他人从而获得斗志,这也是康复的一部分。

②"你能给我开具误工证明吗?"许多临床医师都会遇到这样的询问。一些患者不知不觉可以进入一种更易获利的生活方式,然而另一些患者却没有。并没有证据证明转换障碍的患者和诸如多发性硬化等患者的境遇不同,而多发性硬化的患者即使仍可以工作,也可获得残疾补助。

③"我应该怎么告诉我的家人/朋友/老板?"向公司同事坦白患有心因性或功能性疾病是有顾虑的。但向家人或朋友等亲近的人说明自己的状况是合理的,同时也需要对患者周围的人进行相关的宣教。对于保险公司和官方组织,患者也需要先知道其疾病的正式医学术语如"转化性障碍"而后对其进行告知。对于工作单位里的好事之人,最好建议患者仅就简单诊断告知他们说自己有"震颤"或"一过性黑矇",现在正进行治疗。

7. 结论

对 PMD 或其他转换障碍诊断的解释是治疗中十分重要的一个步骤。做出这种诊断

是困难的,这其中的原因有许多,涉及患者、临床医师及社会。鉴别这些原因,并识别出它们在不同患者中所占的比重会给医患交流带来更多的便利及信心。

至于"精神性"和"功能性"的解释孰优孰劣现在仍有争议。这关系到我们如何理解这种疾病。但是我们并没有必要一定要在这些方法中做出选择;相反,我们可以根据临床医师以及患者的想法综合运用这些方法。"我不知道"和"医学上难以解释"这类的诊断解释是没有作用的。很多方法在解释中有用且没有明显的争议,如解释支持诊断的阳性特征。解释诊断时不能有评价性或轻蔑的含义。最后,临床医师的态度和他的用词也是同样重要的。

（崔诗爽　王　刚　译）

名词注释

临床信件(Clinic letters):作为欧美国家专业医务人员和患者之间交流的重要工具,每个门诊患者(或监护人)都会收到来自所就诊诊所的临床信件,信件内容包括患者人口学信息、医师执业信息、预约信息、患者的病史、诊断、药物治疗及预后预测等(但通常不包括原始数据),以帮助患者理解其目前所患疾病和/或疾病现状及随后的治疗等。

参考文献

[1] Espay A J, Goldenhar L M, Voon V, et al. Opinions and clinical practices related to diagnosing and managing patients with psychogenic movement disorders: an international survey of Movement Disorder Society members [J]. Mov Disord, 2009;24: 1366 – 1374.

[2] Wessely S. To tell or not to tell? The problem of medically unexplained symptoms [M]// Zeman A, Emmanuel L. Ethical Dilemmas in Neurology. London: WB Saunders, 2000: 41 – 53.

[3] Fekete R, Jankovic J. Psychogenic chorea associated with family history of

Huntington disease [J]. Mov Disord, 2010,25：503 – 504.

[4] Thompson R, Isaac C L, Rowse G, et al. What is it like to receive a diagnosis of nonepileptic seizures? [J] Epilepsy Behav, 2009,14：508 – 515.

[5] Kapfhammer H P, Dobmeier P, Mayer C, et al. Konversionssyndrome in der Neurologie：Eine psyhopathologische und psychodynamische Differenzierung in Konversionsstörung, Somatisierungstörung und artifi zielle Stö rung [J]. Psychother Psychosom Med Psychol, 1998, 48：463 – 474.

[6] Ewald H, Rogne T, Ewald K, et al. Somatization in patients newly admitted to a neurological department [J]. Acta Psychiatr Scand, 1994,89：174 – 179.

[7] Binzer M, Eisemann M, Kullgren G. Illness behavior in the acute phase of motor disability in neurological disease and in conversion disorder：a comparative study [J]. J Psychosom Res, 1998,44：657 – 666.

[8] Binzer M. Hopelessness and locus of control in patients with motor conversion disorder [J]. Nord J Psychiatry, 1999,53：37 – 40.

[9] Crimlisk H L, Bhatia K P, Cope H, et al. Patterns of referral in patients with medically unexplained motor symptoms [J]. J Psychosom Res, 2000,49：217 – 219.

[10] Stone J, Binzer M, Sharpe M. Illness beliefs and locus of control：a comparison of patients with pseudoseizures and epilepsy [J]. J Psychosom Res, 2004,57：541 – 547.

[11] Stone J, Warlow C, Sharpe M. The symptom of functional weakness：a controlled study of 107 patients [J]. Brain, 2010,133：1537 – 1551.

[12] Trigwell P, Hatcher S, Johnson M, et al. "Abnormal" illness behaviour in chronic fatigue syndrome and multiple sclerosis [J]. BMJ, 1995,311：15 – 18.

[13] Stone J, Wojcik W, Durrance D, et al. What should we say to patients with symptoms unexplained by disease? The "number needed to offend" [J]. BMJ, 2002,325：1449 – 1450.

[14] Stone J, Campbell K, Sharma N, et al. What should we call pseudoseizures? The patient's perspective [J]. Seizure, 2003, 12：568 – 572.

[15] Stone J, Colyer M, Feltbower S, et al. "Psychosomatic"：a systematic review of its meaning in newspaper articles [J]. Psychosomatics, 2004,45：287 – 290.

[16] Carson A J, Stone J, Warlow C, et al. Patients whom neurologists find difficult to help [J]. J Neurol Neurosurg Psychiatry, 2004,75：1776 – 1778.

[17] Kanaan R, Armstrong D, Barnes P, et al. In the psychiatrist's chair：how neurologists understand conversion disorder [J]. Brain, 2009;132：2889 – 2896.

[18] Kanaan R, Armstrong D, Wessely S. Limits to truthtelling：neurologists' communication in conversion disorder [J]. Patient Educ Couns, 2009,77：296 – 301.

[19] Slater E T. Diagnosis of "hysteria." [J] BMJ, 1965, i：1395 – 1399.

[20] Jankovic J, Vuong K D, Thomas M. Psychogenic tremor：long-term outcome [J]. CNS Spectr, 2006,11：501 – 508.

[21] Carton S, Thompson P J, Duncan J S. Non-epileptic seizures：patients' understanding and reaction to the diagnosis and impact on outcome. Seizure, 2003,12：287 – 294.

[22] Ettinger A B, Dhoon A, Weisbrot D M, et al. Predictive factors for outcome of nonepileptic seizures after diagnosis [J]. J Neuropsychiatry Clin Neurosci, 1999,11：458 – 463.

[23] Meierkord H, Will B, Fish D, et al. The clinical features and prognosis of pseudoseizures diagnosed using video-EEG telemetry [J]. Neurology, 1991,41：1643 –

1646.

[24] Salmon P, Peters S, Stanley I. Patients' perceptions of medical explanations for somatisation disorders: qualitative analysis [J]. BMJ, 1999,318: 372 – 376.

[25] Nettleton S, Watt I, O'Malley L, et al. Enigmatic illness: narratives of patients who live with medically unexplained symptoms [J]. Social Theory Health, 2004,2: 47 – 66.

[26] Shen W, Bowman E S, Markand O N. Presenting the diagnosis of pseudoseizure [J]. Neurology, 1990,40: 756 – 759.

[27] Creed F, Guthrie E. Techniques for interviewing the somatising patient. Br J Psychiatry, 1993,162: 467 – 471.

[28] Hall-Patch L, Brown R, House A, et al. Acceptability and effectiveness of a strategy for the communication of the diagnosis of psychogenic nonepileptic seizures [J]. Epilepsia, 2010,51: 70 – 78.

[29] Vuilleumier P, Chicherio C, Assal F, et al. Functional neuroanatomical correlates of hysterical sensorimotor loss [J]. Brain, 2001,124: 1077 – 1090.

[30] Espay A J, Morgante F, Purzner J, et al. Cortical and spinal abnormalities in psychogenic dystonia [J]. Ann Neurol, 2006,59: 825 – 834.

[31] Fink P, Rosendal M, Toft T. Assessment and treatment of functional disorders in general practice: the extended reattribution and management model: an advanced educational program for nonpsychiatric doctors [J]. Psychosomatics, 2002,43: 93 – 131.

[32] Morriss R, Dowrick C, Salmon P, et al. Cluster randomised controlled trial of training practices in reattribution for medically unexplained symptoms [J]. Br J Psychiatry, 2007,191: 536 – 542.

[33] LaFrance W C, Jr. Psychogenic nonepileptic "seizures" or "attacks"? It's not just semantics: seizures [J]. Neurology, 2010,75:

87 – 88.

[34] Benbadis S R. Psychogenic nonepileptic "seizures" or "attacks"? It's not just semantics: attacks [J]. Neurology, 2010,75: 84 – 86.

[35] Starcevic V. Somatoform disorders and DSM - V: conceptual and political issues in the debate [J]. Psychosomatics, 2006,47: 277 – 281.

[36] Page L A, Wessely S. Medically unexplained symptoms: exacerbating factors in the doctor-patient encounter [J]. J R Soc Med, 2003,96: 223 – 227.

[37] Friedman J H, LaFrance W C, Jr. Psychogenic disorders: the need to speak plainly [J]. Arch Neurol, 2010,67: 753 – 755.

[38] Thomas K B. General practice consultations: is there any point in being positive? [J] BMJ, 1987,294: 1200 – 1202.

[39] Creed F, Guthrie E, Fink P, et al. Is there a better term than "medically unexplained symptoms"? [J] J Psychosom Res, 2010,68: 5 – 8.

[40] Jackson J L, Kroenke K. Difficult patient encounters in the ambulatory clinic: clinical predictors and outcomes [J]. Arch Intern Med, 1999,159: 1069 – 1075.

[41] Petrie K J, Muller J T, Schirmbeck F, et al. Effect of providing information about normal test results on patients' reassurance: randomised controlled trial [J]. BMJ, 2007,334: 352.

[42] Lucock M P, Morley S, White C, et al. Responses of consecutive patients to reassurance after gastroscopy: results of self-administered questionnaire survey [J]. BMJ, 1997,315: 572 – 575.

[43] Howard L, Wessely S, Leese M, et al. Are investigations anxiolytic or anxiogenic? A randomised controlled trial of neuroimaging to provide reassurance in chronic daily headache [J]. J Neurol Neurosurg Psychiatry, 2005,76: 1558 – 1564.

第38章

实践形式：运动障碍疾病协会问卷的报告

我们对关于神经科医师如何获取和提供 PMD 诊断、辅助治疗和长期随访实践的知识知之甚少。临床医师相关因素（如临床训练和性别），患者相关因素（如运动障碍形式和严重程度），以及环境相关因素（如执业类型和法医学环境）可引起实质性变异。

本章讨论了最近一项对专家们如何做出 PMD 诊断，以及沟通和管理患者调查的主要发现。在这个调查之前，我们已意识到一些有关观念和临床实践的关键知识差距（见图 38.1）。一项 519 名医师参与完成的有关 PMD 问卷诊断和管理问题（22 项问卷）的问卷调查发表在《运动障碍病》杂志上[1]。在网上也可找到这份问卷和补充材料。该杂志还提供了关于问卷的构建和分析以及受访者人口统计学等细节，这里不再赘述。

1. 诊断 PMD 的临床实践

在做出 PMD 的诊断时，只有 18% 的神经科医师认为诊断时需要患者有情绪障碍，8% 的神经科医师认为需要明显的精神障碍。对于 70% 的被调查者而言，诊断临床确定的 PMD 所"必需或绝对必要的"结果与经典运动障碍及神经病学检查中（心因性）体征的存在并不一致（见表 38.1）。受试者中有 34%"有时"、51%"经常"及 17%"总是"使用建议（引导或鼓励改变动作）来记录和诊断 PMD；然而，约 51% 的受试者"从不用"，24%"很少使用"安慰剂（一种可缓解或加重病情的静脉或口服药物）来进行诊断。相对于检查结果的功能或残疾的过度丧失，对诊断是"非常有预测性的"占 45% 或"极其有预测性的"占 16%。这个观察结果与预测 PMD 诊断的神经病学检查及其他 MUS 的存在相关。通过对比，处于年龄段两极对于非 PMD 的诊断是"非常有影响的"，这也与该年龄段缺少非生理学发现、较少雇佣问题及正常的社会和人格功能相关。

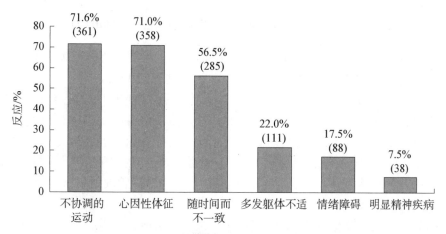

图 38.1 用于开展调查的意见和临床实践中的知识差距

表 38.1　心因性临床确诊标准的必要元素

领域	问　　题
诊断	PMD 的诊断是否由运动障碍专家排除其他疾病后得出
治疗和预后	运动障碍专家在 PMD 的治疗中起的作用
	运动障碍专家认为哪些病史和查体对预后判断比较关键
	运动障碍专家认为哪些治疗方案比较有效
	运动障碍专家认为治疗 PMD 的主要局限性是什么
术语	运动障碍专家更偏向用什么术语指代 PMD

仅半数神经科医师(51.3%)要求对已符合确定的 PMD 患者在告知患者诊断前仍需进行标准神经科检查来排除器质性疾病(没有其他不能解释的临床症状)。这种做法与医师所在团队受训时间较短和每月就诊人数较少有关,但是与医师进入医院后实习的类型或年限无关。虽然在未进行标准检查的情况下,做出诊断的神经科医师从 20%降至 2%(见图 38.2),但疾病诊断确定性从"临床确定"下降至"临床很可能"并不影响这种做法。也就是说,直到被大多数运动障碍病诊断所证实前,"很可能的"PMD 仍被当作器质性疾病在进行治疗。

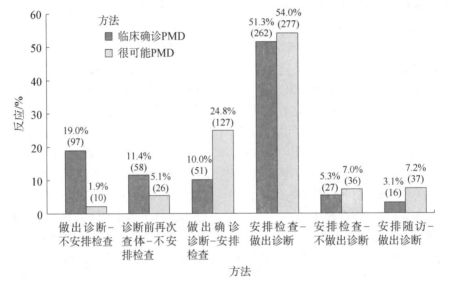

图 38.2　确诊"临床确定(黑色)"或"很可能(灰色)"的 PMD 的方法

约 1/4 的被调查者(24%)认为电生理检查对明确 PMD 引起的阵挛或震颤并不可靠;另外 9%不认为它们对诊断有用。剩下的 2/3 的研究者则使用电生理检查患者,大多数只在临床检查无法充分证明的时候使用,约 40%的研究者从不或很少应用电生理检查结果向患者解释诊断,21%的研究者则经常用电生理结果进行解释。

国家间的差异。与其他国家相比,美国的医师更常在初次评估时告知患者明确的诊断而不进行要求的神经病学检查(美国 30% vs 其他国家 15%,$P < 0.0019$)。在选择下列情况预测 PMD 的程度,包括正在进行的诉讼,持续的缓解/治愈,非生理性缺陷,和精神疾病或精神应激的病史,美国的医师相较于其他国家更常选择"稍微""十分"或"极度"。

2. PMD 管理的临床实践

2/3 的被调查者会将患者转诊至精神科医师或精神卫生中心,同时也进行随访。转诊和随访在年轻医师和临床研究型医师中更常见。有趣的是,50%的受试者表示精神科医师、心理学家或康复专家有时(35%)或经常(14%)质疑神经科医师的诊断,并会建议再进行神经科相关疾病的筛查。

约 2/3 的受试者认为避免医源性伤害(46%)和对患者进行宣教(29%)是仅有的两个"非常"或"极度"有用的管理方法(见表38.2)。大部分受试者认为药物治疗和替代或补充疗法是"几乎无用的"或"毫无用处的"。

关于精神疾病的文化观念(40%),正在进行的诉讼(37%)和提供转诊服务(33%)"常常"或"总是"限制了对患者的管理。目前,一致认为对医师的补偿支付(50%)和患者拥有保险(42%)对患者管理无影响(见表38.3)。

患者对诊断的接受程度是唯一"极度重要的"(60%)预测疾病预后的因素。识别并管理心理应激(54%)和存在的精神疾病(55%)被认为是预测预后的"非常重要的"因素(见表38.4)。

表 38.2　不同方法的有效性

策　略	反　应				
	无效	几乎无效	一般	非常有效	极度有效
避免医源性伤害			34.4	30.5	
患者教育			51.1	23.9	
抗抑郁/焦虑药物治疗			60.7	20.1	
康复治疗			58.3	19.2	
心理治疗		23.1	63.1		
替代医学		42.8	34.1		
对特殊运动障碍的药物治疗	30.8	52.4			

表 38.3　管理患者的限制

管理患者的限制	反应/%				
	从不	几乎不	有时	经常	总是
对心理疾病的文化信仰			34.2	35.7	
正在进行的 PMD 相关的诉讼			35.5	29.4	
提供转诊服务			32.9	27.1	
参与诉讼的潜在可能		34.7	26.2		
无保险	41.6	28.1			
对医师的补偿支付	50.3	22.8			

表 38.4　预后较好的预测因素

因　素	反应/%				
	不重要	不是很重要	一般重要	非常重要	极度重要
患者接受度				31.7	59.9
共存精神疾病的识别和管理				54.5	30.7
心因性因素的识别和管理				53.9	30.3
社会网络				47.2	25.2

（续表）

因　　素	反应/%				
	不重要	不是很重要	一般重要	非常重要	极度重要
症状出现至诊断时间短				49.8	23.4
缺乏正在进行的诉讼			32	40.0	
残疾程度较轻			36.9	44.0	
阵发性运动障碍			44.8	33.5	
发病年纪轻			45.8	26.0	
运动形式		37.7	35.8		
药物治疗		38.0	31.3		

1）国家间的差异

对 PMD 患者的宣教是唯一一个在不同国家间具有差异的方式。相较于其他国家，更多美国的受试者认为它是有效的方法。与其他国家不同，美国受试者更认为政府对医师的补偿支付、保险、提供转诊服务、患者正在进行的诉讼及医师参与诉讼的可能性会影响医师治疗和管理疾病的能力。同样，更多的美国受试者认为无正在进行的诉讼和识别并管理心理应激及其他精神疾病对预测疾病预后十分重要。

2）术语学

虽然"PMD"是首选的医学术语（84%），受试者也不同程度地使用其他术语（见图 37.1）。

3. 讨论

不同专家关于 PMD 的诊断和管理有不同的观点和实践。一些差异是由于临床受训时间长度、执业类型（如转诊至精神科医师或精神卫生中心的类型）和国家差异所致，但是他们也反映出与缺乏统一的实践指南相关。一部分与诊断有关的困难来自可识别运动障碍的典型症状可能会出现在确定的 PMD 的患者上[2]；经典的电生理诊断性结果的缺失（如心因性震颤可能并不完全与检查结果一致或分散注意力后并未出现明显变化），以及不存在明显的精神症状[3,4]。另外，神经科医师对神经心理学方法确认 PMD 诊断持保留意见，主要是缺乏电生理的经验或应用。

1）诊断 PMD 的挑战

虽然通过遵循以前发表的诊断标准可努力做出明确的 PMD 诊断[5~7]，大部分医师仍在排除主要器质性疾病后才做诊断。只有 1/5 的医师在初次评估后根据临床诊断标准进行诊断，告知患者诊断结果，而不需要做更多的检查。更重要的是，神经科医师要求标准神经检查的频率在明确的和很可能的诊断分类中频率相当，这表明诊断的确定程度不会改变最初诊断的主要排他性方式。一些具有长期影响力的文章认为："评估的重点主要在排除可引起相似症状的器质性病灶……阴性结果可以增强诊断的确定性，以确保不会忽略患者的器质性病灶"，这可部分解释此种情况[5,6]。

一部分神经科医师在临床确定的 PMD 诊断后仍然进行标准神经科检查。在基线水平，多数医师认为 5%～10% 的 PMD 患者与器质性运动障碍和一般神经系统疾病共存，这与之前的报道相一致[8,9]。一些医师认为自己可通过一系列的测试来"严肃"对待患者的症状，以便完全"安抚"那些决定为他们的症状找到器质性基础证据并减少医疗花费的患者。然而，最近一项的对照试验发现在伴有慢性头痛的患者中，1 年前行 MRI 与未行 MRI 检查的患者同样"焦虑"（通过 HARS 评估）[10]。与此相反，这些患者对其他医疗资源的使用率较低（即降低医疗费用），可能部分由转诊减少导致[10]。最后，关于暗示性和安慰剂的使用在 PMD 的诊断中仍存在争议。最近的一篇综述认为，器质性运动障碍也可在使用安慰剂后出现短暂的改善，因此"仅有安慰剂有效不能作为诊断 PMD 的依据"（假设有短暂的作用）[11]。但是"有记录的 PMD"的原始分类就是"可经心理治疗、暗示或安慰剂减轻的，或注意力分散时症状自发缓解的"运动[6]。在这里，必要的反应应该是深刻的、更持久的，而不是暂时的。在调查中，81%的受试者认为对暗示的反应有助于疾病的诊断，而大多数受试者并不认可安慰剂作为诊断的方式。虽然我们认为使用安慰剂后运动障碍有完全缓解高度提示 PMD，但这种方式因伦理（和诉讼）等原因并未得到广泛应用。

临床实践所在的国家对医师的诊断观点有一定的影响。美国医师认为阳性精神病史和自发缓解及治愈是诊断 PMD 的强烈预测因素，但其他国家并不如此认为。相似地，美国的医师也认为正在进行的诉讼也是诊断的预测因素，而其他国家则持保留意见。这些差异可能与多种因素有关，包括不同的转诊和精神卫生服务、卫生体系、诉讼、环境、临床受训相关因素和文化。

2）PMD 的管理和预后的挑战

超过半数的医师发现精神科医师经常（14%）或有时（35%）质疑诊断，认为需重新考虑诊断结果，由于《DSM-Ⅳ》中诊断转换性障碍需要精神应激因素[12]。《DSM-Ⅳ》也未提及可支持并提示心因性诊断的阳性体征。

PMD 的预后与患者对诊断的接受程度具有密切关系。事实上，诊断的接受程度在心理治疗管理中具有重要作用，拒绝承认这种状况的心理性质已被发现，持续存在的异常运动和失业是强有力的预测指标[13,14]。同样的，任何有利于患者完全接受诊断和接下来识别相关心理和精神应激以及物理康复的做法都可改善预后。

虽然 2/3 参加调查的神经科医师对 PMD 的患者提供个人随访，缺乏检测具体疗效的对照研究仍限制了基于实践的管理指南的制定。现有的少量高水平的证据主要来自心理动力学治疗（如认知行为治疗[15]，催眠[16]），但这不直接适用于神经科医师。其他无明显疗效的治疗干预措施，如针灸[17]，则被认为是如同安慰剂。这种背景导致医师只采取"非常"或"极度"有效这两种干预方式。有或没有抗抑郁或焦虑药物的心理治疗和康复被认为"有点"作用，而针对某种运动障碍的药物治疗则被认为"几乎无"或"毫无"作用。

4. 结论：下一步的提示

尽管受到各种限制（主要是调查的答案等级并不能完全代表整个专家群体以及不能完全涵盖不同国家间诊断和治疗的差异），上述意见和临床实践可能促进了对于创建诊断和管理指南进行研究的需求。大部分诊断和管理疾病的挑战源于识别和处理（见表38.5）。为了进一步认识和治疗 PMD，需要聚焦于下面这几个方面：①在 MDS 的推动下，鼓励 PMD 的积极诊断，而不是排除诊断；②取消《DSM-Ⅳ》中诊断转换障碍必需心理应激的要求；③将 PMD 建立为复杂的神经行为障碍，神经科医师在建立诊断和协调管理中起主要作用；④检视目前无明显作用的干预措施的治疗价值，如针灸、瑜伽或药物；⑤探索 PMD 中存在的脑功能和生化异常，以及作为预测预后的替代指标[18~20]。

表38.5 诊断和管理心因性疾病的挑战

挑 战	推荐的解决方法
诊断	
认为 PMD 是"非真实的"或"虚假的"	成人运动障碍真实存在并假设它们是器质性的，但讨论心因性或压力相关的根本原因

（续表）

挑　　战	推荐的解决方法
"我可能安排了较多的检查但是心理因素可能限制检查"	设置 PMD 的很可能/可能分类（如心理叠加，精
经典器质性运动障碍特征以明显进展、安慰剂有效和易精神疾病共病为特征	神疾病共病），假设运动障碍存在器质性基础（除非被证明不是）
安慰剂：害怕诉讼是不使用安慰剂的主要原因及诊断的最大障碍	安慰剂伦理和潜在的诊断价值需要进一步研究；安慰剂在 PMD 中的准确性、敏感度和特异性需
安慰剂效应也存在于器质性疾病	要进一步探索
治疗	
精神科医师大多对患者无明显帮助，当缺乏明显的心理病理学，甚至会阻碍治疗，他们承担了心理药理学专家的作用	精神科医师的教育
对难治性和预后差的认知	在合适的心理及康复治疗和有效管理压力相关因素的前提下，强调积极因素，而不是一味纠结于疾病进展和致残
确诊 PMD 的诊断试验	神经科医师对诊断的信心可改善预后

（崔诗爽　王　刚　译）

参考文献

[1] Espay A J, Goldenhar L M, Voon V, et al. Opinions and clinical practices related to diagnosing and managing patients with psychogenic movement disorders: an international survey of Movement Disorder Society members [J]. Mov Disord, 2009, 24: 1366 - 1374.

[2] Munhoz R P, Lang A E. Gestes antagonistes in psychogenic dystonia [J]. Mov Disord, 2004, 19: 331 - 332.

[3] Hung S W, Molnar G F, Ashby P, et al. Electrophysiologic testing in psychogenic tremor: Does it always help? [M]// Hallett M, Fahn S, Jankovic J, et al. Psychogenic Movement Disorders: Neurology and Neuropsychiatry. Philadelphia PA: Lippincott Williams & Wilkins, 2006. 334 - 335.

[4] Schrag A, Lang A E. Psychogenic movement disorders [J]. Curr Opin Neurol, 2005, 18: 399 - 404.

[5] Fahn S, Williams D T. Psychogenic dystonia [J]. Adv Neurol, 1988, 50: 431 - 455.

[6] Williams D T, Ford B, Fahn S. Phenomenology and psychopathology related to psychogenic movement disorders [M]// Weiner W J, Lang A E. Behavioral Neurology of Movement Disorders. New York: Raven Press, 1995: 231 - 257.

[7] Gupta A, Lang A E. Psychogenic movement disorders [J]. Curr Opin Neurol, 2009, 22: 430 - 436.

[8] Ranawaya R, Riley D, Lang A. Psychogenic dyskinesias in patients with organic movement disorders [J]. Mov Disord, 1990, 5: 127 - 133.

[9] Stone J, Smyth R, Carson A, et al. Systematic review of misdiagnosis of conversion symptoms and "hysteria" [J]. BMJ, 2005, 331: 989.

[10] Howard L, Wessely S, Leese M, et al. Are investigations anxiolytic or anxiogenic? A randomised controlled trial of neuroimaging to provide reassurance in chronic daily headache [J]. J Neurol Neurosurg Psychiatry, 2005, 76: 1558 - 1564.

[11] Hinson V K, Haren W B. Psychogenic movement disorders [J]. Lancet Neurol 2006, 5: 695 - 700.

[12] American Psychiatry Association. Diagnostic and Statistical Manual of Mental Disorders [M]. 4th ed. Washington, DC: American Psychiatric Press, 1994.

[13] Hinson V K, Weinstein S, Bernard B, et al. Single-blind clinical trial of psychotherapy for treatment of psychogenic movement disorders [J]. Parkinsonism Relat Disord, 2006, 12: 177 - 180.

[14] Feinstein A, Stergiopoulos V, Fine J, et al. Psychiatric outcome in patients with a psychogenic movement disorder: a prospective study [J]. Neuropsychiatry Neuropsychol Behav Neurol, 2001, 14: 169 - 176.

[15] Speckens A E, van Hemert A M, Spinhoven P, et al. Cognitive behavioural therapy for medically unexplained physical symptoms: a randomized controlled trial [J]. BMJ, 1995, 311: 1328 - 1332.

[16] Moene F C, Spinhoven P, Hoogduin K A, et al. A randomised controlled clinical trial on the additional effect of hypnosis in a comprehensive treatment programme for in-patients with conversion disorder of the motor type [J]. Psychother Psychosom, 2002, 71: 66 - 76.

[17] Van Nuenen B F, Wohlgemuth M, Wong et al. Acupuncture for psychogenic movement disorders: treatment or diagnostic tool? [J] Mov Disord, 2007, 22: 1353 - 1355.

[18] Vuilleumier P. Hysterical conversion and brain function [J]. Prog Brain Res, 2005, 150: 309 - 329.

[19] Mailis-Gagnon A, Giannoylis I, Downar J, et al. Altered central somatosensory processing in chronic pain patients with "hysterical" anesthesia [J]. Neurology, 2003, 60: 1501 - 1507.

[20] Ghaffar O, Staines W R, Feinstein A. Unexplained neurologic symptoms: an fMRI study of sensory conversion disorder [J]. Neurology, 2006, 67: 2036 - 2038.

第39章

心因性运动障碍的心理治疗

使用心理疗法来治疗心因性病症具有悠久的历史。本章主要讨论在 PMD 和相关病症的治疗中使用心理治疗的理论依据和证据。回顾心理治疗在 PMD 和相关病证中有效性的证据之前，本章将讨论心理治疗和 PMD 的定义，并考虑如何使这些患者的治疗最优化。最后，本章将尝试提出指导未来治疗的研究建议。

1. 心理治疗的定义

"心理治疗""心理疗法""心理干预"和"谈话治疗"是重叠的术语，可互换使用。虽然术语"心理治疗"最常用于描述传统治疗如心理动力疗法，而其他术语更常用于描述更现代的治疗，如认知行为治疗（CBT）。本章将使用术语"心理治疗"来指代所有这些治疗。

什么是心理治疗呢？这个问题的答案不如它最初出现时那么明显。大多数人会同意，CBT 是一种心理治疗，而手术不是。然而，在这些极端例子之间，它可能不那么清晰；顺势疗法，一方面身体治疗主要通过心理介导的安慰剂反应，另一方面，说服患者通过躯体机制行使相关行为。因此，为了更清楚地说明我们对心理治疗的理解，我们将考虑将一系列治疗特征总结于表 39.1 中。

表 39.1　心理治疗特点

内容	干预的心理因素占很大比重，如放松、教育或催眠
提出的作用机制	假设的作用机制可以是心理上的。例如，信仰或行为的变化

（续表）

目标结果	干预会影响心理结果（PMD 是否具有心理因素是一个有争议的问题）
实施方法途径	以谈话形式给予的干预通常被视为心理治疗；但是，该术语也可适用于通过计算机、书面材料或其他方法提供的干预

因此，可以看出，治疗可以根据许多不同的标准判断为心理治疗。关键是，可以被认为完全或部分精神治疗的治疗范围很广。为了达到本章的目的，心理治疗将被定义为主要具有心理内容的治疗，而不考虑其假设的行动、期望结果的性质或其传递方法。被归为心理疗法的具体治疗方法有以下几种：

① 心理动力治疗（psychodynamic psychotherapy）。

② 行为治疗（包括战略行为治疗和矛盾意图治疗）。

③ 认知疗法。

④ CBT。

⑤ 催眠。

⑥ 书面或其他方式的教育性意见或建议。

⑦ 医师-患者关系。

2. 心理动力治疗

从 Freud 精神分析中发展出的心理动力治疗在过去 100 年中已经发展成多种不同的形式。术语"精神动力学"是指影响心理功能特别是情绪的心理力量。治疗师和患者之间的关系、患者当前症状与先前潜意识记忆事件的关系（包括来自儿童的记忆）是心理治疗的核心。在此,我们假设这种理解可解决治疗目的,了解症状的心理起源。治疗课程通常作为门诊项目,持续 1 个小时,并且可以连做数月,虽然现代版本通常更为简单。它要求患者接受其症状是心理原因的解释,并愿意向治疗师谈论他们的心理生活。

3. 行为治疗

行为治疗源于 20 世纪 50 年代的心理学习理论。治疗的焦点在于患者的可观察行为,而不是其内部心理世界。治疗旨在通过行为改变来缓解症状。行为的变化可以产生不同的方式:一种是通过改变患者的环境,例如不回应他们的安慰请求;另一种是通过说服患者改变行为,例如通过停止避免某些情况来增加协作。治疗通常是简短的,在门诊便可进行。它也可以被纳入住院和门诊康复计划。它不要求患者接受其症状是心理原因,只要能够改变他们的行为和保持这种变化。

4. 认知疗法

认知疗法是由心理动力学治疗师 Aaron Beck 在 20 世纪 60 年代开发的,他观察到患者当前思想(认知)在症状持久存在(最初是抑郁症)的重要性。这些认知可以是对患者仅仅微弱地意识到情况的自动反应,如反复地想着"我就要开始颤抖了"。情感和行为被认为是由认知驱动的;具有上述自动思想反应的人将会出现焦虑并尽可能避免这些情况。认知疗法旨在帮助患者更加了解他们的认知,并实践改变他们症状的方法。治疗通常持续几个月,在门诊进行。它要求患者接受他们的想法可能会使他们的症状永久化,但这些症状最初不一定是心源性起源。

5. 认知行为治疗

认知行为治疗(cognitive behavior theraph,CBT)方法是一种强调行为变化的认知疗法。除了患者和治疗师一起讨论患者的症状、想法、情绪和行为的 1 小时会话之外,患者还需要保存这些记录,并执行"家庭作业",在其中观察到改变他们的行为。治疗目的是协同实现思想和行动的变化,从而缓解症状。CBT 是一种被广泛使用的心理治疗形式。与认知和行为治疗一样,它需要患者接受自身的想法和行为可以使自身的症状永久化,但该症状最初不一定是心因性起源。

6. 已经被评估为治疗转化障碍的其他具体疗法

① 战略行为治疗。这是一种有趣的,虽然伦理上存在问题的行为治疗形式,其目的是通过影响无法康复的偶然性来改善患者的症状。具体来说,患者被告知,未能康复将表明他们的疾病是心理性的(假定心理上不能接受这一结果),而恢复则表明它是真正的疾病。

② 矛盾意图。患者被告知他们不能通过故意恶化症状而获得康复,这就是矛盾。从理论上来说,通过克服对症状的恐惧,可导致焦虑减少,并且增加控制感。它最适合于不同强度的症状,如非痫性发作。

③ 催眠。催眠涉及感知改变的意识状态。在这种所谓的催眠状态中,治疗师可以寻求从患者那里获得(否则无从获取)关于症状原因的信息,鼓励行为的改变,或具体在 PMD 患者中使他们获得对运动障碍的控制力。鼓励恢复正常功能通常被称为"建议"。催眠具有悠久的历史,虽然其功效仍有争议。它要求患者愿意被催眠,但并不要求明确接受症状有意识的原因。

④ 发泄。虽然不清楚是否为心理治疗,但是发泄涉及心理学技术,与镇静剂例如苯二氮䓬类药物或巴比妥酸盐的联合使用以诱导脑改变,类似于催眠状态。在催眠中使用的相似技术已做过描述。此外,"情绪性发泄(emotional catharsis)"一度是一种流行的发泄理由。更具体来说,在 PMD 中,镇静可用于向患者证明他们明显固定的姿势是潜在可逆的[1],也可以用于心因性肌张力障碍的治疗。

7. 教育、咨询和自助

教育、咨询和自助,虽然通常不被认为是心理治疗,但是提供关于症状(包括支持恢复的可能性的信息)的信息和建议符合我们对心理治疗的定义。在诸如 PMD 的患者不能很好地理解的条件下,这可能是特别有益的。此外,诸如 CBT 的心理疗法的技术可以使用口头、书面或计算机化的快捷递送的形式传递给患者,从而给患者提供自助的手段。

8. 医师-患者关系

最后,我们不能忽视最广泛使用的心理治疗形式:医师和患者之间的相互作用。这种通过医患关系来灌输希望和沟通交流以治疗患者的方法一直是一种医学的治疗方式,也是无处不在的所谓"安慰剂效应"的一个重要方面。简单的心理治疗和行为技术包括现代的 CBT[2]。事实上,描述明显深奥的心理疗法的一个潜在危险是,它可能破坏临床医师将他们的医疗咨询作为简单心理治疗的机会。

9. PMD

对 PMD,我们泛指模仿器质性运动障碍的症状,如震颤、肌阵挛、舞蹈病、肌张力障碍和步态障碍。然而,PMD 的边界并不清楚,并且神经科医师所见的大部分症状均被认为是"非器质性的"或"医学上不明的"。例如,在"心因性乏力"中看到的运动减少是否可能成为 PMD?在非癫痫发作期间看到的异常运动是间歇性 PMD 伴有遗忘吗?精神病学诊断的转换障碍是否描述了许多类似的患者?我们建议,因为可用于 PMD 狭义定义的证据很少,因而值得对这一更广泛的类似条件相关的证据进行考虑。

所有这些条件都有一个共同的假设,即他们都是心因性的。然而重要的是,我们须记住心因性只是一个假设,这些疾病的根本原因仍然是未知的[2]。

10. 心理治疗在 PMD 中疗效的证据

初看起来,心理治疗似乎是心因性病证治疗的合理选择。然而,由上述分析表明这种假设可能太简单。心理疗法,例如催眠,可以影响非心理病症,例如手术所致疼痛[5]。类似地,非精神治疗性治疗(如脑手术)可以明显影响心理状况,例如抑郁症[6]。两个重要的提示是,首先,认为 PMD 的治疗不应限于心理疗法;其次,尽管列为 PMD 的标准,但仅因为 PMD 对心理治疗有反应就将其归类为心因性的结论是不确定的。目前,PMD 的诊断标准包括"对心理治疗的反应"作为明确 PMD 的证据[7],但也许这不是一个正确的假设。

尽管有这种更广泛的分析,我们仍将考虑现有的心理治疗的有效性证据,因为我们已经定义了 PMD 和相关疾病。虽然有效性的最佳证据来源于随机对照试验。已发表的包括 PMD 患者的心理疗法随机试验列于表 39.2。

表 39.2　关于 PMD 心理治疗的随机对照试验

病　　证	治疗评估	受试者数目	结　　果	参考文献
运动转换障碍	催眠 vs 无	44	催眠效果更好	Moene 等,2003[8]
运动转换障碍	康复＋催眠 vs 仅康复	45	催眠并无额外的优势	Moene 等,2002[9]
非痫性发作	CBT vs 医疗关怀	66	CBT 效果更好	Goldstein 等,2010[10]
非痫性发作(急性)	矛盾意图疗法 vs 苯二氮䓬类	30	矛盾意图疗法效果更好	Ataoglu 等,2003[11]

从表中我们可以看出,试验证据仅限于被描述为混合型运动转换障碍和非痫性发作的患者。试验样本量很小,亦没得到重复。然而,我们将更详细地考虑

1) 关于转换障碍的试验

已经对患有运动性转化障碍的患者进行了两项随机试验。第一次试验将 44 例门诊患者随机分配到催眠或等候名单[8]。患者有多种多样的主诉,包括虚弱乏力、震颤、步态和协调等问题。催眠在连续 10 周门诊中实施,包括探索与症状相关的创伤记忆和鼓励功能恢复。催眠疗法组的患者 3 个月后在症状和一般功能方面都较对照组好得多。在同一组的第二次试验中,类似的患者被随机分为接受一般心理上知情的康复,催眠疗法或康复疗程,以及类似数量的普通心理辅导疗程。在本试验中,两组的大多数患者均有改善。

有大量非随机临床试验评价心理治疗的作用,患者主要是肢体虚弱乏力。几乎所有的研究都是选择小样本病例报告以说明疗效。因此,在评价疗效方面具有非常有限的价值[12~22]。在 PMD 心理治疗的唯一评估中,Hinson 等[22]评估了仅 9 例患者的精神动力学干预。

其他各种心理疗法的系列病例也有见报道。一种所谓的战略行为治疗(见上文)被报告在具有更多慢性病症的患者中显现高成功率[23]。另一项研究描述了在德国接受住院康复治疗的患者中的不同结果,作者评论了让这些患者接受其症状的心理解释的问题[24]。这是对这种患者提供心理治疗的有用提示。

已被报告为潜在有用的其他治疗包括简单的生物反馈和使用硫喷妥钠镇静以促进运动恢复[21,25]。对转换障碍中反应的研究论文通常质量很差,但这并不排除受益的可能性[26]。

2) 非痫性发作的试验

已经报道了两种治疗的随机化处理,并且都是 CBT 的形式。第一项来自韩国,被描述为矛盾意图疗法(见上文),将它与药物地西泮治疗相比。矛盾意图组中的患者被送进医院,并鼓励想象可能 3 周内每天两次发作的情况。地西泮组的患者安排在门诊给药。几乎所有被分配到矛盾意图疗法组的患者(93%)被报告在 6 周时无症状,而给予地西泮的患者仅有 60% 报告无症状。这些发现很有趣,但很难解释[11]。

第二项试验是更典型的 CBT[10]。该治疗包括帮助患者获得对发作的心理本质的理解,当他们感觉到发作来临时使用放松,并且 CBT 提供鼓励以克服与避免癫痫发作相关联的情况[27]。试验随机分配 66 例患者接受 CBT 或标准医疗护理。在 3 个月内的癫痫发作频率和社会功能方面的结果,CBT 表现更好。这些结果是有价值的。然而,研究组间不匹配,还需要重复验证。

还有一些公开的病例报道治疗非痫性发作[28]。除了 CBT 病例外[29],还描述了 63 例患者中的一组接受精神心理治疗(见上文),其中大多数患有非痫性发作[30]。另一项是回顾性系列病例的住院康复(包括行为治疗)研究,报告了良好的初始反应率,但出院后频繁复发[31]。这提醒我们需要对患者进行长期随访。

3) 试验结果总结

迄今还未见关于 PMD 心理治疗疗效的随机试验。有一些证据表明,在描述为具有转换障碍(包括一些 PMD 患者)的患者中使用催眠,与无干预组相比具有疗效,但是要求更多严格设计的试验来证明。尽管临床报告其具有一定价值,但还没有随机对照试验证据使我们能够评估心理动力治疗在 PMD 中的作用。有许多系列病例,通常支持各种心理疗法,并强调说服患者的症状是心源性的挑战。将网络范围扩大,有一些证据表明 CBT 在非痫性发作中的疗效。如果我们把网络拓宽,并考虑心理治疗在相关条件下疗效的证据,则有一个更大的随机对照试验证据,即所谓的躯体形式障碍。在所有对躯体形式障碍的随机对照试验的综述中,CBT 在

13 项已发表的研究中 11 项被认为是有效的[33,34]。短期精神动力疗法的随机对照试验也被证明在肠易激综合征和慢性疼痛的治疗中有效[35]。

11. 如何治疗患者

严峻的现实是,没有足够的高质量研究证据来告诉我们心理治疗在 PMD 患者管理中的地位。显然,我们需要在虚无主义和过度热情地应用非循证治疗之间取得平衡。将证据用于治疗疾病不能解释的其他身体症状,可以提出以下"优化实践"指南(见第 37 章)。

1) 建立和使用积极的治疗关系

积极的治疗关系,即便不是有效的医疗实践,也是所有心理治疗的基础。它是基于所有心理治疗的非特定方面,如 Frank 所描述的那样[35],包括强烈的暗示关系加上理解和治疗问题的合理理由。

2) 提供一个患者可以接受的合理解释

提供合理的解释从名字开始。有证据表明,一些名字,例如歇斯底里或心身疾病,可能不易被患者接受,并因此遭到患者的拒绝[36]。描述症状为"心理""功能"或"不明原因"的优点和缺点,在第 37 章中已描述。在本章中提出了重要的解释要素,如共享诊断背后的原因(如他们的震颤如何随着分心而消失,或他们下肢无力如何随 Hoover 征而改善);解释他们为什么没有相应的神经系统疾病;强调这种表现是常见的,你完全相信患者的陈述,并且他们的状况是潜在可逆的。书面信息或网站信息(例如,www. neurosymptoms. org)也可能有用。我们倾向于告诉患者他们有功能性震颤或功能性步态障碍,这是神经系统功能变化的结果,然后继续解释这种功能障碍的治疗应该包括心理因素的解决[37]。

3) 鼓励恢复正常活动

恢复正常活动可以通过口头鼓励,解释在使大脑功能正常化中的重要性,并可能通过应用一般身体康复辅助治疗来实现。

4) 使用特定的心理治疗

尽管证据很少,但是由于 CBT 在疾病不能解释的其他身体症状中的有效性的证据,可能是治疗的一项选择。然而,它必须由一名能够与躯体主诉的患者密切合作的治疗师所执行。

最后,其他更有争议的治疗也有潜在的作用,包括催眠、发泄和矛盾意图疗法。战略行为治疗的使用可能被许多人认为是不道德的。

5) 以特定方式对 PMD 采用认知行为治疗的实例

在强调证据的重要性之后,我们还认识到,在诊所中,告诉患者"没有足够的证据来治疗你"是不够的。因此,本节包括一些我们在治疗 PMD 患者时发现的基于 CBT 技术的简单有用评论。特别是,我们发现帮助患者尝试神经科医师可能使用的同一种分心技术以帮助其更好地理解和调节 PMD 是有帮助的。这里给出了一些例子。

① 患有心因性震颤的患者通常可表现快速(3 Hz)模仿有节奏的手部轻拍运动以消除受累上肢的震颤。这项行为任务的成功使用可作为其疾病条件潜在可逆性的认知证据。

② 肌张力障碍患者通常报告他们的手或腿在"异常"位置的感觉更为"正常"。短暂矫正肢体的行为实验可以用于探究为什么他们会出现对肢体处于"正常"位置的"异常"感觉(如大脑特定通路被改变以使正常感觉变得异常,需要重新训练来恢复)。

③ 具有急性肌阵挛的患者通常对噪声、光或触摸等刺激敏感。这提供了在可预测的情况下触发异常运动的机会,患者可以学习认知技术(例如,放松或分心)以获得更多的控制。

④ 患有步态障碍的患者可尝试向后走,甚至跑步的试验(若他们的步态在这些情况下更好)。

⑤ 当 PMD 呈阵发性时，我们在发作前寻找惊恐或分离症状，如应用于非痫性发作，可能是符合标准的 CBT 疗法。

6）总结

尽管缺乏特定治疗的证据，对 PMD 患者的积极治疗方法是必不可少的。重要的是通过向患者提供肯定，且可接受的诊断和良好的解释来优化临床咨询；通过进一步协商、书面资料宣教或网站提供相关信息，可以鼓励行为的正常化，提供康复途径。其他医学和精神病证，如抑郁症和惊恐，当然应该治疗。临床医师必须首先警惕由于过度和不适当的医疗检查而产生的医源性损害的可能性。

12. 未来研究

1）治疗

我们都希望有效的新疗法在未来能够出现。我们已经有了一些候选治疗，还需要在良好的随机化试验中进行验证和评估。

我们建议，对于进一步评估治疗，应该：①具有分层效力的初步证据；②应是在临床试验中几乎可测试的治疗；③在常规临床试验中应用。在应用这些标准时，我们建议以下方法作为优先选择的 3 个候选治疗方案。

① 运用心理治疗增强神经病学咨询的应用。对医师和患者之间的关系以及相关信息给予详细解答的咨询包括了心理治疗的许多关键方面，有一些证据表明了其在 MUS 中的价值，但它没有被充分用于评估 PMD[38]。

② 针对 PMD 患者特别定制并以手册形式给出的认知行为治疗是 PMD 中进一步评估的重要候选方法。

③ 考虑到实践中可行性的要求，我们认为评估简单形式的心理治疗，如基于 CBT 的自助疗法，可以以书面或计算机化形式提供是十分重要的。

除了这 3 个选项之外，值得进一步评估的其他选项还包括全面入院康复、心理动力

治疗、根据手册的要求给药，以及根据手册的要求催眠。

2）试验

除了强大的候选治疗外，未来的试验将需要具有稳健的设计。特别是，他们将需要满足表 39.3 中列出的要求。

表 39.3　未来关于 PMD 心理治疗试验的设计要求

试验成分	要　　　求
患者	足够数量的患者愿意参加
	代表临床人群的患者
	在症状和慢性病程方面充分均质化的样本
随机化	充分考虑随机化
治疗条件	明确定义和制定手册
	同合适的对照治疗相比较
	按要求确保试验质量
比较条件	精心设计和匹配的非特定方面的治疗
结果	临床有意义的测量结果
	有效可靠的盲法测评（如盲法评价录像内容）
	长期随访
分析	意向治疗分析
	处理治疗师自身局限性的分析

13. 结论

一方面，只要是心理状态都需要进行心理治疗的简单化概念是幼稚的；另一方面，有充分的理由认为心理治疗（以心理内容来治疗）是管理 PMD 患者的重要组成部分。然而，可用于支持这些治疗方法疗效的科学证据有限，迫切需要继续开发和评价应用于这些易被忽视患者的心理疗法。然而，我们不应该容忍一味关注心理治疗而导致忽略常规条件下的简单心理治疗，或强迫患者接受对症状的性质所做出的强力假设。

因为在新一代严格进行的随机对照试验中，有几种候选治疗逐渐成熟并用于评估，这是研究 PMD 治疗潜在的激动人心的时刻，我们期待在这一领域继续取得非常重要的进展。

（崔诗爽　王　刚　译）

名词注释

意向治疗分析（intention-to-treat analysis, ITT）：也称意向性治疗分析，指参与随机分组的对象，无论其是否接受该组的治疗，最终都保留在原组进行结果分析。这种分析方法可最大限度地保留了随机化的信息。

参考文献

［1］ Garofalo M L. The diagnosis and treatment of hysterical paralyses by the intravenous administration of pentothal sodium：case reports 1942［J］. Conn Med，1992,56：159－160.

［2］ Sharpe M，Carson A J. "Unexplained" soatic symptoms，functional syndromes，and somatization：do we need a paradigm shift? ［J］Ann Intern Med，2001, 134 (9Suppl2)：926－930.

［3］ Carson A J，Ringbauer B，Stone J，et al. Do medically unexplained symptoms matter? A prospective cohort study of 300 new referrals to neurology outpatient clinics［J］. J Neurol Neurosurg Psychiatry，2000,68：207－210.

［4］ Stone J，Carson A，Duncan R，et al. Symptoms "unexplained by organic disease" in 1 144 new neurology out-patients：how often does the diagnosis change at follow-up? ［J］Brain，2009,132：2878－2888.

［5］ Lang E V，Benotsch E G，Fick L J，et al. Adjunctive non-pharmacological analgesia for invasive medical procedures：a randomised trial［J］. Lancet，2000,355：1486－1490.

［6］ Leiphart J W，Valone F H. Stereotactic lesions for the treatment of psychiatric disorders［J］. J Neurosurg，2010, 113：1204－1211.

［7］ Williams D T，Ford B，Fahn S. Phenomenology and psychopathology related to psychogenic movement disorders［J］. Adv Neurol，1995,65：231－257.

［8］ Moene F C，Spinhoven P，Hoogduin K A，et al. A randomized controlled clinical trial of a hypnosis-based treatment for patients with conversion disorder, motor type［J］. Int J Clin Exp Hypn，2003,51：29－50.

［9］ Moene F C，Spinhoven P，Hoogduin K A，et al. A randomised controlled clinical trial on the additional effect of hypnosis in a comprehensive treatment programme for in-patients with conversion disorder of the motor type［J］. Psychother Psychosom，2002,71：66－76.

［10］ Goldstein L H，Chalder T，Chigwedere C，et al. Cognitive-behavioral therapy for psychogenic nonepileptic seizures：a pilot RCT［J］. Neurology，2010, 74：1986－1994.

［11］ Ataoglu A，Ozcetin A，Icmeli C，et al. Paradoxical therapy in conversion reaction［J］. J Korean Med Sci，2003,18：581－584.

［12］ Teasell R W，Shapiro A P. Strategic-behavioral intervention in the treatment of chronic nonorganic motor disorders［J］. Am J Phys Med Rehabil，1994,73：44－50.

［13］ Speed J. Behavioral management of conversion disorder：retrospective study［J］. Arch Phys Med Rehabil，1996, 77：147－154.

［14］ Behr J. The role of physiotherapy in the recovery of patients with conversion disorder［J］. Physiotherapy Canada，1996,48：197－202.

［15］ Watanabe T K，O'Dell M W，Togliatti T J. Diagnosis and rehabilitation strategies for patients with hysterical hemiparesis：a report of four cases［J］. Arch Phys Med Rehabil，1998,79：709－714.

［16］ Withrington R H，Wynn Parry C B. Rehabilitation of conversion paralysis［J］. J Bone Joint Surg，1985,67：635－637.

［17］ Silver F W. Management of conversion disorder［J］. Am J Phys Med Rehabil，1996,75：134－140.

[18] Daie N, Witztum E. Short-term strategic treatment in traumatic conversion reactions [J]. Am J Psychother, 1991,45: 335 - 347.

[19] Weiser H I. Motor sensory dysfunction of upper limb due to conversion syndrome [J]. Arch Phys Med Rehabil, 1976,57: 17 - 19.

[20] Delargy M A, Peatfield R C, Burt A A. Successful rehabilitation in conversion paralysis [J]. BMJ, 1986,292: 1730 - 1731.

[21] Fishbain D A, Goldberg M, Khalil T M, et al. The utility of electromyographic biofeedback in the treatment of conversion paralysis [J]. Am J Psychiatry, 1988,145: 1572 - 1575.

[22] Hinson V K, Weinstein S, Bernard B, et al. Single-blind clinical trial of psychotherapy for treatment of psychogenic movement disorders [J]. Parkinsonism Relat Disord, 2006,12: 177 - 180.

[23] Shapiro A P, Teasell R W. Behavioural interventions in the rehabilitation of acute v. chronic non-organic (conversion/ factitious) motor disorders [J]. Br J Psychiatry, 2004,185: 140 - 146.

[24] Krull F, Schifferdecker M. Inpatient treatment of conversion disorder: a clinical investigation of outcome [J]. Psychother Psychosom, 1990,53: 161 - 165.

[25] White A, Corbin D O, Coope B. The use of thiopentone in the treatment of non-organic locomotor disorders [J]. J Psychosom Res, 1988,32: 249 - 253.

[26] Poole N A, Wuerz A Agrawal N. Abreaction for conversion disorder: systematic review with meta-analysis [J]. Br J Psychiatry, 2010,197: 91 - 95.

[27] Goldstein L H, Deale A C, Mitchell-O'Malley S J, et al. An evaluation of cognitive behavioral therapy as a treatment for dissociative seizures: a pilot study [J]. Cogn Behav Neurol, 2004,17: 41 - 49.

[28] LaFrance W C, Jr. Psychogenic nonepileptic seizures [J]. Curr Opin Neurol, 2008, 21: 195 - 201.

[29] LaFrance W C, Jr., Miller I W, Ryan C E, et al. Cognitive behavioral therapy for psychogenic nonepileptic seizures [J]. Epilepsy Behav, 2009,14: 591 - 596.

[30] Reuber M, Burness C, Howlett S, et al. Tailored psychotherapy for patients with functional neurological symptoms: a pilot study [J]. J Psychosom Res, 2007, 63: 625 - 632.

[31] Betts T, Boden S. Diagnosis, management and prognosis of a group of 128 patients with non-epileptic attack disorder. Part 1 [J]. Seizure, 1992,1: 19 - 26.

[32] Kroenke K. Efficacy of treatment for somatoform disorders: a review of randomized controlled trials [J]. Psychosom Med, 2007,69: 881 - 888.

[33] Kroenke K, Swindle R. Cognitive-behavioral therapy for somatization and symptom syndromes: a critical review of controlled clinical trials [J]. Psychother Psychosom, 2000,69: 205 - 215.

[34] Abbass A, Kisely S, Kroenke K. Short-term psychodynamic psychotherapy for somatic disorders. Systematic review and meta-analysis of clinical trials [J]. Psychother Psychosom, 2009,78: 265 - 274.

[35] Frank J D. Therapeutic factors in psychotherapy [J]. Am J Psychother, 1971, 25: 350 - 361.

[36] Stone J, Wojcik W, Durrance D, et al. What should we say to patients with symptoms unexplained by disease? The "number needed to offend." [J] BMJ, 2002,325: 1449 - 1450.

[37] Stone J, Carson A, Sharpe M. Functional symptoms and signs in neurology: assessment and diagnosis [J]. J Neurol Neurosurg Psychiatry, 2005,76(Suppl 1): i2 - i12.

[38] Price J R. Managing physical symptoms: the clinical assessment as treatment [J]. J Psychosom Res, 2000,48: 1 - 10.

第40章

药物治疗

1. PMD 治疗的理论基础

确定 PMD 治疗的关键问题是疾病分类学，为了说明这一点，在 Pubmed 上用"PMD"检索可搜索到 38 篇文献，但只有 3 篇是治疗性研究。在这些文献或研究里，没有一项是随机对照，只有一篇是测评者单盲。相比之下，在 Pubmed 上采用医学主题词检索，关键词为躯体形式障碍，并进一步限制为对照实验，则可以得到 153 篇文献，其中包括 16 篇摘要和 6 篇在 cochrane 协作网上的系统回顾。还有许多文献报告了典型的运动障碍临床实验。因此，如果 PMD 是一个独特的诊断实体，那么几乎还没有证据来指导治疗；然而，如果仅是已经确定的精神疾病（或典型的运动障碍）的一小部分，那么治疗的证据基础则是相当坚实的。

鉴于疾病分类在治疗证据基础中的核心作用，本章简要地回顾了 PMD 的分类学现状。为了得出结论，仍有大量的工作要做。鉴于一些常见的运动障碍，并没有一致的病理（例如，大多数成年起病的肌张力障碍），因此，PMD 的确诊只能从临床上验证。Robin 和 Guze[1] 讨论了一个可以被普遍接受的确诊方法。与其他障碍的区别是：需要临床验证数据、随访研究（包括治疗反应）、家庭研究和实验研究。对于 PMD 的诊断，在这些领域已经有少量的数据。使用 PMD 的诊断指导治疗最重要的关注点在于与其他疾病的区分。如一些有限的数据表明心因性障碍显然不同于《DSM-Ⅳ》定义的转换障碍，或其他癫痫发作甚至典型的肌张力障碍。

纵向的病程和治疗结果是另一个领域，还需要更多的研究来确定 PMD 是否是一个有效的诊断系统，安慰剂反应就是一个例子。安慰剂或精神疗法戏剧性的反应被提议作为诊断 PMD 的准则[2]。如 Hunter 等[3] 对 9 例心因性帕金森综合征（PP）的确诊在很大程度上基于卡比多巴治疗后症状的改善（明显改善 3 例，轻度改善 6 例）。不幸的是，安慰剂改善在原发性 PD 当中也很常见，并且它的机制甚至涉及多巴胺的释放[4]。换句话说，安慰剂反应在伴路易小体的 PD 中，比在 PP 中具有更好的证据！相似的是，在一项关于"疑诊 PMD"的研究中，所有 5 例儿童患者在接受精神或暗示疗法后均完全缓解，同时一些有"器质性"运动障碍症状也有缓解[5]。然而在有些时候，临床直觉也会有所收获。尽管上述帕金森病的安慰剂试验有未经证实的性质和理论上的弱点，但可以让患者确信虽然他们没有患帕金森病并可以获得治愈，因为 9 例患者中有 6 例在随访时无症状[3]。

因此，尽管有明显的潜在优势，目前的数据仍不能证明的问题是通过诊断 PMD 而不是转换症状或非典型动作性震颤，患者并不能获取额外信息，或取得治疗反应。我们可以认为，除非有一个比目前诊断有价值的新诊断方法被提出，否则这类设计没有临床应用价值。理想的情况下，诊断标准应以数据为导向，直到这些数据可衍生出推荐的诊断，并且应该被看作是研究的根本。

本章的目的涉及两个实际问题。对于那些体征不能模仿成典型的运动障碍或有转化和躯体化特征的患者来讲，我们还不知道PMD是否需要同转换障碍、躯体障碍或其他MUS分开来，以进行单独的治疗研究。对于那些有典型临床症状但是又有一些令人不安特点的患者，如在心理压力后发病的突出人格障碍表现，或突出的安慰剂反应的患者，我们还不知道PMD是否需要同典型的运动障碍分开以进行单独的治疗研究。患者照护的真正含义来自那些对临床毫无帮助的诊断结论，例如慢性疲劳综合征或多重人格障碍[6,7]。一个新诊断结论（像PMD）可以混淆患者和医师关于有固有预测和治疗效果的诊断，如躯体化障碍。

幸运的是，就像现在所证明的那样，对疾病分类问题的研究刚开始推进，和PMD诊断有效性相关的许多问题在不久的将来会得到充分的解决。

2. 对 PMD 的治疗研究

通过 Fahn-Williams 标准采用盲法评估，Hinson 等[8]首次研究报道 PMD 的治疗，这是一项采用评估者单盲的心理动力学治疗的研究方法。作者将在本章中总结论述这项研究及其他关于 PMD 的心理治疗和其他治疗方法的研究结果[9]。关于 PMD 的药物治疗研究较少且缺乏大样本的安慰剂对照。

最大规模的 PMD 治疗研究是由 Voon和 Lang 完成的一项开放性病例研究[10]。这项 2005 年发表的研究使用 Fahn-Williams标准仅纳入了 PMD 患者。排除了 4 例肌张力障碍患者及 4 例拒绝治疗的患者，剩余 15例患者被纳入研究。研究发现 35% 的患者有抑郁症，53% 的患者有焦虑症。12 例患者（78%）的第一次随访研究是由精神科医师完成的。所有患者均被告知 PMD 不是神经科疾病以及对其运动症状障碍的疗效尚不明确。初始治疗包括每日西酞普兰或帕罗西汀10 mg 治疗，逐渐加量至每日所需最大剂量40 mg。如果患者每日剂量 40 mg 连续使用

4 周无明显效果，可改为文拉法辛每日37.5～300 mg。初始治疗结束后 3 个月，对患者进行临床评估。

根据诊断和治疗反应将 15 例患者分为2 组。10 例参与者之前有抑郁症或焦虑症，经过治疗后症状有好转：7 例患者症状完全缓解，其他患者症状有显著改善。剩余的5 例患者被诊断为躯体化障碍、做作性障碍或诈病；其中 2 例患者符合抑郁症或焦虑症的诊断，且治疗无效。

这项研究提供了有价值的数据。研究结论包括以下几项：①精神科诊断问题：有单一的神经系统症状并拒绝治疗的躯体化障碍或做作障碍患者有良好的预后；②患有抑郁症或焦虑症的患者经过适量的抗抑郁治疗可明显改善症状，包括改善运动症状。值得注意的是，这些结论并不需要一个全新的诊断，可以简单地告诉患者，"你的症状并不典型，不是神经科疾病；但是可以明确的一点是，如果你曾经抑郁过，即使现在并没有抑郁，你现在也可以通过抗抑郁治疗改善症状"。还有一点值得注意的是，这些结果的特异性尚不清楚，基于典型的运动症状患者抗抑郁疗效的前瞻性研究数据是有限的。

Rotstein 及同事[11]研究治疗 9 例疑诊的 PMD 儿童、9 例临床确诊 PMD 儿童及1 例很可能 PMD 儿童患者（根据 Fahn-Williams 标准）。连续随访 19 例中的 11 例患者，研究发现结合心理治疗、理疗及药物治疗，患者症状明显改善。但是，儿童与成人PMD 患者有许多重要方面是明显不同的，其中包括治疗抵抗。例如，一项 38 例 PMD 成人患者的研究中发现，患者基本在确诊后 3.2 年出现运动障碍症状[12]。

3. 其他相关治疗研究

大多数关于 PMD 治疗的研究及所有的安慰剂对照研究，都来自躯体化障碍的治疗研究，这些研究并不直接针对 PMD 治疗。鉴于缺乏针对 PMD 治疗的研究，上述研究

成为治疗的最主要证据。一些认知行为治疗（CBT）和其他行为干预疗法可以取得较好的疗效，但是本章主要阐述药物治疗。Kroenke[13]将34例伴躯体化障碍患者归为安慰剂对照组。抗抑郁药物试验纳入149例患者，进行为期6个月的药物治疗，4组抗抑郁药物治疗组可减轻躯体化障碍，其中3组症状明显改善。Sumathipala[14]的研究结果基本与此相同。

大量的对照研究显示，经过治疗的患者出现功能性的症状或MUS，包括背痛、慢性疲劳、纤维性肌痛、慢性盆腔疼痛及其他症状[15~17]。94项安慰剂对照试验显示，经过抗抑郁治疗后，MUS的出现明显改善，仅4项需要其他治疗[18]。相似地，舍曲林治疗的非痫样发作症状明显比安慰剂好[19]。舒必利而非氟哌啶醇在RCT中可明显改善症状[20]。

躯体化障碍是典型的躯体形式疾病，但它呈慢性病程且被认为预后差[21]。然而，一项开放式研究证实了奈法唑酮的疗效[22]，同样，来士普对于多样化躯体化障碍也起了明显作用。即使认知行为治疗更有效，但还是有3项交叉研究显示了米氮平对慢性疲劳的疗效良好[23]。

4. 非特异性治疗管理

非特异性治疗同样是非常重要的。在我们运动障碍疾病中心，使用与理论无关的、康复的方法去诊断和管理患者。这一方法虽不是创新的，但却是长期使用并证明是有效的[24,25]。

我们尝试将这些在其他疾病中心可能诊断为PMD的患者分为明确没有典型运动障碍的患者和表现为典型运动障碍但是没有其他异常特征两类。我们喜欢使用"非典型的"这一术语而不是"心因性的"来描述患者从而避免对病因的一味推测。我们首先告诉患者的是我们见过许多有类似症状的人。我们强调没有神经科疾病并不是好消息。我们传达

主要的诊断及专业术语的含义。有时这一诊断是不确定的，当患者询问病因时，我们能回答的是：虽然没有确切的病因，但是我们知道随着时间的延长可能会发生什么，以及我们曾经治疗过类似患者取得了好的预后。我们也经常告诉患者多数的症状是可以缓解的，有的患者甚至症状突然完全消失就如它们出现时一样没有征兆。

如果出现抑郁和焦虑，即使没有出现典型的运动障碍，我们也鼓励治疗。如果患者的躯体化障碍能得到诊断，我们将告知患者诊断，提供关于症状的相关教育，尝试与其他医师合作参与患者的照护工作以避免医源性损伤。如果有不同的暗示、或分散、或夹带体征，我们将指出这恰好证明有神经功能的残留，并能通过行为干预缓解症状。因为大多数的运动障碍在压力下会加重，所以我们鼓励患者把实施心理治疗作为一种非特异性的康复治疗。最后，我们鼓励完全恢复日常生活，也尝试对任何心理问题做持久性的评估。

我们虽然认识到需要安慰剂对照组去验证一些治疗是否有效，但我们相信这一方法回避了许多问题。这些问题使患者不愿意接受精神性运动症状的诊断或把它们归因于心理压力。这些问题导致患者质疑临床医师，不认同未经证实的症状发生的理论或治疗效果（如最具代表性的"心因性的"）。

5. 结论

PMD治疗相关文献依赖于鉴别诊断。虽然仅有少量的研究针对PMD，但是大量的疗效研究可能都具有相关性。这些研究显示，抗抑郁治疗对一系列的躯体化表现即从单一的功能性症状到躯体化疾病都有明显的疗效。一些研究揭示，如果PMD患者目前或过去有抑郁或焦虑，经过抗抑郁药物治疗后，能明显改善运动症状。反之，如果诊断为躯体化障碍、做作障碍或诈病，可能预示着不太乐观的治疗效果。需要进一步的研究来明确怎样去最优诊断及管理出现运动障碍的

患者。

（张 贝 王 刚 译）

名词注释

认知行为治疗（cognitive behavior therapy，CBT）：由美国学者 Beck A T 在 20 世纪 60 年代提出的一种有结构、短程、认知取向的心理治疗方法，主要是针对抑郁、焦虑症等心理疾病。CBT 主要关注患者不合理的认知问题，通过改变患者对自身、他人及事务的看法与态度来治疗心理问题。

参考文献

[1] Robins E, Guze S B. Establishment of diagnostic validity in psychiatric illness：its application to schizophrenia [J]. Am J Psychiatry, 1970,126：983-987.

[2] Fahn S, Williams D T. Psychogenic dystonia [J]. Adv Neurol, 1988;50：431-455.

[3] Hunter C, Adam O, Jankovic J. Psychogenic parkinsonism：use of placebo [C]// Proceedings of the 2nd International Conference on Psychogenic Movement Disorders, Washington, DC, 2009：93-94.

[4] de la Fuente-Fernandez R, Stoessl A J. The placebo effect in Parkinson's disease [J]. Trends Neurosci, 2002,25：302-306.

[5] Ahmed M A, Martinez A, Yee A, et al. Psychogenic and organic movement disorders in children [J]. Dev Med Child Neurol, 2008,50：300-304.

[6] Price R K, North C S, Wessely S, et al. Estimating the prevalence of chronic fatigue syndrome and associated symptoms in the community [J]. Public Health Rep, 1992,107：514-522.

[7] North C S, Ryall J-EM, Ricci D A, et al. Multiple Personalities, Multiple Disorders：Psychiatric Classification and Media Influence [M]. New York：Oxford University Press, 1993.

[8] Hinson V K, Weinstein S, Bernard B, et al. Single-blind clinical trial of psychotherapy for treatment of psychogenic movement disorders [J]. Parkinsonism Relat Disord, 2006,12：177-180.

[9] Hinson V K, Haren W B. Psychogenic movement disorders [J]. Lancet Neurol, 2006,5：695-700.

[10] Voon V, Lang A E. Antidepressant treatment outcomes of psychogenic movement disorder [J]. J Clin Psychiatry, 2005,66：1529-1534.

[11] Rotstein M, Pearson T, Williams D T, et al. Psychogenic movement disorders in children and adolescents [C]// Proceedings of the 2nd International Conference on Psychogenic Movement Disorders, Washington, DC, 2009：92.

[12] Feinstein A, Stergiopoulos V, Fine J, et al. Psychiatric outcome in patients with a psychogenic movement disorder：a prospective study [J]. Neuropsychiatry Neuropsychol Behav Neurol, 2001,14：169-176.

[13] Kroenke K. Efficacy of treatment for somatoform disorders：a review of randomized controlled trials [J]. Psychosom Med, 2007,69：881-888.

[14] Sumathipala A. What is the evidence for the efficacy of treatments for somatoform disorders? A critical review of previous intervention studies [J]. Psychosom Med, 2007,69：889-900.

[15] Henningsen P, Zipfel S, Herzog W. Management of functional somatic syndromes [J]. Lancet, 2007,369：946-955.

[16] Hatcher S, Arroll B. Assessment and management of medically unexplained symptoms [J]. BMJ, 2008,336：1124-1128.

[17] Hauser W, Bernardy K, Uceyler N, et al. Treatment of fibromyalgia syndrome with antidepressants：a meta-analysis [J]. JAMA, 2009,301：198-209.

[18] O'Malley P G, Jackson J L, Santoro J, et al. Antidepressant therapy for unexplained

symptoms and symptom syndromes [J]. J Fam Pract, 1999,48: 980 - 990.

[19] LaFrance W C, Keitner G I, Papandonatos G D, et al. Pilot pharmacologic randomized controlled trial for psychogenic nonepileptic seizures [J]. Neurology, 2010, 75: 1166 - 1173.

[20] Rampello L, Raffaele R, Nicoletti G, et al. Hysterical neurosis of the conversion type: therapeutic activity of neuroleptics with different hyperprolactinemic potency [J]. Neuropsychobiology, 1996,33: 186 - 188.

[21] Menza M, Lauritano M, Allen L, et al. Treatment of somatization disorder with nefazodone: a prospective, open-label study [J]. Ann Clin Psychiatry, 2001,13: 153 - 158.

[22] Muller J E, Wentzel I, Koen L, et al. Escitalopram in the treatment of multisomatoform disorder: a double-blind, placebo-controlled trial [J]. Int Clin Psychopharmacol, 2008,23: 43 - 48.

[23] Stubhaug B, Lie S A, Ursin H, et al. Cognitive behavioural therapy v. mirtazapine for chronic fatigue and neurasthenia: randomised placebo-controlled trial [J]. Br J Psychiatry, 2008,192: 217 - 223.

[24] Brenner C, Friedman A P, Merritt H H. Psychiatric syndromes in patients with organic brain disease. 1. Diseases of the basal ganglia [J]. Am J Psychiatry, 1947, 103: 733 - 737.

[25] Guze S B, Brown O L. Psychiatric disease and functional dysphonia and aphonia [J]. Arch Otolaryngol, 1962,76: 84 - 87.

[26] Tibbetts R W. Spasmodic torticollis. J Psychosom Res, 1971,15: 461 - 469.

第41章

暗　　示

"暗示"是一个宽泛的术语,表现为各种不同的现象。《韦氏医学词典》(2007)定义暗示"为一个由思想或观念影响躯体或精神状态的过程"。该术语与催眠密切相关,文学定义为"催眠师"给予"主体"的意见,从而改变"主体"的主观意见和行为的情况[1]。催眠的暗示可以使主体自愿改变行为及知觉。大多数人都能体验到暗示对运动的影响,但是深刻的观念改变似乎仅限于高度的暗示。

其他暗示作为突出性特征的领域包括安慰剂效应和记忆性暗示。安慰剂效应是指个体相信正在接受身体上积极的医学治疗而引起的主观和(或)身体状态的变化。躯体的治疗,例如无效药物或假手术,可产生后续的疗效,尤其是情绪障碍或主观疼痛。在某些情况下,这种治疗效果的变化是如此之大,使其很难作为对照。

多数情况下,暗示对于回忆的效果在法律上及治疗过程中是不利的。在法律上,微小的暗示就可以影响目击者的证词[3]。例如,当询问目击者一辆车撞击另一辆车时的车速,会使目击者想起的车速要比实际撞击的车速快得多。一个非常微小的暗示都可以在事件被证实后提供错误的信息。错误的信息会引起不精确连续信息的收集从而形成错误的记忆。暗示除了扭曲记忆外,还可以引起其他现象。密集的暗示可以导致错误记忆的形成,即这些事情并没有发生。这一现象很难鉴别这些事情是真实发生的,还是被动给予的记忆[4]。

安慰剂效应的催眠和记忆暗示是一个重叠的过程。一方面,它们形成了各种形式的暗示,也就是说,它们所涉及的经历改变是由想法和观念诱导的。另一方面,它们可能参与同一现象。例如,催眠可以作为唤醒记忆的一种方式,也有诱导错误信息效应[5];它也可以用于引发安慰剂效应,而不是通过欺骗[6],并且安慰剂也可以影响记忆的形成[7]。尽管催眠的安慰剂效应和记忆的暗示是相关联的,但是它们也可以区分不同的现象。例如,催眠参与的暗示经验与尝试欺骗受试者(主体)是不同的,主体是知道事实的。相反地,安慰剂和记忆暗示是使人们相信一个不同于真实的虚拟世界。安慰剂是化学活性药物的幌子,而记忆暗示是使人们对过去的事情产生错误的信念。

区别这些不同类型的暗示可被其相互间的微弱的关联所强化[8]。此外,催眠最主要的特征是稳定性,用于与安慰剂鉴别。对催眠的稳定性调查发现长于25年的重测信度高达0.75,并且不同的测试方法之间有高度的关联性[9,10]。相反地,安慰剂的反应是相当不稳定的。在一项研究中发现,两种不同名称的止痛膏安慰剂,每天给予两次,疼痛刺激后分别给予安慰剂药膏处理和不处理[11]。当安慰剂的名称相同时,复测安慰剂的疗效是相关联的(0.60和0.77),但是,当安慰剂的名称不同时,这种关联性便消失了。

尽管有多种不同的暗示,催眠暗示与运动障碍最具相关性,尤其是转换障碍,也是本章的中心内容。

1. 催眠暗示

历史上,转换障碍是由一系列的"歇斯底里"构成的一个子集,通常包括分离性障碍。随后将转换障碍分成不相关的实体可能是一个错误,它们可能经历了相似的过程。一个明显的例子就是转换障碍和分离障碍两个名词的轮番流行。客观感觉障碍在 19 世纪末的西欧是非常普遍的,但是后来过时了,因为知道它是毫无生理学意义的。相似地,分离性身份识别障碍(过去称为多重人格障碍)在 19 世纪非常流行,但是在 20 世纪上半期完全消失,仅在畅销的书籍和流行的电影如 *the Three Faces of Eve*(译者注:《三面夏娃》,1957 年美国悬疑剧)和 *Sybil*(译者注:《女巫》,1976 年美国传记电影)中可以见到。

催眠暗示的现象为转换和分离障碍的共性,以及暗示产生的心理机制提供了进一步的依据。睡眠暗示性的测试用于检测个体能体验及响应的转换和分离性症状的数量。催眠暗示性的检测依赖于信念,可以体验的催眠暗示及特质称之为幻想倾向,无论作为儿童还是成人,这种倾向鼓励生动的幻想[12]。催眠暗示似乎有遗传性[13],如果近亲患者有 PMD,会表现出特别显著的催眠暗示[14]。

催眠暗示通常有三大分类:运动、挑战和认知。此外,一种有争议却有用的分类方法是把催眠暗示分为 4 种类型:运动产生、运动抑制、认知产生和认知抑制。运动产生或视频运动暗示要求体验自发的随意运动。例如,主体被告知"你的胳膊将感到越来越轻,将飘浮在空中"。运动抑制暗示则要求肢体部分瘫痪,如"你的手臂变得像铁杆一样死板,你不能屈曲"。当中度或高度易受暗示的人被给予这些暗示后,再次让他们弯曲手臂,他们则报告不能弯曲手臂,而事实上是不愿弯曲手臂。认知产生暗示要求感知幻觉,如看到不存在的猫或听到不存在的声音。认知抑制暗示要求主体不去看、听和感受,或不记忆任何事物。临床上,催眠控制疼痛是认知

抑制暗示的重要现象。

在催眠暗示和转换、分离症状之间存在显著的不同。第一个不同在于催眠暗示是自我调控的。催眠有效是因为催眠的主体想被催眠,而且只要他们愿意,可以随时停止催眠暗示。观念运动暗示的体验是自发的,但他们不会涉及违背主体的意愿。事实上,体验暗示需要认知尝试,并且通过竞争任务使暗示变得困难[15]。第二个不同在于应对暗示的能力是非常广泛的,尤其是运动暗示[16]。大约有 80% 的个体能产生简单的观念性运动,大约 50% 的个体能体验运动抑制。体验观念性暗示的能力是非常罕有的,有 10%～20% 的个体依赖于具体的暗示。

2. 心理机制

在这一点上,我们对于催眠暗示不产生反应比怎样产生反应要了解得更多。尤其是,它们不是某些相符的简单特征的结果,也不是催眠状态引导下的反应。

1)依从性

有两个原因值得怀疑,一是催眠反应可能是简单的有意依从,二是根据催眠的主体表现的行为及体验报告反映他们未能体验真正的催眠。首先,一些表现的反应相当不同。人们报告他们看到不存在的物体,听到了不存在的声音,没有看到眼睛注视的物体,不能记起他们选择的物体,然后当给予适当的提示,他们能快速记住等。催眠暗示的不可靠性通过进一步的催眠来提高,志愿者似乎相信他们在飞船中正前往火星或相信他们成为著名的摇滚歌手。

另一个质疑的原因是催眠反应容易造假。采用 Martin Orne[17] 设计的真实模拟方法去检测受试者是否依从指令。在这个真实模拟设计中,易暗示者被实施者假装成难暗示者,并不告知第二个检测者哪些不易和易暗示的受试者是被欺骗的。在多数的研究中都使用这一设计,虽然在易暗示和不易暗示的受试者中并没有明显的差异,但是多年从

事这一方面的研究人员很容易区分。

　　然而,有行为和生理的数据证实,催眠的暗示反应反映的是真实的变化,而不是简单的依从。最初的研究报道显示,运用不同的真实模拟设计得到的行为数据可以直接说明依从性问题。在这一模拟中,易暗示者和不易暗示者都要求听两次录制的催眠引导和暗示,一次研究者在场,另一次则不在场。所有的参与者都不知道当研究者不在场时,他们的行为都被摄像机录制下来。当不易暗示的受试者独处时,他们不再假装是容易被暗示的。他们不再被暗示,而是抓痒、看杂志和忙碌于其他事情,而这些行为对于被暗示者是不合理的。相反地,易暗示者在研究员不在场时仍然持续着暗示的反应,抚摸虚幻的小猫,驱赶虚幻的蚊子、品尝虚幻的柠檬而做鬼脸。

　　第二个阶段的研究主要涉及利用暗示调节认知过程,即使认知过程被认为是超越下行控制且是自发性的。Amir Raz 及其同事首先开展 Stroop 效应研究[20]。最经典的方法是让人们去识别颜色,且颜色的名称已经印刷出来[21]。印刷出的名称可能是真实的颜色名称,也可能是其他颜色的名称。Stroop 效应研究发现当不匹配的颜色的名称被印刷出来时(例如,当一红色的单词被印刷在绿纸上),人们识别颜色的时间比单词和颜色匹配(例如,当一红色单词被印刷在红纸上)时明显会延长。这一效应的标准解释是读单词这一本能变成了自发的过程,这会干扰识别颜色的任务。Raz 及其同事通过暗示易暗示者减弱这种效应,暗示他们这些单词是无意义的、乱写的,就像是用外语写上的一样[20]。

　　随后,Christina Iani 及其同事在 Flanker 兼容效应(Flanker compatability effect)中证实了这一相似现象[22]。就像 Stroop 效应,Flanker 效应通过认知冲突减缓反应。3 个字母出现在同一屏幕,中心的

字母可以与两边的字母相同(如 TTT)或不同(如 FTF)。Flanker 效应研究包括发现当两边的字母不同时人们在识别中心字母时所用的时间明显延长。Iani 及其同事通过给予受试者暗示来减弱 Flanker 效应,模糊中心字母,调暗和远离其他字母。Flanker 效应,就像 Stroop 效应,被认为是自发性的,参与者如果没有主观暗示体验的产生将不能减弱兼容效应。

　　生理研究数据在简单依从性假设(包含暗示体验)与脑内某些区域的激活的关系上存在争论。Rainville 及其同事给予受试者催眠暗示以减少不愉快的有害刺激,随后行 PET 检查显示在前扣带回疼痛激活区域有明显的差异[24]。在另一项 PET 的研究中,暗示使灰质中颜色识别区域激活,导致脑区双边性改变,被认为是与颜色识别相关[25]。这些暗示引起的脑内相关区域的激活被认为反映受试者已经经历了暗示体验。

　　最后,舞台催眠现象,尽管与临床上和实验性的催眠有所重叠,但在某些重要的方面还是有所区别。目前的讨论最为重要的是舞台催眠在一定程度上涉及社交规范。催眠状态的目的在于娱乐表演,而这时,它是如何完成的并不重要。催眠师有时会随身携带套环,在观众当中找到足够让人信服及有趣的话题。他们总是选择适合上台的人而忽略那些反应不如他人的个体。观众的存在以及他们先前的反应给予受试者相当大的压力,迫使他们接受暗示,无论他们是否真的有所体验。很多节目参与者认为,舞台催眠是一系列界限不清的变化体验和有意表演的混合。

2) 催眠

　　催眠暗示的反应发生在催眠诱导之后。因为这些反应与正常的体验是如此的不同,所以推测诱导的催眠状态(有时被称为“恍惚”状态)是造成参与者对暗示起反应的一种随意因素。大量的数据表明,催眠反应,包括大部分异常的、困难的反应,可在没有催眠诱

导的前提下实施。Clark Hull[26]于 1933 年首先开展了研究。采取的策略是在有催眠诱导和无催眠诱导的情况下应用相同的暗示。他发现在没有催眠诱导的情况下所有催眠暗示产生的效果也都可以被重现。在半个世纪内，Hull 的研究发现被多个实验室所重复证实[27]。例如，在最近的此类研究当中[12]，受试者被要求闭眼并想象一系列典型的催眠暗示（例如，非随意运动、运动抑制以及幻觉），但并未提及催眠，也未使用催眠诱导。随后受试者被告知他们将再次接受同样的暗示，但是这一次他们会先被催眠，观察催眠对受试者体验暗示的能力的影响。研究一致发现，催眠诱导的效应仅仅是轻度地放大了暗示的效应，催眠和未催眠情况下对暗示的反应能力与用于测量反应程度的测试-复试相关系数高度相关。此外，在没有催眠的情况下，即使是最困难的暗示，对暗示的反应能力依然是存在的，包括 Stroop 效应的调节及颜色变化感知的产生[28,29]。

这些数据有两种解释方式。Hull 认为催眠状态的效应是定量的而非定性的，因为它对加强受试者对暗示的反应很有限，虽然在没有催眠的情况下也有较轻程度的体验。从 20 世纪 60 年代开始，一些催眠领域的学者提出催眠状态可与催眠暗示相分离[30,31]。催眠诱导后显示出的增强反应可能是动机和对反应的预期增强所致。动机和对反应的预期确实是催眠反应中极少数的有关因素之一[12]。虽然这两个相悖的观点仍然没有定论，但有一点是可以确定的，催眠状态不是经历催眠暗示的前提条件。即便是最难的催眠暗示，也可以在没有催眠诱导的前提下体验到[28,29]。

那么，什么是催眠状态呢？最近的两项 fMRI 研究一致表明，催眠状态可能涉及被确定为"默认模式"区域的活动下降，这些区域是一个在静息状态下正常活跃的网络[32,33]。通常发生在人们积极参与有目标

导向的认知任务，而不是在思想开小差时。这表明所谓的催眠状态是一种正常的集中注意力的状态，其主体暂停非目标导向的认知活动，以准备可能需要的预期的暗示。

催眠状态不必对暗示产生反应，突出了转换和分离障碍与催眠现象的相关性。患者忍受着未被催眠状态下的这些状况，但他们展现出来的行为形式上完全符合这些障碍的特性。合理的假设是这些相似的机制可能涉及直接暗示产生的行为以及以此作为心理特征。如果这是真的，对暗示的潜在反应机制的研究将可能为患者产生转换和分离的心理机制提供线索。

（张　贝　王　刚　译）

名词注释

1. 暗示（suggestion）：是指在无对抗态度条件下，用含蓄、间接的方法对个体的心理和行为产生影响，使其无意识地接受一定的意见和信念，或按一定的方式行动。暗示可以借助言语的形式，也可以用手势、表情或其他方式。

2. Flanker 效应，又称冲突效应（conflicting effect），指在探究干扰刺激对靶刺激识别的影响作用时，靶刺激朝向的判断受到两侧干扰刺激的影响。主要表现在反应时间和正确率两个方面：即当周围干扰刺激与判断刺激一致时的反应时间要短于不一致的情况；反映在判断的正确率上，周围干扰刺激与判读刺激一致时的正确率要高于不一致的情况。

参考文献

[1] Kihlstrom J F. Hypnosis [J]. Annu Rev Psychol, 1985, 36: 385 - 418.

[2] Kirsch I. Placebo: The role of expectancies in the generation and alleviation of illness [M]// Halligan P, Mansel A. The Power of Belief: Psychosocial Influence on Illness, Disability and Medicine. Oxford: Oxford University Press, 2006: 55 - 67.

[3] Loftus E F. Eyewitness Testimony [M]. Cambridge, MA: Harvard University

Press，1996.

[4] Mazzoni G. Naturally occurring and suggestion dependent memory distortions: the convergence of disparate research traditions [J]. Eur Psychologist, 2002, 7: 17 - 30.

[5] Scoboria A, Mazzoni G, Kirsch I, et al. Immediate and persisting effects of misleading questions and hypnosis on memory reports [J]. J Exp Psychol Appl, 2002, 8: 26 - 32.

[6] Kirsch I. Clinical hypnosis as a nondeceptive placebo: empirically derived techniques [J]. Am J Clin Hypnosis. 1994, 37: 95 - 106.

[7] Parker S, Garry M, Engle RW, et al. Psychotropic placebos reduce the misinformation effect by increasing monitoring at test [J]. Memory, 2008, 16: 410 - 419.

[8] Baker S L, Kirsch I. Hypnotic and placebo analgesia: Order effects and the placebo label [J]. Contemp Hypnosis, 1993, 10: 117 - 126.

[9] Council J R. Measures of hypnotic responding [S]// Kirsch I, Antonio C, Cardeña E, Amigó S. Clinical Hypnosis and Self Regulation: Cognitive Behavioral Perspectives. Washington, DC: American Psychological Association, 1998: 119 - 140.

[10] Piccione C, Hilgard E R, Zimbardo P G. On the degree of stability of measured hypnotizability over a 25-year period [J]. J Person Soc Psychol, 1989, 56: 289 - 295.

[11] Whalley B, Hyland M E, Kirsch I. Consistency of the placebo effect [J]. J Psychosom Res, 2008, 64: 537 - 541.

[12] Braffman W, Kirsch I. Imaginative suggestibility and hypnotizability: an empirical analysis [J]. J Person Soc Psychol, 1999, 77: 578 - 587.

[13] Morgan A, Hilgard E, Davert E. The heritability of hypnotic susceptibility of twins: a preliminary report [J]. Behav Genet, 1970, 1: 213 - 224.

[14] Frischholz E, Lipman L, Braun B, et al. Psychopathology, hypnotizability, and dissociation [J]. Am J Psychiatry, 1992, 149: 1521 - 1525.

[15] Kirsch I, Burgess C A, Braffman W. Attentional resources in hypnotic responding [J]. Int J Clin Exp Hypnosis, 1999, 47: 175 - 191.

[16] Kirsch I, Silva C E, Comey G, et al. A spectral analysis of cognitive and personality variables in hypnosis: empirical disconfirmation of the two-factor model of hypnotic responding [J]. J Person Soc Psychol, 1995, 69: 167 - 175.

[17] Orne M T. The nature of hypnosis: artifact and essence [J]. J Abnorm Psychol, 1959, 58: 277 - 299.

[18] Perugini E M, Kirsch I, Allen S T, et al. Surreptitious observation of responses to hypnotically suggested hallucinations: a test of the compliance hypothesis [J]. Int J Clin Exp Hypnosis, 1998, 46: 191 - 203.

[19] Kirsch I, Silva C E, Carone J E, et al. The surreptitious observation design: an experimental paradigm for distinguishing artifact from essence in hypnosis [J]. J Abnorm Psychol, 1989, 98: 132 - 136.

[20] Raz A, Shapiro T, Fan J, et al. Hypnotic suggestion and the modulation of Stroop interference [J]. Arch Gen Psychiatry, 2002, 59: 1155 - 1161.

[21] Stroop J R. Studies of interference in serial verbal reactions [J]. J Exp Psychol, 1935, 18: 643 - 661.

[22] Iani C, Ricci F, Gherri E, et al. Hypnotic suggestion modulates cognitive conflict: the case of the flanker compatibility effect [J]. Psychol Sci, 2006, 17: 721 - 727.

[23] Eriksen B A, Eriksen C W. Effects of noise letters upon the identification of a target letter in a nonsearch task [J].

Percept Psychophys，1974,16：143－149.

[24] Rainville P，Duncan G H，Price D D，et al. Pain affect encoded in human anterior cingulate but not somatosensory cortex [J]. Science，1997,277：968－971.

[25] Kosslyn S M，Thompson W L，Costantini-Ferrando MF，et al. Hypnotic visual illusion alters color processing in the brain [J]. Am J Psychiatry，2000;157：1279－1284.

[26] Hull C L. Hypnosis and Suggestibility：An Experimental Approach [M]. New York：Appleton-Century Crofts，1933.

[27] Kirsch I，Mazzoni G，Montgomery G H. Remembrance of hypnosis past [J]. Am J Clin Hypnosis，2007,49：171－178.

[28] Raz A，Kirsch I，Pollard J，et al. Suggestion reduces the Stroop effect [J]. Psychol Sci，2006,17：91－95.

[29] Mazzoni G，Rotriquenz E，Carvalho C，et al. Suggested visual hallucinations in and out of hypnosis [J]. Conscious Cogn，2009,18：494－499.

[30] Barber T X. Hypnosis：A Scientific Approach [M]. New York：Van Nostrand Reinhold，1969.

[31] Sarbin T R，Coe W C. Hypnosis：A Social Psychological Analysis of Influence Communication [M]. New York：Holt，Rinehart & Winston，1972.

[32] McGeown W G，Mazzoni G，Venneri A，et al. Hypnotic induction decreases anterior default mode activity [J]. Conscious Cogn，2009,18：848－855.

[33] Oakley D A. Hypnosis，trance and suggestion：Evidence from neuroimaging. In Nash MR，Barnier A，eds. Oxford Handbook of Hypnosis. Oxford：Oxford University Press，2008：365－92.

第42章

暗示疗法治疗心因性运动障碍

在当代医学伦理中,安慰剂在随机对照试验中的角色一直是个有争议的话题[1]。相比之下,安慰剂治疗却较少受到关注。而常认为用安慰剂或其他方式(即催眠和劝解)治疗患者,不具有伦理正当性,因为会给患者带来伤害,破坏对医学专业的信任,打破联合治疗的可能性,以上所有均会降低患者的自主能力[2]。然而,最近的一项研究发现,芝加哥地区 45% 的内科医师临床上使用安慰剂,并且 88% 的临床医师认为安慰剂的使用不应该被禁止。该项研究实施者得出结论:"越来越多的临床医师认为思维-身体存在联系……参与研究的临床医师普遍相信安慰剂有治疗作用"[3]。

暗示疗法是有经验的内科医师自愿使用的治疗方法,即让患者脑海中存在他或她可以被治愈的信念或期望。劝解、催眠及安慰剂均是暗示疗法的方式,患者通过"有意义的反应"做出行动。正如 Daniel Moerman(丹尼尔·摩尔曼)解释的那样,交谈、手术、药物治疗均有效,但并不是他们本身起作用,而是患者对其意义的理解发挥作用[4]。在本章中,作者认为暗示疗法治疗 PMD 具有正当的伦理学依据。首先,暗示参与心因性疾病的病理生理学机制。其次,来自不同方面的证据(个案、专家意见、随机对照试验)支持暗示疗法的有效性。最后,反对暗示疗法主要的原因是其会降低患者的自主能力。

PMD 是普遍存在的,治疗却不理想。治疗前心因性症状持续的时间是重要的预后预测指标之一[5]。因此,不管在门诊或急诊,

暗示是进行神经科评估最适合的方法。一旦经资深医师诊断为 PMD,那么该临床医师即可进行暗示疗法。例如,"无论何时疾病发作,摩擦你的肘部将会减轻发作"。他或她也可使用音叉接触患者受累的身体部位,或给予安慰剂治疗。

暗示疗法进行的同时要认清其局限性。也许不是任何情况下都起效,而且有效性也不会无限期持续。此外,精神病理学异常引起 PMD 的患者通过暗示疗法是无法治愈的:心理治疗、躯体治疗和药物治疗都是需要的。因为任何患者都可能对暗示做出反应,但是不能作为心因性疾病的特异性诊断实验。例如,原发性帕金森病患者对安慰剂存在强烈反应[6]。此外,应告知患者接受安慰剂治疗将会导致治疗无效,因为大部分人了解安慰剂是无效物质。现代理念认为暗示疗法在社会心理学环境下起到积极治疗作用。

1. 心理学、生理学及病理学

PMD 本质存在争议。这一点反映在我们使用各种词汇来定义它:癔症,性格改变,功能性的,非器质性的,非典型性,假装。按照定义,这些患者的症状并不符合医学专业上所定义的离散类别障碍的模式和参数。然而我们仍然相信这些患者并没有撒谎,他们的症状是真实存在的。如果我们认为 PMD 不是有意地假装,那么一定是可以由引起运动障碍的器官导致,即大脑。简言之,它们不完全被认为是脑部疾病,且与神经科医师处理的大多数状况不同。

PMD 的独特性在于与精神病理学相联系。阐明了大脑与思维之间的关系是人类面临的最大的挑战之一。而二元论认为思维与大脑之间是完全独立的，这一观点在医学上仍得到公认。然而，专业意见似乎更接近广为接受的一种特定的哲学观点，即思维是躯体的产物，也可反作用于躯体。这种观点的强烈拥护者之一 John Searle（约翰·瑟尔）认为："所有的心理活动无论有意识或无意识、看到的或听到的、痛苦、欢乐、渴望、想法等，所有的心理活动都是由大脑中程序控制的。"他进一步解释："思维和躯体是相互作用的，但两者并非独立，因为心理活动只是大脑的外在表现"[8]。

很多专家认为，PMD 是无意识地将精神病理学转变为神经系统症状。我们可以将此理解为认知状态（恐惧、悲伤、忧虑）向躯体状态（震颤、肌张力障碍、乏力）转变的过程。PMD 很可能是躯体状态的一种提示，患者在这种状态下用身体思考，将心理压力转变成躯体疾病[9]。肠易激综合征、慢性疲劳综合征、纤维肌痛症也许都与 PMD 有关。这样的患者也许可以在大脑认知区域与情感功能性区域及其他可产生症状的功能区之间形成病理联系。这样看来，暗示和心因性疾病是一剑两刃：两者都是躯体受到不良刺激后的心理表现。事实上，Diederich 和 Goetz 认为暗示的力量是一种"自上而下"期望的传播和对其他神经系统的奖赏，并且可激起心因性疾病的病理机制。

暗示疗法和心因性疾病的影像学研究存在共同的解剖学基础：背外侧前额叶皮质和前扣带回。安慰剂和催眠状态下均可激活这些区域[10]。这些区域都参与"有意义应答"，表明各种形式的暗示具有类似的机制。有趣的是，所谓的激活药物，像选择性 5 - 羟色胺再摄取抑制剂（SSRI）和阿片类镇痛剂，也可激活这些区域。安慰剂效应的不良反应称为"反安慰剂效应"，也是一种消极暗示激发的

疾病状态：这种现象被认为是焦虑状态的传播，是心因性疾病的外在反映。反安慰剂效应与前扣带回和背外侧前额叶皮质相关也不足为奇[7]。Ghaffar[11]基于对心因性半身麻木患者的研究提出这一观点：背外侧前额叶皮质和前扣带回的活化抑制其他皮质区域的活性，因此产生心因性症状。此外，暗示的作用（积极的和消极的）会影响运动神经、心情、内分泌和免疫系统。如 PD 患者，使用安慰剂可以改善临床表现及多巴胺能神经传递，这一点经 SPECT 可予证明[7]。

关于心因性疾病和暗示存在共同的机制和解剖学基础的观点并不新颖，Charcot 和 Freud 认为心因性疾病状态是自动暗示的一种形式[12]。更多最新的理论使用"自动催眠"解释病理性分离，或自身分裂，即心因性疾病的根本原因。Charcot 还广为宣传：心因性疾病患者对暗示特别敏感[13]。因此，长达一个世纪的观念，即思维-躯体相联系，以及前沿神经科学将心因性疾病与暗示联系起来。历史、哲学、生理学的信息均认为暗示疗法治疗心因性疾病是有效的，当然现有证据也支持这一观点。

2. 暗示疗法证据

治疗的有效性是伦理学评价的关键。来自个案报道、专家意见、随机对照试验和荟萃分析的资料支持心因性疾病的暗示疗法。同时存在矛盾之处：尽管暗示疗法广受批判，但很多内科医师仍继续使用和研究该方法。医学伦理很大程度上与我们践行的标准有关，而标准明确包括暗示。

传闻逸事是最不具说服力的医学证据，但却是最具有感染力的高效传播信息和调整行为的媒介[14]。传奇式的个案报道可将医患经历转换成简明扼要的叙述，并在此基础上演绎故事。关于高年资神经科医师妙手回春的美谈由他带教的住院医师和学生们传颂不衰；来自加拿大麦吉尔大学的病例就是一个最好的范例。一例被诊断心因性震颤多年

的中年女性患者(已影响到右手)出现了新的震颤。神经科医师问:"你每次症状出现时,都会坚持握拳(将拇指握在里面)吗?"这就是给予患者的一种暗示,成效显著。患者点头并大声承认,并且向医师展示她如何中止震颤的间断发作。这时,神经科医师马上注意到她握拳后将大拇指留在外面。"啊哈! 你没有!"临床医师惊呼道。一旦她再将拇指握在里面,她的症状就会缓解。

遭遇此病多年的患者经历成为专家意见的理论基础。多篇文章中,神经病学专家和心理学家论述使用暗示疗法治疗心因性疾病的作用。一位杰出的神经病学家认为暗示可以而且应该用来诊断和治疗[15]。另一项研究主张用音叉缓解症状[16]。一位心理学家指出如何教会患者这些步骤,并且使用技巧调节偶尔或频繁发作[13]。一项来自PMD会议出席人员的非正式研究发现,50%以上的参与者见证了心因性疾病暗示疗法的有效性。

关于该领域内讨论随机对照试验与荟萃分析之间的联系,不能不提及另一位专家——Cochrane A L博士,他是支持使用安慰剂的。这位英国医师在流调和公共政策上的工作为循证医学奠定了基础。发表于1972年的一篇名为《效能和效率》的专题论文中,Cochrane A L博士写道:"安慰剂的高效性经过随机对照试验得到了证实,在适当的情况下,安慰剂的使用应该被鼓励。低效之处在于使用价格相对较高的药品作为安慰剂。遗憾的是,制药公司生产不出更多便宜、好看、无毒的安慰剂[17]。"现在,我们认为安慰剂只代表"有意义应答"的一个方面并且意识到个体、文化和环境的影响[18]。自从Henry K. Beecher博士1955年创造了"安慰剂"一词之后,很多随机对照试验都将安慰剂作为治疗手段,而经过安慰剂治疗的患者的状况普遍得到了改善。限于篇幅,这里不再展开。

最近的一项荟萃研究分析了21项随机对照研究。该研究是将催眠状态与未经治疗的各种心理躯体性疾病相对比,其中包括PMD。结果是,65%被催眠的患者症状缓解,然而36%未进行干预的患者状况也有所好转[19]。在多种催眠术中,以症状为中心的暗示应用最广泛。暗示运用的早晚与结果之间并没有相关性,这一点表明,催眠形式的暗示治疗心理躯体性疾病是有效的,不管是暂时运用,还是针对存在神经心理病理学的患者的症状,均是有效的。这正是我们一直讨论的所谓的干预措施。

3. 理解自主性

为什么有效的治疗被认为不符合伦理?现代的医学生被人本主义教导要符合伦理道德,主要包括4个关键概念:自主性、依赖性、无伤害和公平。人本主义起源于两大传统伦理学说的合并(即效果论和道义论),并成为我们当代医学伦理学的主导思想。尊重患者的自主性对大多数人本主义者来说是医学实践的核心原则。其他的做法则被认为是"家长式作风",似乎回到医师为患者做主甚至违背患者意愿的年代。人本主义者认为暗示疗法是一种欺骗,未尽到知情同意的义务,与尊重患者自主性原则相矛盾,这是反对暗示疗法的主要原因。批评者则认为暗示疗法使医患关系倒退[1]。

然而,人本主义不是唯一审视医学伦理学的视角。一个新的研究方向——"非对称性父爱主义"则主张要保护那些在健康问题上容易做出不合理决定的患者[20]。另一个重要的方面是关怀伦理学,也可称女权主义或母系伦理学。这个由Carol Gilligan和Susan Sherwin发展起来的理念,强调女性的价值(如照护、关系、共享)重于男性的价值(如自主、独立和分离)。特异性和偏爱性优于普遍性和客观性[21]。

一种强烈的观点认为女权主义者强调的关心与医学哲学基础极为相似,正如作者对医学伦理的自主性提出想法,不是因为患者的自主性差,而是因为医学的目标是照顾患者,而不是提高患者的自主能力。因为自主性的定义是个体能最大限度地按照自己的期望生活,而对疾病的必要治疗可以提高自主能力。然而,这只是医学治疗的结果,而不是主要目标。因此,运用暗示疗法治疗 PMD 可以提高患者自主能力。

患者自主性的概念常与尊重患者选择相关联。生物伦理学博士 Phil Hebert 在他的《做正确的事情》一书中列出 3 个在面临伦理学难题时应该被问的问题。第一个同时也是最重要的问题是"患者想要什么?"[2]。记住医学的目的,患者期望得到救治甚至治愈,尽我们最大的努力,为他们带来所谓的治愈,我认为这样才是尊重患者的自主性。另外,医师不应该一味遵从患者的意愿而无视医学的有效性。惊恐发作导致胸痛的患者,不管他或她多么期望行冠状动脉分流术,医师都不能也不应该答应。患者的期望不是医师绝对的行医方向。

一些学者认为暗示疗法降低患者的自主性,是因为其存在欺骗性[1]。欺骗是一种让人相信并不真实事情的行为。如果一位医师暗示患者做 X 也许可以治愈 Y,而且这种暗示真的缓解了症状,那么该患者就没有受到欺骗。干预措施的治疗力量来自患者对它的理解,而不是治疗方法本身,治疗结果也是真实有效的。正如 Peter Lichtenberg 博士[22]所言:"医师不过是在以不同于以往的思路来研究思维-躯体这个统一体。"

在安慰剂的情况下,这种效果在"自上而下"的方向上发生,形成从人的水平到器官系统、器官或细胞的水平,从较大到较小的复杂性的水平。相反,医学治疗在"自下而上"的方向上起作用,从较小到较大的复杂性——如神经递质系统的操纵影响认知功能或人的健康时。

很多临床医师认为心因性疾病患者都是"伪装者",而暗示疗法是一种"欺骗"他们走出谎言的手段。从这方面来讲,暗示具有一定欺骗性。但是接受现代心因性疾病(即大脑功能的病理改变导致的无意识活动)及暗示(大脑功能改变起到积极的作用)的理论可以推翻这种理论。暗示疗法通过调整躯体—心理之间的基本联系达到治疗疾病的目的,同时这也是引起疾病的原因。

知情同意的概念是另一个有关患者自主性的重要概念。Hebert(赫伯特)博士解释道:"患者有权利接受医学信息,拒绝医学治疗。"他认为我们应该理智地尊重患者自主性,使他们在知情同意的基础上自由做出选择[2]。Hebert 博士认为暗示疗法侵犯了患者的知情同意,因为未在首先获得患者同意的情况下进行了干预治疗。然而,作者认为暗示疗法并未侵犯知情同意权。以劝解的方式进行的暗示,是从医患关系有机发展而来的,以上不可能在征得患者同意后才具有感召力、同情心或说服力。第一次就诊后,患者已无意识地受到医患关系产生的治愈的力量影响。另一方面,以催眠形式的暗示未征得患者同意是不能进行的。正如催眠术的执行者解释道,除非他或她希望接受催眠暗示,否则催眠后的暗示是不被容许的。

临床医师对患者的完全告知常是知情同意的先决条件。当患者问到关于暗示疗法的机制时,医师应该开诚布公地讲:"这种疗法是通过作用于大脑中的各种神经网络起作用的,没人可以完全理解这种机制。"这种说法对不相信暗示疗法生理学基础的患者只能部分起效。很少有患者会理解治疗方法的分子机制,我们认为这是不需要保密的。然而,有些患者可能不乐意或不能接受他们的症状背后的神经心理学病因,特别在初次评估时。如果临床医师认为完全告知会破坏医患关系,那么可以选择逐层告知:比如在不涉及病因的前提下告知患者症状的名称(震颤、肌张力障碍等),而随后告知潜在的心理病理学机制。尽管很多伦理学家认为逐层告知是进行患者教育的正当手段，但一些批评家反对在暗示疗法的情况下使用逐层告知。

然而，知情同意不是绝对的。最近几年，医学变得如此复杂，即使某一个领域内很专业的医师，也不会理解另一个领域内临床决策的细微差别。正如血液学家和哲学家 Alfred Tauber 所言，自主性赞同是幻想，患者不能完全做到自主，因为在现今高技术性和令人难以理解的科学中，患者需要做出复杂决定，而他们缺乏这一训练和常识[23]。患者不应该下意识地排斥做决定的过程，医学的目的不是让患者做决定，而是为他们提供治疗。当一位患者的健康状况依赖于过程，而这个过程的成功也许需要逐层告知，我认为这是正当的方式。

4. 医患关系

否认绝对允许和患者完全自主的错误观念揭示了医患关系的本质。医学伦理原则是由语言契约主导的，在这里，医患双方会面像是一场公平自主的聚会。对这些独立的个体来讲，信任是必需的，因为每个人会去做自己最感兴趣的事。人本主义者认为只有完全告知才会避免破坏信任[1]。相比之下，女权主义伦理学将医患关系看成家长-孩子式关系，因为患者认为临床医师是从他的利益出发的，这样就会对临床医师产生信任。通过暗示或其他有效的技术治疗心因性疾病患者从而履行我们治疗的义务，保证患者的信任。如果医师半夜被叫醒去安抚哭吵的患者，这样做是契约责任感的驱使吗？住院医师引用"母亲实验"来指导临床实践：如果患者是我的母亲，我会期望值班接诊医师怎么做呢？如果医患关系是家庭关系，那么会最大化地美化人类社会。

一些批评家担心暗示疗法不仅影响某个医师和某个患者间的信任，也会影响所有医师和患者之间的信任[1]。如果患者无意发现医师正在使用暗示疗法，他们也许不太可能

就医，不会透露个人信息，不会配合医师的治疗。提供有效的治疗对建立和谐的医患关系是极其有利的。另外，这篇评论认为医师对未来患者和社会的责任很大程度上取代了在检查室里对患者的责任。医师总体的道德使命是治疗患者：特定的语言描述患者遭遇，"X 先生遇到……"现在和将来都会坚定地维护这种关系。当前几乎没有证据否定对患者的暗示治疗，因为这种治疗也许对假想的、未来的患者产生作用。

5. 结论

痛苦的希腊语，pathos，是 patient 的词根。本章中，我主张暗示疗法治疗 PMD 患者。在循证医学的时代，临床医师被要求为医疗决策提出证据。随机对照试验是极好的信息资源，也构成了基本原理，还有其他资源，包括病史资料、理论、案例报道、专家意见。这些研究数据的合并，为暗示疗法的使用提供了强有力的依据。也许，最重要的是，对心因性疾病病理心理学机制的理解反映了暗示疗法的治疗效应。反对使用暗示疗法的传统观点认为暗示会降低患者的自主能力，破坏医患关系。但当一个人经过全身仔细的检查，从关怀的伦理学角度讲，这种观点站不住脚。

这些争论中有两种广被人们所接受的观点，其中第一种是关注医师如何思考。道德和医学的原因成为争论的基础。证据可用来支持论点，但永远不能代替争论。因此，如果不理解证据的意义，掌握临床证据也是无用的。并且证据的意义对每个患者和每种临床状况都是特异的。

关于这一讨论的第二种观点是有关伦理学结构，并借助于分析我们的临床决策。正如心理学博士 Tony Hope 写道[24]"我在训练期间太重视临床决策使用科学证据的重要性，很少为决策背后伦理学假设做证明，甚至注意不到。对现代生物伦理学 4 种核心的理解也许无意中鼓励了用程序式方法来解决伦

理学冲突。"当代人本主义将我们的注意力转移到患者的自主性上,而忽略了医患关系中治疗这一本质。揭示我们做什么、为什么这样做的本质,挑战我们的原则和医学行为,这才是研究医学伦理的核心,是践行医学伦理的关键。

(张 贝 王 刚 译)

名词注释

肠易激综合征(irritable bowel syndrome, IBS):是一种常见的功能性肠病,以腹痛或腹部不适为主要症状,排便后可改善,常伴有排便习惯改变,缺乏可以解释症状的形态学和生物化学异常。

参考文献

[1] Bok S. Ethical issues in the use of placebo in medical practice and clinical trials [M]// Guess H A, Kleinman A, Kusek J W, Engel L W. The Science of Placebo. London: BMJ Books, 2002: 54 - 74.

[2] Hébert P C. Doing Right: A Practical Guide to Ethics for Medical Trainees and Physicians [M]. Oxford: Oxford University Press, 1995.

[3] Sherman R, Hickner J. Academic physicians use placebos in clinical practice and believe in the mindbody connection [J]. J Gen Int Med, 2008,23: 7 - 10.

[4] Moerman D. The meaning response and the ethics of avoiding placebos [J]. Eval Health Prof, 2002,25: 399 - 409.

[5] Lang A E. General overview of psychogenic movement disorders: epidemiology, diagnosis, and prognosis [M]// Hallett M, Fahn S, Jankovic J, et al. Psychogenic Movement Disorders: Neurology and Neuropsychiatry. Philadelphia, PA: Lippincott Williams & Wilkins, 2006: 35 - 41.

[6] Diederich N J, Goetz C G. The placebo treatments in neurosciences: New insights from clinical and neuroimaging studies [J].

Neurology, 2008,71: 677 - 684.

[7] Benedetti F. Placebo Effects: Understanding the Mechanisms in Health and Disease [M]. Oxford: Oxford University Press, 2009.

[8] Searle J. Minds, Brains and Science [M]. Cambridge, MI: Harvard University Press, 1984.

[9] Ovsiew F. An overview of the psychiatric approach to conversion disorder [M]// Hallett M, Fahn S, Jankovic J, et al. Psychogenic Movement Disorders: Neurology and Neuropsychiatry. Philadelphia, PA: Lippincott Williams & Wilkins, 2006: 115 - 121.

[10] Benedetti F, Mayberg H, Wager T D, et al. Neurobiological mechanisms of the placebo effect [J]. J Neurosci, 2005,25: 45: 10390 - 10402.

[11] Ghaffar O, Staines W R, Feinstein A. Unexplained neurologic symptoms: an fMRI study of sensory conversion disorder [J]. Neurology, 2006,67: 2036 - 2038.

[12] Tomlinson W C. Freud and psychogenic movement disorders [M]// Hallett M, Fahn S, Jankovic J, et al. Psychogenic Movement Disorders: Neurology and Neuropsychiatry. Philadelphia, PA: Lippincott Williams & Wilkins, 2006: 14 - 19.

[13] Barry J J. Hypnosis and psychogenic movement disorders [M]// Hallett M, Fahn S, Jankovic J, et al. Psychogenic Movement Disorders: Neurology and Neuropsychiatry. Philadelphia, PA: Lippincott Williams & Wilkins, 2006: 241 - 248.

[14] Enkin W M, Jadad A R. Using anecdotal information in evidence-based health care: Heresy or necessity? [J] Ann Oncol, 1998, 9: 963 - 966.

[15] Fahn S. The history of psychogenic movement disorders [M]// Hallett M, Fahn S, Jankovic J, et al. Psychogenic Movement Disorders: Neurology and Neuropsychiatry.

Philadelphia，PA：Lippincott Williams & Wilkins，2006：24－32.

[16] Jankovic J，Cloninger C R，Fahn S，et al. Therapeutic approaches to psychogenic movement disorders [M]// Hallett M，Fahn S，Jankovic J，et al. P sychogenic Movement Disorders：Neurology and Neuropsychiatry. Philadelphia，PA：Lippincott Williams & Wilkins，2006.323－328.

[17] Cochrane A L. Effectiveness and Efficiency：Random Reflections on Health Services [M]. London：Nuffield Provincial Hospitals Trust，1972.

[18] Kleinman A，Guess H A，Wilentz J S. An overview [M]// Guess H A，Kleinman A，Kusek J W，Engel L W. The Science of Placebo. London：BMJ Books，2002：1－32.

[19] Flammer E，Alladin A. The efficacy of hypnotherapy in the treatment of psychosomatic disorders：meta-analytical evidence [J]. Int J Clin Exp Hyp，2007，55：251－274.

[20] Loewenstein G. Asymmetric paternalism to improve health behaviors [J]. JAMA，2007,298：2415－2417.

[21] Tong R，Williams N. Feminist ethics. In Zalta EN，ed. The Stanford Encyclopedia of Philosophy. Stanford，CA：Center for the Study of Language and Information，Stanford University，2006，[EB/OL] http：//plato. stanford. edu/archives/ spr2008/entries/feminism-ethics（accessed 12 May 2011）.

[22] Lichtenberg P，Heresco-Levy U，Nitzan U. The ethics of the placebo in clinical practice [J]. J Med Ethics，2004,30：551－554.

[23] Tauber A I. Confessions of a Medicine Man：An Essay in Popular Philosophy. Cambridge，MI：MIT Press，1999.

[24] Hope T. Medical Ethics：A Very Short Introduction [M]. Oxford：Oxford University Press，2004,2.

第43章

住院治疗：试图挣脱病理性分离、依赖和残疾

近年来，对 PMD 及相关神经精神机制的神经解剖学和神经心理学两者的关系已经有了不断的认识[1~4]。理解这些研究含义的方式是：它们赞同"分离机制"在产生转换障碍中的作用；在患者无意识状态下，主动肌活动介导的临床症状可能会缓解或消失。这项研究进展恰与通过使疾病概念化而寻求精神干预为目的的有关精神病类型的更新中的诊断标准相一致[7~9]。目前，对于如何定义这组患者的临床诊疗活动正日益引起临床医师更多的兴趣；然而，尽管取得了进步，悲观主义者仍坚持认为，在有关 PMD 文献中，关于这些疾病患者的预后不明与系统性治疗干预研究的匮乏有关。

最疑难和顽固性的病例倾向于去三级医院治疗，因此关于这些来源于分流效应的预后不良的悲观主义言论，可能也会在三级医疗中心出现吗？在不同背景下采用广泛多样的治疗策略以及随之很难得出疗效一致性的结论，这些问题都需被考虑进去。

在不局限于 PMD 的躯体转换障碍患者的研究领域里，研究结果是相对乐观的。Kroenke 回顾分析了关于躯体形式障碍的34 项随机临床试验，这些研究总计包括3 922 例患者和一系列不同的治疗方式[15]。在这篇综述里，CBT 以可信的证据被证明临床有效，CBT 至少对 13 项研究中的 11 项研究的一种治疗预后产生了积极的作用。5 项研究中有 4 项评估抗抑郁药与安慰剂对照组，得到了阳性结果。4 项中有 3 项评估了精神科全科医师向社区家庭医师仅提供一份

精神咨询报告即对改善患者功能状态产生了阳性结果。34 项研究中仅有 2 项涉及住院患者，其中 1 项结果是阳性的，另一项是阴性的。34 项研究大多数评估了单一干预治疗组和常规治疗组、等待治疗组（wait list）、安慰剂对照组的对比情况。

1. 为什么 PMD 患者需要住院治疗

正如上述综述所反映的：大多数 PMD 患者及一些躯体化障碍患者一旦经神经科医师或社区家庭医师初步诊断为 PMD 或其他转换障碍，都将被引导进行门诊精神评估和治疗。这种观念被美国目前流行的"管理模式（寻求最短住院时间）"所认可。然而，当患者被收入院接受住院医疗服务以进行病情评估和治疗时，主治医师首先可能将倾向于诊断患者为躯体化障碍。但按照之前的医疗模式，在尚未为患者及家属提供充分诊断依据及没有建立易于接受的、可供协调选择的诊疗方案时，过早让患者出院可能会适得其反。当患者面对尚未充分理解、轻率传达需要精神科转诊的建议时，可能会倍感沮丧，从而拒绝建议，随之而来的后果将会使患者错过合理的诊治及使病程迁延。

有时，一名资深神经科医师无论是在医院会诊还是门诊坐诊，都可能就某个患者做出适当的诊断结论：虽然在尚未对患者进行全面综合评估（这些评估手段适合住院评估），当 PMD 确实是该患者最可能的诊断时，患者会难于接受这一诊断及推荐的相关诊疗方案。许多患者只要被推荐精神科转诊，就会脱落，不再预约就诊。作者所在的哥

伦比亚大学医学中心（CUMC）运动障碍小组选择患者进行住院治疗，使我们能够为那些由于地理因素、其他限制性因素而无法接触或获得全面诊治的患者提供全新的治疗机会，以缓解他们的临床症状。采用多学科诊疗模式（MDT），此类患者在院期间接受包括病房神经科医师、资深精神科医师、物理治疗师以及照护团队所组成的医疗小组密切观察。这样的住院治疗具有以下功能：它消除了环境对症状的形成和延续的影响，同时也让患者在有利的环境中被彻底地评估。此外，引入精神科医师作为治疗和评估团队中的常规一员，使得患者容易接受干预措施及促进协同治疗模式的发展，与此同时进行多项诊治策略以确保患者的器质性因素未被忽视。

在入院后的数天内，随着我们的诊断依据进一步被证实，我们会安排一场由患者、神经科医师、精神心理科医师（可以的话也有物理治疗师）共同参与的联合知情告知会议，向患者（或被授权的患者家属）介绍当前的初步诊断和治疗建议。如果神经系统成套检查阴性且发现了实质性的躯体化成分，这将支持我们依据心因性疾病而非神经变性疾病的诊断来评估预后。我们认为，尽管现在还缺乏辨别结构性损害的诊断测试，但各种类型的应激都能有助于产生生理性的干扰，从而导致患者出现下意识的躯体症状。以临床常见的例子（应激如何引起患者未意识到高血压、消化性溃疡、哮喘症状）提高患者对这一概念模型的真实性和相关性的认识。一项诊疗计划应是有大体轮廓的，符合患者个体化的需求。这项诊疗计划，一般包括心理疗法、药物疗法和物理治疗，在医院实施是为了在出院前尽可能多地改善症状，并力图使它能继续满足患者出院后在门诊的需求。神经科医师和精神心理科医师均推荐通过随访预约患者来确保患者及其家庭状况被定期监测以获得最佳的症状缓解。

尽管医院的基础干预措施会面对大额医疗费用及相关保险问题，但未进行有效治疗的患者，迁延多年的躯体化形式障碍患者的慢性护理费用远远高于住院 1～2 周的费用，这在我们的经验看来有时候为这些患者跳跃性地启动治疗将是戏剧性的变革。

2. 神经内科住院患者的随访研究

在一项经伦理审查委员会批准的回顾性评估 PMD 住院治疗患者的经验分析的随访研究中，我们试图联系所有这些在 CUMC 的运动障碍小组接受治疗超过 10 年的患者，以及所有已经在其他医疗机构住院进行神经科评估和治疗，随后来向我们咨询、接受治疗的患者。在我们的医疗中心，所有患者神经系统的评估和治疗均由 6 名高年资运动障碍专科主治医师中的一位和一位指派的运动障碍高年资专科住院医师共同完成。研究中所有患者的精神评估和治疗由一名常驻运动障碍小组的资深精神科主治医师与运动障碍医师协作完成，同时有一名从事咨询-联络服务的精神病学高年资专科住院医师协助实施。如上概述，在 CUMC 的住院患者咨询格式中，住院治疗时间大多数是在 5～14 天。涉及神经病学、精神病学和物理治疗服务的协作诊治方案中的深层次细节信息均能被获取[16,17]。

1) 方法

通过邮件联系患者，邀请他们参加研究，并解释研究目的和说明后续随访既可通过电话访谈，也可来 CUMC 面谈，且访谈是由一名独立的精神科医师采用半结构式问卷的方式开展。对参加的患者将给予现金酬谢。在青少年患者及其父母的自主决定下，可以对青少年患者父母中的一人同时进行访谈，以替代或补充患者本人的主诉。住院部负责治疗的精神科医师将针对入组患者进行一项图表式的回顾，通过抽取表格来描述患者的人口统计学特征、病史、神经精神诊断、采用的治疗方式和对治疗的反应，特别是住院期间症状的改善程度。由独立精神科医师开展的随访问卷同样评估了症状改善的程度、随访中的功能水平以及干预治疗的程度、干预生活事件和患者关于整个疗程的评价。最有意义的主要结果变量是在住院治疗结束时和随访中的症状改善程度。

其他感兴趣的变量包括生活质量、感知力、日常生活功能（工作、上学和照顾家庭）的水平，就导致躯体症状的压力和心理因素而言所获得的洞察力，及他们对各种治疗环节影响治疗反应所持的观点。

2）人口统计学特征

我们成功联系和访谈了28例患者，占83例确认符合研究纳入标准总人数的33%。其中14例在CUMC住院治疗，14例在外院住院治疗。研究组中，之前在其他医院治疗的14例，我们专门采用为CUMC住院患者门诊随访量身定做的多模式协同治疗方案为其治疗。即，随访治疗主要包括精神心理干预，必要时提供神经物理治疗辅助支持疗法。CUMC住院患者平均住院天数是9.4天（范围3~19天）；其他医院是7.7天（范围2~24天）。以女型患者为主（28例中有20例女型患者），所有患者的平均年龄为38.1岁（SD，19.1），年龄范围11~72岁，婚姻情况包括8例未婚、18例已婚、2例离异或丧偶。宗教背景包括10例天主教徒、8例新教教徒、10例犹太教徒。

3）结果

（1）院前评估的神经系统特点

入院时表现出的神经系统体征（一些患者有多个）包括平衡和步态问题（16例）、震颤（14例）、癫痫发作（13例）、抽搐（6例）和肌张力障碍（5例）。我们的研究组中没有患者是从综合癫痫中心招募的。因此，本研究中癫痫发作要么是一个次要症状，要么在招募的时候就已经排除癫痫病史。研究组中大多数患者在进入我们治疗团队之前至少有一次因PMD症状而住院治疗，他们入组前的

情况如下：5例从没住过院，12例住过1次，9例住过2或3次，2例住过4次院。研究组中PMD患者被诊断为PMD前的PMD症状持续时间平均是3.1年（SD，3.8），范围是在1月~13年不等。在我们运动障碍神经病学专家进行首次神经系统功能评估后，关于确定PMD诊断的自信水平情况，3例很可能，12临床确诊，13例还有待进一步检查确诊。

（2）院前评估的精神状态特点

对CUMC住院患者确诊精神病诊断是建立在入院后的前5天进行的非结构化持续约7个小时的精神访谈基础之上。来自外院的非研究组的门诊患者，先进行90分钟的诊断性访谈，再进行至少持续4周的每周随访直到确诊，这样稳定的诊疗计划才可以建立起来。以这些评估为基础，按照《DSM-Ⅳ-TR》[19]标准精神病诊断如下：

Ⅰ组（主要精神病诊断）：

A. 躯体化诊断：26例躯体化障碍，2例做作性障碍，0例诈病。

B. 并发症诊断：10例抑郁障碍，9例焦虑障碍，4例酒精和药物滥用，3例有影响医疗环境的心理因素，3例创伤后应激障碍。

Ⅱ组（人格障碍）：

A组（分裂）：没有

B组（易变的，外在的）：12例（亚型是：8例做作的，2例暧昧的，2例自恋的）

C组（内向的）：4例非独立的。

没有其他具体特点的（混合型）：5例。

Ⅲ组（共存的医疗状况）：

绝大多数患者报告共存的医疗状况，其中大部分没有通过我们的独立评估。这些医疗状况大多是繁杂而无法分类。

Ⅳ组（社会心理压力）：研究中所有患者都能够在扩展评估过程中定义有意义的压力刺激，这些压力刺激被认为与PMD症状发展有关联。关于PMD症状是被近期压力所触发的观点，这一点在组中患者身上有如下

发现：13 例主要是身体压力，次要是心理压力；有 15 例主要是心理压力。在远期或近期压力上，主要包括受虐史：7 例仅有童年虐待史，3 例均有童年及成年身体虐待史，5 例有童年及成年性虐待史，6 例有童年及成年情感虐待史。

V 组（全面功能评估）：这里描述了有关精神损害分数在 100 分（功能完全）~0 分（完全丧失劳动能力，需要持续照护和监督）之间。在我们研究组首次会诊时分数波动在 40~85 分，绝大多数（20 例）得分在 55~65 分，这里描述了普通重度功能障碍的一个范围。

因为对继发性获益导致躯体症状上潜在作用的重视，我们评估了假定继发性获益的存在，这是基于扩展精神心理评估之上，它覆盖了患者个人、社会、教育、家庭和工作经历。假定继发性获益因素包括逃学（对儿童和青少年而言）（5 例），旷工（6 例），财务补偿（4 例），逃避虐待（1 例），和关于家庭问题表达的间接抗议。

（3）住院期间的治疗

除了上述描述的一般治疗参数外，下列治疗特征不得不提及。组中患者每天被运动障碍专科住院医师及行常规神经系统检查的神经科主治医师观察，随时完善我们的一致性诊断计划，鼓励每一位患者在治疗计划的各个方面全面参与和合作，治疗计划包括心理治疗、药物治疗和物理治疗。治疗团队把神经系统的验证看作是治疗中的必要组成部分，它似乎对获得患者的认可有帮助。物理治疗从周一到周五进行，针对患者特定的症状制定具体的干预措施。

心理治疗在周一至周五进行，是长达 60~90 分钟的主要关于个体化治疗的会议，但有的时候也联合家庭疗法，以一种量身定制的方式进行[17]。精神药物被用在所有患者中，不过是个体化的、最普遍针对并存焦虑和抑郁的患者。通常在联合诊断报告会的时候，神经科医师的建议是十分重要的。一旦我们建立了"大脑重新编程软件障碍"的隐喻，"无结构性硬件障碍"似乎有益于许多患者。对于药物基本原理的支持性解释不仅涉及抗焦虑和抗抑郁作用，而且也涉及中枢神经系统神经递质作用，它以微妙而复杂的方式影响运动和情感。这个方案包括具体的精神药物疗效和产生乐观想法的非特异性效应，这一点是被公认的，正如使用这些药物的案例一样。

（4）从入院治疗到出院全面改善

改善的全面评估是基于对 PMD 症状和有关精神症状的混合评估，在出院的时候由负责治疗的神经科医师和精神科医师共同评估。表格回顾中的评估内容包括症状完全缓解、明显改善、中度改善、轻微改善、没有变化、轻微加重、中度加重和明显加重。在出院时临床状态的全面评估包括 2 例没有变化（7%）、18 例轻微改善（65%）、4 例中度改善（18%）和 4 例明显改善（14%）。应该指出的是，我们样本的 50% 在入组前均在外院住院治疗过，因此这些患者在最近出院时间内的状态评估是基于对参考记录的审查和我们自己的初步评估，预计会低估其状态。

（5）随访患者的特征

患者在住院治疗后的随访访谈时间是不固定的，实质性的变化是关于在一定程度上患者出院后遵从随访治疗方案的情况。在我们的研究中，患者从出院到随访的平均时间是 3.9 天（SD，3.2），其范围是 6 个月到 10 年之间。

（6）随访治疗的特征

在这项研究中，28 例患者中有 23 例遵从研究组中高年资精神科主治医师的门诊治疗建议。在可能的情况下，推荐的方式开始是每周门诊就诊，然后随症状改善情况调整就诊频率。有些症状完全缓解的患者可以停止精神治疗，然而有的患者需要继续从每月随访至每 6 个月随访的形式过渡。那些症状尚未完全缓解的患者的随访次数频率是高度可变的（从每隔 1 月随访到暂停随访不等）。

（7）在随访中，运动障碍症状情况的整体自我评估

基于由独立评估的精神科医师使用上面提及的 8 点整体评估量表开展的随访访谈上，患者对随访时整体症状状态的自我评估，有助于住院期间症状的改善，如下：10 例阳性症状完全缓解（36%）、7 例明显好转（25%）、4 例中度好转（14%）、0 例稍微好转、2 例没有变化（7%）、1 例轻微加重（4%）、2 例中度加重（7%）和 1 例明显加重（4%）。

（8）随访时的功能水平

患者功能水平的自我报告包括全职员工、学生或家庭主妇共 15 例（54%）；兼职员工、学生或家庭主妇共 4 例（14%）；残疾或领取残疾补助金的 9 例（32%）。

（9）随访时的生活质量

基于由独立评估的精神科医师采用一种 7 项生活质量量表开展的随访访谈，患者在随访中的自我评估包括 15 例明显改善（54%）、5 例中度改善（18%）、2 例稍微改善（7%）、1 例没有变化（3.5%）、2 例轻微变差（7%）、2 例中度变差（7%）和 1 例明显变差（3.5%）。

（10）患者对住院治疗的观念

以下是患者在随访时感受到的，对他们在整个住院期间的住院治疗有显著正向影响的专业人员：15 位神经科医师（54%）、14 位精神科医师（50%）、8 位物理治疗师（29%）、18 位护理人员（64%）和 5 位药剂师（18%）。

（11）患者对门诊随访治疗的观念

以下是患者在随访时感受到的，对出院后的门诊治疗有显著意义的专业人员：14 位神经科或内科医师（50%）、24 位精神科医师（86%）、4 位物理治疗师（14%）、19 位药剂师（68%）、2 位其他心理治疗师（7%）和 2 位催眠师（7%）。患者告知的其他有益因素包括家庭疗法、家庭支持、宗教支持、药物变换、自愿助人、阅读《圣经》、戒酒和患者具有心理弹性。

3. 讨论

在我们对 PMD 患者住院治疗经验的回顾性评论中，存在很多内在局限性。首先，小样本可能不能代表总体样本，例如遵从门诊治疗建议的患者和乐于接受这些治疗方案的患者似乎更可能征求到他们参与随访研究；其次，对照组的缺失导致难以得知受观察的患者病情及症状改善的程度，程度的轻重代表了对治疗干预措施的具体反应；第三，由于我们样本中有一半的患者在不同的医院治疗，除了我们自己医院以外，他们得到不同的治疗方案，这显然是不规范的。在他们对住院治疗的反应上，很难等同于我们的住院患者。实际上更令人感兴趣的是联合组对随访门诊治疗的反应，这显然有助于巩固和提高许多已经取得部分收益的患者在住院期间的临床缓解。我们相信，基于团队方式，组织一个完整的诊断和治疗计划是一次精耕细作的体验，这将有助于弥合有分离倾向的躯体障碍患者的内在分裂，以及解释对我们大多数门诊随访治疗患者有益的后续治疗反应。

如上所述，我们治疗组采用多模式联合干预的住院治疗方式，包括有效确保患者诊断的神经精神评估，采用联合精神心理疗法、药物疗法和物理疗法。如果仅由这些患者通常接触不到的资深神经科医师和精神科医师接诊他们，那么上述方案的制订是基于对初步排除 PMD 诊断患者的临床经验。允许患者开展这种多模式治疗计划似乎大大增加了对这些干预的阳性反应者数目。这项目前的随访研究与我们曾评论过的[21]早期系列研究有相似的临床改善症状谱系，尽管我们目前的研究受益于一项由一个独立评估人进行的结构化随访访谈。然而，在这里我们还不能自信地描绘出多模式治疗中的哪些部分是最具意义的。

在一个相对较小样本量里，对如此多患者的可变因素进行潜在评估，这很难定义预测结果的相关因素。根据积累的临床经验，我们仍然认为PMD患者对治疗良好反应的可能性是由一系列特征所影响：

① 根据一项完整的初步评估，患者与家属之间治疗性融洽关系的建立，确保了患者所有相关的神经和心理问题得到了解决。

② 提供一组可接受的有关应激性疾病的神经精神病概念化规定，作为医疗诊断和治疗的基础；根据患者和家属的知识程度以及情感文化偏好，体现方案个体化，并且有效保护了患者的自尊及用一种易于接受的康复途径为其带来希望。

③ 应激产生的严重性及慢性病程和患者及家庭精神病理学的自然史及严重程度。

④ 患者固有的恢复能力、动机和外部支持。

⑤ 诊疗计划制定的有效性和持久的执行能力。

随着时间的推移，尤其是因为住院越来越受到保险的限制，我们运动障碍小组的神经科医师已经修改了患者最初诊断咨询的治疗选择方式。当神经科医师传达PMD支持方面的初步诊断时，他们习惯使用一种综合的神经精神视角，强调应激在促发许多显著身体疾病上的作用，而这一点往往被患者所忽视。我们积累的经验已经表明，有些PMD患者确实在门诊得到了有效治疗，这正如在先前的一般躯体形式障碍的随机对照试验的综述中反映的一样。在应激促使症状产生的前提下，神经科医师坚持建议患者接受某位在治疗这些疾病上富有经验的精神科医师的精神病咨询。许多患者确实接受了这个建议，在理解精神科医师将会以一份书面报告的形式与神经科医师分享他的诊断结论和建议前提下，通过患者授权，这份报告也会被送到患者及患者的家庭医师手上。只有当精神科医师会诊后需要安排患者去住院治疗的情况下，住院的保险审查才会被通过。

在下列这些情况下需考虑住院治疗，包括慢性、难治性PMD或其他躯体症状。在门诊精神病治疗中没有足够的案例，因为门诊精神治疗的基础或恶劣的家庭工作环境，使患者不能够忍受和接受神经精神治疗计划，而在更结构化、支持性的背景下，患者易于接受治疗。我们明显偏向于建议在神经科住院，而不是精神科，是基于PMD患者更易接受这种环境。在此种环境下，神经科治疗、物理治疗和精神心理治疗三者整合可使患者得到最大获益，并且事实是这些患者通常不符合目前的急性精神病住院治疗标准。这些综合型医院，特别是整合了精神科和神经科医师的力量，出院后能够保证对患者诊治照护的连续性，这点是有优势的。当无法去综合医院住院治疗时，一份详细描述诊断计划及治疗建议的报告，备份给患者和后续的治疗医师，这也是非常可取的。

尽管有证据表明，一项更长期的综合治疗比这里描述的1～2周的治疗可能在出院时产生更大的症状性缓解[21]，目前关于住院时间的医疗保险限制提示我们，间断强化治疗计划可能对吸引那些尚未得到有效治疗的PMD患者有利。

4. 结论

在神经病学和精神病学的其他诊断类别里，PMD患者和其他转换障碍患者呈现出不同的严重程度、慢性化程度和并发症的情况，同时也呈现出各种各样的内在自愈性、生活逆境史和外部支持水平。如同其他任何类别的疾病，要求患者进行个体化治疗和为有需要的患者提供更强烈的干预，将扭转疾病进程，否则将会导致永久的依赖和残疾。从我们的经验看，住院治疗为这些患者制订出一条可接受的高效途径（从一小步到病情痊愈），因此，进一步来定义和强化潜在治疗成分的研究有重要价值。

（张 贝 王 刚 译）

名词注释

人格分裂(dissociative disorders)：身份解离性障碍或多重人格，是心理疾病的一种，即具有超过一个以上人格的存在(若只有两个则称为"双重人格")。其临床特点和病程与创伤体验有密切关系。临床上多伴急性应激反应及精神创伤后应激障碍。

参考文献

[1] De Lange F P, Roelofs K, Toni I. Motor imagery: a window into the mechanisms and alterations of the motor system [J]. Cortex, 2008,44: 494 - 506.

[2] Nowak D A, Fink G R. Psychogenic movement disorders: aetiology, phenomenology, neuroanatomical correlates and therapeutic approaches [J]. Brain Body Med, 2009, 47: 1015 - 1025.

[3] Voon V, Brezing C, Gallea C, et al. Emotional stimuli and motor conversion disorder [J]. Brain, 2010,133: 1526 - 1536.

[4] Rowe J B. Conversion disorder: understanding the pathogenic links between emotion and motor systems in the brain [J]. Brain, 2010, 133: 1295 - 1297.

[5] Fava G A, Wise T N. Issues for DSM - V: psychological factors affecting either identified or feared medical conditions: a solution for somatoform disorders [J]. Am J Psychiatry, 2007,164: 1002 - 1003.

[6] Stone J, LaFrance W C, Levenson J L, et al. Issues for DSM V: conversion disorder [J]. Am J Psychiatry, 2010,167: 626 - 627.

[7] Kumru H, Begeman M, Valls-Sole J. Dual task interference in psychogenic tremor [J]. Mov Disord, 2007,22: 2077 - 2082.

[8] Voon V, Lang A E, Hallett. Diagnosing psychogenic movement disorders: which criteria should be used in clinical practice? [J] Nat Clin Pract Neurol, 2007,3: 134 - 135.

[9] Espay A J, Goldenhar L M, Voon V, et al. Opinions and clinical practices related to diagnosing and managing patients with psychogenic movement disorders: an international survey of Movement Disorder Society members [J]. Mov Disord, 2009, 24: 1366 - 1374.

[10] Sudarsky L. Psychogenic gait disorders [J]. Semin Neurol. 2006;26: 351 - 356.

[11] Bhatia K P, Schneider S A. Psychogenic tremor and related disorders [J]. J Neurol, 2007,254: 569 - 574.

[12] McKeon A, Ahlskog J E, Bower J H, et al. Psychogenic tremor: long term prognosis in patients with electrophysiologically-confirmed disease [J]. Mov Disord. 2009,24: 72 - 76.

[13] Peckham E L, Hallett M. Psychogenic movement disorders [J]. Neurol Clin, 2009,27: 801 - 819.

[14] Gupta A, Lang A E. Psychogenic movement disorders [J]. Curr Opin Neurol, 2009: 22: 430 - 436.

[15] Kroenke K. Efficacy of treatment for somatoform disorders [S]// Dimsdale J E, Xin Y, Kleinman A, et al. Somatic Presentations of Mental Disorders: Refining the Research Agenda for DSM - V. Arlington, VA: American Psychiatric Association, 2009.143 - 164.

[16] Williams D T, Fallon B, Harding K. Somatoform disorders [M]// Rowland L P, Pedley T. Merritt's Neurology, 12th ed. Philadelphia, Lippincott Williams & Wilkins, 2010.1069 - 1075.

[17] Williams D T, Harding K J. Somatoform disorders [M]// Kompoliti K, Verhagen Metman L. Encyclopedia of Movement Disorders. Oxford: Academic Press, 2010. 121 - 127.

[18] Fahn S, Williams D. Psychogenic dystonia [J]. Adv Neurol, 1988;50: 431 - 455.

[19] American Psychiatric Association. Diagnostic and Statistical Manual of Diseases [M]. 4th ed, text revision. Washington DC: American Psychiatric

Press，2000.

[20] Williams D T，Ford B，Fahn S. Phenomenology and psychopathology related to psychogenic movement disorders ［M］// Weiner W J，Lang A E. Behavioral Neurology of Movement Disorders. New York：Raven Press，1995.231 - 257.

[21] Rosebush P，Mazurek M. The treatment of conversion disorder ［M］// Hallett M，Fahn S，Jankovic J，et al.，eds. Psychogenic Movement Disorders：Neurology and Neuropsychiatry. Philadelphia，PA：Lippincott Williams & Wilkins，2006：289 - 301.

名词对照及索引

附录

心因性运动障碍病例视频合集

视频由 Anthony E，Lang 和 Mark Hallett 负责编辑整理。

若无特别说明，本合集所有病例均由 Guenther Deuschl，Stanley Fahn，Mark Hallett，Joseph Jankovic，Anthony Lang 以及 Philip Thompson 提供。所有患者均根据临床诊断标准诊断为心因性运动障碍[1]。由于视频时长限制，很多对于诊断有意义的病史和临床特征未展现在视频中。

A. 心因性震颤

本节编辑：Guenther Deuschl

在肌阵挛视频部分也可见混合型肌阵挛并震颤表现；在心因性帕金森症及其他部分视频也可见震颤表现。

1. 临床表现

a. 单侧手震颤

震颤病例 1：患者表现为单侧手部静止性、姿势性及运动性震颤。震颤频率随着执行的运动任务不同而改变，这一改变在运动任务转换时尤其明显。

震颤病例 2：青年男性诉左臂自发性震颤，震颤在手臂或手部做任何形式运动时均加重。临床可见患者存在共同收缩震颤。患者在移动拳头时，震颤最显著，此时也可见拮抗肌的共同收缩。患者手放松时，震颤消失。手部肌肉共同收缩后，震颤幅度逐渐增大。手部肌肉共同收缩可通过拍打肌肉或测试腕部僵硬程度显现。

b. 双侧上肢震颤

震颤病例 3：患者四肢出现静止性和姿势性震颤，尤其以右臂和双下肢最为明显。伸出手臂时，震颤频率发生改变。当患者举起手臂并维持屈曲位时，震颤转移至左臂，程度较平常右臂震颤更严重。右下肢运动改变了手部震颤的频率。左下肢运动伴随此下肢低频震颤，此频率与静止状态不同。

震颤病例 4：双上肢有力震颤伴不同的"夹带"动作。静止状态下，可见震颤频率改变。当做浇水动作时，患者能通过维持高强度共同收缩而保持震颤节律频率。当左手或左下肢做重复手指/脚趾运动时，手部震颤节律频率发生波动。

c. 下肢震颤

震颤病例 5：足部呈肌张力障碍姿势，并且出现多种频率的共同收缩式震颤。足部维持旋前体位，患者诉疼痛；在此体位下很少出现震颤，肌肉共同收缩倒是很常见。患者没有复杂性区域疼痛综合征（反射性交感神经营养不良）的体征。

震颤病例 6：将双下肢抬离地面时，双下肢近端出现震颤。震颤频率随着拍打动作（部分夹带）而发生显著变化。

d. 立位震颤

震颤病例 7：为震颤病例 3 中同一患者，在站立和步行时出现心因性震颤。当患者从座椅上站起时，膝盖出现一个低频、由内向外的运动。患者步行时十分谨慎，犹如其有平衡问题；但当一只脚离地并做不规则运动时，患者能依靠另一只脚维持平衡。

e. 躯干震颤

震颤病例 8：中年女性，出现突发震颤。

患者站立时,躯干出现低频、由前向后的运动。步行时,躯干以类似频率运动,但一致性更差。此外,患者双臂以大约两倍的频率出现节律性运动。当检查者将手放置于患者头部时,震颤停止。

f. 心因性直立位震颤

震颤病例9:视频显示患者站立时,下肢近端出现震颤;而靠着桌子时,震颤消失,这一表现类似器质性直立位震颤。然而震颤频率是6～7 Hz,敲击任务可使频率改变。(病例由 Dr. Michael Angel 提供)

2. 对可能的心因性震颤患者进行的临床测试

a. 日常生活和临床评估中出现的对比特征: 震颤特征的多样性(特点不一致),在不同状态下(静止态/意向状态)尤其明显

震颤病例10:年轻女性,当无任务状态下双手自由运动时,左侧肢体远端出现震颤。一旦患者用左手执行任务,震颤便从手部远端转移至近端的肩部及双侧躯干。患者倒水动作执行状况较预期好。

b. 注意力分散情况下震颤

震颤病例11:患者左手静止性震颤可被心理和生理性任务所干扰。

c. 夹带效应

震颤病例12:患者右手有相对快速的震颤。当检查者要求患者左手以更低频率做敲击时,右手震颤频率下降并与左手一致(夹带)。在视频的第二部分,当患者双手伸出时,均出现了心因性震颤;当被要求做敲击运动时,双手震颤均消失,被敲击节律取而代之。

震颤病例13:视频中两例患者均出现了夹带现象。第一例患者的夹带效应较第二例更不易被察觉。

d. 共同收缩征

震颤病例14:当患者右臂被检查者被动运动时,右臂出现明显的共同收缩。

e. 投掷运动时,震颤暂停

震颤病例15:对一右手患有心因性震颤的年轻男性进行投掷运动测试。检查者要求患者左臂进行快速运动。每次运动过程中,右手震颤会出现暂时停顿。(病例由 Dr. D. Haubenberger 提供)

震颤病例16:特发性震颤患者左手进行投掷运动时,右手震颤出现轻度减弱但无暂停现象。(病例由 Dr. D. Haubenberger 提供)

B. 心因性肌张力障碍

本节编辑:Stanley Fahn(由 Drs. Michael Rotstein 及 Toni Pearson 协助)

a. 眼睑痉挛

肌张力障碍病例1:视频中,对患者进行首次访视时,其睁眼过程及眨眼频率均正常。查体和让患者读报时,患者左眼间歇性闭合。第二次访视时,患者默读可激发症状而大声朗读可缓解症状(备注:器质性睑痉挛患者症状也能被大声朗读所缓解)。短期内症状波动表现和单侧症状在眼睑痉挛患者(器质性)中少见。视频其他部分也展现了眼睑痉挛和其他眼睑异常。

b. 下面部(也见于肌张力障碍病例18)

肌张力障碍病例2:视频展示了静止态下面部非对称性姿势,伴有下唇向下及侧向移动。静止态异常姿势表现不一,且异常姿势能被主动面部运动和尝试讲话干扰。患者有几个假性神经系统体征,包括:双侧假性眼睑下垂、间歇性抽搐和心因性步态。

肌张力障碍病例3:患者下面部肌张力障碍表现不一。初始向右侧转头激发右侧下面部牵拉;随后,向左侧转头激发左侧下面部牵拉。视频后半部分可见头部其他运动。

肌张力障碍病例4:患者左下面部肌张力障碍合并右眼睑受累。

c. 口-下颌（附加头部和其他全身部位）

肌张力障碍病例 5：视频中，患者出现阵发性发作症状。患者颈部、面部、下颌及躯干出现肌肉抽搐，抽搐时长和模式不一。言语不连贯：有时正常，有时缓慢且有构音障碍。视频末尾展示患者发作后状态。

d. 颈部

肌张力障碍病例 6：视频包括 3 个片段。第一个片段是患者因言语时口唇活动受限首次就诊。患者颈部姿势呈现间歇性异常，其方向不一（有时转向或斜向左边，有时向右边，有时过伸）。查体时，患者颈部主动、被动运动范围均正常。1 个月后，患者入院行长达 10 天的理疗和心理治疗。第二个片段展现患者入院当天的症状：口唇运动受限以及颈后倾，在步行时症状加重。最后一个片段，住院 7 天后，患者症状显著改善。

e. 上肢

肌张力障碍病例 7：视频的第一部分是患者症状出现后 3 周首次就诊，患者出现左侧手肘和手指运动受限。患者使用右手被动移动左上肢。患者步行时，手臂紧贴躯干。视频最后的片段是患者住院期间，经过理疗后症状明显改善。上肢的主动、被动运动几乎恢复正常，步行时手臂也没有异常姿势。

肌张力障碍病例 8：患者左上肢和左下肢有肌张力障碍。正如患者所述，在其他时间段，患者右侧肢体也有类似姿势。注意：尽管患者交谈时对侧上肢进行大量运动，但心因性运动障碍侧肢体症状持续存在，并且不被干扰。

f. 躯干

肌张力障碍病例 9：视频中，患者出现典型的阵发性发作症状。患者：躯干、颈部、肢体和面部出现间歇性扭转。扭转形式不一，在左/右侧以及屈/伸状态下表现不同。

g. 下肢

肌张力障碍病例 10：视频中，患者右足出现了异常姿势。患者：脚趾朝内、足反向和跖屈。步态僵硬且笨拙，步行时，双下肢呈现"内八字"、腿伸直，而躯干和手臂姿势僵硬。当被要求尝试双脚并拢站立时，患者右足姿势短暂恢复正常。查体时，患者出现几项假性神经级系统体征，包括：右手腕和臀部"撤退"型乏力，并伴有夸张的努力行为和做鬼脸。参考步态障碍病例 7 和步态障碍病例 21，其他患者在步行干扰情况下呈下肢肌张力障碍姿势。

h. 下肢固定肌张力障碍

肌张力障碍病例 11：视频中，左踝呈现跖屈、内弯的固定姿态。脚趾被动运动范围尚可；然而，患者脚趾几乎没有主动运动。诊室内检查时，脚踝被动运动范围极度受限。麻醉状态下检查时，患者脚踝运动范围正常，说明患者清醒状态下脚踝不是因为挛缩而呈现固定状态。可参考肌张力障碍病例 16，器质性脑疾病导致固定肌张力障碍。

i. 外伤后肌张力障碍

肌张力障碍病例 12：视频中，患者左侧小腿肌肉呈现废用性萎缩，左侧足部维持固定的反向姿势。患者左足有严重的感觉过敏，无主动或被动运动。患者左手自发运动正常；然而当检查双手时，患者左手出现震颤、运动缓慢及手指姿态异常。

肌张力障碍病例 13：患者呈现固定右侧斜颈（创伤后痛性斜颈）。患者目前完全停用异戊巴比妥。患者最近一次紧张性斜颈和耸肩发作时，伴有右手肌张力障碍性姿势及严重髋部外展。当患者尝试抬头时，出现摇动。当检查者尝试用力内收患者髋部时，患者髋部出现明显震颤。可参考肌张力障碍病例 17，器质性肌张力障碍导致类似的颈部姿态（非固定）。

j. I 型复杂性局部疼痛综合征（既往称为反射性交感神经萎缩/营养不良）

肌张力障碍病例 14：视频中，患者头部倾斜，躯干轻微向左侧弯。左手拇指、中指和无名指呈现不同程度的弯曲状态，左手运动缓慢而费力。左下肢出现复杂性局部疼痛综合征的典型表现：左腿肿胀，皮肤褪色而呈现斑驳样。膝盖明显屈曲，几乎丧失主动运动。

k. 肌张力障碍患者可经暗示移动身体

肌张力障碍病例 15：心因性肌张力障碍并震颤患者对心理暗示有反应。患者异常姿势可遵照指令转移到身体的不同部分。患者觉得可以自我操控无意识的运动。患者并未认识到自己可以控制震颤，但其能根据检查者的指令使其出现或消失。

l. 可能被误诊为心因性的器质性肌张力障碍

肌张力障碍病例 16：患者因 Rasmussen 样脑炎，继发出现左手固定肌张力障碍。

肌张力障碍病例 17：特发性颈肌肌张力障碍和轴性肌张力障碍患者。姿势对抗（感觉把戏或感觉诡计）可缓解患者肌张力障碍。症状也可在平躺于地面上时缓解。

肌张力障碍病例 18（心因性）：患者有心因性头部-颈部肌张力障碍，可被姿势对抗缓解。（与肌张力障碍病例 17 相对比，此病例已被 Munhoz 和 Lang 发表[2]）

C. 心因性肌阵挛

本节编辑：Mark Hallett

a. 罕见的抽搐

肌阵挛病例 1：患者有心因性肌阵挛，同时伴有肩部抽搐（有时为持久性）和面部运动。患者腹部抽搐情况更为持久。

b. 常见的身体抽搐

肌阵挛病例 2：患者患有心因性肌阵挛，表现为十分常见的形式，身体大部分出现剧烈抽搐。此外，患者躯干和颈部存在一些异常姿势。当被要求转身时，患者因短期注意力分散而出现抽搐中止。

肌阵挛病例 3：患者患有心因性肌阵挛，表现为常见的形式，即上半身和下半身抽搐。

精神压力可加重患者的抽搐，此外，腱反射测试和音叉检查时可激发患者的抽搐。

c. 躯干抽搐

肌阵挛病例 4：患者的抽搐为复合形式，而非常见的单一形式。（病例已被 Fahn 和 Jankovic 报道[3]，视频由 M. Hallett 提供，已获授权）

肌阵挛病例 5：起身和牵拉测试都可激发患者出现阵发重复的躯干抽搐。激发时，检查者用手固定颈部能消除激发作用；这一消除作用已在检查前暗示患者。

d. 骨盆抽搐

肌阵挛病例 6：患者躯干和骨盆均出现抽动，平躺时，巨大声音可激发抽搐（类似受到惊吓）。

e. 混合性肌阵挛震颤

肌阵挛病例 7：患者有混合性肌阵挛震颤。有时患者很明显接受了心理暗示，因为抽搐的起止有时跟从指令。

肌阵挛病例 8：患者有混合性肌阵挛震颤。患者对抽搐倍感烦恼。目前正在对患者进行脑电图和肌电图方面的生理研究。

f. 感觉诱发肌阵挛

肌阵挛病例 9：刺激正中神经和腓神经可诱导患者出现肌阵挛。（该病例由 Dr. Robert Chen 提供）

肌阵挛病例 10：患者同时患有心因性肌阵挛和心因性震颤。按压其身体的特殊部位可激发肌阵挛。此外，仅将患者手臂以一特定姿势直接摆放在患者面前即可激发肌阵挛。

肌阵挛病例 11：听觉刺激和刺激体感神经可诱发患者心因性肌阵挛。

肌阵挛病例 12：在身体多个部位进行体感刺激可激发患者左上肢心因性肌阵挛。当叩诊槌轻触患者时，也出现了预期的肌震颤。

肌阵挛病例 13：患者心因性肌阵挛表现为颈部和躯干轴性运动，常伴上肢运动。患者描述症状好似受到惊吓的表现。听觉刺激也可激发肌阵挛。

D. 心因性帕金森症

本节编辑：Anthony Lang

a. 震颤

帕金森症病例 1：患者心因性震颤表现为静止性、姿势性及运动性震颤。患者进行心算时，震颤持续存在；而这一过程受到干扰时，震颤停止。经检查者暗示后，患者腿部震颤出现而手部震颤立刻停止；进一步暗示后，患者上述表现重复出现。

帕金森症病例 2：患者心因性震颤表现为静止性、姿势性及运动性震颤。双上肢震颤近乎同步，躯干震颤节律不一。震颤频率变异较大，随着运动幅度增大而增大。震颤经干扰后停止（做舌部运动）。

帕金森症病例 3：患者心因性震颤表现为静止性、姿势性及运动性震颤。震颤幅度与前两个病例大致相同。当患者将舌头左右移动时，震颤持续存在；尽管患者完全没有构音障碍或口舌功能异常，但其舌部运动缓慢而笨拙。震颤影响患者饮水和书写；对于器质性震颤，这类功能异常很少见，尤其画波浪线和阿基米德螺旋时，患者以震颤频率反复用笔尖点击纸面来完成螺旋图形。

帕金森症病例 4：患者心因性震颤表现为静止性、姿势性及运动性震颤。震颤会导致舌头左右移动变慢。患者的震颤可被干扰，当用对侧手触摸目标物时，手部的震颤会停止。

b. 心因性帕金森症中的"运动迟缓"

帕金森症病例 5：患者进行快速重复性和交替性运动时，表现缓慢而不规则（尤其是左侧肢体），但此时患者进行运动的幅度和速度不足以导致器质性运动迟缓。

帕金森症病例 6：右侧肢体活动异常，伴随头部和身体摇摆样运动，表明患者完成任务存在困难。完成手动任务时形式多样，但多缺乏典型的疲乏感。

帕金森症病例 7：当患者用拇指去触摸各个手指时，动作十分缓慢，同时右侧出现动作性震颤。执行此项简单任务时的运动缓慢程度与患者解开和扣纽扣的相对正常表现完全不一致。

帕金森症病例 8：患者患心因性帕金森症，伴极度运动迟缓，运动十分费力。

帕金森症病例 9：视频中患者出现了心因性运动迟缓的多种表现。在执行大多数手动或足部任务时，患者出现了显著的运动缓慢但表现不一。指鼻试验时，患者接近鼻子过程中呈现"挂断"状态。患者难以将脚抬离地面或做敲击运动；但是可将脚扭回鞋内。从椅子上站起来表现出明显的困难。书写只是轻度缓慢；然而，画螺旋极度困难，表现出极度缓慢和断断续续。

帕金森症病例 10：患者接受了经皮神经电刺激治疗（电极放置于腹部）。若无电刺激，患者表现出极度运动迟缓，完成包括从椅子上站起来、步行等几乎所有活动都存在困难。恢复电刺激后短时间内，所有的运动功能都显著改善；而关闭电刺激短时间内，患者再次表现为极度运动迟缓和冻结状态。

c. 牵拉测试时，姿势不稳（患者倒退模式可能与器质性帕金森病不一致）

帕金森症病例 11：患者可因最小的步距移动出现跌倒倾向。尽管患者在行走时完全没有联动（见帕金森症病例 14），在测试肌张力时没有被动运动的阻力，且患者站立并躯干来回旋转时，张力正常且手臂摆动。

帕金森症病例 12：患者可被最小的步距移动导致失去平衡，甚至当检查者手指轻触患者肩部时。

帕金森症病例 13：患者可根据不同程度的步距移动（有时是固定的）而出现后退，但不会跌倒。

d. 步态（也见于步态病例 12）

帕金森症病例 14：患者从椅子上站立起来困难。步行缓慢、步幅小且手臂联动消失。

当被要求快速步行时,患者表现得更僵硬,步幅小且双手紧靠身体两侧。当被要求跑步时,双手依旧紧靠身体两侧。

帕金森症病例 15：患者步行缓慢,步态拖曳且手臂联动消失；双手靠着身体两侧。当被要求加大步幅时,患者步态进一步变差,步行变得更慢,脚在地面滑动而非抬起。跑步时,步态拖曳的情况加重,偶尔出现步态冻结。

帕金森症病例 16：患者步行和跑步时,右臂联动完全消失。然而,当躯干被动快速旋转时,右臂摆动正常(与左臂一致)。做牵拉测试检查时,双臂迅速对称地抬起。可将此病例与帕金森症病例 20(器质性帕金森病患者)对比。

帕金森症病例 17：心因性帕金森症患者轻度外伤后为逃避疼痛出现的极度缓慢步态。

e. 其他特征

帕金森症病例 18：患者自发语言无明显问题；而在视频结尾的正式语言测试却出现了问题。患者诉检查时完成手动任务有困难；但交谈时,手部能有自然运动(见帕金森症病例 5)。患者左上肢和右下肢出现静止性震颤,形式多变,视频提示有注意力分散现象。

帕金森症病例 19：患者言语缓慢、有"口吃",还表现为"婴儿谈话样"。患者右上肢有显著的心因性震颤。患者难以从椅子上站起来,步态极其缓慢且异常,行走时下肢弯曲、不稳、拖曳。

帕金森症病例 20：视频中有两例确诊器质性帕金森病的患者,第一例病情较轻。两例患者均出现了典型摆臂差异——步行时双臂联动减少,而跑步时双臂联动正常。跑步时,手臂更多地置于胸前,摆动更灵活；这一现象在第一例病情较轻的患者中体现得更明显,其跑步时双臂正常摆动。患者在牵拉测试和躯干被动旋转测试中出现典型阳性反应

(与帕金森症病例 11 和帕金森症病例 16 对比明显)。

E. 心因性步态

本节编辑：Joseph Jankovic

以下将列举多种心因性步态,这些病例难以具体分类。这些步态通常十分"消耗能量"。

步态病例 1：患者在站位或坐位时,下肢出现阵发性抖动。下肢震颤在跑步时消失。患者步态异乎寻常。

步态病例 2：患者上肢出现协调的抽动样自伤运动,无法骑车。患者行走时十分吃力,阔基步态,出现停顿,右足肌张力障碍,上臂屈曲内收。患者通过弯腰以使身体稳定。

步态病例 3：视频中患者全身抽搐,阔基步态。步行时需要协助或扶墙以支撑身体。

步态病例 4：患者言语幼稚,手臂投掷动作,步态断断续续而古怪。

步态病例 5：患者步态不规则而奇快,出现高踏步。患者诉双腿抖动严重而无法直立行走。患者可以骑自行车但无法坚持到最后(表现不一)。

步态病例 6：患者步态十分不规则,步行和自行车运动很费力。

步态病例 7：患者双脚出现固定肌张力障碍,当检查者尝试纠正反向性肌张力障碍时出现被动抵抗。患者步行吃力,需要助行器。

步态病例 8：尽管患者很少摔倒,但患者呈现僵硬而跳跃式状态,并泰然漠视。坐位状态下,患者因心因性非痫性发作而倒地,身体呈现肌张力障碍样拱形,说话口吃。经安慰后,患者可站立、前行。

步态病例 9：患者步行时双下肢交叉呈现"假剪刀式"步态

步态病例 10：患者坐位时,能自如活动双下肢。一旦站立,出现奇怪的步态,特点为每一步都使跖骨触地两次,后退时也是如此。

但当回到坐位,上述问题能够消失。

步态病例 11：患者有跌倒病史,步行时十分谨慎害怕再次跌倒。步态缓慢而谨慎,简单心理安慰后,患者步态改善。患者接受恢复步行信心的训练后,步态显著改善。谨慎的步态通常不被归类于心因性(也见于步态病例 26)。

步态病例 12：心因性帕金森症表现为短跨阈、拖曳步态(患者在地面跺脚而非典型的拖腿行走)。步速加快时,患者冻结状态加重。右手有间歇性震颤。在牵拉测试时,患者出现了"戏剧性"摔倒。

步态病例 13：患者双下肢大幅度同步震颤,可明显受干扰影响。跑步后或握住检查者手指后,患者的弹性步态显著改善。在服用安慰剂(卡比多巴)30 min 后,患者所有症状都消失。

步态病例 14：患者既往诊断为左旋多巴反应性小脑共济失调,且左旋多巴治疗有效。在停用左旋多巴后 46 h,患者阔基步态显著恶化(片段 1),但服用卡比多巴(安慰剂)后 30 min,步态显著改善(片段 2)。患者从椅子上站立的状况显著改善。

步态病例 15：因突发右下肢震颤及左足异常姿势,患者步态受明显影响;当右下肢注射生理盐水(安慰剂)后,患者步态显著改善。

步态病例 16：患者戏剧性的跌倒后重新站立十分费力,需要轻微辅助才能步行。患者全身颤抖,左臂反复投掷动作。

步态病例 17：患者有着奇怪而缓慢的步态,甚至出现冻结步态。患者后倾维持自身的重心。

步态病例 18：患者步态呈现如履薄冰般的谨慎而失平衡状态。在牵拉测试中,患者缓慢而谨慎地摔倒,无身体受伤。

步态病例 19：患者出现"假剪刀式"、蹒跚步态,且双足内旋;跑步时,异常步态状况加剧。按压颈部的建议能明显改善患者的异常步态。

步态病例 20：患者出现典型"站立不能-步行不能(Astasia-abasia)"步态,只能步行几步。

步态病例 21：前行时,患者出现肌张力障碍而双足内旋,后退时,行走正常。这一特殊表现证明初始诊断为"器质性肌张力障碍"为误诊。经理疗和心理治疗后,患者步态恢复正常。

步态病例 22：此患者心因性步态特征为"冻结步态"。患者双足似乎周期性"粘"在地面。

步态病例 23：仅当快速步行时,患者才出现膝关节屈曲。

器质性步态异常(易与心因性步态异常混淆)

步态病例 24：早发型帕金森病患者有着少见的双相异动症步态异常。在视频后部分,患者是处于药物剂末状态。(病例由 Dr. John Nutt 提供)

步态病例 25：帕金森病患者出现异动症步态,包括左下肢在联动时出现投掷样运动。(病例由 Dr. John Nutt 提供)

步态病例 26：患者有直立性震颤,步行十分谨慎,倾向于扶墙和抓住物体。当被要求前行,甚至转身时,患者步态明显改善。许多直立性震颤的患者维持站立姿势时,甚至减速转弯时,会有显著失衡的感觉,这也与上述症状的出现有关。

步态病例 27：患者诊断为神经棘红细胞增多症,出现步态异常,可能源于强迫行为,肌张力障碍和舞蹈病的混合表现。

F. 其他心因性运动障碍

本节编辑：Philip Thompson

其他病例 1：患者仅在平坦时出现躯干阵发性肌肉抽搐。

其他病例 2：当刺激患者背部某个特殊的扳机点时,患者出现肌肉抽搐,继而呈现躯干拱形状,最后转变为心因性非痫性发作。

其他病例 3:患者自发性全身性抽搐和发声。

其他病例 4:患者运动或外界刺激后出现上肢阵发性震颤、肌张力障碍和投掷样运动。在两次运动或两次刺激之间,患者运动功能正常。

其他病例 5:当讨论易激动的话题时,患者说话变得费力且缓慢,并且存在构音障碍。当讨论其他话题时,患者言语正常。

其他病例 6:步行时,患者出现心因性口吃,上肢投掷样肌阵挛动作,摇摆躯干。

其他病例 7:心因性上颚震颤/肌阵挛患者。上颚的运动可通过咽喉的运动来显现。需要说明的是,任一只手做敲击动作都会引发这个运动。(此病例已被 Pirio 等发表[4])

其他病例 8:心因性震颤和共济失调患者。运动过程中辨距不良严重,指划范围广。当双手互相摩擦时,患者的协调性更好。干扰有时能减弱震颤。在视频片段的末尾,患者用左手敲击时,右手震颤明显减弱。

其他病例 9:心因性会聚痉挛患者。

其他病例 10:心因性"僵人"综合征。患者出现痛苦的轴性痉挛和下肢痉挛。患者步行前的视频显示,患者已接受了很多降低下肢肌张力的建议(若非这些建议,患者近乎不能行走),但在步行过程中依旧症状明显。

其他病例 11:心因性舞蹈症患者在问诊过程中出现舞蹈样运动,而执行视觉任务时,舞蹈样运动又突然停止。患者可以持续伸舌10s。患者直线行走存在困难,这提示为"站立不能-步行不能"步态。(此病例已被Fekete 和 Janovic 发表[5])

参考文献

1. Williams DT, Ford B, Fahn S. Phenomenology and psychopathology related to psychogenic movement disorders [J]. Adv Neurol, 1995, 65: 231 - 258.

2. Munhoz RP, Lang AE. Gestes antagonistes in psychogenic dystonia [J]. Mov Disord, 2004, 19: 331 - 332.

3. Fahn S, Jankovic J. Principles and Practice of Movement Disorders [M]. Philadelphia, PA: Churchill Livingstone, 2007.

4. Pirio RS, Mari Z, Matsuhashi M, et al. Psychogenic palatal tremor [J]. Mov Disord, 2006, 21: 274 - 276.

5. Fekete R, Jankovic J. Psychogenic chorea associated with family history of Huntington Disease [J]. Mov Disord, 2010, 25: 503 - 504.

6. Skidmore F, Anderson K, Fram D, et al. Psychogenic camptocormia [J]. Mov Disord, 2007, 22: 1974 - 1975.

心因性运动障碍病例视频合集
扫描观看,如需下载,联系
84771483@qq.com.